U0214701

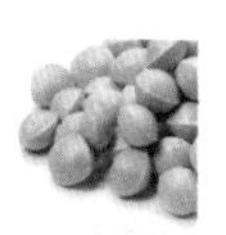

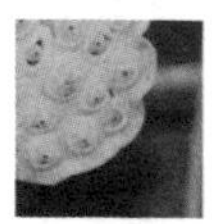

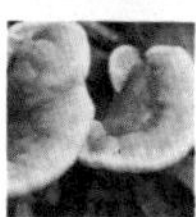

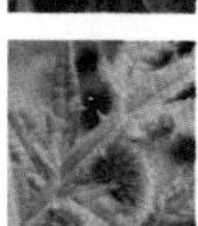

本草实用百科系列

常用中草药

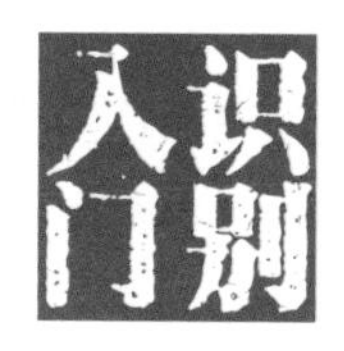

路军章
周重建◎编著

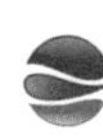

海峡出版发行集团
THE STRAITS PUBLISHING & DISTRIBUTING GROUP
福建科学技术出版社

图书在版编目(CIP)数据

常用中草药识别入门 / 路军章，周重建编著 . —福州：福建科学技术出版社，2020. 7

（本草实用百科系列）

ISBN 978-7-5335-6110-9

Ⅰ . ①常… Ⅱ . ①路… ②周… Ⅲ . ①中草药 - 基本知识 Ⅳ . ① R282

中国版本图书馆 CIP 数据核字（2020）第 046355 号

书　　名　常用中草药识别入门

本草实用百科系列

编　　著　路军章　周重建

出版发行　福建科学技术出版社

社　　址　福州市东水路76号（邮编350001）

网　　址　www.fjstp.com

经　　销　福建新华发行（集团）有限责任公司

印　　刷　福州德安彩色印刷有限公司

开　　本　889毫米×1194毫米　1/32

印　　张　10.75

图　　文　344码

版　　次　2020年7月第1版

印　　次　2020年7月第1次印刷

书　　号　ISBN 978-7-5335-6110-9

定　　价　58.00元

前 言

我国中医药文化历史悠久、博大精深，为中华民族的繁荣昌盛和人类的健康做出了巨大的贡献。作为中医药文化中的重要部分，中草药是大自然赋予我国人民的宝贵财富。中草药防治疾病具有疗效确切、副作用小等特点，不仅对常见病、多发病的防治有较好的疗效，而且在治疗传染病和疑难病方面有其独特优势，深受群众喜爱。同时，由于中草药具有收集方便、使用便捷和经济实用等优点，所以，有很多人应用中草药进行美容、保健。

中草药种类繁多、分布广泛、资源丰富、应用历史悠久。为了更好地普及和应用中草药，继承和发掘中医药文化遗产，使中草药在疾病防治中更好地为人们健康服务，我们本着安全、有效、简便、经济和药物易找、实用的原则，选择了314种常用而且疗效确切的中草药，分别从别名、性味归经、生境、采收、快速识别、功用、验方等几个方面予以详细介绍，以便于人们在日常生活中识别和应用。本书还精选了民间广为流传且确有疗效的验方，计一千多条。

该书为“本草实用百科系列”丛书之一，我们衷心希望本丛书在普及中草药科学知识、保障人民健康、保护和开发中草药资源方面发挥积极作用。同时，也希望大家在开发利用草药的同时，注意生态保护，保护野生资源及物种。需要特别提醒的是，广大读者朋友必须在专业医师的指导下应用书中所列的验方！

编者

2020年4月

阅读指南

该品种的名称。

该品种的性味归经。

该品种原植物的最佳生长环境及主产区域。

《中华人民共和国药典》（2015年版一部）收录的该品种的功效、主治及用法用量。

该品种原植物的主要识别特征。

2　解表药

桂枝

别名　柳桂、嫩桂枝、桂枝尖。

性味归经　辛、甘，温。归心、肺、膀胱经。

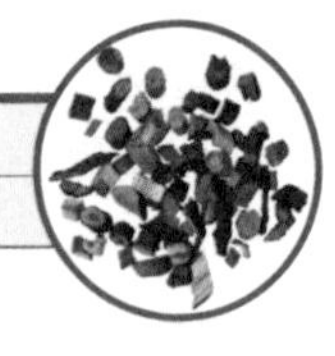

来源　为樟科植物肉桂 *Cinnamomum cassia* Presl 的干燥嫩枝。

生境　以栽培为主。主产于广东、广西、云南等地。

采收　春、夏两季采收，除去叶，晒干，或切片晒干。生用。以幼嫩、色棕红、气香者为佳。

功用　发汗解肌，温通经脉，助阳化气，平冲降气。用于风寒感冒，脘腹冷痛，血寒经闭，关节痹痛，痰饮，水肿，心悸，奔豚。煎服，3～10克。

验方　①外感风寒，表虚有汗：桂枝、白芍、生姜各10克，大枣2枚，炙甘草5克。水煎服。②肺心病（肺炎性心脏病）：桂枝、苦杏仁各15克，白芍30克，生姜、大枣、厚朴各12克，炙甘草10克。水煎服。③低血压：桂枝、肉桂各40克，甘草20克。水煎，分3次，当茶饮服。④闭经：桂枝10克，当归、川芎各8克，吴茱萸、艾叶各6克。水煎服。⑤胸闷胸痛：桂枝、枳实、薤白各10克，生姜3克。水煎服。

快速识别
①树皮灰褐色。
②叶互生，长椭圆形至近披针形。
①
②

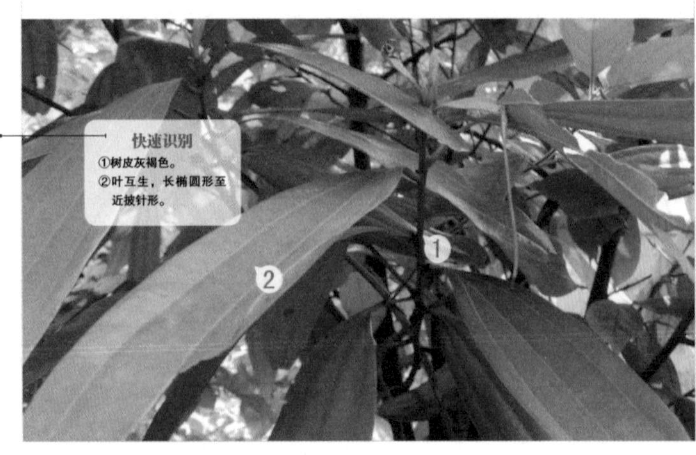

依据品种的功效进行分类。

该品种的常用别名。

紫苏梗

别名　苏梗、苏茎、赤苏梗、红苏梗、紫苏草、桂苏梗、紫苏茎枝。

性味归经　辛，温。归肺、脾经。

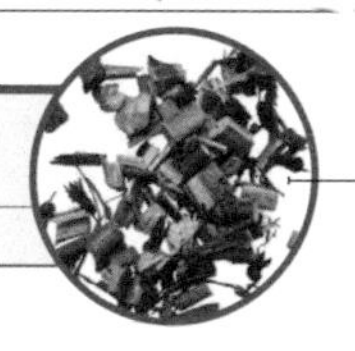

该品种饮片图。

来源　为唇形科植物紫苏 *Perilla frutescens* (L.) Britt. 的干燥茎。

该品种原植物的拉丁学名及入药部位。

生境　多为栽培。我国各地均产，主产于江苏、湖北、湖南、浙江、山东、四川、重庆等地。

采收　秋季果实成熟后采割，除去杂质，晒干，或趁鲜切片，晒干。生用。

该品种的最佳采收季节及加工方法。

功用　理气宽中，止痛，安胎。用于胸膈痞闷，胃脘疼痛，嗳气呕吐，胎动不安。煎服，5～10克，不宜久煎。

验方　①妊娠胸闷呕恶：紫苏梗、姜制竹茹各10克，砂仁6克。水煎服。②妊娠呕吐：紫苏梗9克，竹茹、陈皮各6克，制半夏5克，生姜3片。水煎服，每日1剂。③风热感冒：紫苏梗、荆芥各15克，大青叶、四季青、鸭跖草各30克。加清水500毫升，浓煎，每日3～4次。④胸腹胀闷，恶心呕吐：紫苏梗、陈皮、香附、半夏、莱菔子各9克，生姜6克。水煎服。⑤水肿：紫苏梗8克，冬瓜皮、生姜皮各10克，大蒜根3克。水煎服。

收集以该品种为主的使用便捷、经济适用的验方。方中的国家保护动物药材，一般使用其自然淘汰品或替代品。

快速识别
①茎直立，多分枝。
②叶对生，叶片阔卵形、卵状圆形或卵状三角形。
1
2

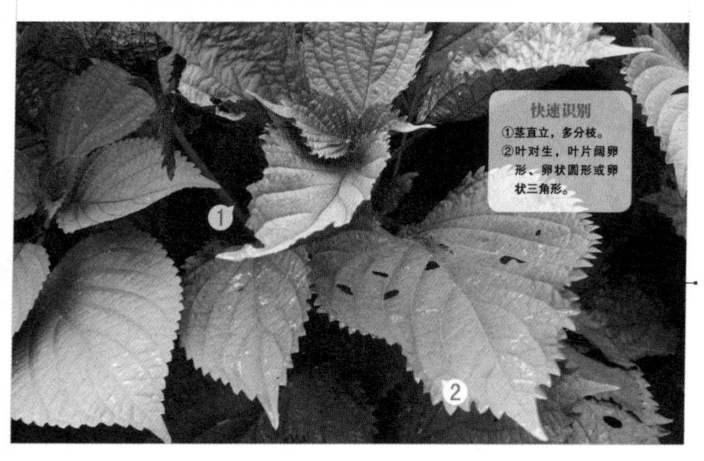

该品种原植物图。

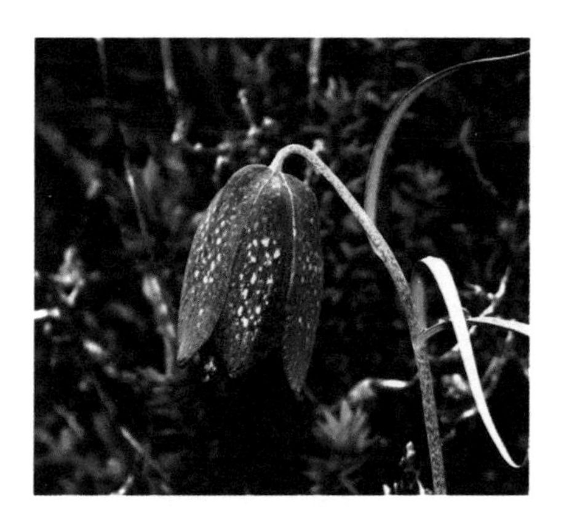

目录 CONTENTS

解表药

发散风寒

发散风热

清热药

清热泻火

清热燥湿

清热解毒

清热凉血

清虚热

泻下药

攻下

润下

峻下逐水

祛风湿药

祛风寒湿

祛风湿热

祛风湿强筋骨

化湿药

利水渗湿药

利水消肿

利尿通淋

补阴

收涩药

敛肺涩肠

固精缩尿止带

涌吐药

攻毒杀虫止痒药

拔毒化腐生肌药

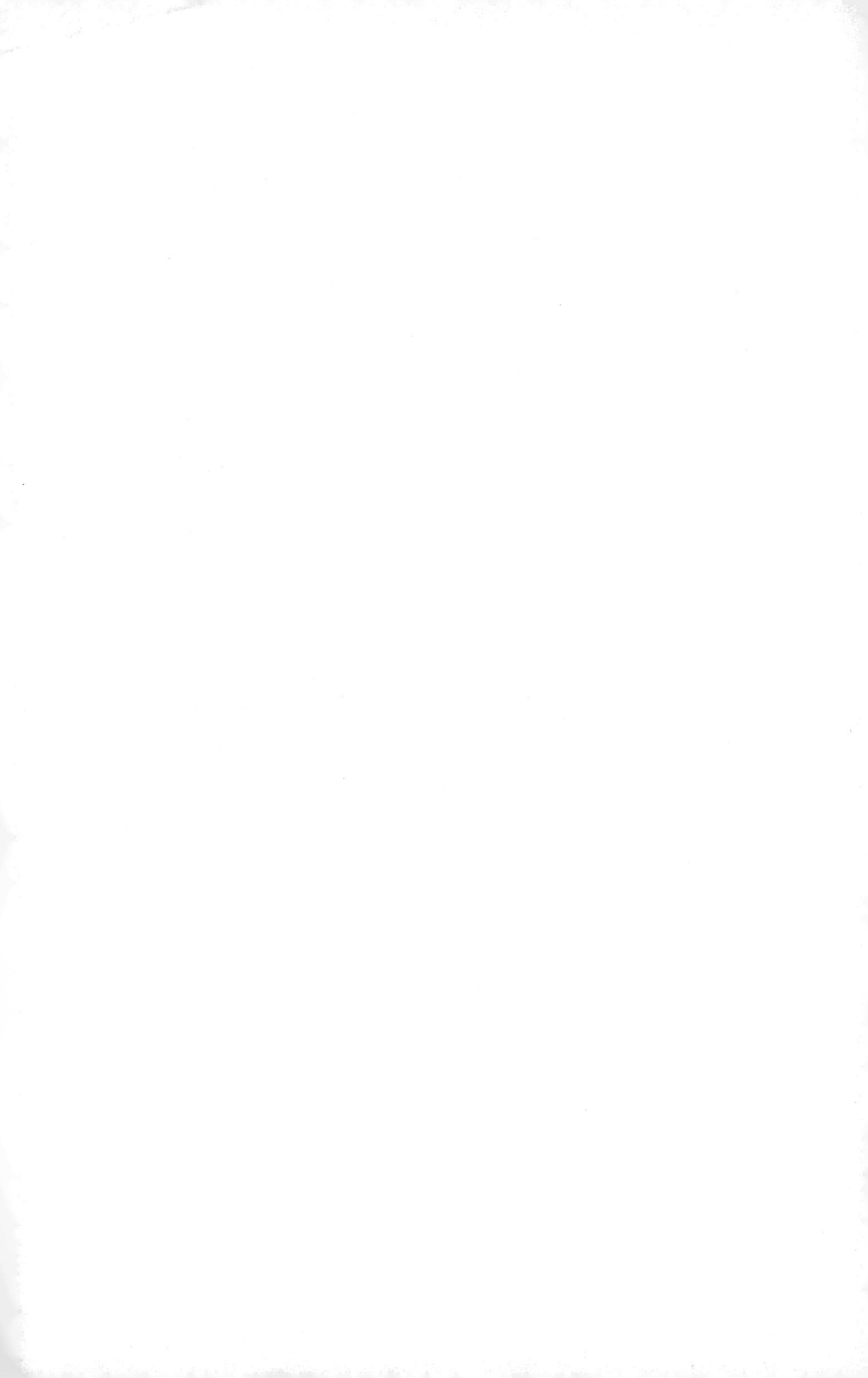

解表药

/发散风寒/

麻黄

别名 龙沙、卑相、狗骨、卑盐。

性味归经 辛、微苦，温。归肺、膀胱经。

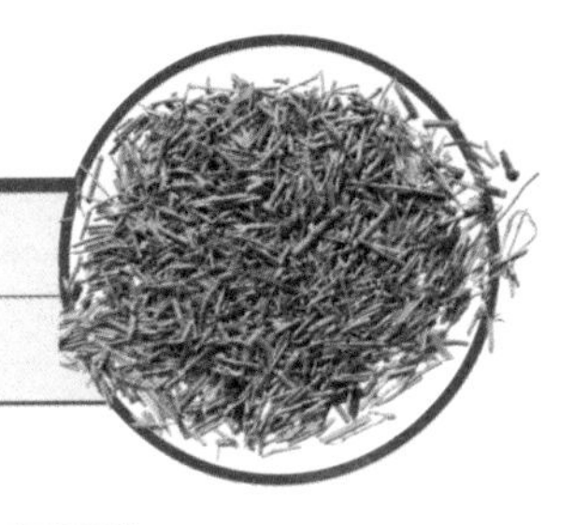

来源 为麻黄科植物草麻黄 *Ephedra sinica* Stapf 等的干燥草质茎。

生境 生长于干燥的山冈、高地、山田或干枯的河床中。主产于吉林、辽宁、内蒙古、河北、山西、河南等地。

采收 秋季采割绿色的草质茎，晒干，除去木质茎、残根及杂质，切段。生用、蜜炙用或捣绒用。

功用 发汗散寒，宣肺平喘，利水消肿。用于风寒感冒，胸闷喘咳，风水浮肿，支气管哮喘。煎服，2～10克。发汗解表宜生用，止咳平喘多炙用。

验方 ①**小儿泄泻：**麻黄2～4克，前胡4～8克。水煎，加少量白糖送服，每日1剂。②**小儿百日咳：**麻黄、甘草各3克，化橘红5克，苦杏仁、百部各9克。水煎服。③**荨麻疹：**麻黄、蝉蜕、槐花、黄柏、乌梅、板蓝根、甘草、生大黄各10克。水煎服。④**头痛发热（恶风无汗而喘）：**麻黄9克，桂枝6克，炙甘草3克，苦杏仁10克。水煎服。⑤**慢性支气管炎：**麻黄6克，细辛、干姜各1.5克，姜半夏10克。水煎服。

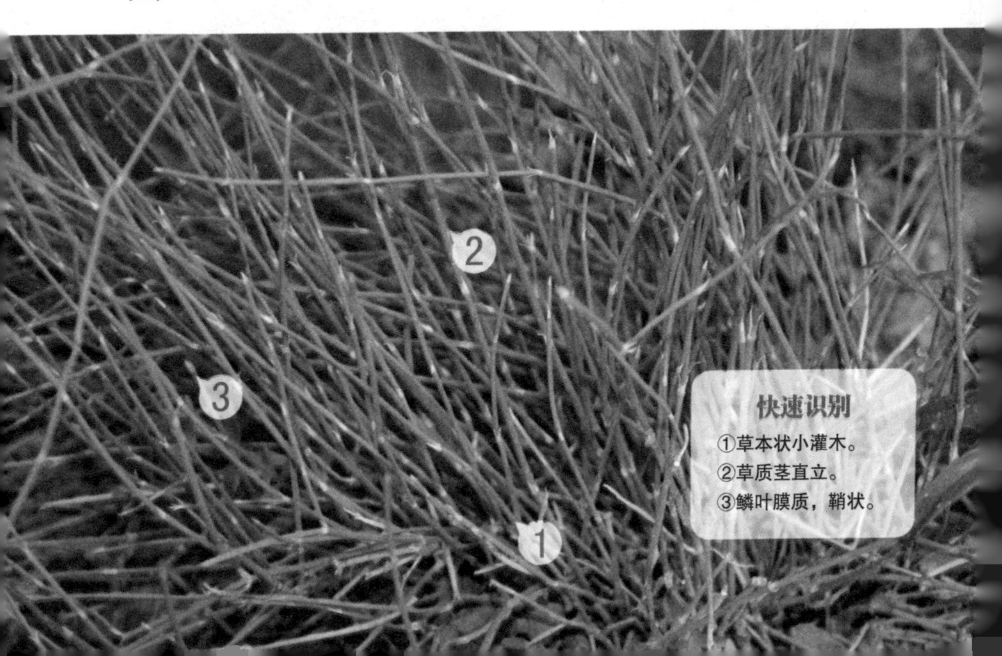

快速识别

①草本状小灌木。
②草质茎直立。
③鳞叶膜质，鞘状。

桂枝

别名　柳桂、嫩桂枝、桂枝尖。

性味归经　辛、甘，温。归心、肺、膀胱经。

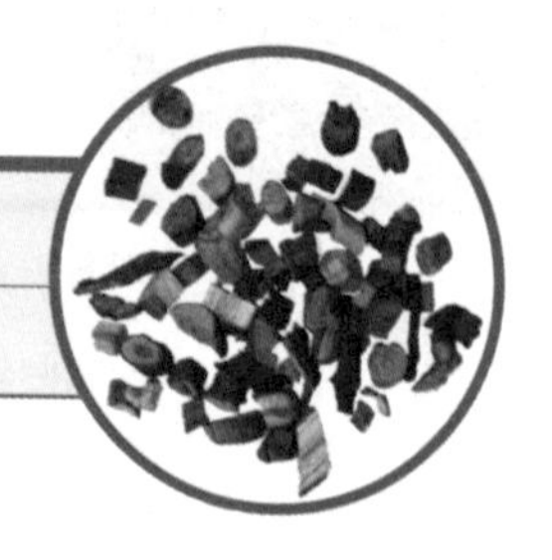

来源　为樟科植物肉桂 *Cinnamomum cassia* Presl 的干燥嫩枝。

生境　以栽培为主。主产于广东、广西、云南等地。

采收　春、夏两季采收，除去叶，晒干，或切片晒干。生用。以幼嫩、色棕红、气香者为佳。

功用　发汗解肌，温通经脉，助阳化气，平冲降气。用于风寒感冒，脘腹冷痛，血寒经闭，关节痹痛，痰饮，水肿，心悸，奔豚。煎服，3~10克。

验方　①**外感风寒，表虚有汗：**桂枝、白芍、生姜各10克，大枣2枚，炙甘草5克。水煎服。②**肺心病（肺炎性心脏病）：**桂枝、苦杏仁各15克，白芍30克，生姜、大枣、厚朴各12克，炙甘草10克。水煎服。③**低血压：**桂枝、肉桂各40克，甘草20克。水煎，分3次，当茶饮服。④**闭经：**桂枝10克，当归、川芎各8克，吴茱萸、艾叶各6克。水煎服。⑤**胸闷胸痛：**桂枝、枳实、薤白各10克，生姜3克。水煎服。

快速识别
①树皮灰褐色。
②叶互生，长椭圆形至近披针形。
①
②

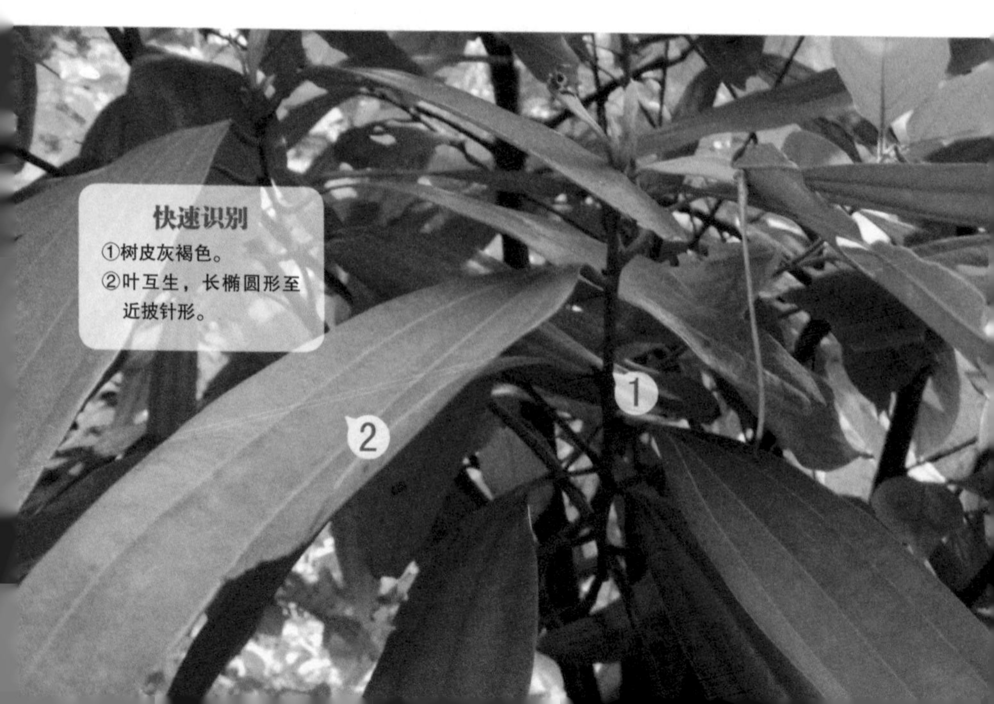

紫苏梗

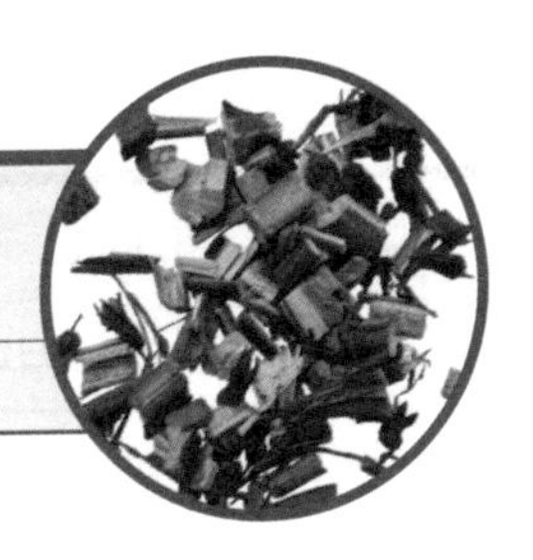

别名 苏梗、苏茎、赤苏梗、红苏梗、紫苏草、桂苏梗、紫苏茎枝。

性味归经 辛，温。归肺、脾经。

来源 为唇形科植物紫苏 *Perilla frutescens* (L.) Britt. 的干燥茎。

生境 多为栽培。我国各地均产，主产于江苏、湖北、湖南、浙江、山东、四川、重庆等地。

采收 秋季果实成熟后采割，除去杂质，晒干，或趁鲜切片，晒干。生用。

功用 理气宽中，止痛，安胎。用于胸膈痞闷，胃脘疼痛，嗳气呕吐，胎动不安。煎服，5～10克，不宜久煎。

验方 ①**妊娠胸闷呕恶：**紫苏梗、姜制竹茹各10克，砂仁6克。水煎服。②**妊娠呕吐：**紫苏梗9克，竹茹、陈皮各6克，制半夏5克，生姜3片。水煎服，每日1剂。③**风热感冒：**紫苏梗、荆芥各15克，大青叶、四季青、鸭跖草各30克。加清水500毫升，浓煎，每日3～4次。④**胸腹胀闷，恶心呕吐：**紫苏梗、陈皮、香附、半夏、莱菔子各9克，生姜6克。水煎服。⑤**水肿：**紫苏梗8克，冬瓜皮、生姜皮各10克，大蒜根3克。水煎服。

快速识别
①茎直立，多分枝。
②叶对生，叶片阔卵形、卵状圆形或卵状三角形。
1
2

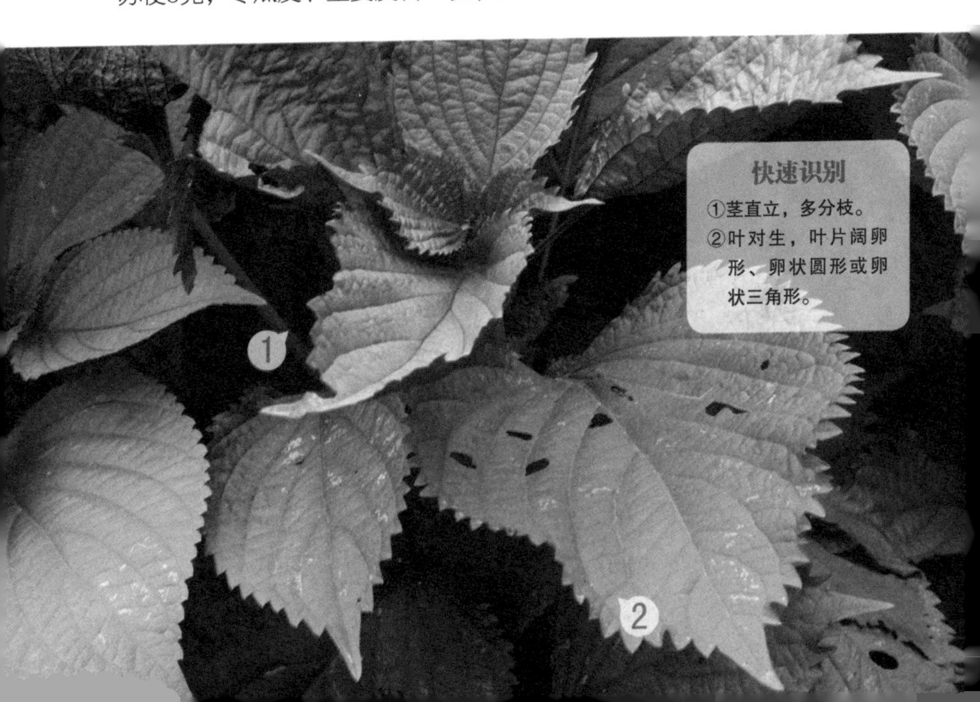

生姜

别名 母姜、姜根、鲜姜。

性味归经 辛，微温。归肺、脾、胃经。

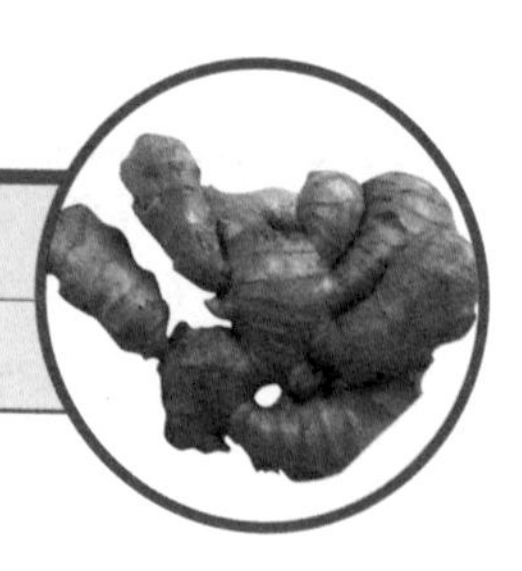

来源 为姜科植物姜 *Zingiber officinale* Rosc. 的新鲜根茎。

生境 生长于阳光充足、排水良好的沙质地。全国大部分地区有栽培。主产于四川、贵州等地。

采收 秋、冬两季采挖，除去须根及泥沙，切片。生用。

功用 解表散寒，温中止呕，化痰止咳。用于风寒感冒，胃寒呕吐，寒痰咳嗽。煎服，3~10克，或捣汁服。

验方 ①**牙痛：**生姜1片。咬在牙痛处。②**急性细菌性痢疾：**生姜45克，红糖30克。共捣为糊状，每日3次分服，7日为1个疗程。③**风寒感冒：**生姜15克，水煎，加红糖适量趁热服；或加紫苏叶10克，葱白2根，水煎服。④**斑秃：**生姜适量。切片，近火烤热擦患处，每日2次。⑤**呕吐：**生姜片少许。放口中。⑥**呃逆：**鲜姜30克。取汁，蜂蜜30毫升，调服。⑦**冻疮未破：**生姜适量。切片，烤热后用其平面摩擦冻伤处。

①
②
快速识别
①多年生草本。
②叶2列，线状披针形，光滑无毛。

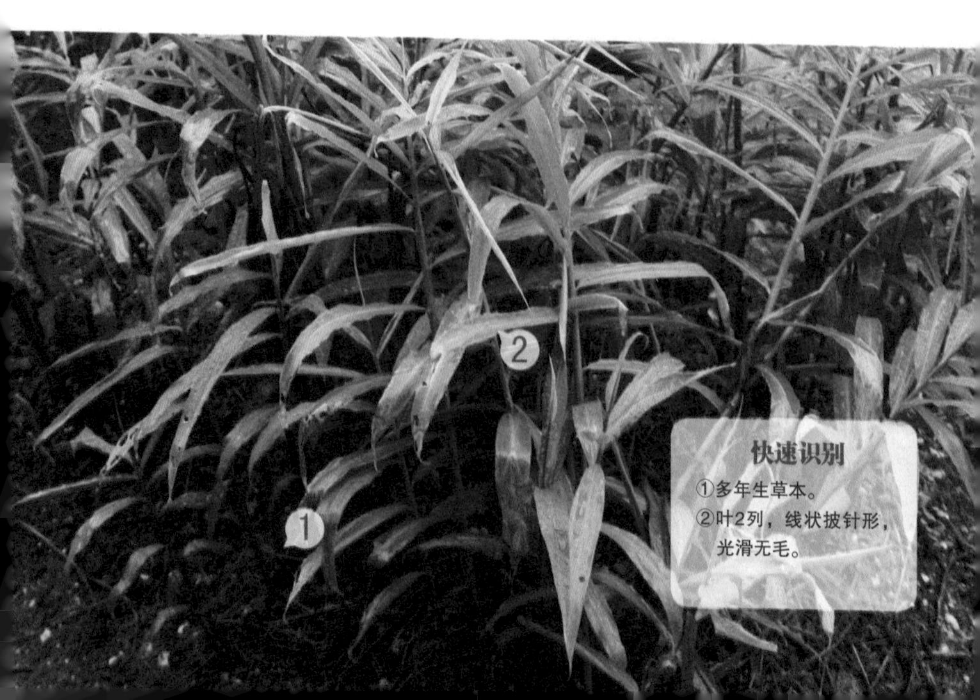

香薷

别名 香菜、香茹、香菜、香草、石香菜、石香薷。

性味归经 辛，微温。归肺、胃经。

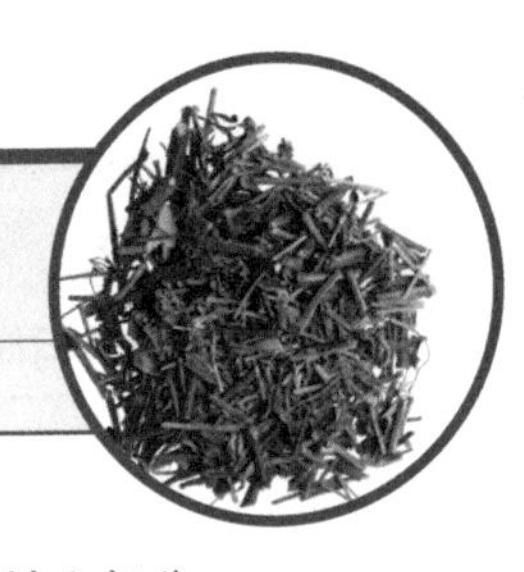

来源 为唇形科植物石香薷 *Mosla chinensis* Maxim. 等的干燥地上部分。

生境 生长于山野。主产于辽宁、河北、山东、河南、安徽、江苏、浙江、江西、湖北、四川、贵州、云南、陕西、甘肃等地。

采收 夏季茎叶茂盛、花盛时择晴天采割，除去杂质，阴干，切段。生用。

功用 发汗解表，化湿和中，利水消肿。用于暑湿感冒，恶寒发热，头痛无汗，腹痛吐泻，小便不利。煎服，3～10克。本品用于发表，用量不宜过大，且不宜久煎；用于利水消肿，量宜稍大，且须浓煎。

验方 ①**小便不利，头面浮肿：**香薷、白术各等份。研粉，炼蜜为丸，每次9克，每日2～3次。②**霍乱：**白扁豆、香薷各300克。以水6000毫升煮取2000毫升，分服；单用亦可。③**心烦胁痛：**香薷适量。捣汁服，每次1000～2000毫升。④**鼻血不止：**香薷适量。研末，水冲服，每次5克。

快速识别
①茎多分枝，略带紫红色。
②叶对生，叶片线状长圆形至线状披针形。
③轮伞花序聚成顶生短穗状或头状。
3
2
1

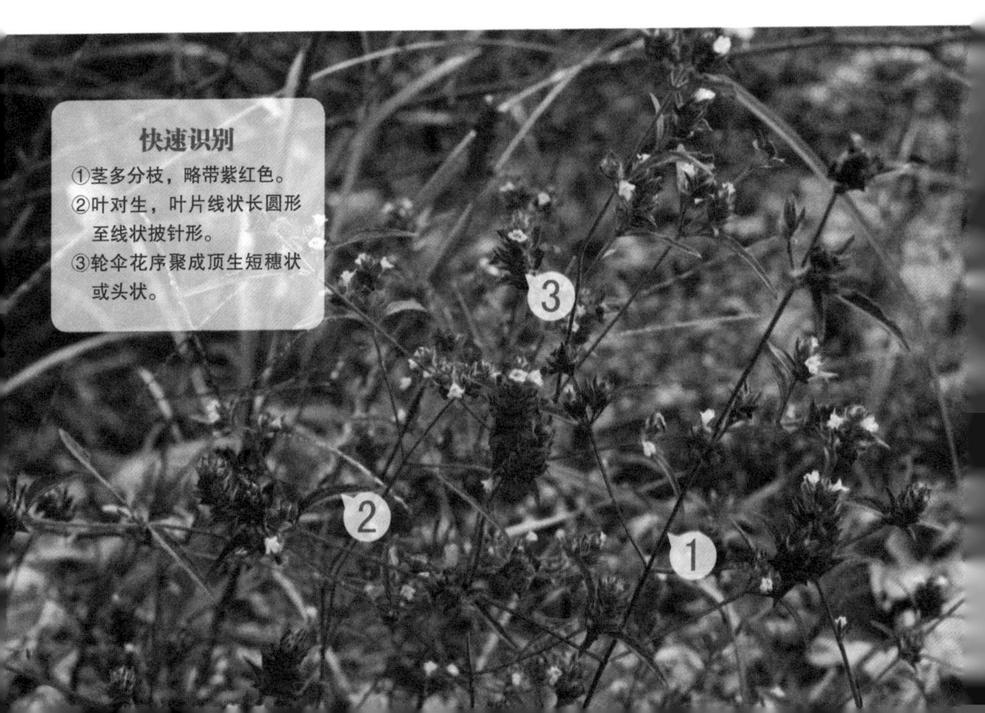

荆芥

别名 假苏、姜芥、鼠实、四棱杆蒿。

性味归经 辛，微温。归肺、肝经。

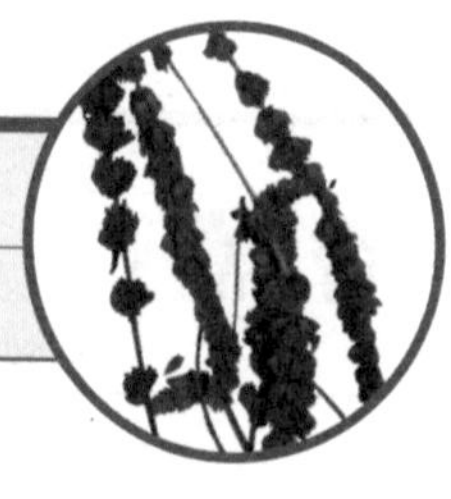

来源 为唇形科植物荆芥 *Schizonepeta tenuifolia* Briq. 的干燥地上部分。

生境 多为栽培。主产于浙江、江苏、河北、河南、山东等地。

采收 夏、秋两季花开到顶、穗绿时采割，除去杂质，晒干，切段。生用或炒炭用。

功用 解表散风，透疹，消疮，止血。用于感冒，头痛，麻疹，风疹，疮疡初起。煎服，5~10克，不宜久煎。祛风解表、透疹消疮宜生用，止血宜炒炭用。

验方 ①**皮肤瘙痒：**荆芥、薄荷各6克，蝉蜕5克，蒺藜10克。水煎服。②**痔疮肿痛：**荆芥30克。煎汤熏洗。③**预防流行性感冒：**荆芥9克，紫苏叶6克。水煎服。④**急性荨麻疹：**紫苏叶、荆芥、防风、薄荷（后入）各15克。水煎服，每日1剂，分2次服。⑤**风寒型荨麻疹：**荆芥、防风各6克，蝉蜕、甘草各3克，金银花10克。水煎服，每日1剂，分2次服。

快速识别
①茎直立，方形有短毛。
②叶对生，羽状分裂，线形或披针形。
③轮伞花序集成穗状顶生。
②
①
③

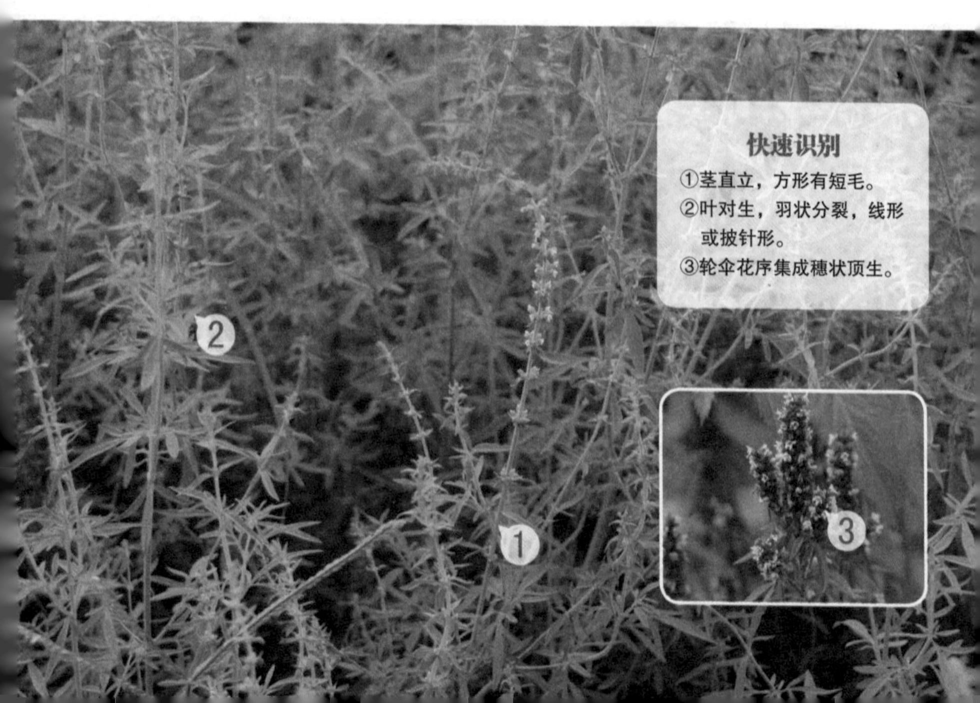

防风

别名 铜芸、风肉、茴芸、屏风、山芹菜、白毛草。

性味归经 辛、甘，微温。归膀胱、肝、脾经。

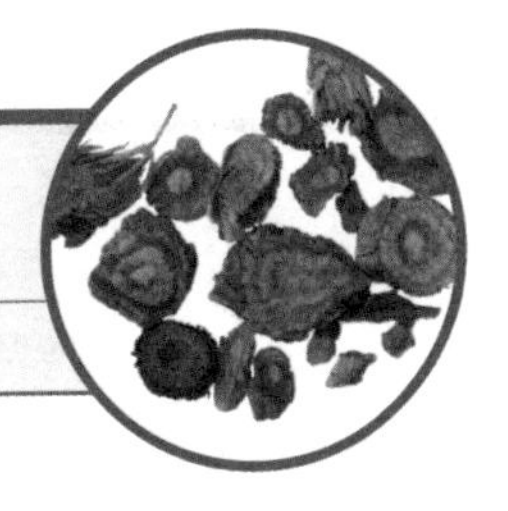

来源 为伞形科植物防风 *Saposhnikovia divaricata* (Turcz.) Schischk. 的干燥根。

生境 生长于丘陵地带的山坡草丛中、田边、路旁，高山中、下部。主产于东北、内蒙古、河北、山东、河南、陕西、山西、湖南等地。

采收 春、秋两季采挖未抽花茎植株的根，除去须根及泥沙，晒干，切厚片。生用或炒炭用。

功用 祛风解表，胜湿止痛，止痉。用于感冒头痛，风湿痹痛，风疹瘙痒，破伤风。煎服，5～10克。

验方 ①**麻疹、风疹不透：**防风、荆芥、浮萍各10克。水煎服。②**痔疮出血：**防风8克，荆芥炭、地榆炭各10克。水煎服。③**酒渣鼻（玫瑰痤疮）：**防风、蒺藜、僵蚕、甘草各1克，荆芥穗4克，黄芩6克，茶叶1撮。水煎服。④**感冒头痛：**防风、荆芥各10克，紫苏叶、羌活各8克。水煎服。⑤**天南星中毒：**防风60克，生姜30克，甘草15克。水煎服。

快速识别
①茎单生，多分枝。
②叶2～3回羽裂，裂片楔形。
③复伞形花序，花小，白色。
①
②
③

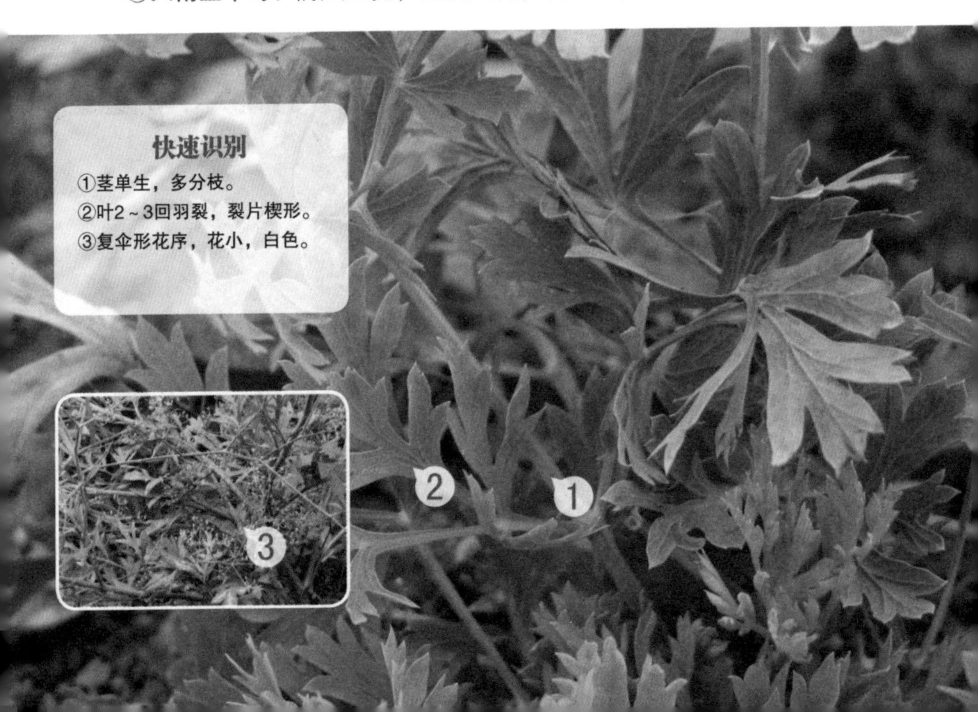

羌活

别名 羌滑、羌青、黑药、胡王使者、护羌使者。

性味归经 辛、苦，温。归膀胱、肾经。

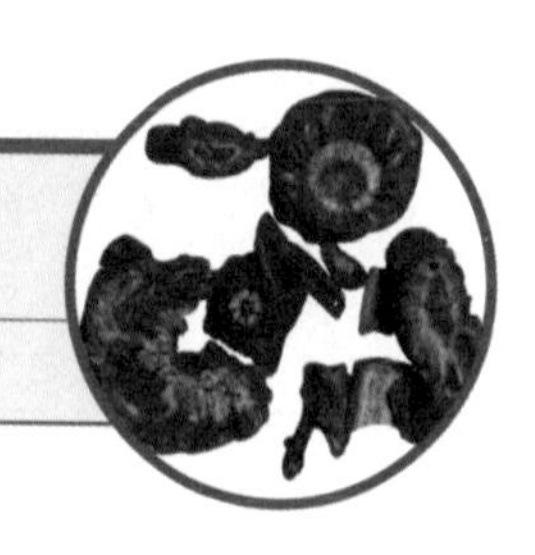

来源 为伞形科植物羌活 *Notopterygium incisum* Ting ex H. T. Chang 等的干燥根茎及根。

生境 生长于海拔2600～3500米的高山、高原之林下、灌木丛、林缘、草甸。主产于内蒙古、山西、陕西、宁夏、甘肃、青海、湖北、四川等地。

采收 春、秋两季采挖，除去须根及泥沙，晒干，切片。生用。

功用 解表散寒，祛风除湿，止痛。用于风寒感冒，头痛项强，风湿痹痛，肩背酸痛。煎服，3～10克。

验方 ①**眼胀：**羌活适量。水煎服。②**产后腹痛：**羌活100克。煎酒服。③**慢性盆腔炎寒湿证：**独活、羌活各30克，花椒、紫苏各10克，千年健、白芷、艾叶、石菖蒲各15克，生川乌20克。水煎服。④**头痛：**羌活12克，绿豆根15克，五味子3克。水煎服，每日1～2次。⑤**感冒发热，扁桃体炎：**羌活5克，板蓝根、蒲公英各6克。水煎服，每日1剂，分2次服。

3
快速识别
①茎直立。
②基生叶及茎下部叶具柄；茎上部的叶近无柄。
③复伞形花序，花白色。
2
1

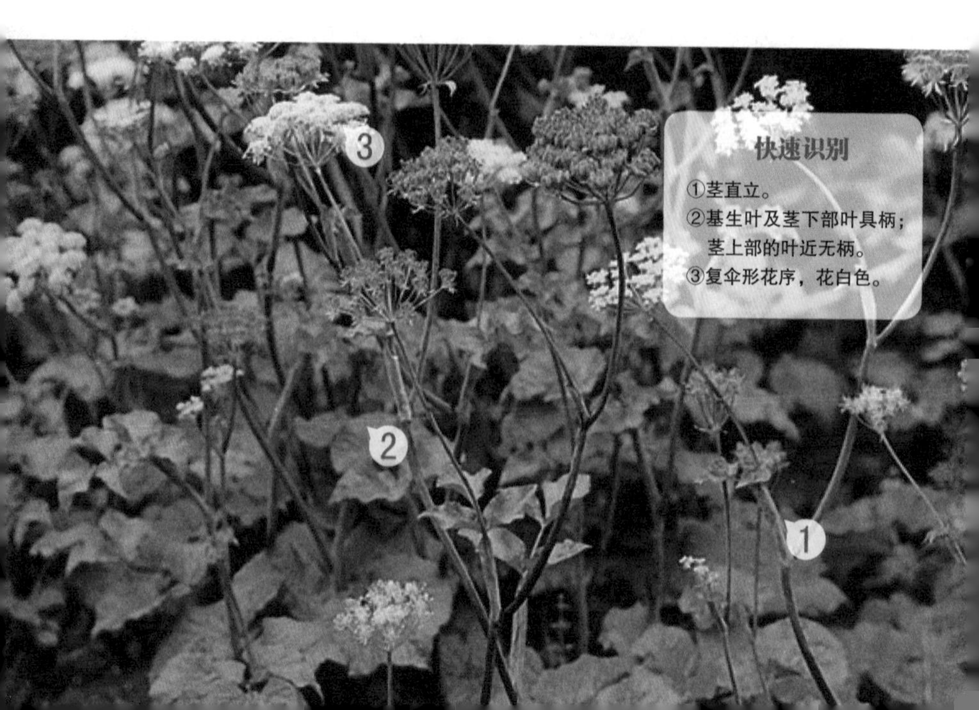

白芷

别名 芳香、苻蓠、泽芬、香白芷。

性味归经 辛，温。归胃、大肠、肺经。

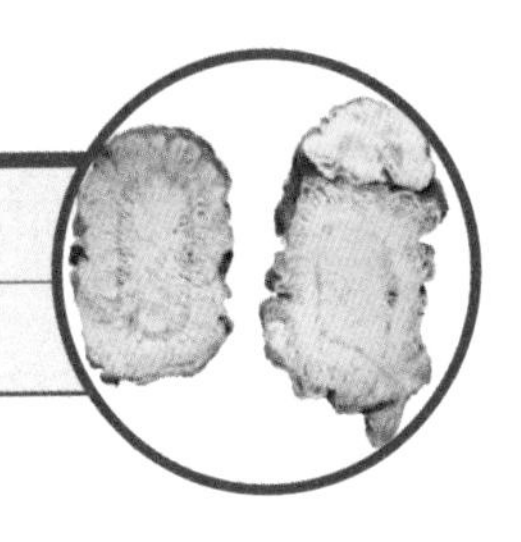

来源 为伞形科植物白芷 *Angelica dahurica* (Fisch. ex Hoffm.) Benth. et Hook. f. 等的干燥根。

生境 生长于山地林缘。产于河南长葛、禹州的习称“禹白芷”；产于河北安国的习称“祁白芷”；产于浙江、福建、四川等地的习称“杭白芷”和“川白芷”。

采收 夏、秋间叶黄时采挖，除去须根及泥沙，晒干或低温干燥，切片。生用。

功用 解表散寒，祛风止痛，宣通鼻窍，燥湿止带，消肿排脓。用于感冒头痛，眉棱骨痛，鼻塞，鼻窦炎，牙痛，白带异常，疮疡肿痛。煎服，3～10克；外用适量。

验方 ①**鼻窦炎**：白芷、辛夷各15克，苍耳子10克。水煎服。②**感冒及副鼻窦炎引起的头痛**：白芷、菊花各15克。水煎服。③**肝硬化腹水**：鲜白芷全草60～70克。随采随用，水煎服，每日1剂，15日为1个疗程。④**头风头痛**：白芷、川芎各3克，大葱15克。白芷、川芎研为细末，加入大葱共捣如泥，外敷贴太阳穴。

快速识别
①茎直立，黄绿色。
②叶互生。茎下部叶大；茎中部叶小；上部的叶几仅存卵形囊状的叶鞘。
③复伞形花序，花萼缺如。
3
2
1

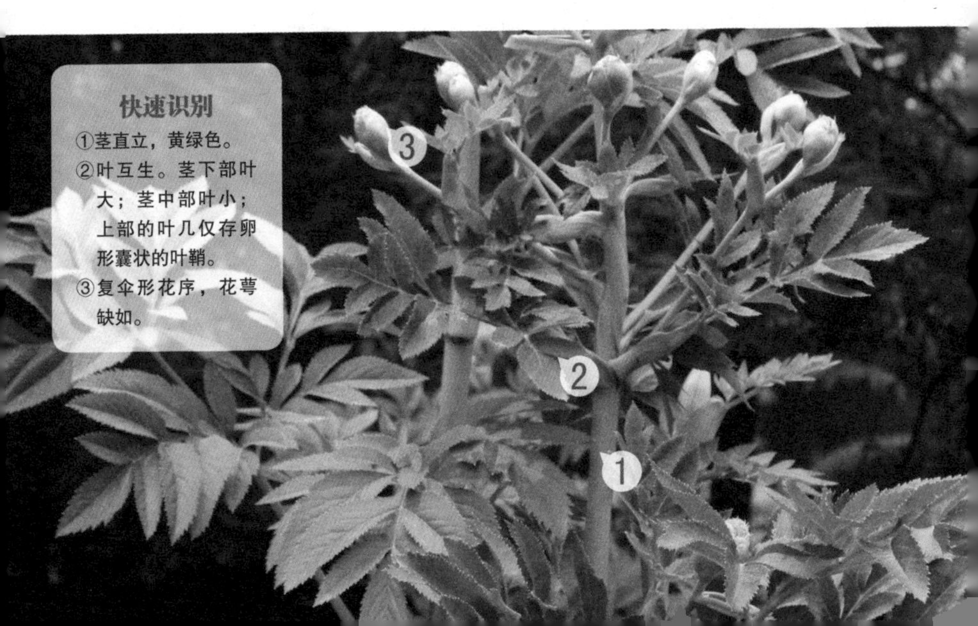

细辛

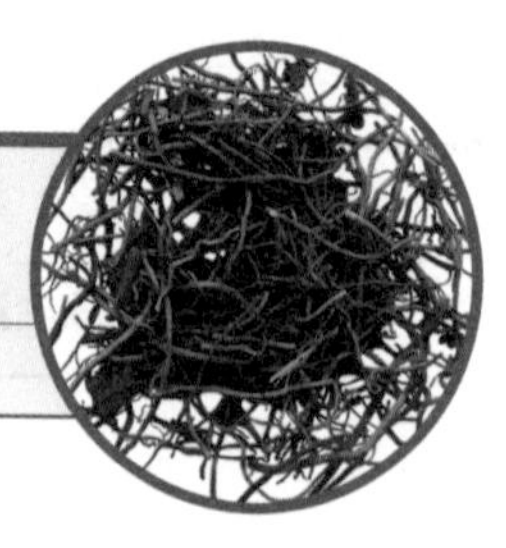

别名 小辛、细草、少辛、细条、独叶草、山人参、金盆草。

性味归经 辛，温。归心、肺、肾经。

来源 为马兜铃科植物北细辛*Asarum heterotropoides* Fr. Schmidt var. *mandshuricum* (Maxim.) Kitag. 等的干燥根及根茎。

生境 生长于林下腐殖层深厚稍阴湿处，常见于针阔叶混交林及阔叶林下、密集的灌木丛中、山沟底稍湿润处、林缘或山坡疏林下的湿地。主产于东北。

采收 夏季果熟期或初秋采挖，除净泥沙，阴干，切段。生用。

功用 祛风散寒，祛风止痛，通窍，温肺化饮。用于风寒感冒，头痛，牙痛，鼻塞流涕，鼻窦炎，风湿痹痛，痰饮喘咳。煎服，1～3克；散剂每次服0.5～1克；外用适量。

验方 ①**阳虚感冒：**细辛、麻黄各3克，附子10克。水煎温服。②**口舌生疮：**细辛、黄连各等份。为末，以布巾揩净患处，掺药在上。③**牙痛：**细辛3克（后下），白芷、威灵仙各10克。水煎2次，混合后分上、下午服，每日1剂。④**鼻塞不通：**细辛末少许。吹入鼻中。⑤**小儿目疮：**细辛末适量。醋调贴脐上。

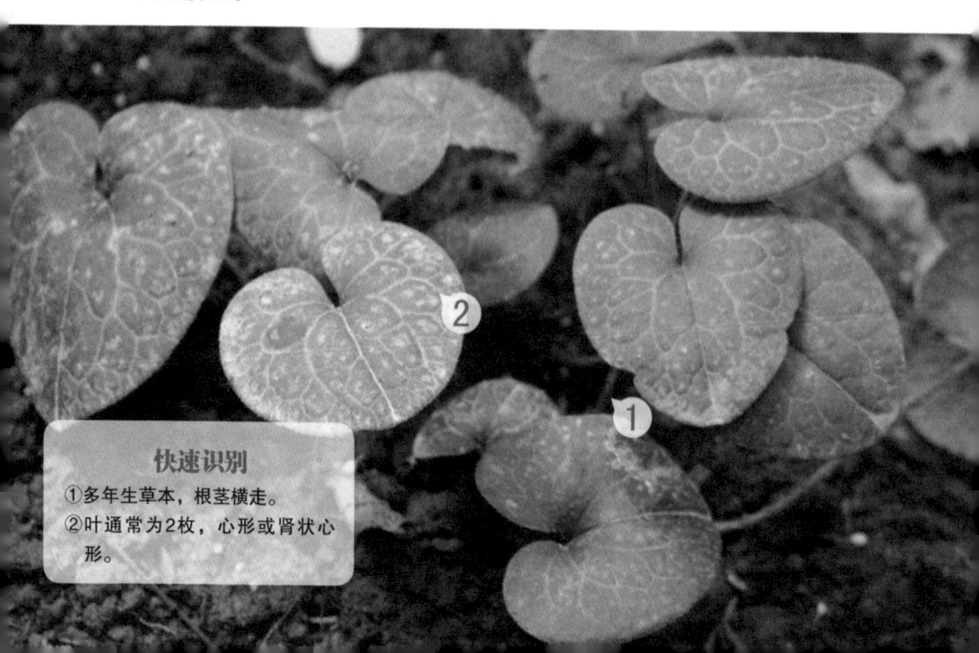

快速识别

①多年生草本，根茎横走。

②叶通常为2枚，心形或肾状心形。

藁本

别名　藁茇、藁板、微茎、野芹菜。

性味归经　辛，温。归膀胱经。

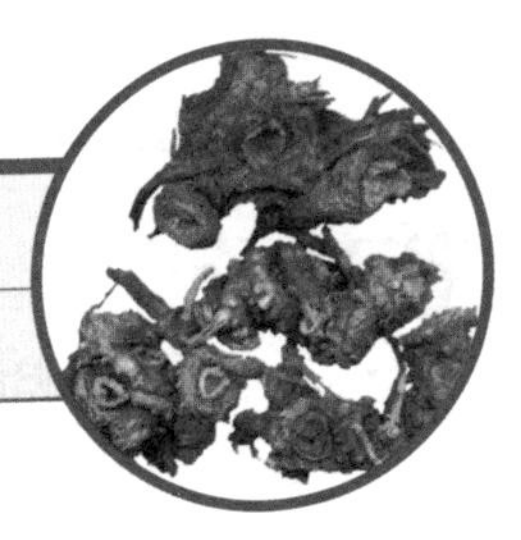

来源 为伞形科植物藁本 *Ligusticum sinense* Oliv. 等的干燥根茎及根。

生境 生长于湿润的水滩边或向阳山坡草丛中。主产于四川、重庆、湖北、湖南、陕西等地。

采收 秋季茎叶枯萎或翌年春季出苗时采挖，除去地上部分及泥沙，晒干或烘干，切片。生用。

功用 祛风散寒，除湿止痛。用于风寒感冒，巅顶疼痛，风湿痹痛。煎服，3～10克；外用适量，煎水洗或研末调涂。

验方 ①**胃痉挛，腹痛：**藁本25克，苍术15克。水煎服。②**头屑多：**藁本、白芷各等份。为末，夜掺发内，早起梳之，垢自去。③**风寒头痛及巅顶痛：**藁本、川芎、细辛、葱头各等份。水煎服。④**湿盛头痛：**藁本、防风、羌活、独活、川芎、蔓荆子各9克，甘草3克。共研末，取适量塞鼻中。⑤**疥癣：**藁本适量。煎汤洗浴，并烫洗换洗衣服。

快速识别
①多年生草本，茎直立。
②基生叶三角形，茎上部叶具扩展叶鞘。
③复伞形花序，花白色。
3
1
2

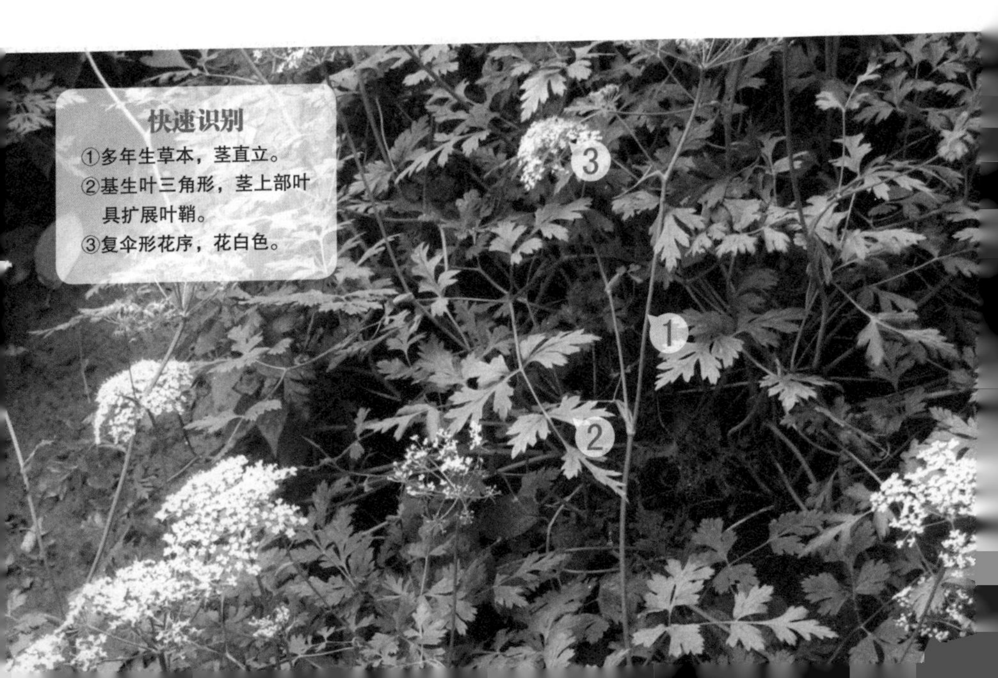

苍耳子

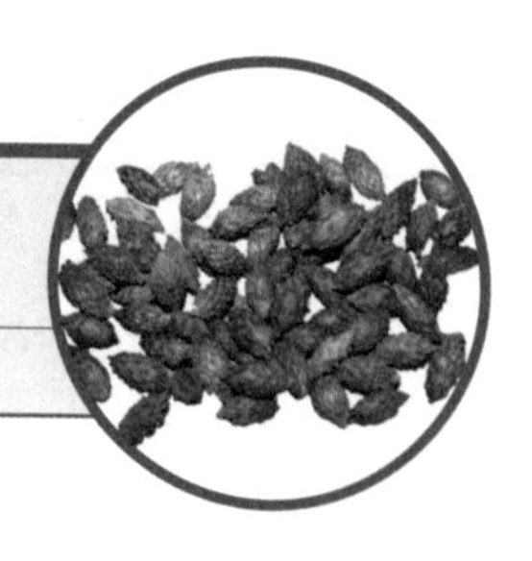

别名 苍耳实、野茄子、苍耳仁、刺儿棵、胡苍子、疔疮草、黏黏葵。

性味归经 辛、苦，温；有毒。归肺经。

来源 为菊科植物苍耳 *Xanthium sibiricum* Patr. 的干燥成熟带总苞的果实。

生境 生长于荒地、山坡等干燥向阳处。分布于全国各地。

采收 9～10月割取地上部分，打下果实，晒干，去刺。生用或炒用。

功用 散风寒，祛风湿，通鼻窍。用于风寒头痛，鼻塞流涕，风疹瘙痒，湿痹拘挛。煎服，3～10克。

验方 ①**腹水：**苍耳子灰、葶苈子末各等份。每次10克，水送服，每日2次。②**流行性腮腺炎：**苍耳子、马兰、金银花、板蓝根各25克，防风、薄荷各10克。每日1剂，分2次煎服。③**鼻窦炎引起的头痛：**苍耳子15克。炒黄，水煎当茶饮。④**顽固性牙痛：**苍耳子6克。焙黄去壳，研末，与1个鸡蛋和匀，不放油盐，炒熟食之，每日1次，连服3剂。⑤**各种鼻炎，鼻窦炎：**苍耳子适量。小火炒至微黄，水煎或加水蒸，口服。

③
②
①
快速识别
①一年生草本，茎直立。
②单叶互生，具长柄，叶片三角状卵形或心形。
③瘦果纺锤形，包在有刺的总苞内。

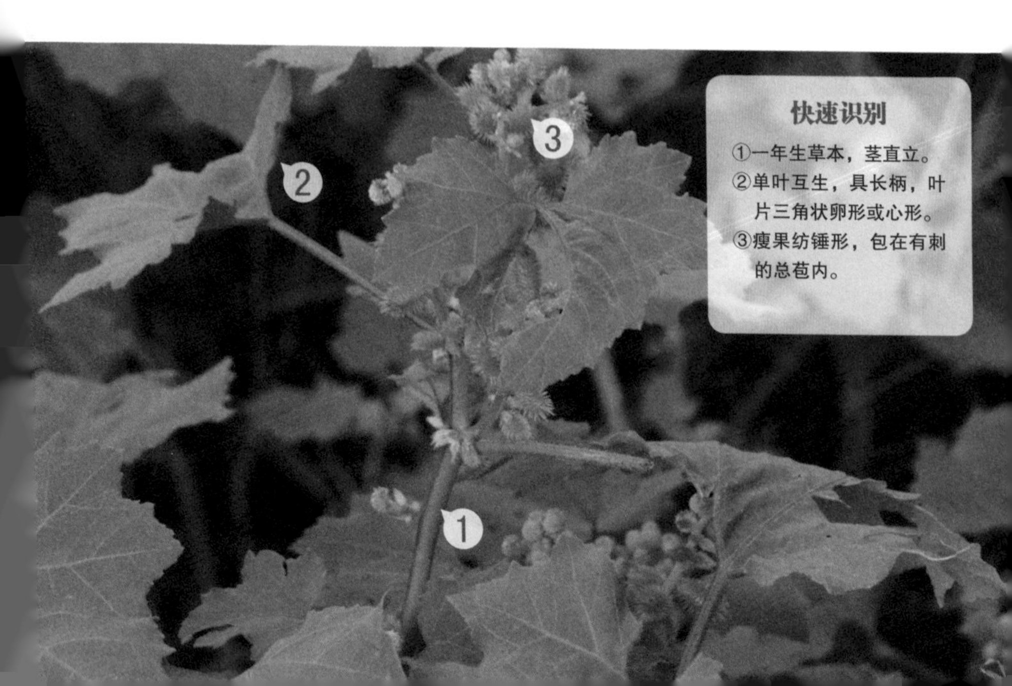

辛夷

别名 房木、木笔花、毛辛夷、姜朴花、紫玉兰。

性味归经 辛，温。归肺、胃经。

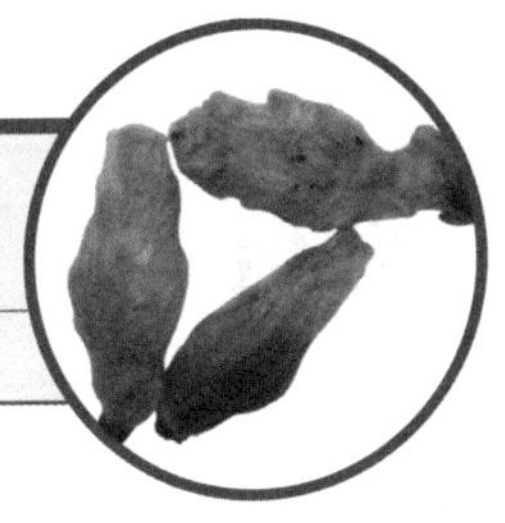

来源 为木兰科植物玉兰 *Magnolia denudata* Desr. 等的干燥花蕾。

生境 生长于较温暖地区，野生较少。主产于河南、安徽、湖北、四川、陕西等地。玉兰多为庭院栽培。

采收 冬末春初花未开放时采收，除去枝梗，阴干。生用。

功用 散风寒，通鼻窍。用于风寒头痛，鼻塞流涕，鼻窦炎。煎服，3～10克，包煎；外用适量。

验方 ①**慢性鼻炎：**辛夷、苍耳子各9克。水煎取汁，加入葱汁少许，滴鼻，每日3～5次。②**鼻炎，鼻窦炎：**辛夷15克，鸡蛋3个。同煮，吃蛋饮汤。③**鼻塞：**辛夷、皂角、石菖蒲各等份。研为末，绵裹塞鼻中。④**过敏性鼻炎：**辛夷3克，藿香10克。开水冲泡，浸闷5～10分钟，频饮，每日1～2剂。⑤**面神经炎：**辛夷、川芎、细辛、郁金、僵蚕、薄荷各等份。上药共研极细末，贮瓶备用。用时，每取少许吹入健侧鼻孔内，每日吹鼻3次，至治愈为止。

2
快速识别
①干直立，小枝除枝梢外均无毛。
②花先叶开放，单生枝顶。
1

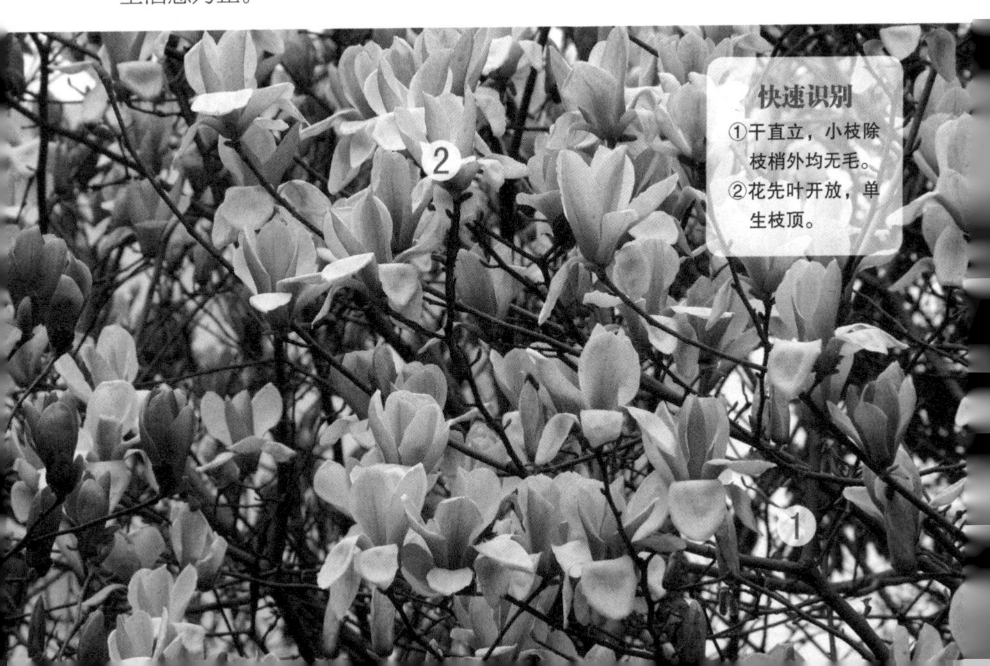

葱白

别名　葱茎白。

性味归经　辛，温。归肺、胃经。

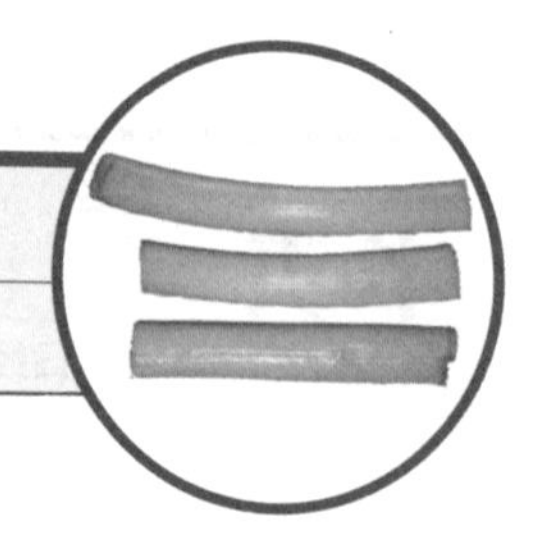

来源 为百合科植物葱 *Allium fistulosum* L. 近根部的鳞茎。

生境 生长于肥沃的沙质壤土里。全国各地均有出产。

采收 采挖后除去须根和叶，剥去外膜。鲜用。

功用 发汗解表，散寒通阳。用于风寒感冒，阴盛格阳；外用于乳房胀痛，疮痈肿毒。煎服，3～10克；外用适量。

验方 ①**风寒感冒：**生姜15克，紫苏叶10克，葱白2根。水煎服；或生姜水煎，加红糖适量趁热服。②**蛔虫性急腹痛：**鲜葱白50克。捣烂取汁，用麻油50毫升调和，空腹1次服下（小儿酌减），每日2次。③**胃痛，胃酸过多，消化不良：**大葱头4个，红糖200克。将葱头捣烂，混入红糖，放在盘里用锅蒸熟，每次15克，每日3次。

快速识别
①多年生草本，通常簇生。
②叶基生，圆柱形。
③伞形花序圆球状。
3
2
1

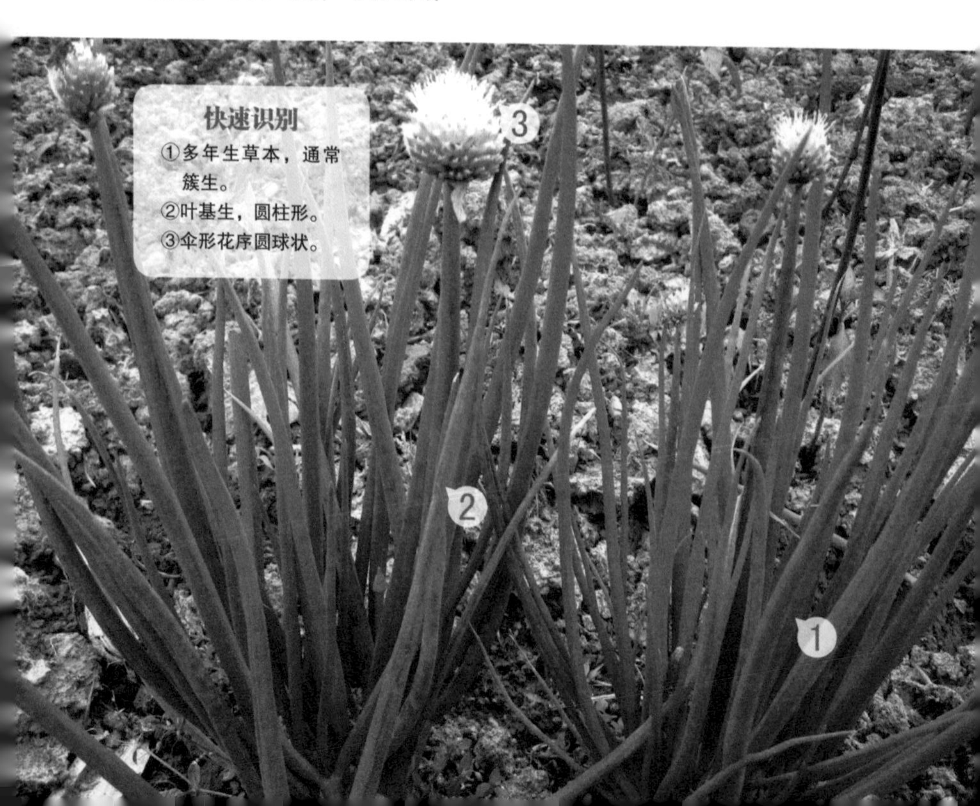

/ 发散风热 /

薄荷

别名 蕃荷菜、仁丹草、南薄荷、土薄荷、猫儿薄荷。

性味归经 辛，凉。归肺、肝经。

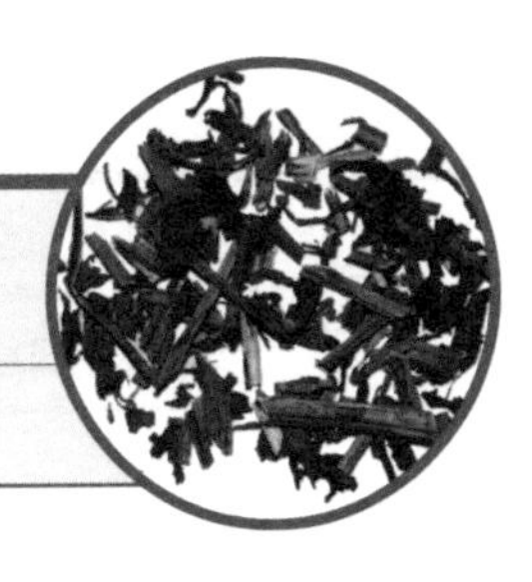

来源 为唇形科植物薄荷 *Mentha haplocalyx* Briq. 的干燥地上部分。

生境 生长于河旁、山野湿地。主产于江苏、浙江、湖南等地。

采收 夏、秋两季茎叶茂盛或花开至三轮时，选晴天分次采割，晒干或阴干，切段。生用。

功用 疏散风热，清利头目，利咽，透疹，疏肝行气。用于风热感冒，风温初起，头痛，目赤，喉痹，口疮，风疹，麻疹，胸胁胀闷。煎服，3~6克，入煎剂宜后下。

验方 ①**皮肤瘙痒：**薄荷、荆芥各6克，蝉蜕5克，蒺藜10克。水煎服。②**慢性鼻炎：**薄荷、辛夷各15克，炒苍耳子7.5克，白芷30克。共为细末，每次服6克，饭前用葱汤或凉开水送服。③**慢性荨麻疹：**薄荷15克，龙眼6粒。一起煎服，每日2次，依出疹轻重情况连服2~4周。④**血痢：**薄荷叶适量。煎汤单服。⑤**衄血不止：**薄荷汁适量。滴之；或以干者水煮，绵裹塞鼻。⑥**眼睛红肿：**薄荷、夏枯草、鱼腥草、菊花各10克，黄连5克。水煎服。

快速识别
①茎方形，被逆向生长的长柔毛及腺点。
②单叶对生，叶片短圆状披针形，两面有疏柔毛及黄色腺点。
③轮伞花序腋生。
1
2
3

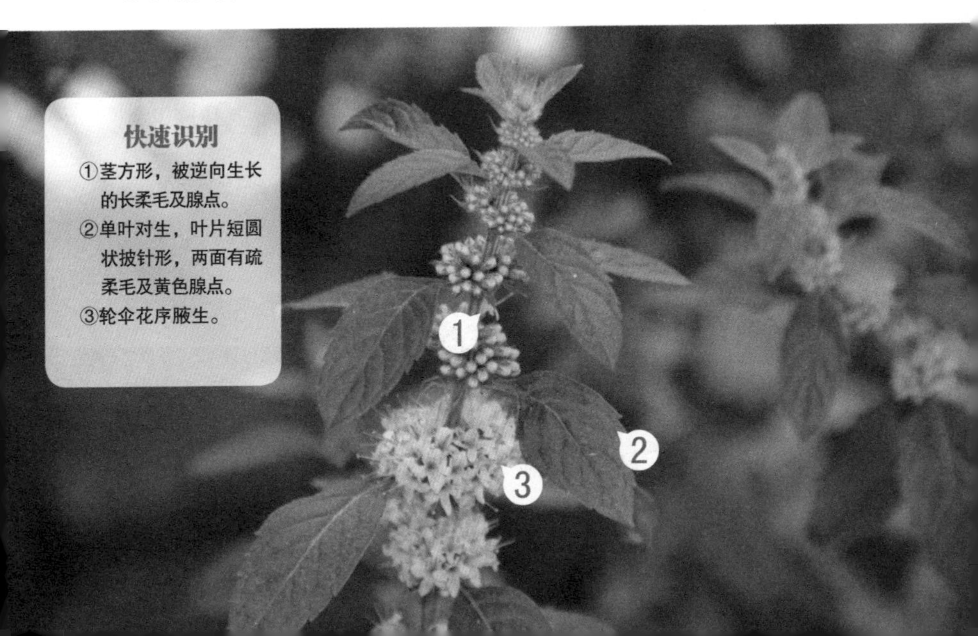

牛蒡子

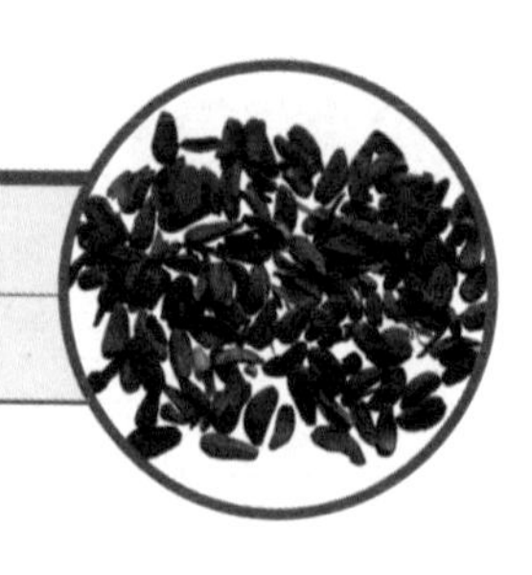

别名 恶实、牛子、大力子、鼠黏子。

性味归经 辛、苦，寒。归肺、胃经。

来源 为菊科植物牛蒡 *Arctium lappa* L. 的干燥成熟果实。

生境 生长于沟谷林边、荒山草地中。有栽培。主产于吉林、辽宁、黑龙江、浙江等地。

采收 秋季果实成熟时采收果序，晒干，打下果实，除去杂质，再晒干。生用或炒用，用时捣碎。

功用 疏散风热，宣肺透疹，解毒利咽。用于风热感冒，咳嗽痰多，麻疹，风疹，咽喉肿痛，腮腺炎，丹毒，痈肿疮毒。煎服，6～12克。炒用可使其苦寒及滑肠之性略减。

验方 ①**咽喉肿痛：**牛蒡子、板蓝根、桔梗、薄荷、甘草各适量。水煎服。②**麻疹不透：**牛蒡子、葛根各6克，蝉蜕、荆芥各3克。水煎服。③**偏头痛：**牛蒡子30克（炒黄），红糖9克。牛蒡子先研末，与红糖水煎服，每日1剂，每日服2次，趁热服，汗出即愈，2日即可见效。

快速识别
①茎粗壮，肉质。
②基生叶大型，丛生，有长柄；茎生叶互生，有柄。
③头状花序，簇生于茎顶或排列成伞房状。
②
①
③

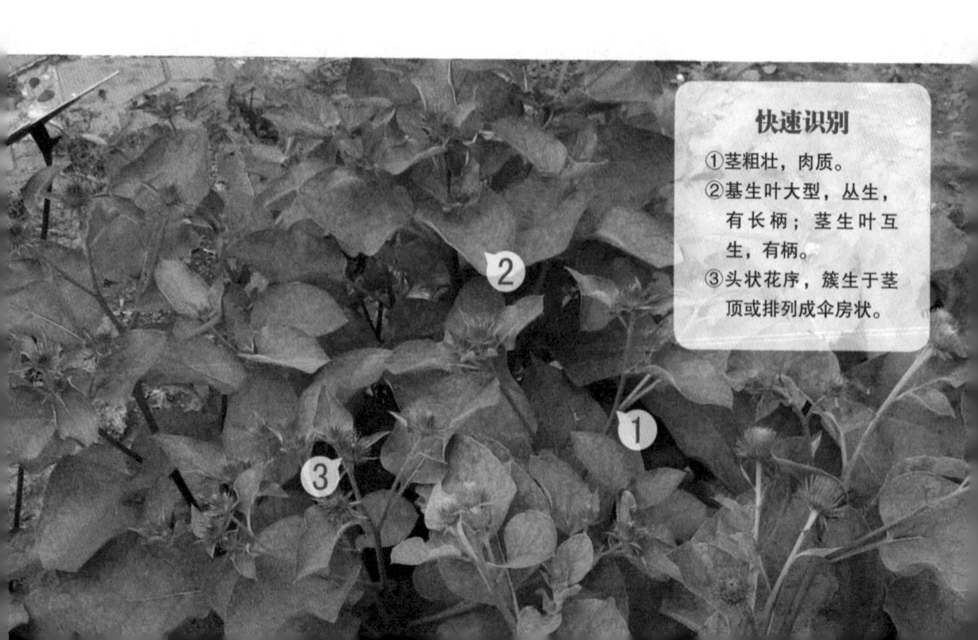

菊花

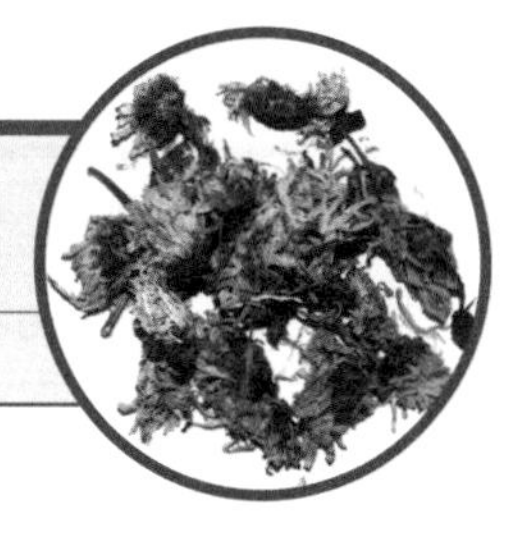

别名 菊华、真菊、金菊、节华、药菊、金蕊、甘菊。

性味归经 辛、甘、苦，微寒。归肺、肝经。

来源 为菊科植物菊 *Chrysanthemum morifolium* Ramat. 的干燥头状花序。

生境 生长于平原、山地。主产于浙江、安徽、河南等地。

采收 9～11月花盛开时分批采收，阴干或焙干，或熏、蒸后晒干。生用。药材按产地和加工方法不同，分为“亳菊”“滁菊”“贡菊”“杭菊”。

功用 散风清热，平肝明目，清热解毒。用于风热感冒，头痛眩晕，目赤肿痛，眼目昏花。煎服，5～10克。

验方 ①**感冒发热，头昏，目赤，咽喉不利：**菊花6克，薄荷9克，金银花、桑叶各10克。沸水浸泡，代茶饮。②**发热，咽干唇燥，咳嗽：**菊花10克，桑叶、枇杷叶各5克。研成粗末，用沸水冲泡代茶饮。③**轻微腋臭：**白菊花、辛夷各9克，苞谷粉、冰片各60克，滑石粉30克。研细末，外用涂抹腋臭处。④**头晕：**白菊花1000克，茯苓500克。共捣为细末，每次服用6克，每日3次，温酒调下。⑤**扩张冠状动脉，降压：**白菊花300克。水煎2次，将药液合并浓缩至500毫升，每次服25毫升，每日2次，2个月为1个疗程。

快速识别
①茎直立，上部多分枝。
②叶互生，卵形或卵状披针形，具叶柄。
③头状花序顶生或腋生，白色、黄色或淡红色等。
3
2
1

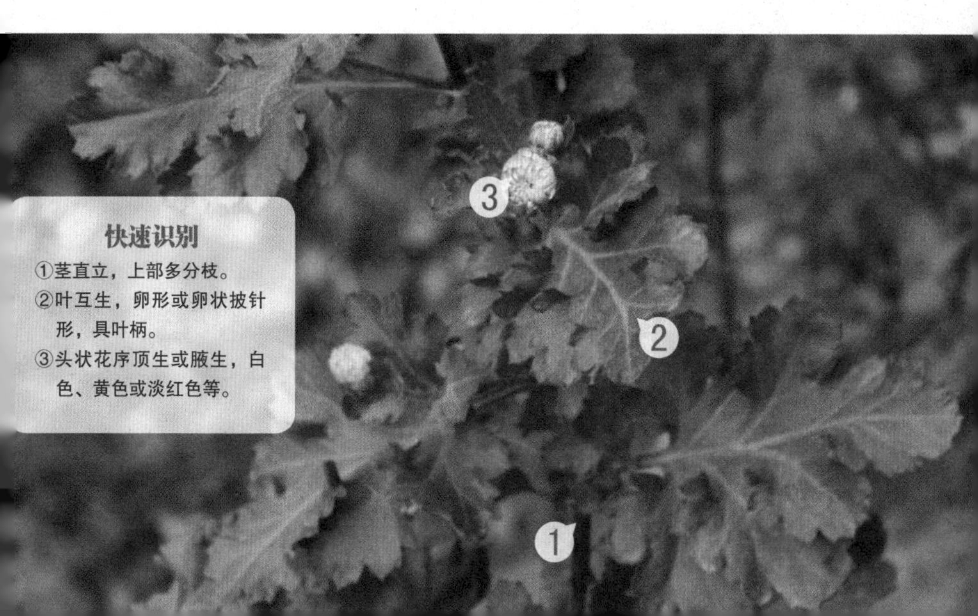

蔓荆子

别名 荆子、荆条子、蔓青子、白布荆、万荆子。

性味归经 辛、苦，微寒。归膀胱、肝、胃经。

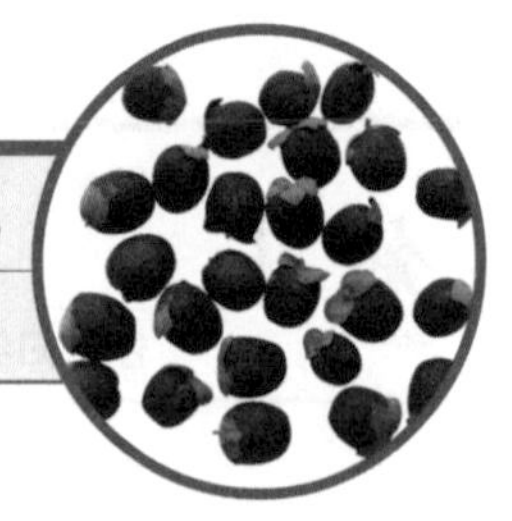

来源 为马鞭草科植物单叶蔓荆 *Vitex trifolia* L. var. *simplicifolia* Cham. 等的干燥成熟果实。

生境 生长于海边、河湖沙滩上。主产于山东、江西、浙江、福建等地。

采收 秋季果实成熟时采收，除去杂质，晒干。生用或炒用。

功用 疏散风热，清利头目。用于风热感冒头痛，齿龈肿痛，目赤多泪，目暗不明，头晕目眩。煎服，5～10克。

验方 ①**风寒侵目，肿痛出泪，涩胀羞明：**蔓荆子15克，荆芥、蒺藜各10克，柴胡、防风各5克，甘草2克。水煎服。②**头屑多：**蔓荆子、侧柏叶、川芎、桑白皮、细辛、旱莲草各50克，菊花100克。水煎，去滓后洗发。③**急性虹膜炎：**蔓荆子、决明子、菊花各10克，木贼6克。水煎2次，混合后分上、下午服，每日1剂。④**急慢性鼻炎：**蔓荆子15克，葱须20克，薄荷6克。加水煎，取汁，代茶饮用，每日1剂。⑤**感冒头痛，风火牙痛：**蔓荆子、防风、黄芩、白芷各10克，川芎6克。水煎服。

1
3
4
2
快速识别
①幼枝四棱形，密生细柔毛。
②单叶，叶片卵形或倒卵形。
③圆锥花序顶生，花萼钟形。
④浆果球形。

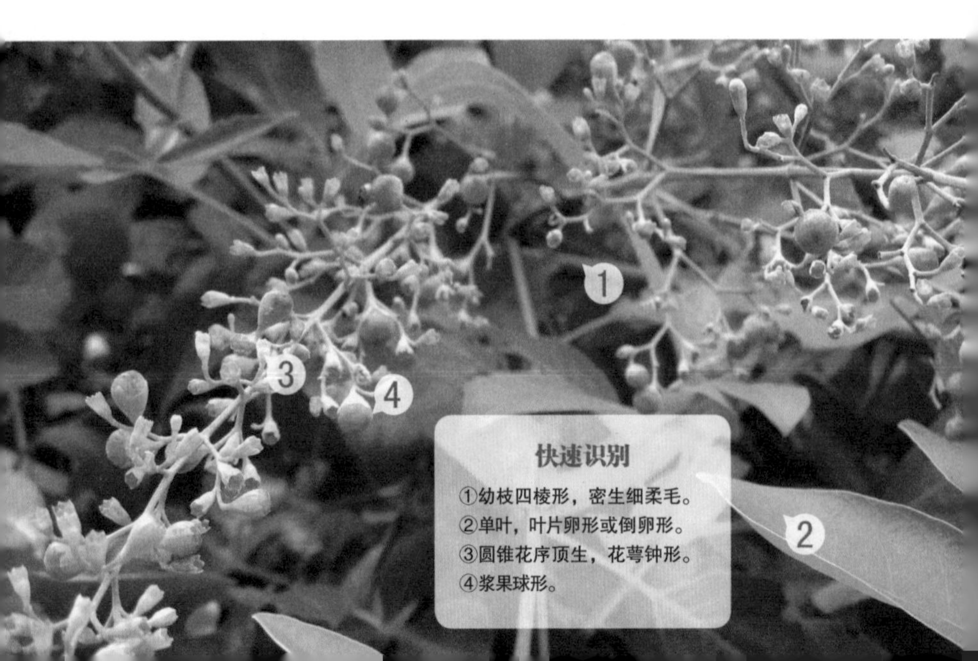

柴胡

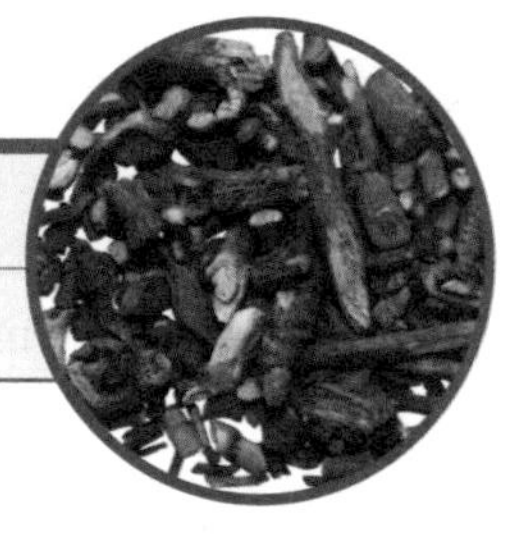

别名 山菜、地薰、茈胡、菇草、柴草。

性味归经 辛、苦，微寒。归肝、胆、肺经。

来源 为伞形科植物柴胡 *Bupleurum chinense* DC. 等的干燥根。

生境 生长于较干燥的山坡、林中空隙地、草丛、路边、沟边。主产于河北、河南、辽宁、湖北、陕西等地。

采收 春、秋两季采挖，除去茎叶及泥沙，干燥，切段。生用或醋炙用。

功用 解表退热，疏肝解郁，升举阳气。用于感冒发热，寒热往来，胸胁胀痛，月经不调，子宫脱垂，脱肛。煎服，3～10克。解表退热宜生用，用量宜稍重，疏肝解郁宜醋炙，升阳可生用或酒炙，用量均宜稍轻。

验方 ①**黄疸：**柴胡6克，甘草3克，白茅根15克。水煎服。②**黄疸型肝炎：**柴胡10克，茵陈15克，栀子8克。水煎服。③**流行性感冒：**柴胡12克，黄芩、半夏各10克，太子参、炙甘草各5克，生姜6克，大枣（去核）3枚，板蓝根15克。水煎服，每日1剂。④**肝郁胁肋脐腹胀痛：**柴胡、白芍各10克，甘草、枳实（或枳壳）各3克。水煎服。⑤**疟疾或感冒，寒热阵发：**柴胡、姜半夏、黄芩各10克。水煎服。

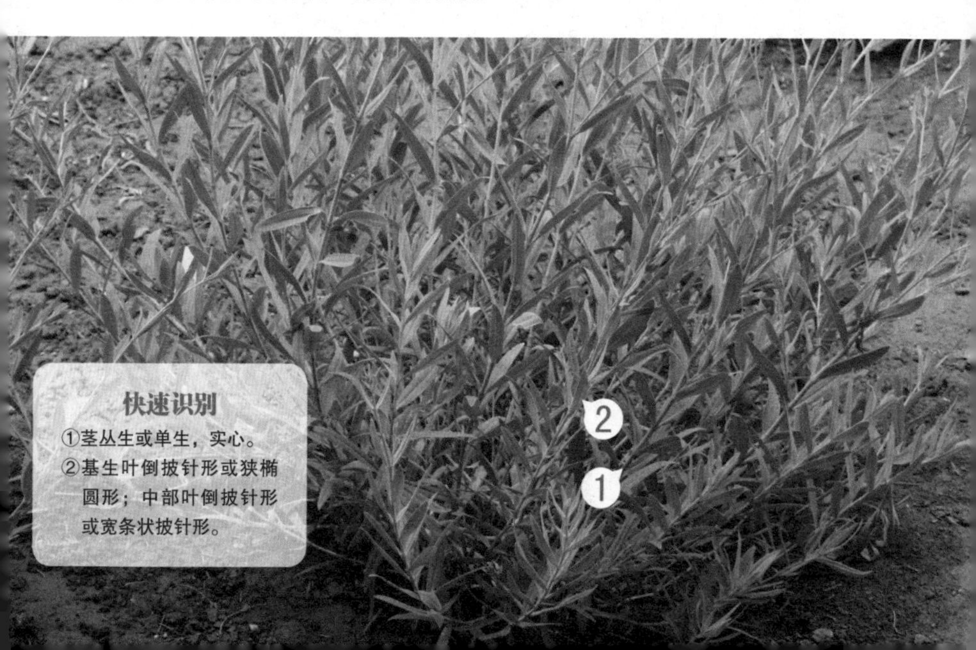

快速识别

①茎丛生或单生，实心。
②基生叶倒披针形或狭椭圆形；中部叶倒披针形或宽条状披针形。

升麻

别名 周麻、绿升麻、周升麻、鬼脸升麻、鸡骨升麻。

性味归经 辛、微甘，微寒。归肺、脾、胃、大肠经。

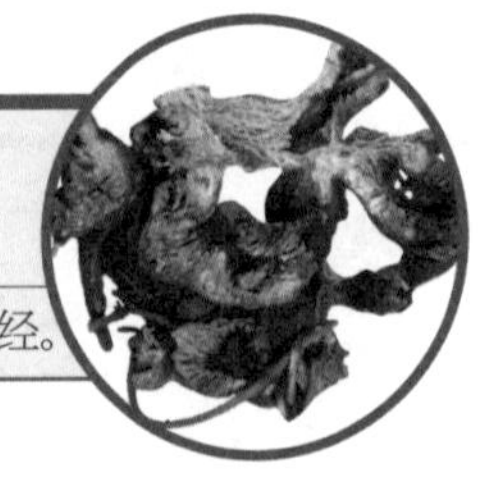

来源 为毛茛科植物大三叶升麻 *Cimicifuga heracleifolia* Kom. 等的干燥根茎。

生境 生长于山坡、沙地。主产于黑龙江、吉林、辽宁等地。

采收 秋季采挖，除去泥沙，晒至须根干时，燎去或除去须根，晒干，切片。生用或蜜制用。

功用 发表透疹，清热解毒，升举阳气。用于风热头痛，齿痛，口疮，咽喉肿痛，麻疹不透，阳毒发斑，脱肛，子宫脱垂。煎服，3～10克。发表透疹、清热解毒宜生用，升阳举陷宜炙用。

验方 ①**麻疹、斑疹不透：**升麻、赤芍、甘草各5克，葛根10克。水煎服。②**喉痹作痛：**升麻片适量，含咽；或以15克煎服，取吐。③**风热头痛，眩晕：**升麻、薄荷各6克，白术10克。水煎服。④**口疮：**升麻6克，黄柏、大青叶各10克。水煎服。⑤**牙周炎：**升麻10克，黄连、知母各6克。水煎服。

快速识别
①根茎上生有多数内陷圆洞状老茎残基。
②2回3出复叶，小叶卵形至广卵形，边缘有锯齿。
1
2

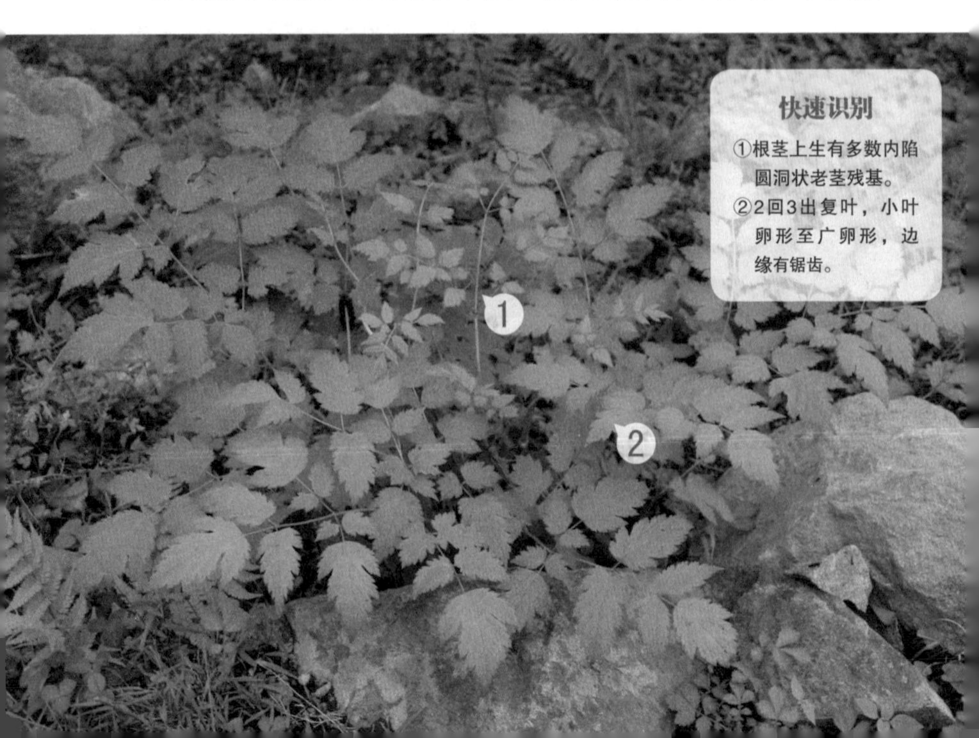

葛根

别名 干葛、粉葛、甘葛、葛麻茹、黄葛根、葛子根。

性味归经 甘、辛，凉。归脾、胃、肺经。

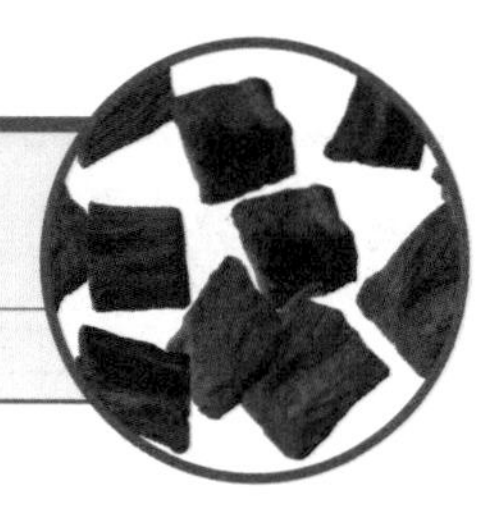

来源 为豆科植物野葛 *Pueraria lobata* (Willd.) Ohwi 的干燥根。

生境 生长于山坡、平原。主产于湖南、浙江、河南、广西、广东、四川、重庆等地。

采收 秋、冬两季采挖，趁鲜切成厚片或小块，干燥。生用或煨用。

功用 解肌退热，生津止渴，透疹，升阳止泻。用于外感发热头痛，项背强痛，口渴，消渴，麻疹不透，热痢，泄泻，眩晕头痛，中风（脑卒中）偏瘫。煎服，10~15克。解肌退热、透疹、生津宜生用，升阳止泻宜煨用。

验方 ①**高血压：**葛根10~15克。水煎，分2次口服，每日1剂，连用2~8周为1个疗程。②**跌打损伤：**葛根100克。加水浓煎，先热敷患处30分钟，后浸洗患处。③**热泻：**葛根10克，黄连、黄芩各6克，甘草3克。水煎服。④**热痢，泄泻：**葛根、马齿苋各15克，黄连6克，黄芩10克。水煎服。⑤**脑动脉硬化，缺血性脑卒中，脑出血后遗症：**葛根20克，川芎、三七各6克，山楂10克，红花9克。水煎服。⑥**麻疹透发不畅：**葛根、升麻、芍药各6克，甘草3克。水煎服。

快速识别
①藤本植物。
②3出复叶，中央小叶菱状卵形，侧生小叶斜卵形。
③总状花序腋生，花密集。
①
②
③

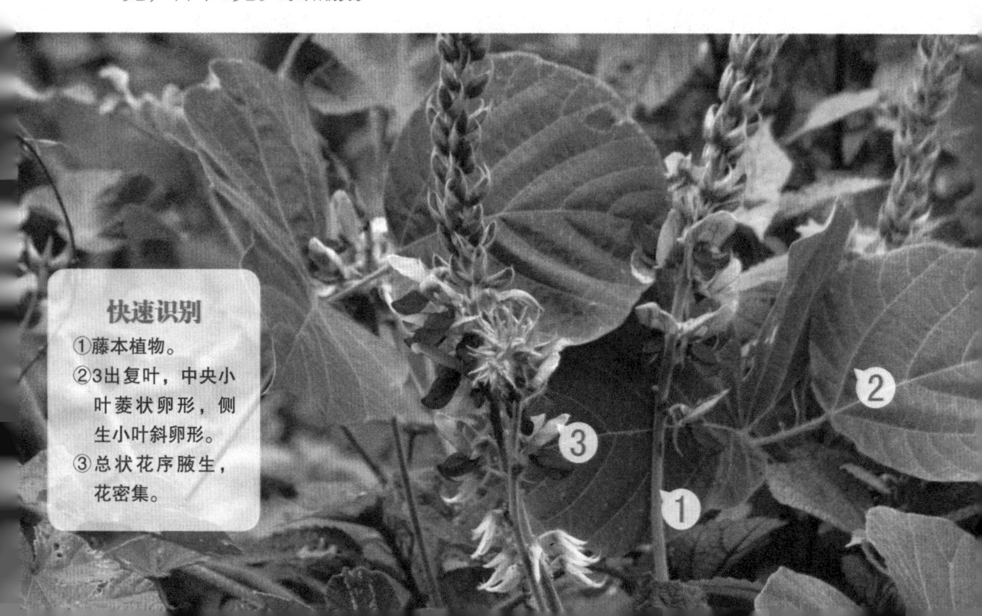

淡豆豉

别名 豆豉、香豉、淡豉、大豆豉。

性味归经 苦、辛，凉。归肺、胃经。

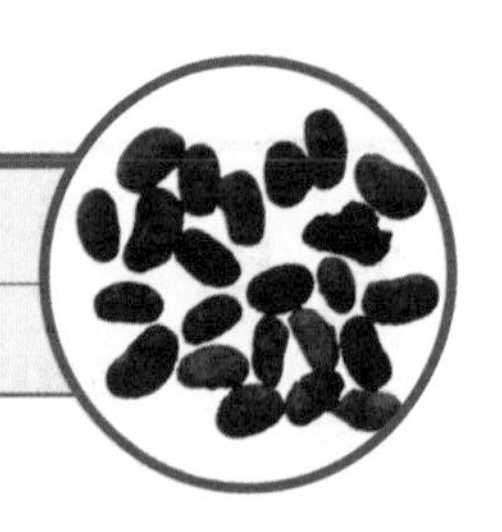

来源 为豆科植物大豆 *Glycine max* (L.) Merr. 的成熟种子的发酵加工品。

生境 生长于肥沃的田野。全国各地广泛栽培。

采收 取桑叶、青蒿各70～100克，加水煎煮，滤过，煎液拌入净大豆1000克中，待吸尽后，蒸透，取出，稍晾，再置容器内，用煎过的桑叶、青蒿渣覆盖，闷使之发酵至黄衣上遍时取出，除去药渣，洗净，置容器内再闷15～20日，至充分发酵、香气溢出时取出，略蒸，干燥，即得。生用。

功用 解表除烦，宣发郁热。用于感冒，寒热头痛，烦躁胸闷，虚烦不眠。煎服，6～12克。

验方 ①**风寒感冒：**淡豆豉10克，葱白5克，生姜3片。水煎服，每日1剂。②**感冒初期头痛：**淡豆豉20克，生姜六七片。煮汤一碗，乘热饮之，饮后覆被小睡。③**风寒阳虚感冒：**淡豆豉10克，葱白3根。水煎服。④**断奶乳胀：**淡豆豉250克。水煎，服一小碗，余下洗乳房。⑤**盗汗不止：**淡豆豉100克。微炒香，白酒500毫升，浸泡3日，取汁任意服，两三剂即止。

②
③
①
快速识别
①茎多分枝，密生黄褐色长硬毛。
②2出复叶，密生黄色长硬毛。
③荚果。

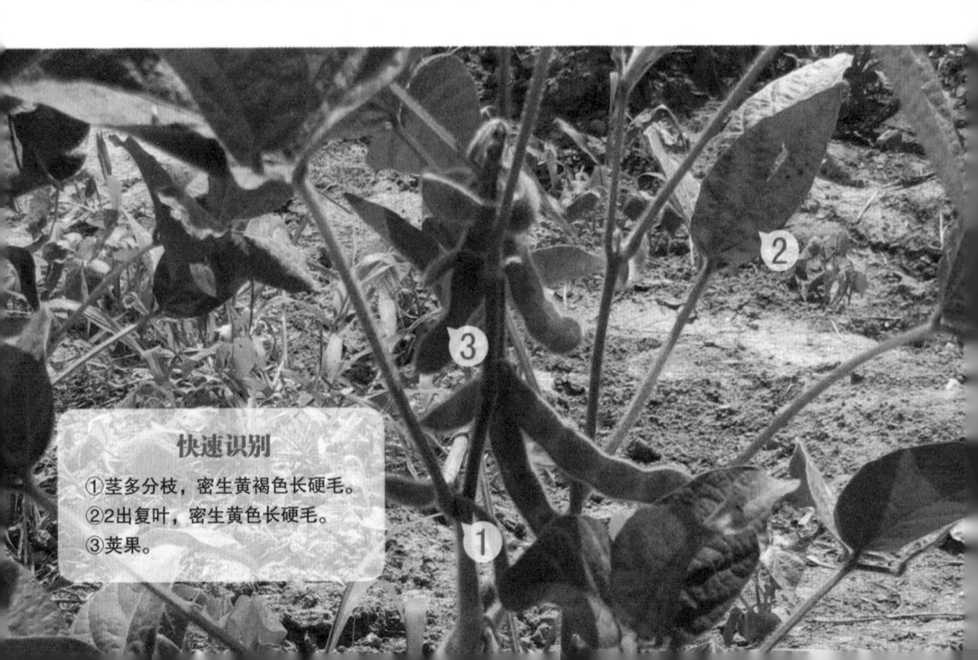

木贼

别名 擦草、锉草、无心草、节骨草、木贼草、节节草。

性味归经 甘、苦，平。归肺、肝经。

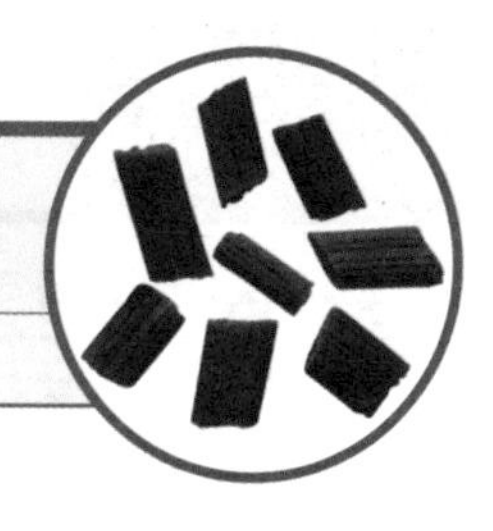

来源 为木贼科植物木贼 *Equisetum hyemale* L. 的干燥地上部分。

生境 生长于河岸湿地、山坡林下阴湿处、溪边等。主产于陕西、吉林、辽宁、湖北、黑龙江等地。以陕西产量大，辽宁品质好。均为野生。

采收 夏、秋两季采割，除去杂质，晒干或阴干，切段。生用。

功用 疏散风热，明目退翳。用于风热目赤，迎风流泪，目生云翳。煎服，3~9克。

验方 ①**寻常疣：**木贼、香附各30克。水煎，趁热浸泡擦洗患处半小时以上，每日2次，再加热，每剂可连用2~4次，用药至疣完全消失为止。②**眼生翳膜：**木贼6克，蝉蜕、谷精草、黄芩、苍术各9克，蛇蜕、甘草各3克。水煎服。③**目昏多泪：**木贼、苍术各等份。共为末，温开水调服，每次6克；或为蜜丸服。④**经期延长：**木贼11克。炒半焦，水煎，温服，每日1剂。⑤**风热目赤，急性黄疸型肝炎：**木贼30克，板蓝根、茵陈各15克。水煎服。

②
①
快速识别
①叶呈鞘状，顶部及基部各有一黑圈。
②孢子囊长圆形。

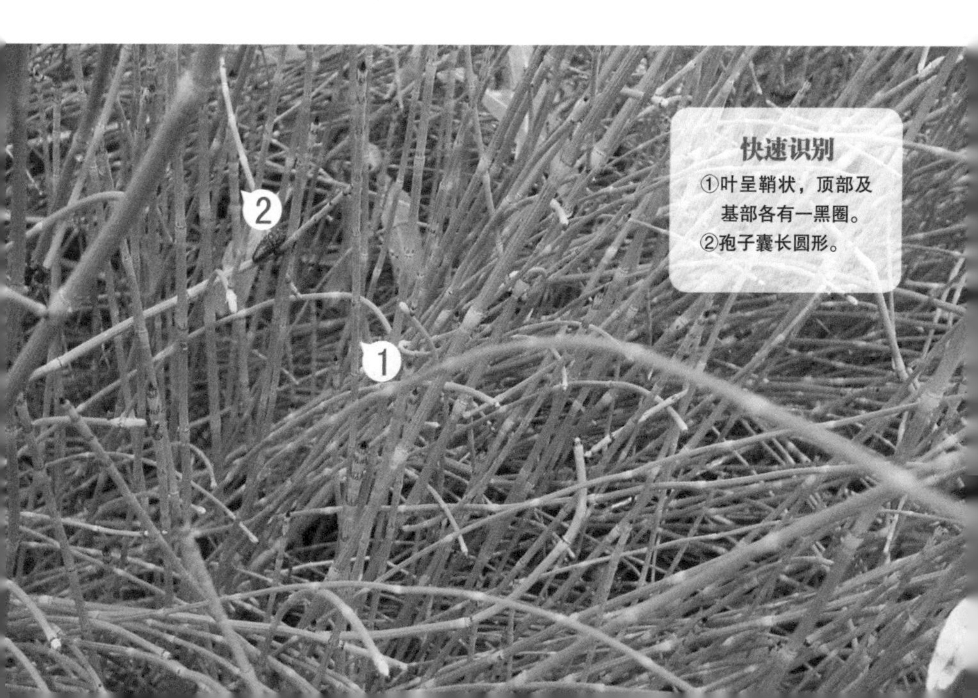

清热药

/ 清热泻火 /

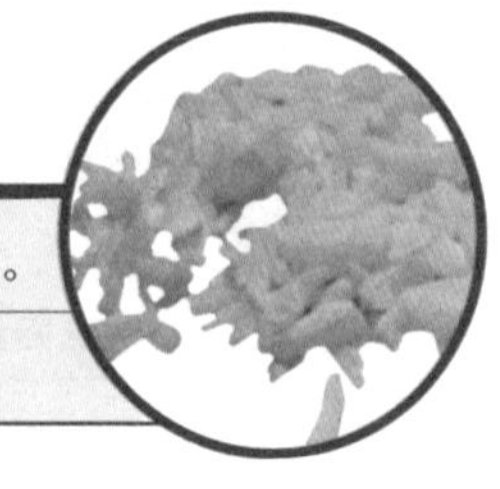

石膏

别名 细石、冰石、软水石、细理石、寒水石。

性味归经 甘、辛，大寒。归肺、胃经。

来源 为硫酸盐类矿物硬石膏族石膏，主含含水硫酸钙 ($CaSO_4 \cdot 2H_2O$) 。

生境 主产于湖北、安徽、河南、山东、四川、重庆、湖南、广西、广东、云南、新疆等地。

采收 采挖后，除去泥沙及杂石。生用或煅用。

功用 生用：清热泻火，除烦止渴；煅用：敛疮生肌，收湿，止血。用于外感热病，高热烦渴，肺热喘咳，胃火亢盛，头痛，牙痛。生石膏煎服，15~60克，先煎。煅石膏适量外用，研末撒敷患处。

验方 ①**胃火头痛，牙痛，口疮：**生石膏15克，升麻12克。水煎服。②**痰热而喘：**石膏、寒水石各等量。为细末，煎人参汤，调下3克，饭后服。③**乳腺炎，腮腺炎，淋巴管炎：**生石膏30克，新鲜败酱草叶适量。共捣烂，加鸡蛋清调敷患处，每日2次。④**风湿热（风湿病急性活动期）：**生石膏30克，生地黄9~15克，赤芍15克，羌活、黄柏、知母、防己、防风各9克。水煎服。⑤**湿疹：**煅石膏60克，白及30克，密陀僧21克，轻粉15克，枯矾9克。共研极细粉，用香油或凡士林调成50%软膏，涂患处。如有脓水渗出者，可用药粉干撒，每日3~5次；用药时忌用温水或肥皂水洗涤。

快速识别

①本品为纤维状的结晶聚合体。
②全体白色、灰白色或淡黄色，有白半透明或夹有蓝灰色或灰黄色片状杂质。
③体重、质脆。

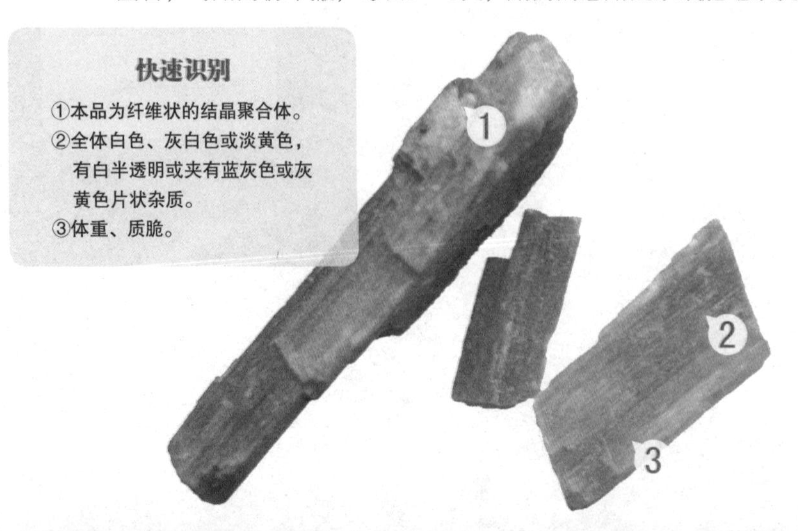

知母

别名 地参、水须、淮知母、穿地龙。

性味归经 苦、甘，寒。归肺、胃、肾经。

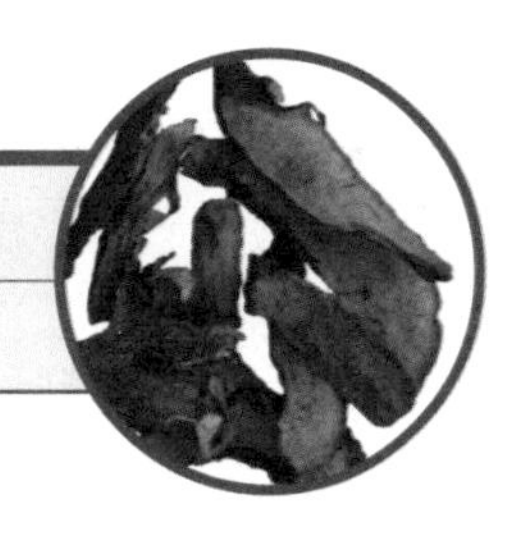

来源 为百合科植物知母 *Anemarrhena asphodeloides* Bge. 的干燥根茎。

生境 生长于山地、干燥丘陵或草原地带。主产于山西、河北、内蒙古等地。

采收 春、秋两季采挖，除去须根及泥沙，晒干，习称“毛知母”；或除去外皮，晒干，切片入药。生用，或盐水炙用。

功用 清热泻火，滋阴润燥。用于外感热病，高热烦渴，肺热燥咳，骨蒸潮热，内热消渴，肠燥便秘。煎服，6~12克。

验方 ①**糖尿病口渴：**知母、天花粉、麦冬各20克，黄连1.25克。水煎服。②**低烧：**知母6~9克。水煎服，每日1剂。③**阴虚发热：**知母、胡黄连、青蒿、地骨皮、秦艽各15克。水煎服。④**前列腺增生：**知母、黄柏、牛膝各20克，丹参30克，大黄15克，益母草50克。水煎服，每日1剂。

快速识别
①多年生草本。
②叶丛生，线形，质硬。
③花葶直立，总状花序通常较长。
3
1
2

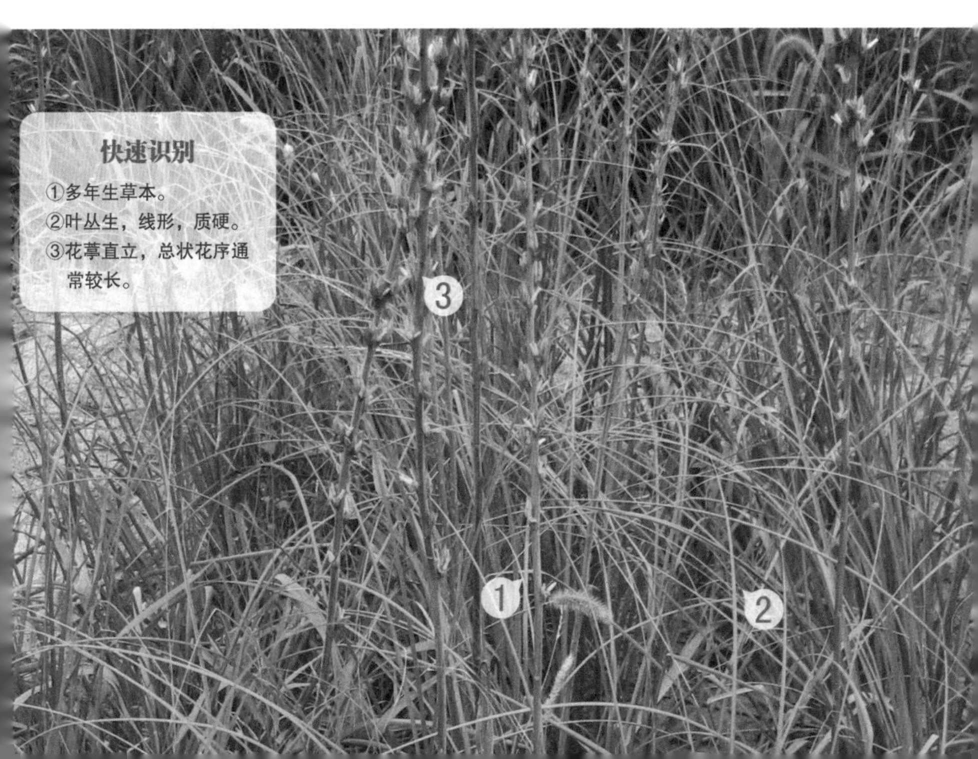

芦根

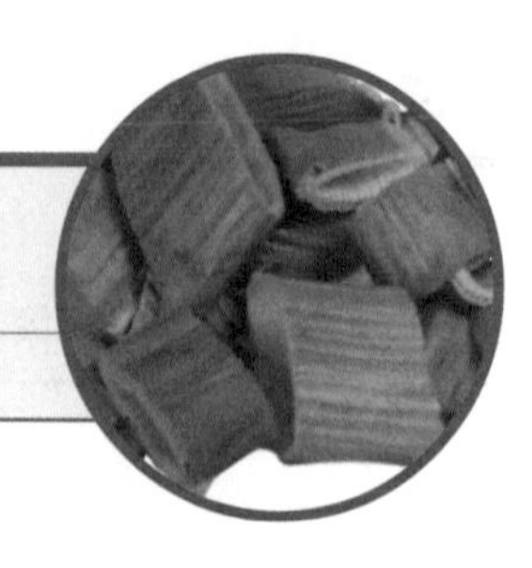

别名 苇根、芦头、苇子根、甜梗子、芦茅根、芦柴根。

性味归经 甘，寒。归肺、胃经。

来源 为禾本科植物芦苇 *Phragmites communis* Trin. 的新鲜或干燥根茎。

生境 多为野生，生长于池沼地、河溪地、湖边及河流两岸沙地及湿地等处。全国大部地区均产。

采收 全年均可采挖，除去芽、须根及膜状叶。鲜用或切后晒干生用。

功用 清热泻火，生津止渴，除烦，止呕，利尿。用于热病烦渴，胃热呕哕，肺热咳嗽，肺痈（肺脓肿）吐脓，热淋涩痛。煎服，干品15～30克，鲜品用量加倍；或捣汁用。

验方 ①**肺热咳嗽，痰多黄稠：**芦根、瓜蒌各12克，半夏、黄芩各10克，甘草6克。水煎服。②**风疹不透：**芦根、柽柳各30克，胡荽10克。煎汤内服或外洗。③**胃热呃逆、呕吐：**芦根汁、姜汁各适量，口服。或芦根15克，竹茹、葛根各10克，生姜、甘草各3克。水煎服。④**小儿夏季热：**鲜芦根15克，鲜佩兰、鲜荷叶各9克。水煎服，每日1剂，每日服3次。

快速识别
①茎高2～5米，节下通常具白粉。
②叶2列式排列，灰绿色或蓝绿色，线状披针形。
②
①

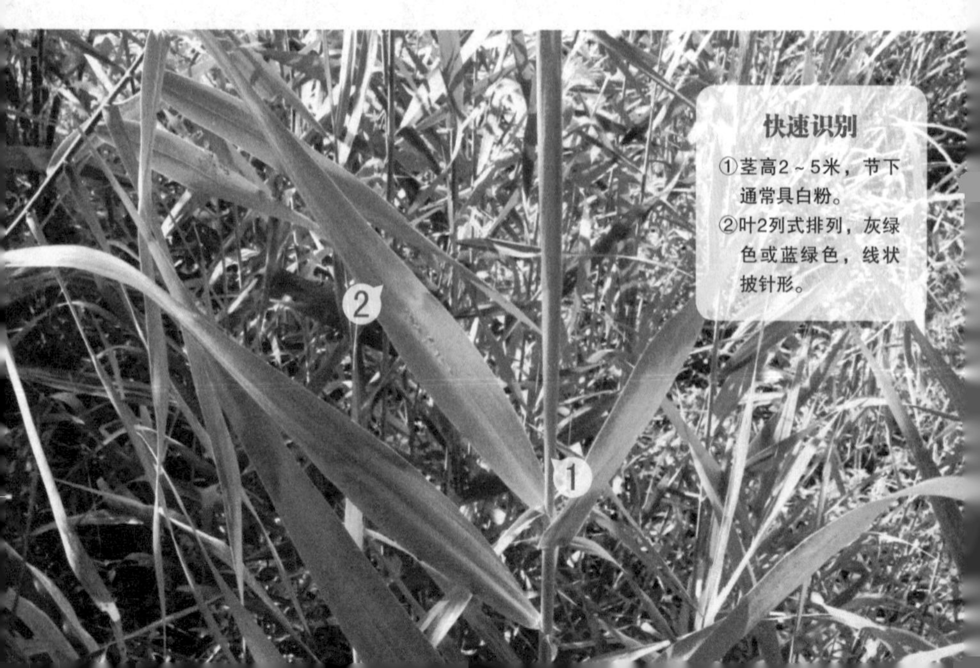

天花粉

别名 蒌根、白药、蒌粉、栝楼根、栝蒌粉、天瓜粉。

性味归经 甘、微苦，微寒。归肺、胃经。

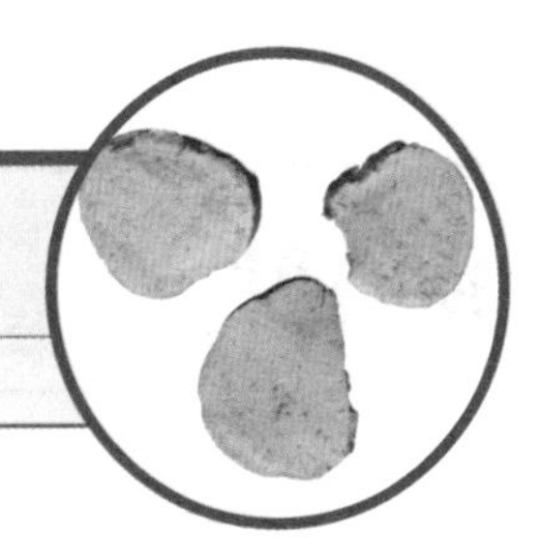

来源 为葫芦科植物双边栝楼 *Trichosanthes rosthornii* Harms 等的干燥根。

生境 生长于向阳山坡、石缝、山脚、田野草丛中。主产于河南、山东、江苏、安徽等地。

采收 秋、冬两季采挖，洗净，除去外皮，切段或纵剖成瓣。干燥用。

功用 清热泻火，生津止渴，消肿排脓。用于热病烦渴，肺热燥咳，内热消渴，疮疡肿毒。煎服，10～15克。

验方 ①**肺燥咳嗽、口渴：**天花粉、天冬、麦冬、生地黄、白芍、秦艽各等份。水煎服。②**胃及十二指肠溃疡：**天花粉10克，贝母6克，鸡蛋壳5个。共研粉，每次6克，每日3次。③**天疱疮，痱子：**天花粉、连翘、金银花、赤芍、淡竹叶、泽泻、滑石、车前子、甘草各等份。水煎服。④**肺热燥咳，干咳带血丝：**天花粉、麦冬各15克，仙鹤草12克。水煎服。⑤**缺乳：**天花粉21克，冬虫夏草6克，甘草3克。水煎服，每日1剂，每日服2次。

②
①
③
快速识别
①茎较粗，多分枝。
②叶互生，卵状心形。
③果实圆球形。

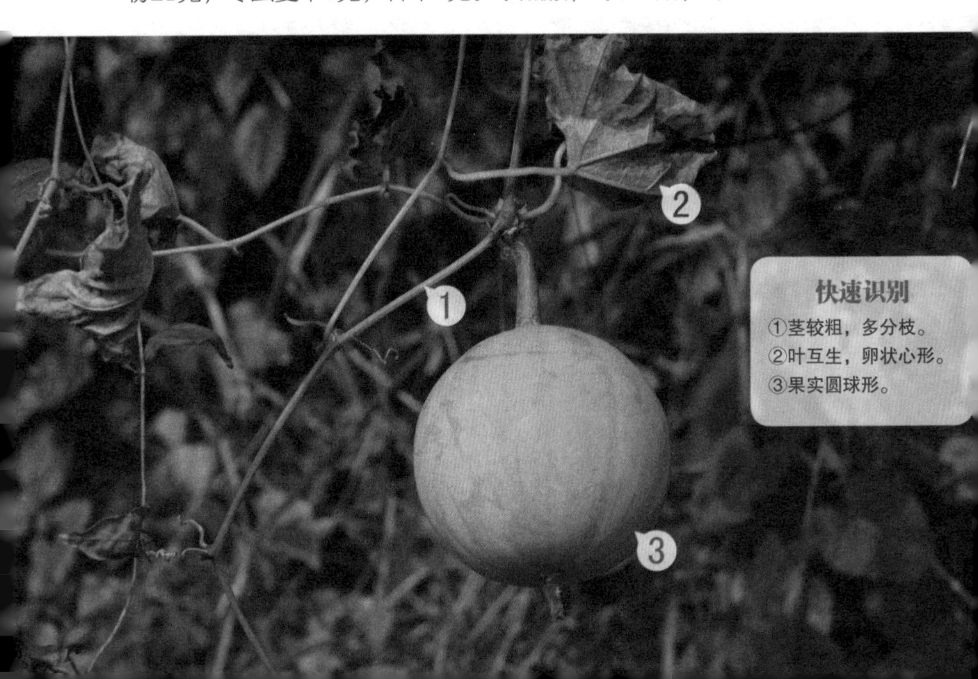

淡竹叶

别名 长竹叶、山鸡米、竹叶麦冬。

性味归经 甘、淡，寒。归心、胃、小肠经。

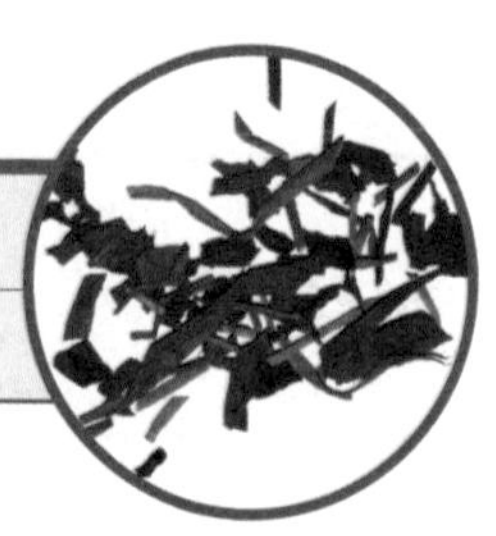

来源 为禾本科植物淡竹叶 *Lophatherum gracile* Brongn. 的干燥茎叶。

生境 生长于林下或沟边阴湿处。主产于浙江、安徽、湖南、四川、重庆、湖北、广东、江西等地。

采收 夏季未抽花穗前采割，晒干切段。生用。

功用 清热泻火，除烦止渴，利尿通淋。用于热病烦渴，小便短赤涩痛，口舌生疮。煎服，6～10克。

验方 ①**发热心烦、口渴：**淡竹叶10～15克。水煎服。②**肺炎高热咳嗽：**淡竹叶30克，麦冬15克。水煎，冲蜜服，每日2～3次。③**尿血（热性疾病引起的）：**淡竹叶12克，鲜白茅根30克，仙鹤草15克。水煎服。④**风热牙痛，牙龈溃烂：**淡竹叶50克，生姜5克，食盐2克，生石膏30克。水煎，药液频频含咽。⑤**脂溢性皮炎：**淡竹叶、茵陈、白花蛇舌草各20克。水煎取汁，洗头或涂抹患处，每日1～2次，每日1剂。

③
②
①
快速识别
①茎丛生，细长直立，中空。
②叶互生，叶片披针形。
③圆锥花序顶生。

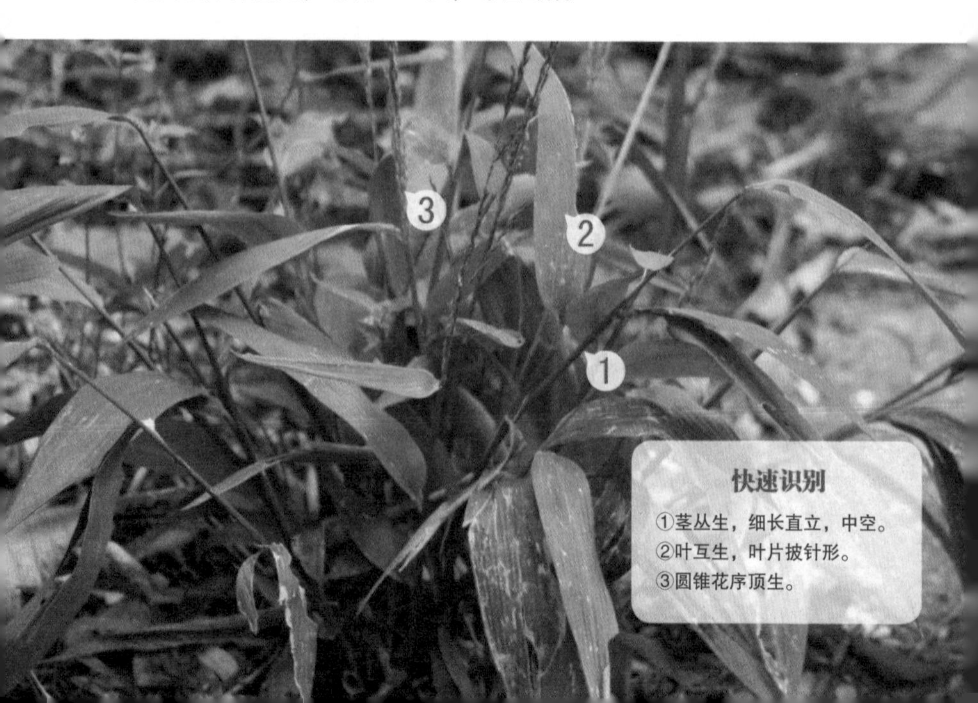

鸭跖草

别名 鸡舌草、竹叶草、鸭脚草、竹节草。

性味归经 甘、淡，寒。归肺、胃、小肠经。

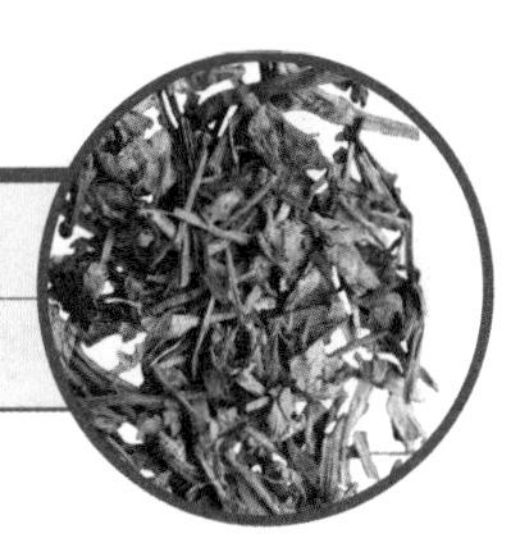

来源 为鸭跖草科植物鸭跖草 *Commelina communis* L. 的干燥地上部分。

生境 生长于田野间。全国大部分地区有分布。

采收 夏、秋两季采收。晒干切段用，或洗净鲜用。

功用 清热泻火解毒，利水消肿。用于感冒发热，热病烦渴，咽喉肿痛，水肿尿少，热淋涩痛，痈肿疔毒。煎服，干品15～30克，鲜品60～90克；外用适量。

验方 ①**小便不通：**鸭跖草、车前草各50克。同捣汁，入蜜少许，空心服之。②**感冒：**鸭跖草60克。水煎，温服，每日2～3次。③**上呼吸道感染：**鸭跖草、桑叶、蒲公英各50克。水煎服。④**急性病毒性肝炎：**鸭跖草6克，海金沙根30克，荸荠5个，甘蔗1段。水煎服，每日2次。⑤**外伤出血：**鲜鸭跖草适量。捣烂，外敷患处。

快速识别
①茎基部匍匐。
②单叶互生，披针形或卵状披针形。
③聚伞花序有花1～4朵。
2
3
1

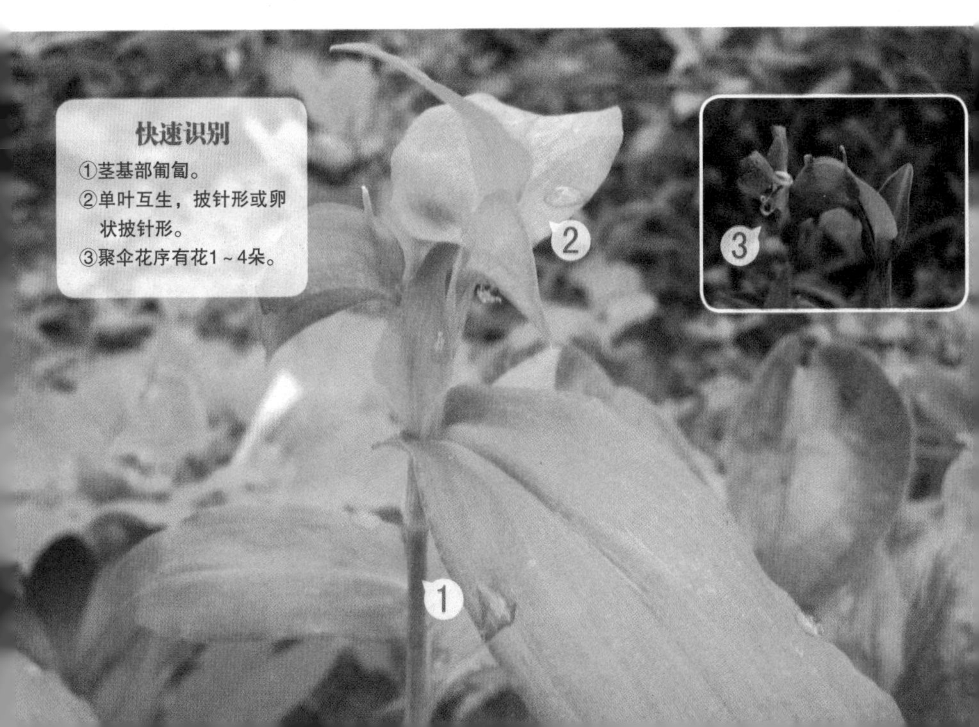

栀子

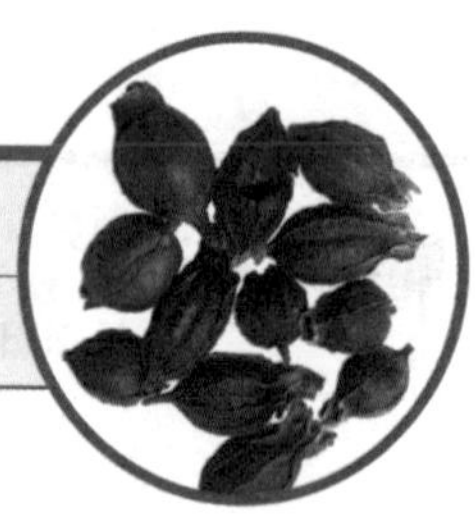

别名 木丹、枝子、黄栀子、山栀子。

性味归经 苦，寒。归心、肺、三焦经。

来源 为茜草科植物栀子 *Gardenia jasminoides* Ellis 的干燥成熟果实。

生境 生长于山坡、路旁，南方各地有野生。全国大部分地区有栽培。

采收 9～11月果实成熟呈红黄色时采收，除去果梗及杂质，蒸至上气或置沸水中略烫，取出，干燥。生用或炒用。

功用 泻火除烦，清热利湿，凉血解毒；外用消肿止痛。用于热病心烦，湿热黄疸，淋证涩痛，血热吐衄，目赤肿痛，火毒疮疡；外治扭挫伤。煎服，6～10克；外用生品适量，研末调敷。

验方 ①**尿血尿痛（热性疾病引起的）：**生栀子末、滑石各等份。葱汤下。②**热毒下血：**栀子30枚。水3升，煎取1升，去滓服。③**软组织挫伤：**栀子粉适量。用食醋或凉茶调成糊状，外涂患处，干后即换。④**少儿传染性软疣：**龙胆、黄芩、栀子、柴胡、木通、车前子、泽泻、生地黄、当归、甘草、黄柏、金银花、蝉蜕、蒺藜各适量。水煎服。⑤**结节性红斑：**栀子粉20克，赤芍粉10克，凡士林100克。调匀外涂，每日2次。

②
①
快速识别
①叶对生或3叶轮生，叶片革质，全缘。
②花单生于枝顶或叶腋，白色。

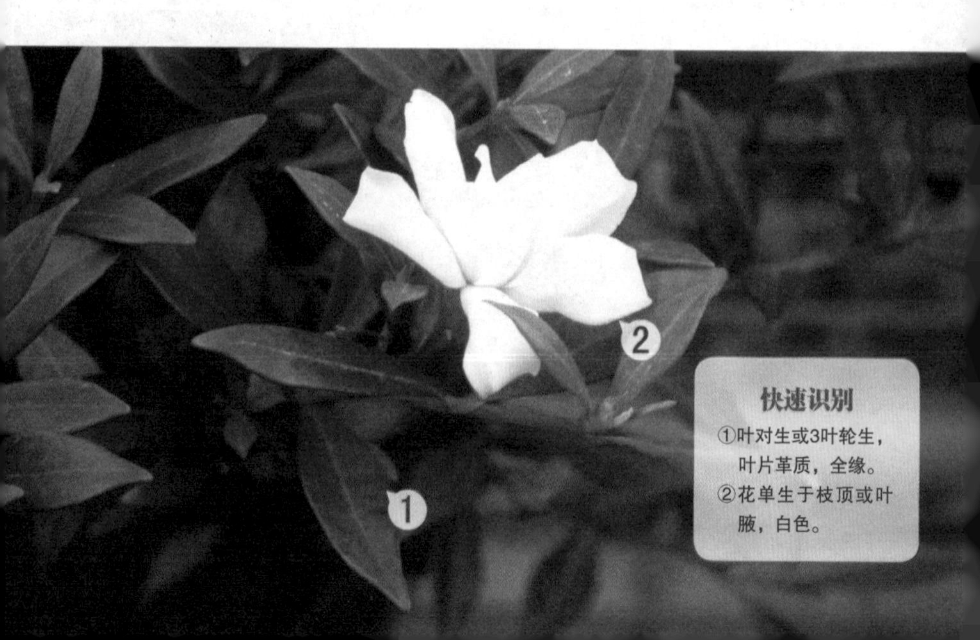

夏枯草

别名 铁色草、春夏草、棒槌草、羊肠菜、夏枯头、白花草。

性味归经 辛、苦，寒。归肝、胆经。

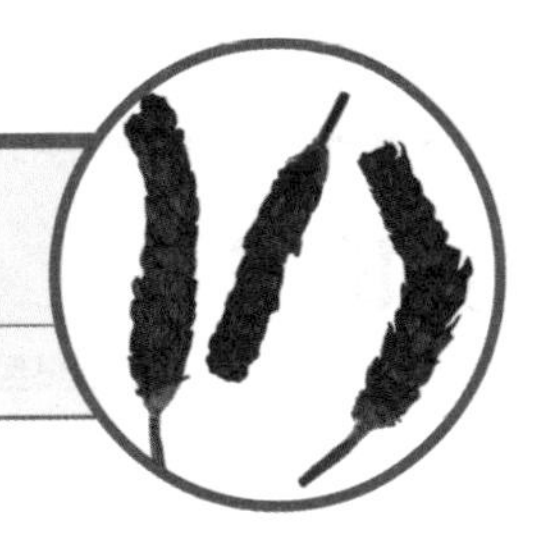

来源 为唇形科植物夏枯草 *Prunella vulgaris* L. 的干燥果穗。

生境 生长于荒地或路旁草丛中。分布于全国各地。

采收 夏季果穗呈棕红色时采收，除去杂质，晒干。生用。

功用 清肝泻火，明目，散结消肿。用于目赤肿痛，头痛眩晕，瘿瘤，乳腺炎肿痛，甲状腺肿大，淋巴结结核，乳腺增生，高血压。煎服，9～15克。

验方 ①**肝虚目痛：**夏枯草25克，香附50克。共研为末，每次5克，茶汤调下。②**创伤出血：**夏枯草150克，酢浆草100克，雪见草30克。研细粉，以药粉撒伤口，用消毒敷料加压（1～2分钟），包扎。③**喉癌：**夏枯草、山豆根、龙葵各30克，嫩薄荷3克。水煎取药汁，每日1剂，分2次服用。④**急性乳腺炎：**夏枯草、败酱草各30克，赤芍18克。水煎服，每日2次。⑤**急、慢性结膜炎：**夏枯草、菊花各18克，栀子15克，蝉蜕9克，甘草6克。水煎服，每日2次。⑥**口眼歪斜：**夏枯草、钩藤各5克，胆南星2.5克，防风15克。水煎，点水酒临卧时服。⑦**头目眩晕：**夏枯草（鲜）100克，冰糖25克。开水冲炖，饭后服。

3
1
2
快速识别
①茎方形，基部匍匐。
②叶对生，叶片椭圆状披针形，全缘，或略有锯齿。
③轮伞花序顶生，呈穗状。

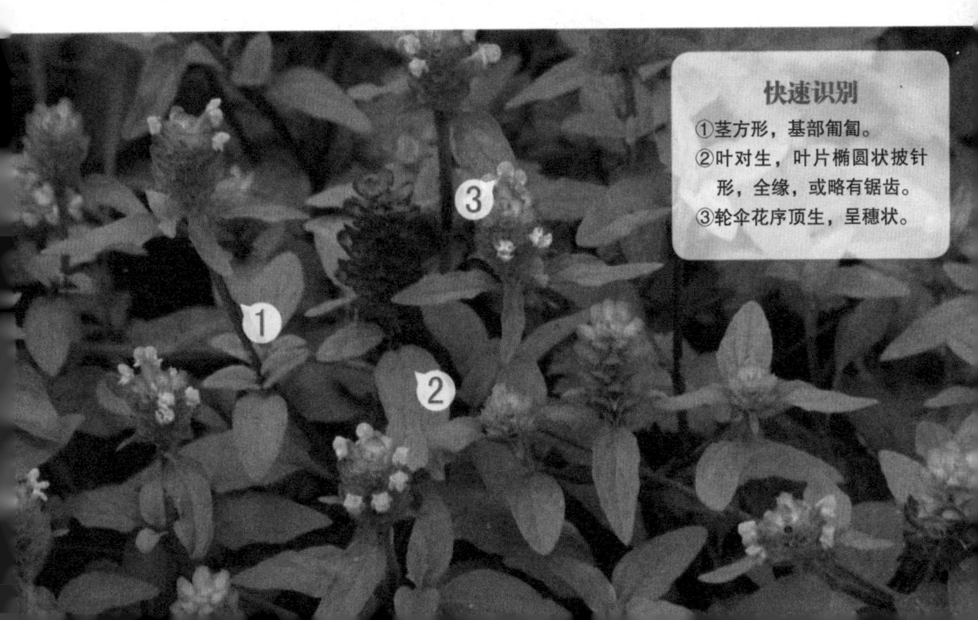

决明子

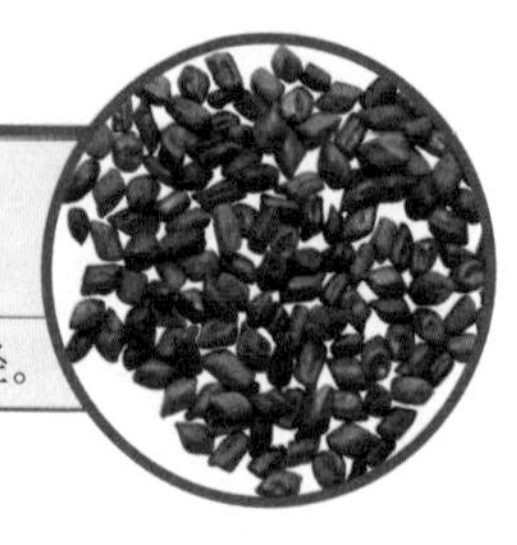

别名 决明、羊明、草决明、还瞳子、羊角豆、假绿豆。

性味归经 甘、苦、咸，微寒。归肝、大肠经。

来源 为豆科植物决明 *Cassia obtusifolia* L. 等的干燥成熟种子。

生境 生长于村边、路旁和旷野等处。主产于安徽、江苏、浙江、广东、广西、四川等地。

采收 秋季采收成熟果实，晒干，打下种子，除去杂质。生用，或炒用。

功用 清热明目，润肠通便。用于目赤涩痛，羞明多泪，头痛眩晕，目暗不明，大便秘结。煎服，9～15克。用于润肠通便，不宜久煎。

验方 ①**肥胖症：**决明子、泽泻各12克，番泻叶1.5克。水煎取药汁，每日1剂，分2次服用。②**雀目：**决明子100克，地肤子50克。上药捣细罗为散，每于食后，以清粥饮调。③**习惯性便秘：**决明子、郁李仁各18克。沸水冲泡，代茶饮。④**外感风寒头痛：**决明子50克。用火炒后研成细粉，然后用凉开水调和，擦在头部两侧太阳穴处。⑤**睑腺炎：**决明子30克。取上药加水1000毫升，煎至400毫升，分2次服，每日1剂，小儿酌减。

快速识别
①茎直立。
②偶数羽状复叶互生，有小叶2～4对。
③花成对腋生，小花梗长1～2.3厘米。
1
2
3

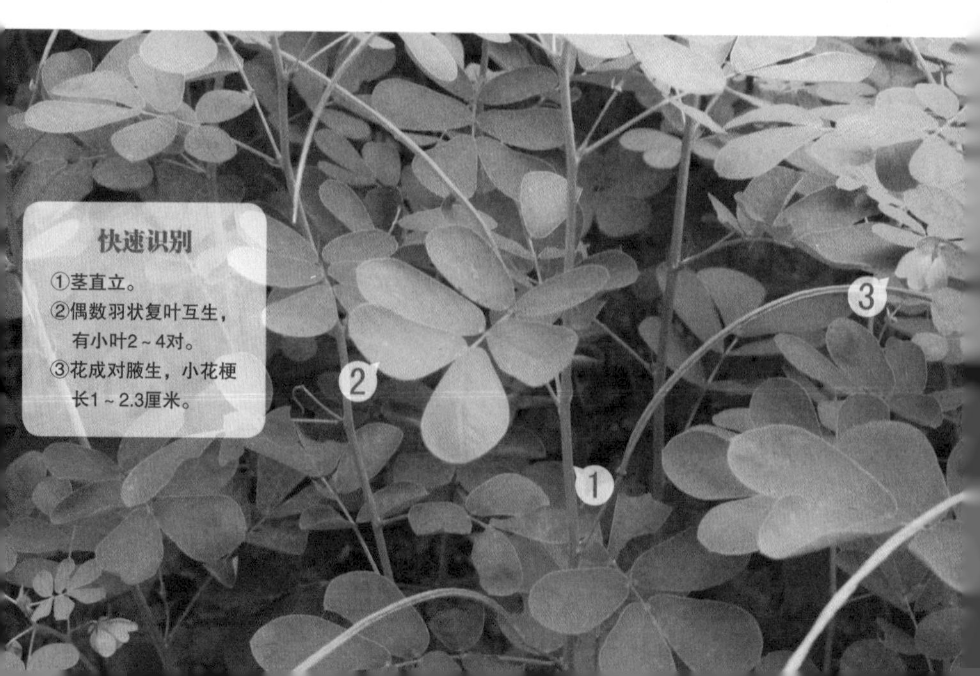

谷精草

别名 天星草、文星草、戴星草、流星草、移星草、谷精子。

性味归经 辛、甘，平。归肝、肺经。

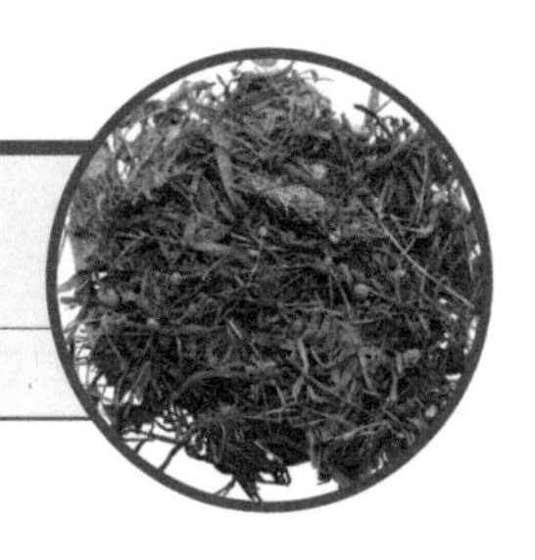

来源 为谷精草科植物谷精草 *Eriocaulon buergerianum* Koern. 的干燥带花茎的头状花序。

生境 生长于溪沟、田边阴湿地带。主产于江苏、浙江、湖北等地。

采收 秋季采收，将花序连同花茎拔出，晒干，切段。生用。

功用 疏散风热，明目退翳。用于风热目赤，肿痛羞明，眼生翳膜，风热头痛。煎服，5～10克。

验方 ①**偏正头痛：**谷精草适量。研末，加白面糊调匀，摊纸上贴痛处，干了再换。②**鼻血不止：**谷精草适量。为末，每次10克，熟面汤送下。③**夜盲：**谷精草、苍术各15克，夜明砂9克，猪肝200克。同煮，空腹食猪肝喝汤。④**目中翳膜：**谷精草、防风各等份。为末，米汤冲服。⑤**中心性渗出性脉络膜视网膜炎：**谷精草、党参（或土党参）、车前子、决明子、甘草各6克，白茅根9克。加水500毫升，煎成100～150毫升，每日1剂，分2次服，10～15日为1个疗程；停药5～7日，可继续服用第2个疗程。

1
2
快速识别
①叶基生，长披针状线形。
②花单性，辐射对称，头状花序球形，顶生。

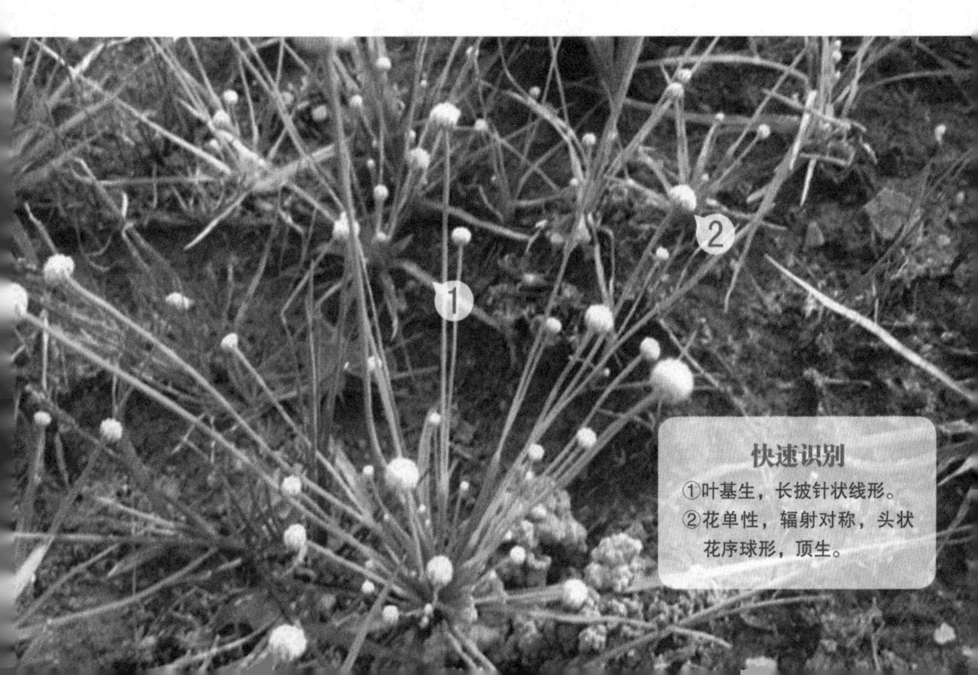

密蒙花

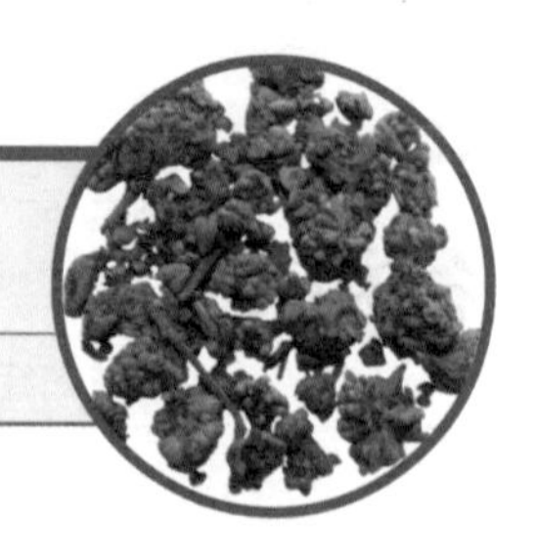

别名 蒙花、蒙花珠、糯米花、老蒙花、水锦花、鸡骨头花。

性味归经 甘，微寒。归肝经。

来源 为马钱科植物密蒙花 *Buddleja officinalis* Maxim. 的干燥花蕾及其花序。

生境 生长于山坡、河边、丘陵、村边的灌木丛或草丛中。主产于湖北、四川、陕西、河南、云南等地。

采收 春季花未开放时采收，除去杂质，干燥。生用。

功用 清热泻火，养肝明目，退翳。用于目赤肿痛，多泪羞明，眼生翳膜，肝虚目暗，视物昏花。煎服，3～9克。

验方 ①**眼生翳膜：**密蒙花、黄柏根（洗，锉）各50克。上2味捣为末，炼蜜和丸，如梧桐子大，每次10～15丸，睡前服。②**眼底出血：**密蒙花、菊花各10克，红花3克。开水冲泡，加冰糖适量，代茶饮。③**角膜薄翳：**密蒙花、石决明（先煎）各9克，菊花、木贼、蒺藜各8克。水煎服。

快速识别
①小枝微具四棱，被毛。
②单叶对生，叶片矩圆状披针形至披针形，全缘或有小齿。
③聚伞花序组成圆锥花序，顶生及腋生。
②
③
①

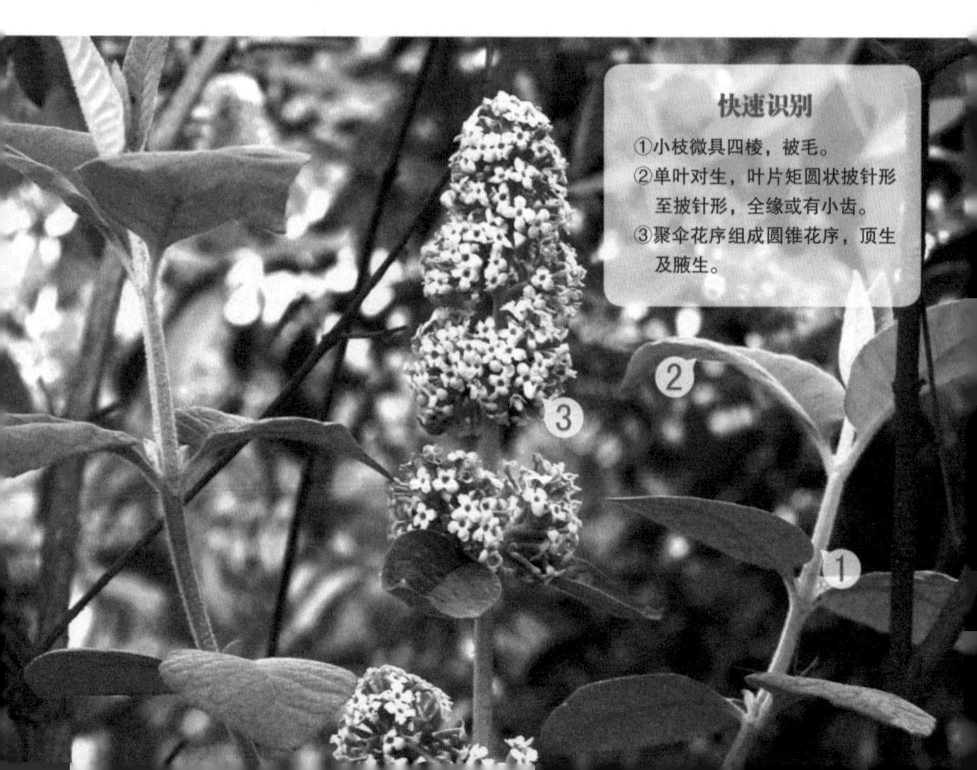

青葙子

别名 草决明、狗尾巴子、牛尾花子、野鸡冠花子。

性味归经 苦，微寒。归肝经。

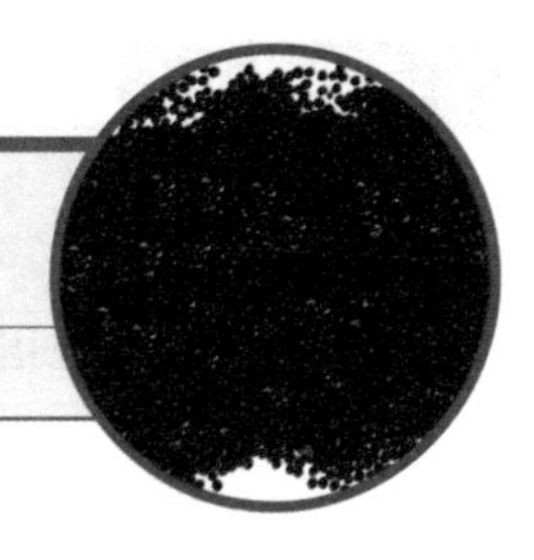

来源 为苋科植物青葙 *Celosia argentea* L. 的干燥成熟种子。

生境 生长于平原或山坡。全国大部分地区均有栽培。

采收 秋季果实成熟时采割植株或摘取果穗，晒干，收集种子，除去杂质。生用。

功用 清肝泻火，明目退翳。用于肝热目赤，目生翳膜，视物昏花，肝火眩晕。煎服，9～15克。

验方 ①**慢性葡萄膜炎：**青葙子、白扁豆各15克，玄明粉（冲）4.5克，酸枣仁、茯苓各12克，密蒙花、决明子各9克。水煎服。②**急性结膜炎：**青葙子、黄芩、龙胆各9克，菊花12克，生地黄15克。水煎服。③**夜盲：**青葙子10克，乌枣30克。水煎服，饭前服用。④**高血压：**青葙子、夏枯草、菊花、决明子各9克，石决明12克。水煎服。⑤**脱发：**青葙子、蔓荆子、莲子、附子各30克，碎头发灰适量。共研细，用酒浸渍，密封后装入瓶中，半月后将药取出，用乌鸡脂调和。

快速识别
①茎直立，有纵条纹。
②叶互生，披针形或椭圆状披针形。
③穗状花序顶生或腋生。
3
2
1

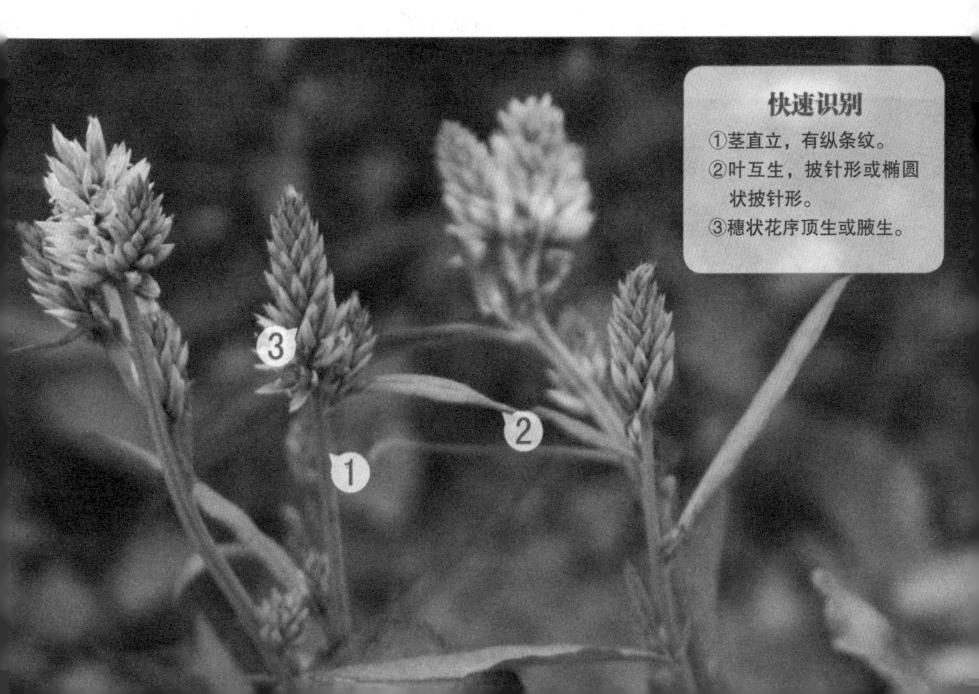

/ 清热燥湿 /

黄芩

别名 腐肠、子芩、宿肠、条芩、土金茶根、黄金条根。

性味归经 苦，寒。归肺、胆、脾、大肠、小肠经。

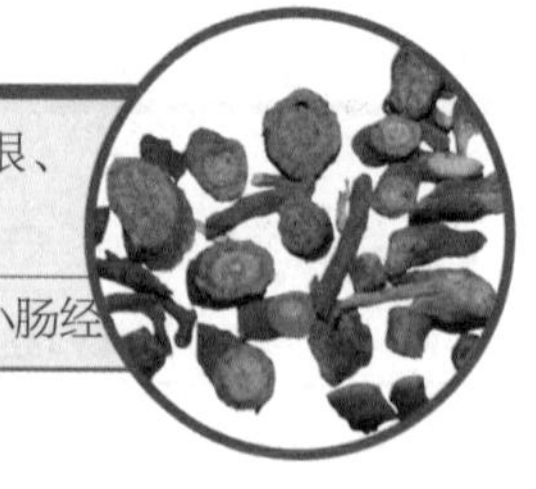

来源 为唇形科植物黄芩 *Scutellaria baicalensis* Georgi 的干燥根。

生境 生长于山顶、林缘、路旁、山坡等向阳较干燥的地方。主产于河北、山西、内蒙古等地。以河北承德所产者质量最佳。

采收 春、秋两季采挖，除去须根及泥沙，晒后撞去粗皮，晒干。生用、酒炙用或炒炭用。

功用 清热燥湿，泻火解毒，止血，安胎。用于湿温，暑温，胸闷呕恶，湿热痞满，泻痢，黄疸，肺热咳嗽，高热烦渴，血热吐衄，痈肿疮毒，胎动不安。煎服，3~10克。

验方 ①**崩中下血**：黄芩适量。为细末，每服5克，烧秤锤淬酒调下。②**妊娠呕吐**：黄芩30~40克。加水煎成200~400毫升，分次频服。③**猩红热**：黄芩适量。每日取9克，水煎后分2~3次服，连服3日。④**胎热胎动不安**：黄芩10克，生地黄、竹茹各15克。水煎服。⑤**尿路感染，血尿**：黄芩24克。水煎，分3次服。⑥**孕妇有热，胎动不安**：黄芩、白术、芍药、当归各9克。水煎服。

2
1
3
快速识别
①茎四棱形，多分枝。
②叶披针形，对生，茎上部叶略小，全缘。
③圆锥花序顶生，花蓝紫色，二唇形。

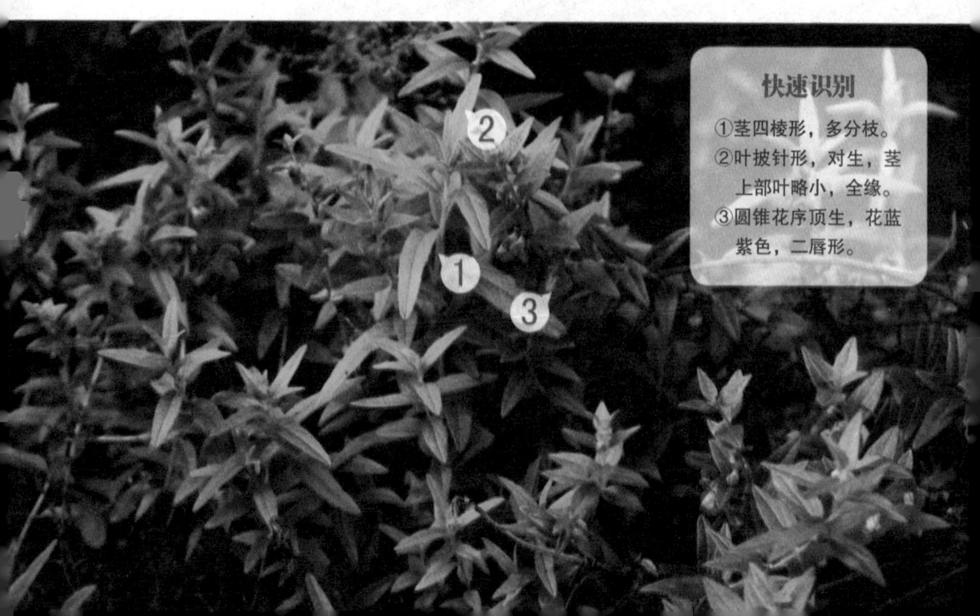

黄连

别名 味连、王连、雅连、支连、云连、川连。

性味归经 苦，寒。归心、脾、胃、肝、胆、大肠经。

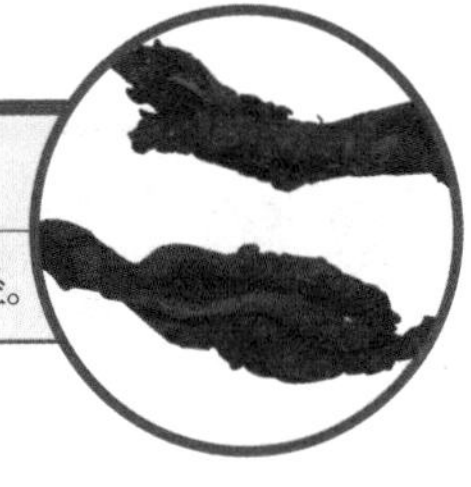

来源 为毛茛科植物黄连 *Coptis chinensis* Franch. 等的干燥根茎。

生境 生长于海拔1000～1900米的山谷、凉湿荫蔽密林中，也有栽培品。主产于四川、湖北、山西、甘肃等地。

采收 秋季采挖，除去须根及泥沙，干燥，撞去残留须根。生用或清炒、姜汁炙、酒炙、吴茱萸水炙用。

功用 清热燥湿，泻火解毒。用于湿热痞满，呕吐吞酸，泻痢，黄疸，高热神昏，心火亢盛，心烦不寐，血热吐衄，目赤，牙痛，消渴，痈肿疔疮；外治湿疹，湿疮，耳道流脓。煎服，2～5克；外用适量。

验方 ①**痔疮：**黄连100克。煎膏，加入等份芒硝，冰片5克，敷痔疮上。②**黄疸：**黄连5克，茵陈15克，栀子10克。水煎服。③**痈疮，湿疮，耳道流脓：**黄连适量。研末，茶油调涂患处。④**颈痈，背痛：**黄连、黄芩、炙甘草各6克，栀子、枳实、柴胡、赤芍、金银花各9克。水煎服。⑤**心肾不交失眠：**黄连、肉桂各5克，半夏、炙甘草各20克。水煎服。

②
①
快速识别
①叶基生，叶片坚纸质，卵状三角形，3全裂。
②花葶1～2，二歧或多歧聚伞花序。

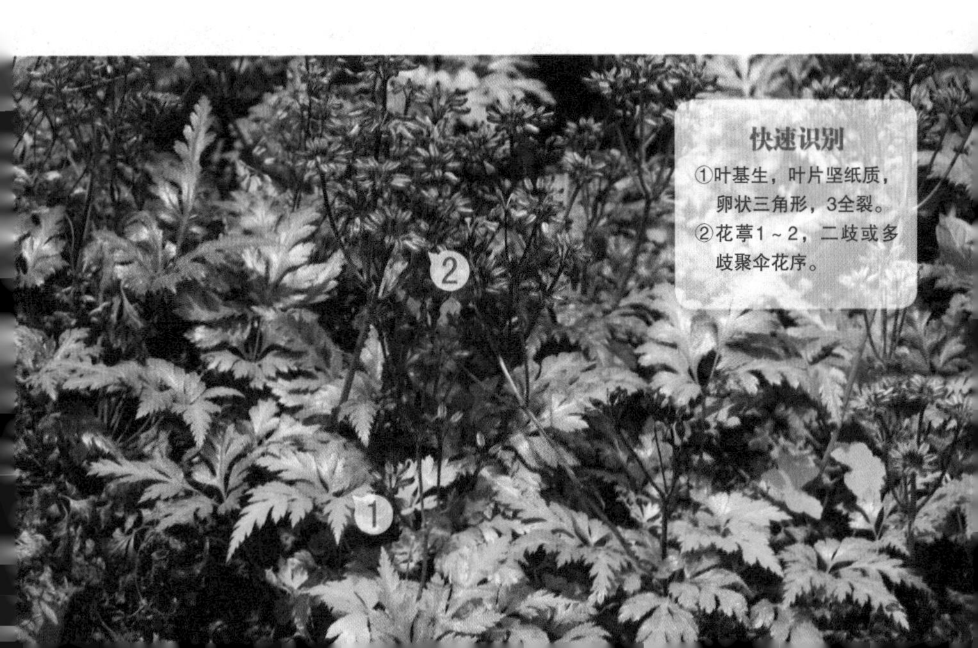

黄柏

别名 黄檗、元柏、檗木。

性味归经 苦，寒。归肾、膀胱经。

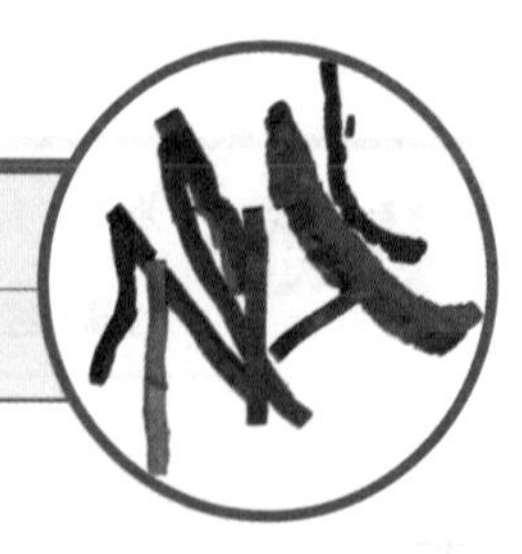

来源 为芸香科植物黄皮树 *Phellodendron chinense* Schneid. 等的干燥树皮。

生境 生长于沟边、路旁，土壤比较肥沃的潮湿地。主产于四川、湖北、贵州、云南、江西、浙江等地。

采收 剥取树皮后，除去粗皮，晒干。生用或盐水炙、炒炭用。

功用 清热燥湿，泻火除蒸，解毒疗疮。用于湿热泻痢，黄疸尿赤，带下阴痒，热淋涩痛，脚气痿躄，骨蒸劳热，盗汗，遗精，疮疡肿毒，湿疹瘙痒。盐黄柏滋阴降火；用于阴虚火旺，盗汗骨蒸。煎服，3～12克；外用适量。

验方 ①**脓疱疮：**黄柏、煅石膏各30克，枯矾12克。共研细粉，茶油调涂患处，每日1～2次。②**糖尿病：**黄柏500克。水1升，煮三五沸，渴即饮之。③**新生儿脐炎：**黄柏5克，煅石膏1克，枯矾1克。共研极细末，涂患处，每日2～3次。④**足膝肿痛，下肢痿软无力：**黄柏、苍术、牛膝各12克。水煎服。⑤**眼生翳障：**密蒙花、黄柏根（洗，锉）各50克。上2味捣为末，炼蜜和丸，如梧桐子大，每次10～15丸，睡前服。

快速识别
①落叶乔木。
②单数羽状复叶，小叶7～15枚，矩圆状披针形及矩圆状卵形。
②
①

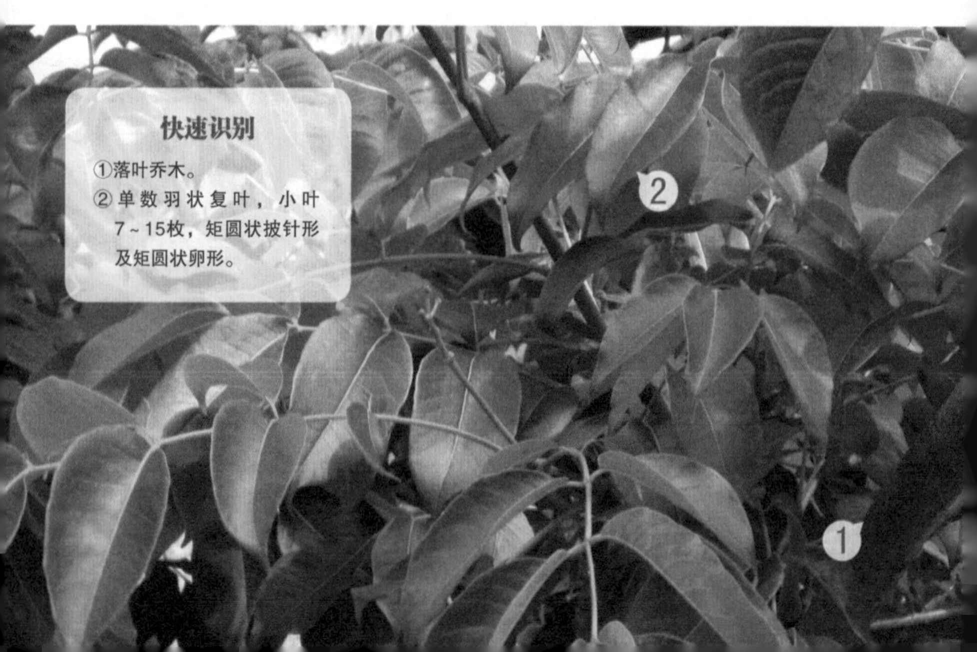

龙胆

别名 胆草、草龙胆、水龙胆、龙胆草、山龙胆、龙须草。

性味归经 苦，寒。归肝、胆经。

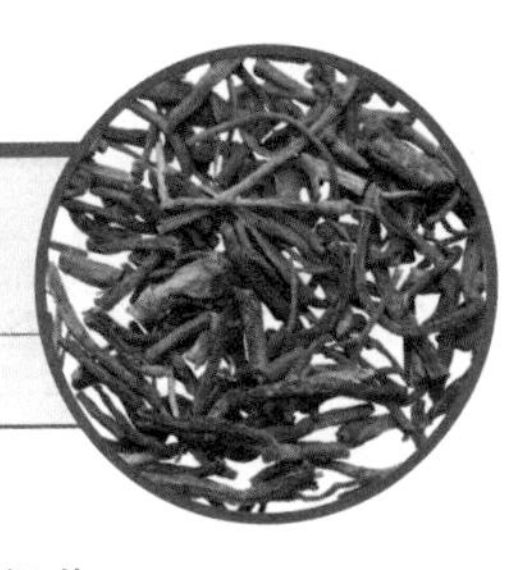

来源 为龙胆科植物龙胆 *Gentiana scabra* Bge. 等的干燥根及根茎。

生境 生长于山坡草地、河滩灌木丛中、路边以及林下草甸。主产于东北。

采收 春、秋两季采挖，洗净，干燥，切段，生用。

功用 清热燥湿，泻肝胆火。用于湿热黄疸，阴肿阴痒，带下，湿疹瘙痒，肝火目赤，耳鸣耳聋，胁痛口苦，强中，惊风抽搐。煎服，3～6克。

验方 ①**目赤肿痛：**龙胆15～30克。捶汁服。②**急性结膜炎：**龙胆15克。洗净，加水250毫升煎，取煎液，加适量氯化钠洗眼，每日3～4次。③**带状疱疹：**龙胆30克，丹参15克，川芎10克。水煎服。④**腮腺炎：**龙胆、鸭舌草各适量。加红糖捶烂，贴患处。⑤**滴虫阴道炎：**龙胆、苦参各15克，百部、枯矾、黄柏、川椒各10克。水煎，热熏。

快速识别
①叶对生，基部叶2～3对。
②花数朵成束，簇生于茎顶及上部叶腋。
1
2

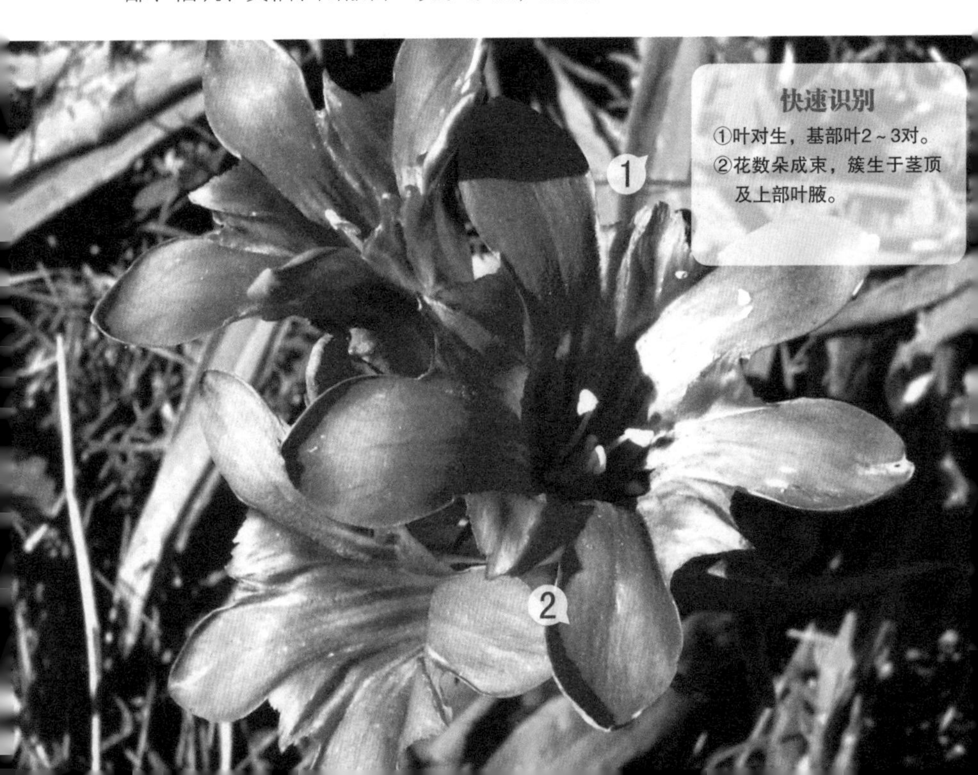

秦皮

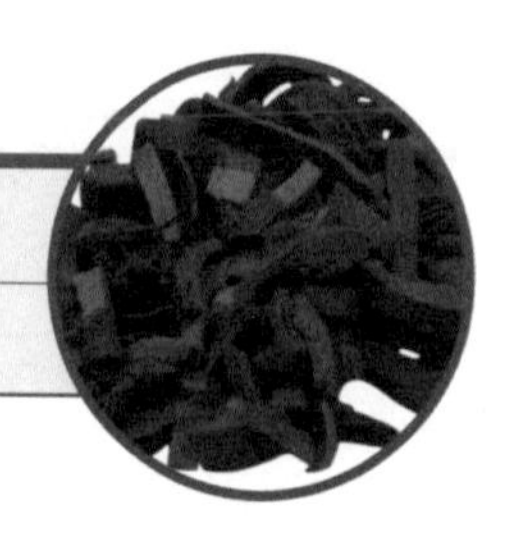

别名 秦白皮、鸡糠树、青榔木、白荆树。

性味归经 苦、涩，寒。归肝、胆、大肠经。

来源 为木犀科植物白蜡树 *Fraxinus chinensis* Roxb. 等的干燥枝皮或干皮。

生境 生长于山沟、山坡及丛林中。主产于陕西、四川、宁夏、云南、贵州、河北等地。

采收 春、秋两季剥取，晒干。生用。

功用 清热燥湿，收涩止痢止带，明目。用于热痢泄泻，赤白带下，目赤肿痛，目生翳膜。煎服，6～12克；外用适量，煎洗患处。

验方 ①**泄泻：**秦皮15克。水煎加糖，分服。②**睑腺炎，大便干燥：**秦皮15克，大黄10克。水煎服。孕妇忌服。③**小儿惊风发热：**秦皮、茯苓各5克，甘草2克，灯心草20根。水煎服。④**阴道炎：**秦皮12克，乌梅30克。加水煎煮，去渣取汁，临用时加白糖，每日2次，空腹食用。⑤**痢疾：**秦皮、委陵菜、黄柏各9克。水煎服。⑥**慢性支气管炎：**秦皮适量。制成浸膏片，每片含浸膏0.3克，每次2片，每日3次，10日为1个疗程。

快速识别
①落叶乔木，树皮黑褐色。
②单数羽状复叶，小叶5～9枚，以7枚为多数。
②
①

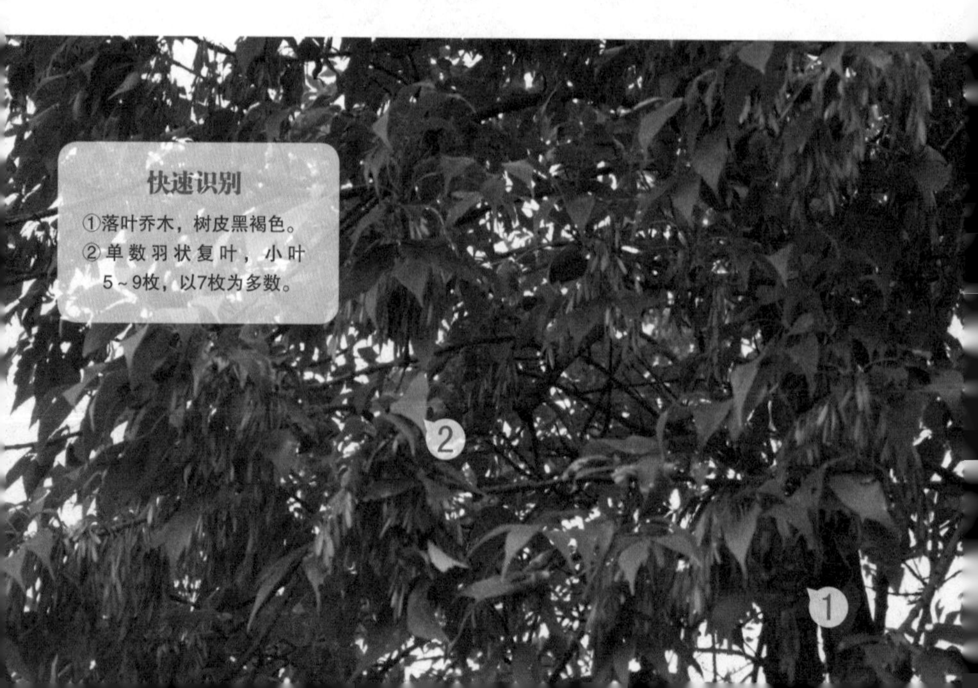

苦参

别名 苦骨、川参、地参、牛参、地骨、凤凰爪、山槐根。

性味归经 苦，寒。归心、肝、胃、大肠、膀胱经。

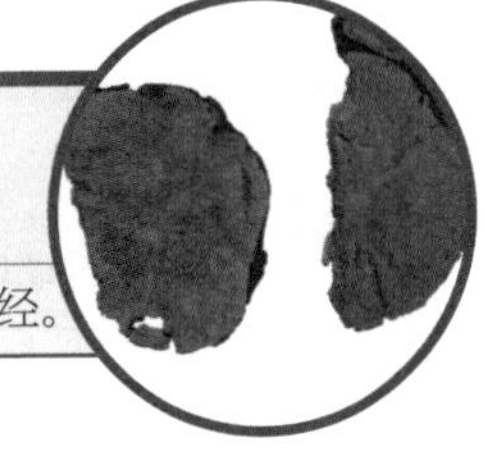

来源 为豆科植物苦参 *Sophora flavescens* Ait. 的干燥根。

生境 生长于沙地或向阳山坡草丛中及溪沟边。分布于全国各地。

采收 春、秋两季采挖，除去根头及小支根，洗净，干燥，或趁鲜切片，干燥。生用。

功用 清热燥湿，杀虫，利尿。用于热痢，便血，黄疸尿闭，赤白带下，阴肿阴痒，湿疹，湿疮，皮肤瘙痒，疥癣麻风；外治滴虫阴道炎。煎服，4.5～9克；外用适量，煎汤洗患处。

验方 ①**心悸：**苦参20克。水煎服。②**婴儿湿疹：**苦参30克。浓煎取汁，去渣，再将打散的1个鸡蛋及红糖30克同时加入，煮熟即可，饮汤，每日1次，连用6日。③**妇女外阴瘙痒：**苦参50克，蛇床子15克，川椒6克。水煎熏洗。④**滴虫阴道炎：**苦参、黄柏、木槿皮各250克，枯矾21.5克。共研细粉，每50克药粉加凡士林100克，蛇床子油适量，调成软膏，每次用1～2克，纱布包扎塞阴道，每日2次，连用15日。⑤**急性细菌性痢疾：**苦参适量。研为细粉，装瓶备用，每次1克，每日4次，口服。

快速识别
①茎枝草本状。
②叶为奇数羽状复叶，托叶线形。
③总状花序顶生，花冠蝶形，淡黄色。
①
②
③

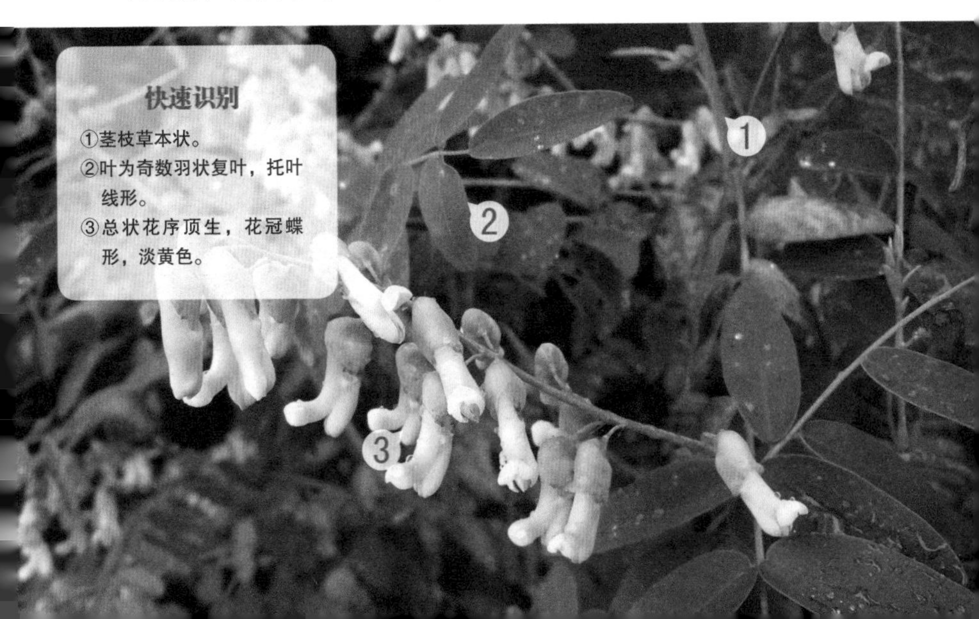

白鲜皮

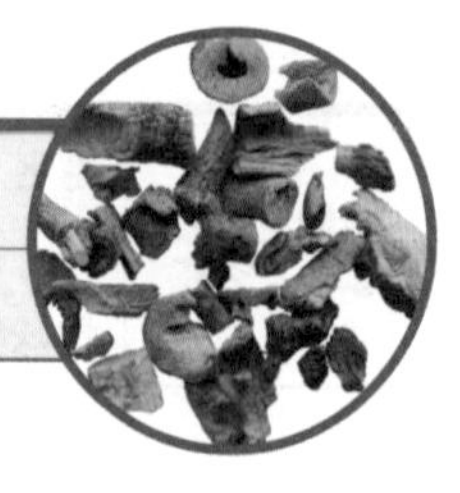

别名 藓皮、臭根皮、北鲜皮、白膻皮。

性味归经 苦，寒。归脾、胃、膀胱经。

来源 为芸香科植物白鲜 *Dictamnus dasycarpus* Turcz. 的干燥根皮。

生境 生长于土坡、灌木丛中、森林下及山坡阳坡。主产于辽宁、河北、山东、江苏等地。均为野生。

采收 春、秋两季采挖根部，除去泥沙及粗皮，剥取根皮，切片，干燥。生用。

功用 清热燥湿，祛风解毒。用于湿热疮毒，黄水淋漓，湿疹，风疹，疥癣疮癞，风湿热痹，黄疸尿赤。煎服，5～10克；外用适量，煎汤洗或研粉敷。

验方 ①**慢性湿疹：**白鲜皮、防风各9克，当归、薄荷、甘草各6克，沙苑子12克。水煎服。②**疥癣，慢性湿疹：**白鲜皮、地肤子、苦参、蛇床子各10克。水煎，熏洗患处。③**湿热黄疸：**白鲜皮、茵陈各9克。水煎服。④**慢性荨麻疹：**白鲜皮、白薇、桂枝、白芍、银柴胡、路路通、五味子各15克，防风、乌梅、蝉蜕各10克，蒺藜25克，甘草、生姜各5克，大枣5枚。每日1剂，水煎加蜂蜜50毫升，每日2次，连服10日。⑤**外伤出血：**白鲜皮适量。研细粉，敷患处。⑥**淋巴结炎：**白鲜皮适量。研粉，加高粱米饭捣成糊状，敷患处。

快速识别
①茎直立。
②单数羽状复叶互生，小叶通常9～11枚。
③总状花序，花轴及花梗混生白色柔毛及黑色腺毛。
3
1
2

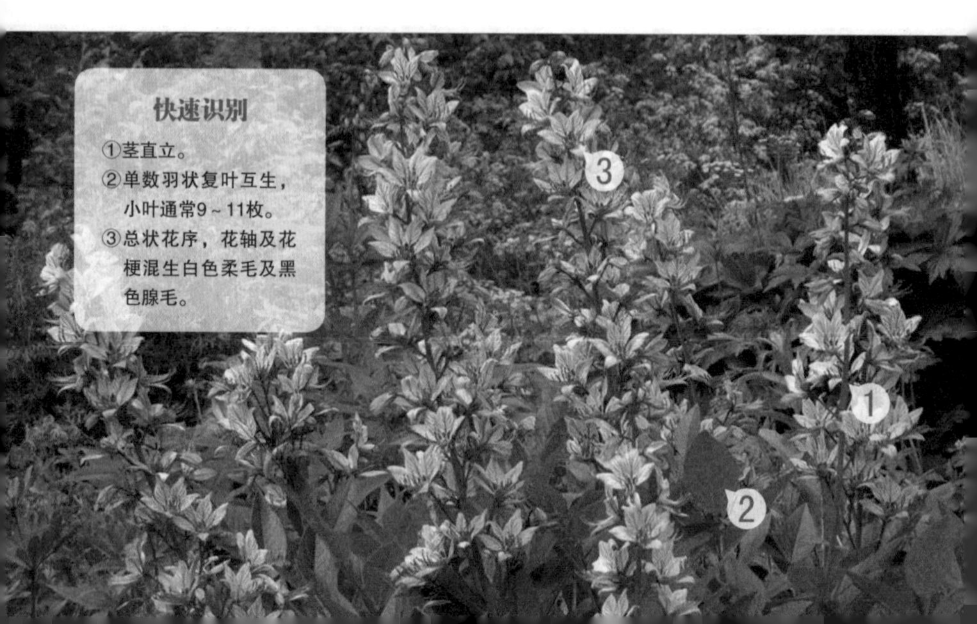

/ 清热解毒 /

金银花

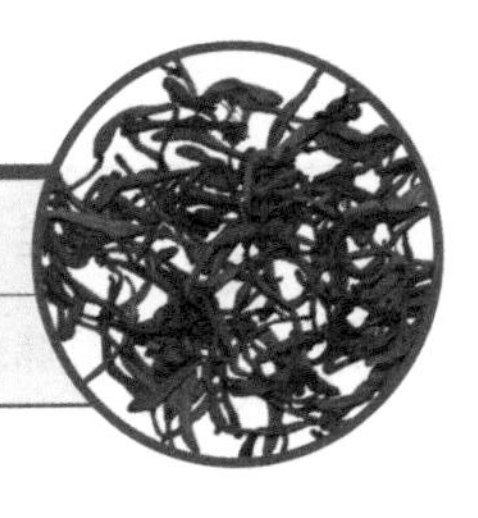

别名 双花、银花、忍冬花、二宝花、金银藤。

性味归经 甘，寒。归肺、心、胃经。

来源 为忍冬科植物忍冬 *Lonicera japonica* Thunb. 等的干燥花蕾或带初开的花。

生境 生长于路旁、山坡灌木丛或疏林中。全国大部分地区有分布。

采收 夏初花开放前采收，干燥。生用、炒用或制成露剂使用。

功用 清热解毒，疏散风热。用于痈肿疔疮，喉痹，丹毒，热毒血痢，风热感冒，温病发热。煎服，6～15克。

验方 ①**咽喉炎：**金银花15克，甘草3克。水煎含漱。②**预防流行性乙型脑炎、流行性脑脊髓膜炎：**金银花、连翘、大青根、芦根、甘草各9克。水煎代茶饮，每日1剂，连服3～5日。③**痢疾：**金银花15克。焙干研末，水调服。④**胆囊炎胁痛：**金银花50克，花茶叶20克。沏水当茶喝。⑤**慢性咽喉炎：**金银花、人参叶各15克，甘草3克。开水泡，代茶饮。⑥**大叶性肺炎：**金银花30克，当归、蒲公英各9克，玄参8克。水煎服。

快速识别
①茎中空，多分枝。
②叶对生，卵圆形至长卵形，常绿。
③花成对腋生，外被柔毛及腺毛。
①
②
③

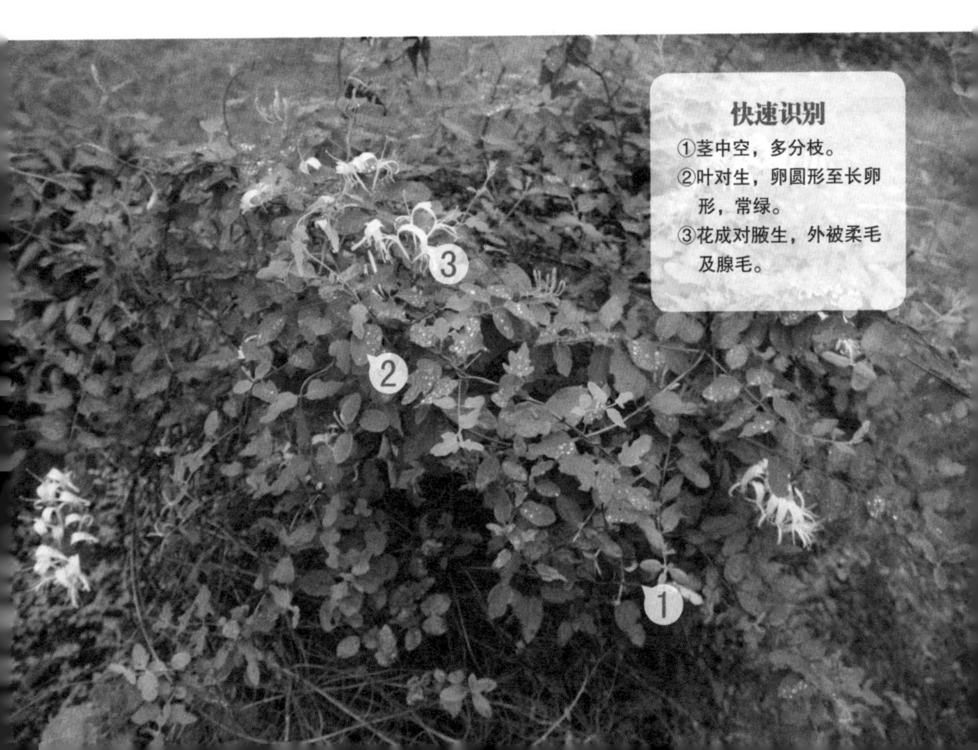

连翘

别名 空壳、空翘、落翘、黄花条、旱莲子。

性味归经 苦，微寒。归肺、心、小肠经。

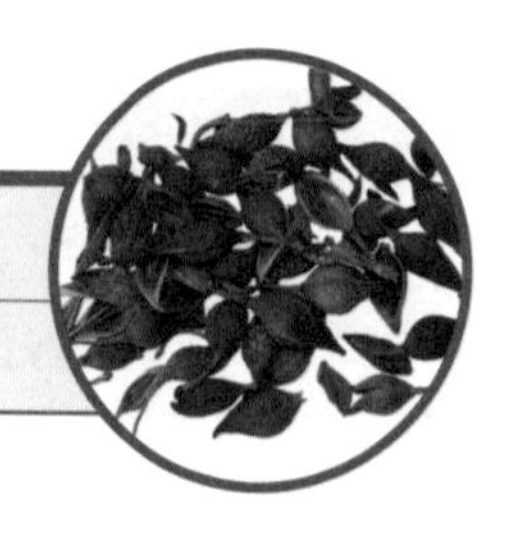

来源 为木犀科植物连翘 *Forsythia suspensa* (Thunb.) Vahl 的干燥果实。

生境 生长于山野荒坡或栽培。主产于山西、河南、陕西等地。

采收 秋季果实初熟尚带绿色时采收，除去杂质，蒸熟，晒干，习称“青翘”；果实熟透时采收，晒干，除去杂质，习称“老翘”或“黄翘”。生用。

功用 清热解毒，消肿散结，疏散风热。用于痈疽，瘰疬，乳痈，丹毒，风热感冒，温病初起，温热入营，高热烦渴，神昏发斑，热淋涩痛。煎服，6～15克。

验方 ①**呃逆：**连翘心60克。炒焦煎水服，或炒焦研末服，每日10克，每日3次。②**肺结核：**连翘500克。加工成细粉剂，成人20～25克，分3次饭前服。忌食辛辣食物及酒等。③**血小板减少性紫癜，过敏性紫癜：**连翘18克。加水用文火煎成150毫升，分3次饭前服。④**风热感冒：**连翘、金银花各10克，薄荷6克。水煎服。⑤**乳腺炎：**连翘、蒲公英、川贝母各6克。水煎服。

快速识别
①茎丛生。
②单叶对生或3小叶丛生，卵形或长圆状卵形，边缘有不整齐锯齿。
③蒴果稍扁。
2
1
3

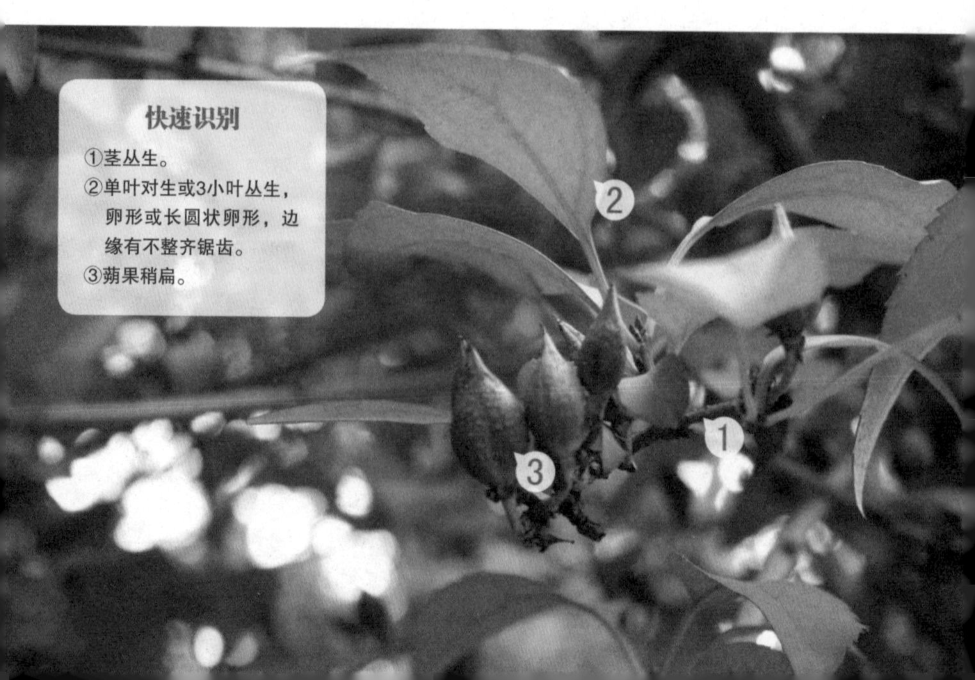

穿心莲

别名 一见喜、斩蛇剑、苦胆草、榄核莲、四方莲。

性味归经 苦，寒。归心、肺、大肠、膀胱经。

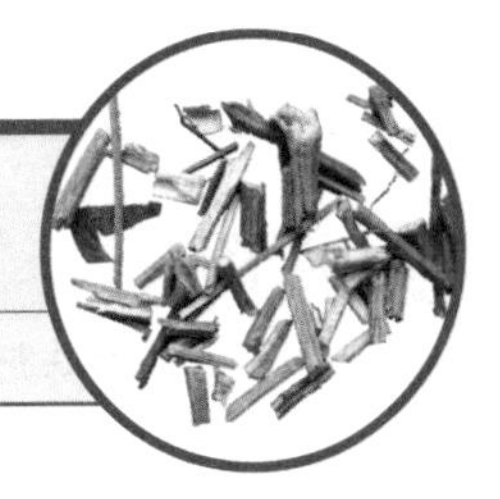

来源 为爵床科植物穿心莲 *Andrographis paniculata* (Burm. f.) Nees 的干燥地上部分。

生境 生长于湿热的丘陵、平原地区。主要栽培于广东、广西、福建等地。

采收 秋初茎叶茂盛时采割，晒干生用，或鲜用。

功用 清热解毒，凉血消肿。用于感冒发热，咽喉肿痛，口舌生疮，顿咳劳嗽，泄泻痢疾，热淋涩痛，痈肿疮疡，毒蛇咬伤。煎服，6～9克；外用适量。

验方 ①**多种炎症及感染：**穿心莲9～15克。水煎服。②**上呼吸道感染：**穿心莲、车前草各15克。水煎浓缩至30毫升，稍加冰糖，分3次服，每日1剂。③**支气管肺炎：**穿心莲、十大功劳各15克，陈皮10克。水煎取汁100毫升，分早、晚各服1次，每日1剂。④**阴囊湿疹：**穿心莲干粉20克，纯甘油100毫升。调匀擦患处，每日3～4次。⑤**痈疖疔疮：**穿心莲15～20克。水煎服。

快速识别
①茎方形，多分枝。
②叶对生，纸质，叶片长圆状卵形至披针形。
③疏散圆锥花序生于枝顶或叶腋。
2
1
3

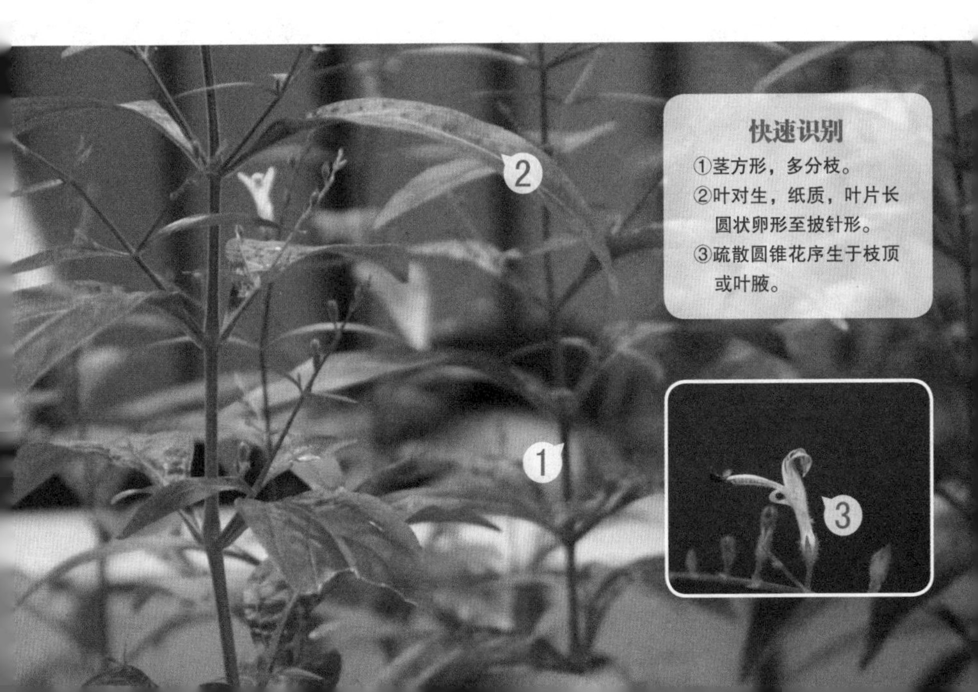

大青叶

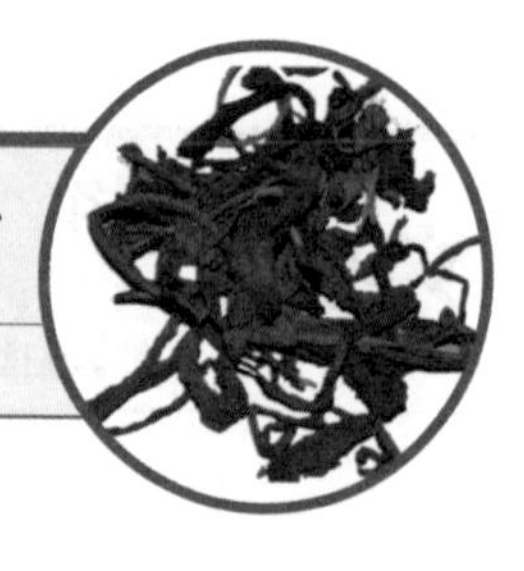

别名 蓝菜、大青、蓝叶、菘蓝叶、靛青叶、板蓝根叶。

性味归经 苦，寒。归心、胃经。

来源 为十字花科植物菘蓝 *Isatis indigotica* Fort. 的干燥叶。

生境 多为栽培。主产于河北、陕西、河南、江苏、安徽等地。

采收 夏、秋两季分2～3次采收，除去杂质，晒干，切碎。生用。

功用 清热解毒，凉血消斑。用于温病高热，神昏，发斑发疹，腮腺炎，喉痹，丹毒，痈肿。煎服，9～15克。

验方 ①**预防流行性乙型脑炎、流行性脑脊髓膜炎：**大青叶25克，黄豆50克。水煎服，每日1剂，连服7日。②**皮肌炎热，毒炽盛证：**大青叶、知母、玄参、生地黄各15克，板蓝根30克，黄芩、赤芍、牡丹皮各12克。水煎服。③**带状疱疹心肝风火证：**大青叶、柴胡各15克，粳米30克，白糖适量。先煎大青叶、柴胡，再用药汁煮粥，连服5～6剂。④**无黄疸性肝炎：**大青叶100克，丹参50克，大枣10枚。水煎服。⑤**暑疖，痱子：**鲜大青叶50克。水煎代茶饮。

2
1
快速识别
①主根深长，外皮灰黄色。
②基生叶较大，具柄；茎生叶披针形，互生，无柄。

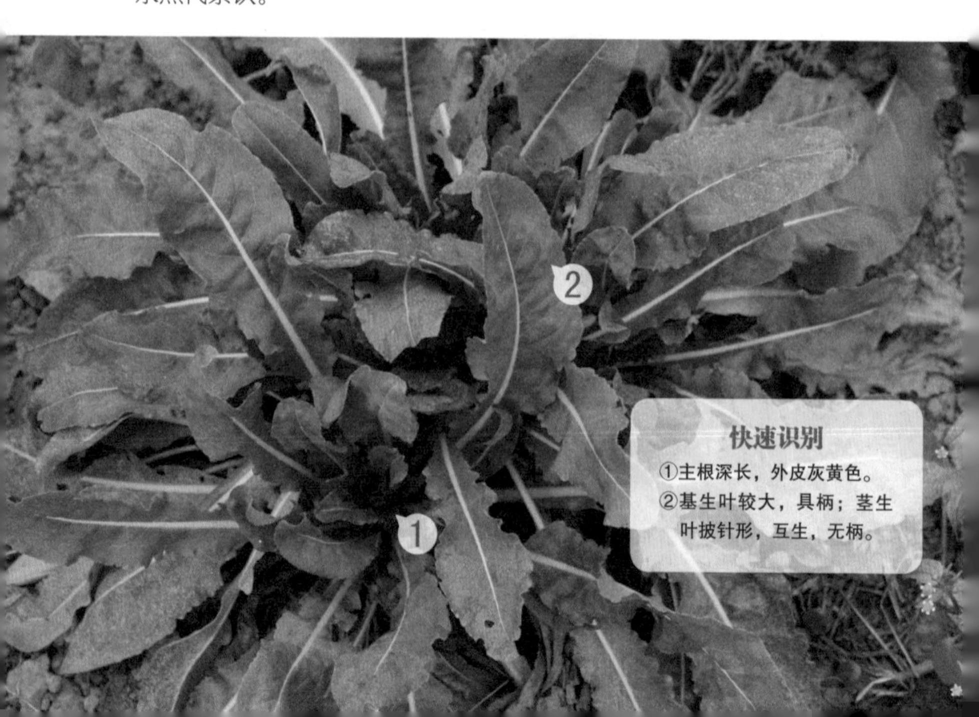

板蓝根

别名 靛青根、菘蓝根、蓝靛根、大蓝根、北板蓝根。

性味归经 苦，寒。归心、胃经。

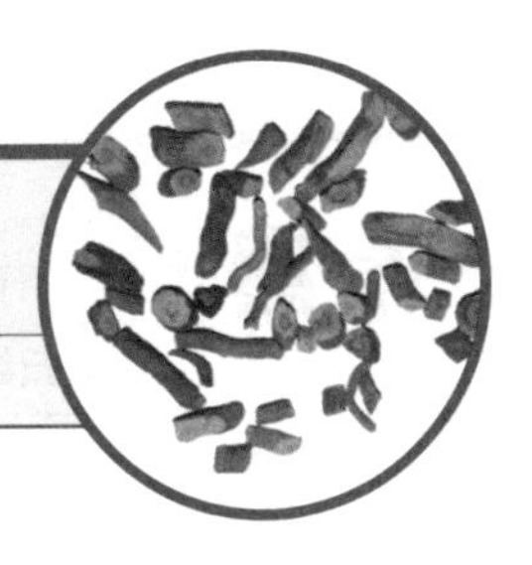

来源 为十字花科植物菘蓝 *Isatis indigotica* Fort. 的干燥根。

生境 多为栽培。主产于河北、陕西、河南、江苏、安徽等地。

采收 秋季采挖，除去泥沙，晒干，切片。生用。

功用 清热解毒，凉血利咽。用于温疫时毒，发热咽痛，温毒发斑，腮腺炎，喉痹，烂喉丹痧，大头瘟疫，丹毒，痈肿。煎服，9～15克。

验方 ①**流行性感冒：**板蓝根50克，羌活25克。煎汤，每日2次，分服，连服2～3日。②**肝炎：**板蓝根50克。水煎服。③**肝硬化：**板蓝根50克，茵陈20克，郁金10克，薏苡仁15克。水煎服。④**流行性乙型脑炎：**板蓝根15克。煎服，每日1剂，连服5日。⑤**偏头痛：**板蓝根30克，生石膏15克，淡豆豉10克。水煎，分2次服，每日1剂。⑥**生殖器疱疹：**板蓝根、木贼各30克。加水500毫升，煎至300毫升，将药液倒入盆内，待温后外洗患处，每日1剂，每日洗2次，每次30分钟。

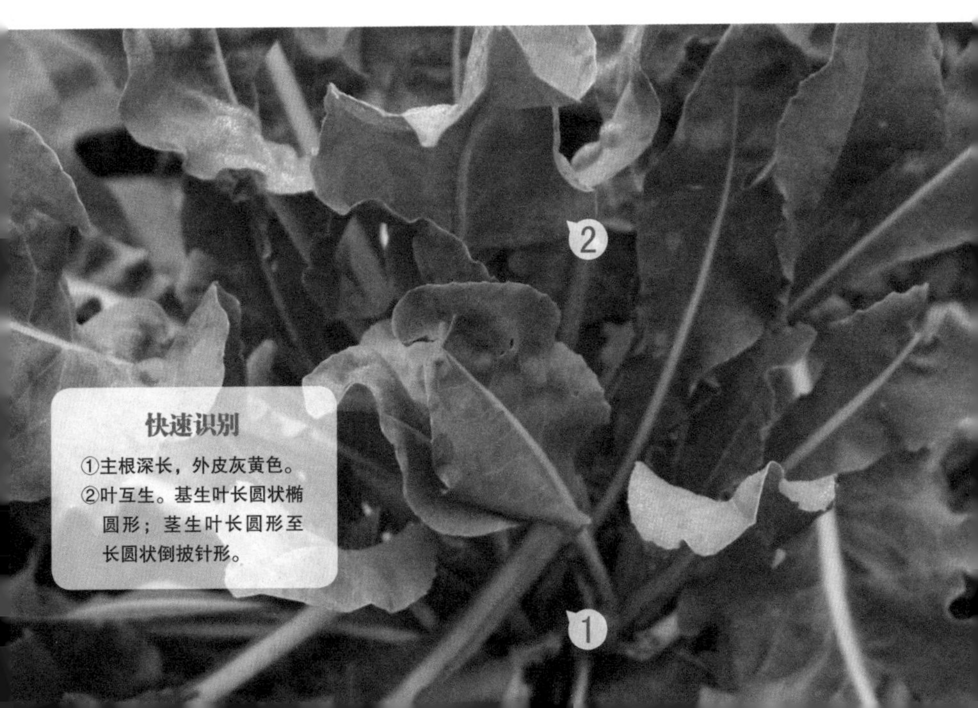

快速识别

①主根深长，外皮灰黄色。
②叶互生。基生叶长圆状椭圆形；茎生叶长圆形至长圆状倒披针形。

青黛

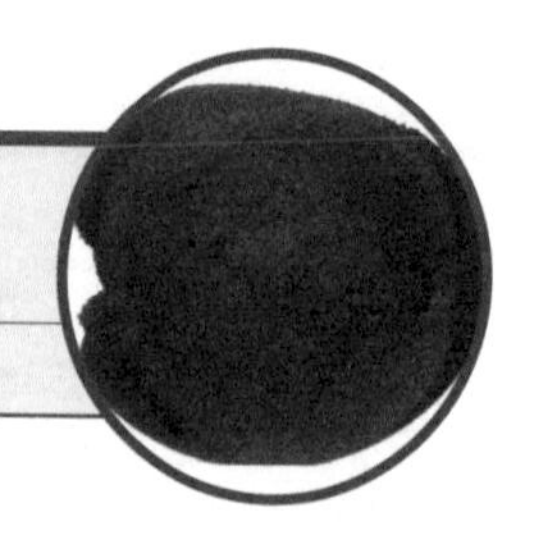

别名 花露、靛花、淀花、蓝靛、青缸花、青蛤粉。

性味归经 咸，寒。归肝经。

来源 为爵床科植物马蓝 *Baphicacanthus cusia* (Nees) Bremek. 等的叶或茎叶经加工制得的干燥粉末或团块。

生境 生长于路旁、山坡、草丛及林边潮湿处。主产于福建、广东、江苏、河北、云南等地。

采收 夏、秋两季当植物的叶生长茂盛时，割取茎叶，置大缸或木桶中。加入清水，浸泡2~3昼夜，至叶腐烂、茎脱皮时捞去茎枝叶渣，每100千克茎叶加石灰8~10千克，充分搅拌，待浸液由乌绿色转变为紫红色时，捞取液面泡沫状物，晒干。研细用。

功用 清热解毒，凉血消斑，泻火定惊。用于温毒发斑，血热吐衄，胸痛咯血，口疮，腮腺炎，喉痹，小儿惊风。内服1~3克，宜入丸、散用；外用适量。

验方 ①**湿疹溃烂：**青黛、煅石膏各适量。外撒患处。②**百日咳：**青黛、海蛤粉各30克，川贝母、甘草各15克。共为末，每次1.5克，每日3次。③**腮腺炎：**青黛10克，芒硝30克。醋调，外敷患处。④**湿疹，带状疱疹：**青黛20克，蒲黄、滑石各30克。共研粉，患处渗液者，干粉外扑；无渗液者，麻油调搽。⑤**耳疳出汁：**青黛、黄柏末各适量。干搽。

快速识别
①茎粗壮。茎基部稍木质化，节膨大。
②单叶对生，叶片卵状椭圆形，先端尖。
1
2

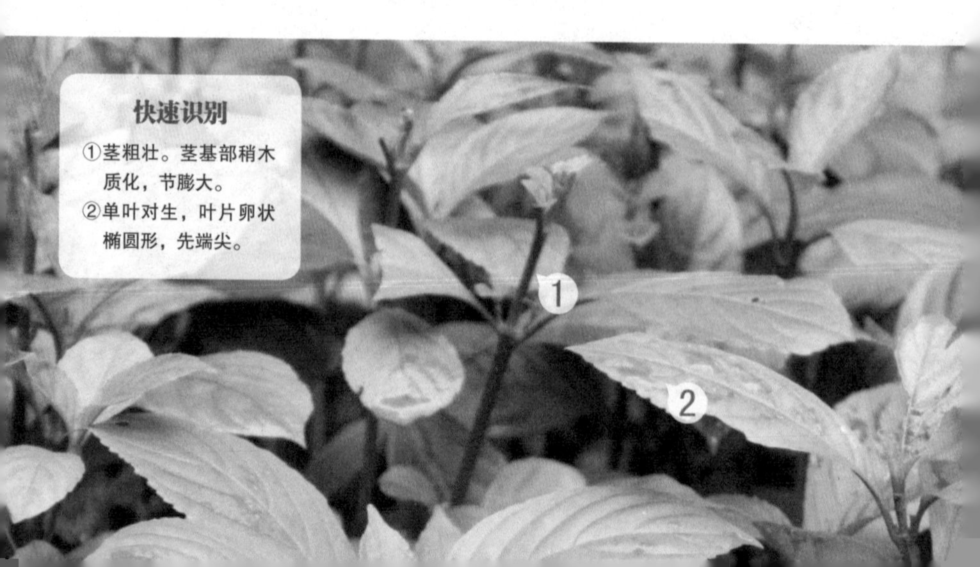

贯众

别名 贯节、贯渠、渠母、药渠、黄钟。

性味归经 苦，微寒；有小毒。归肝、胃经。

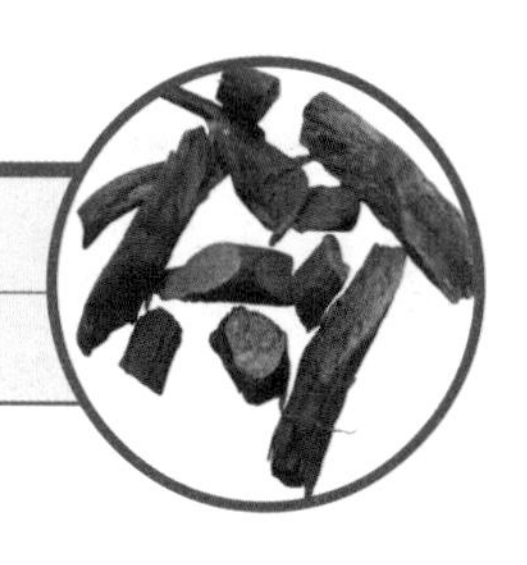

来源 为鳞毛蕨科植物粗茎鳞毛蕨 *Dryopteris crassirhizoma* Nakai 等的干燥根茎及叶柄残基。

生境 生长于山阴近水处。主产于辽宁、吉林、黑龙江等地。

采收 秋季采挖，削去叶柄、须根，除去泥沙，晒干。切片生用或炒炭用。

功用 清热解毒，止血，杀虫。用于时疫感冒，风热头痛，温毒发斑，虫积腹痛，疮疡肿毒，崩漏下血。煎服，5～10克；外用适量。杀虫及清热解毒宜生用；止血宜炒炭用。

验方 ①**流行性感冒，流行性脑脊髓膜炎，流行性乙型脑炎，预防感冒**：贯众、金银花各15克，黄芩6克，甘草3克。开水泡服当茶饮。②**钩虫病，绦虫病，蛲虫病**：贯众12克，乌梅9克，大黄6克。水煎空腹服。③**预防麻疹**：贯众适量。研末，3岁以下每次0.15克，每日2次，连服3日。④**呕血不止**：贯众炭15克，血余炭12克，鲜侧柏叶20克。水煎服。⑤**鼻出血**：贯众适量。为末，水调服3克。

快速识别
①地下根茎斜生，坚硬。
②叶片革质，广倒披针形，2回羽状全裂或深裂。
②
①

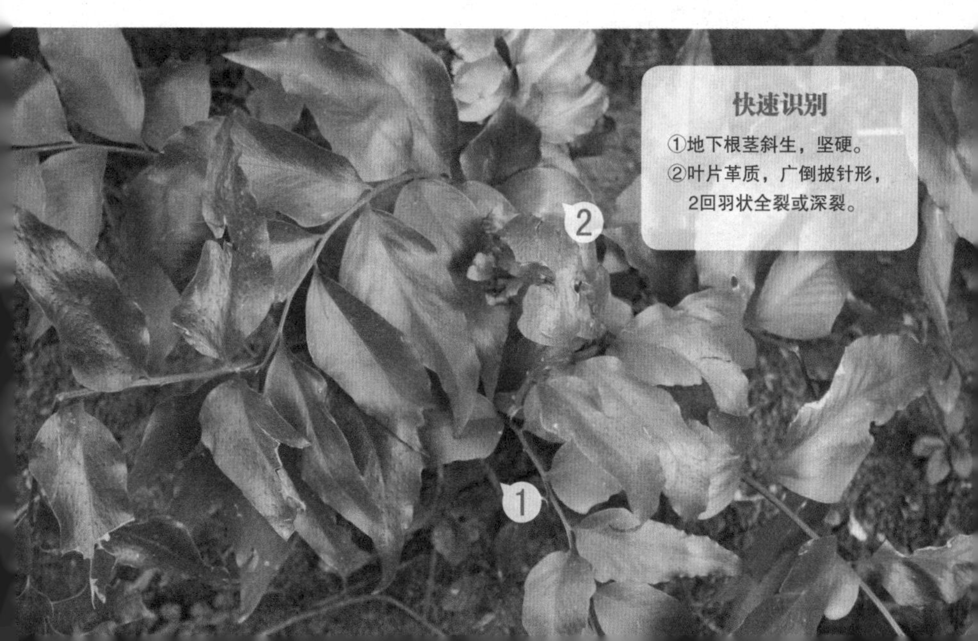

蒲公英

别名 蒲公草、黄花草、蒲公丁、婆婆丁、黄花地丁。

性味归经 苦、甘，寒。归肝、胃经。

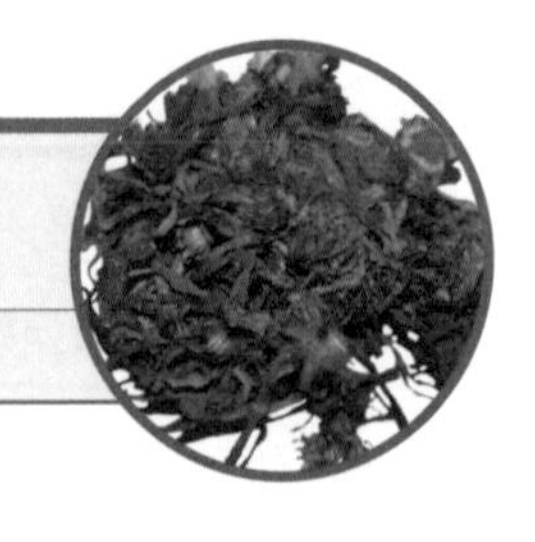

来源 为菊科植物蒲公英 *Taraxacum mongolicum* Hand. -Mazz. 等的干燥全草。

生境 生长于道旁、荒地、庭园等处。全国大部分地区均产，主产于山西、河北、山东及东北等地。

采收 春季至秋季花初开时采挖，除去杂质，洗净，晒干。鲜用或生用。

功用 清热解毒，消肿散结，利尿通淋。用于疔疮肿毒，乳痈，瘰疬，目赤，咽痛，肺痈，肠痈，湿热黄疸，热淋涩痛。煎服，10～15克；外用鲜品适量，捣敷或煎汤熏洗患处。

验方 ①**感冒伤风：**蒲公英30克，防风、荆芥各10克，大青叶15克。水煎服。②**结膜炎：**蒲公英15克，黄连3克，夏枯草12克。水煎服。③**腮腺炎：**蒲公英30～60克。水煎服或捣烂外敷。④**小便淋沥涩痛：**蒲公英、白茅根、金钱草各15克。水煎服。⑤**细菌性痢疾：**鲜蒲公英、鲜拳参各12克，鲜黄芩9克。水煎服。小儿酌减。

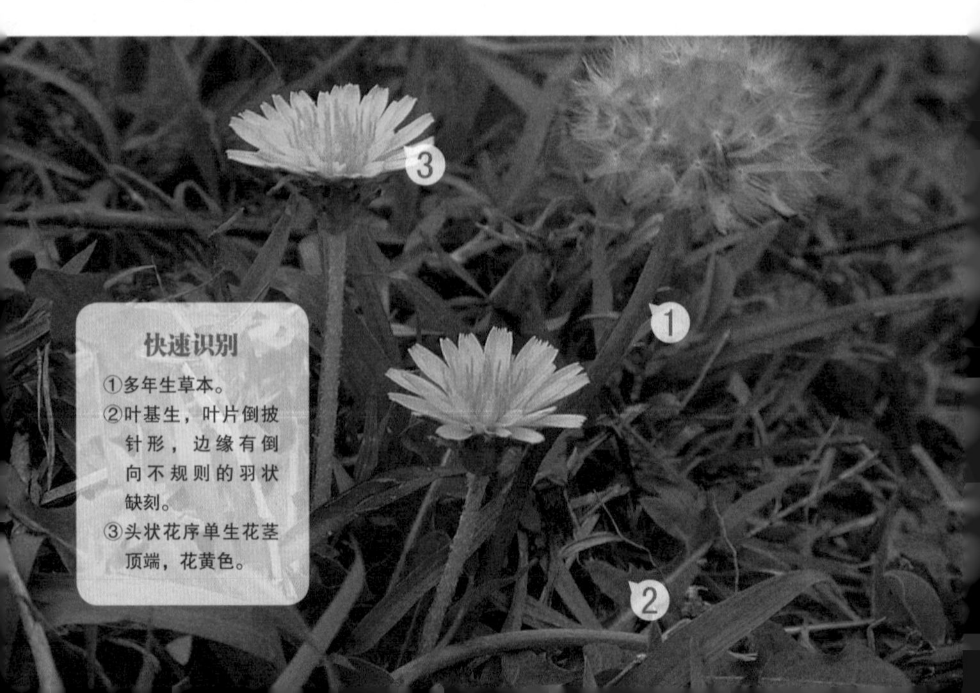

快速识别

①多年生草本。
②叶基生，叶片倒披针形，边缘有倒向不规则的羽状缺刻。
③头状花序单生花茎顶端，花黄色。

紫花地丁

别名 地丁、紫地丁、地丁草、堇堇草。

性味归经 苦、辛，寒。归心、肝经。

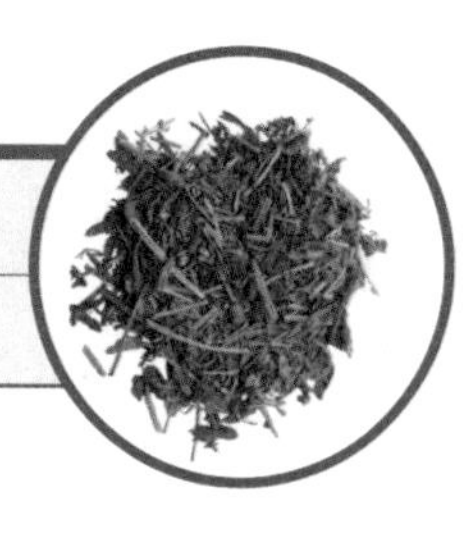

来源 为堇菜科植物紫花地丁 *Viola yedoensis* Makino 的干燥全草。

生境 生长于路旁、田埂和圃地中。主产于江苏、浙江及东北等地。

采收 春、秋两季采收，除去杂质，晒干。鲜用或生用。

功用 清热解毒，凉血消肿。用于疔疮肿毒，痈疽发背，丹毒，毒蛇咬伤。煎服，15～30克；外用鲜品适量，捣烂敷患处。

验方 ①**老年性阴道炎：**紫花地丁、野菊花、半枝莲、蛇床子各30克，苦参1.5克。先熏后洗，每日2次，连用10日。②**前列腺炎：**紫花地丁16克，车前草12克，海金沙10克。水煎服，每日1剂，分早、晚2次服用，6日为1个疗程。③**疔肿疮毒：**鲜紫花地丁100克。捣碎成泥，调米泔水过滤，将滤液分早、中、晚3次内服，每日1剂，连服3～6日；药渣外敷患处。

②
①
快速识别
①叶基生，狭叶披针形或卵状披针形，边缘具浅圆齿。
②花紫堇色或淡紫色，两侧对称，卵状披针形。

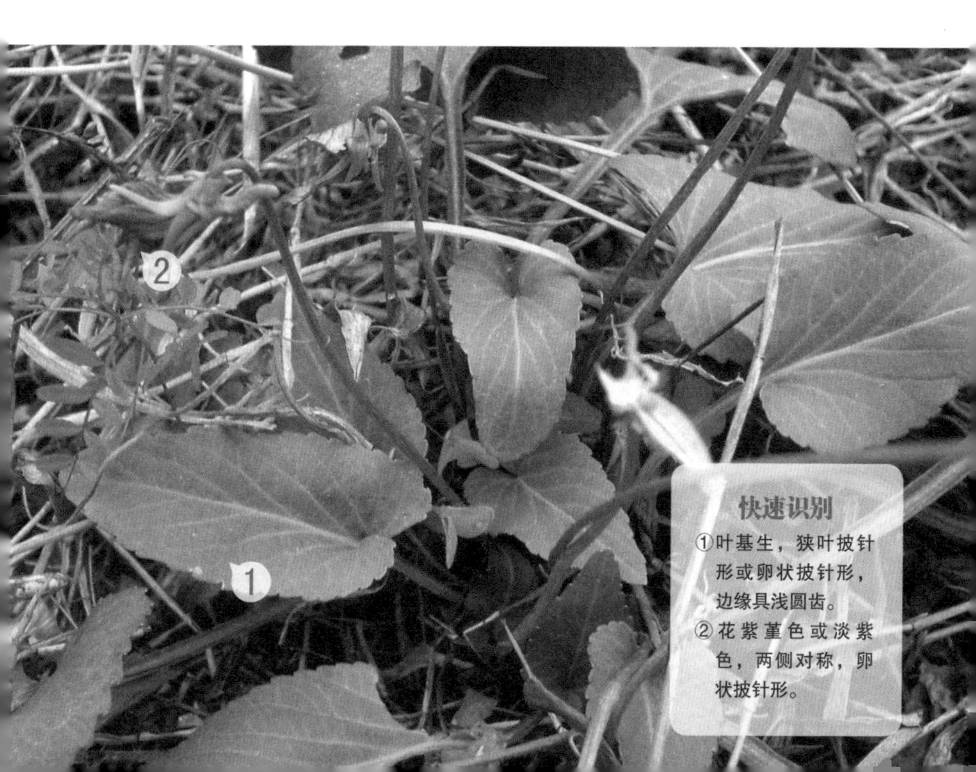

野菊花

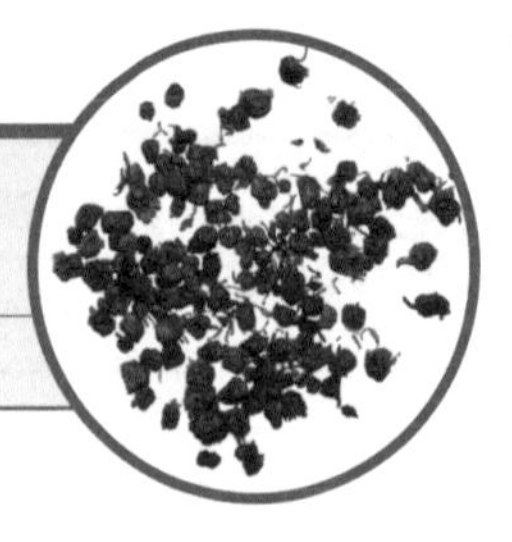

别名 苦薏、黄菊花、山菊花、甘菊花、路边菊、千层菊。

性味归经 苦、辛，微寒。归肝、心经。

来源 为菊科植物野菊 *Chrysanthemum indicum* L. 的干燥头状花序。

生境 生长于山坡、路旁、原野。全国大部分地区有分布。

采收 秋、冬两季花初开放时采摘，晒干，或蒸后晒干。生用。

功用 清热解毒，泻火平肝。用于疔疮痈肿，目赤肿痛，头痛眩晕。煎服，9～15克；外用适量，煎汤外洗或制膏外涂。

验方 ①**疔疮：**野菊花和红糖适量。捣烂贴患处，如生于发际，加梅片、生地龙同敷。②**风热感冒：**野菊花、积雪草各15克。水煎服。③**胃肠炎，肠鸣泄泻腹痛：**干野菊花15～20克。煎汤，每日2～3次，分服。④**急性扁桃体炎：**野菊花、蒲公英各30克。水煎服。⑤**预防感冒：**野菊花（干品）6克。用沸水浸泡1小时，煎30分钟，待药液稍凉时内服。经常接触感冒人群者，一般每日服药1次，经常感冒者每星期服1次。

快速识别
①茎直立或基部铺展。
②茎生叶卵形或长圆状卵形，羽状分裂或分裂不明显。
③头状花序，舌状花黄色。
2
3
1

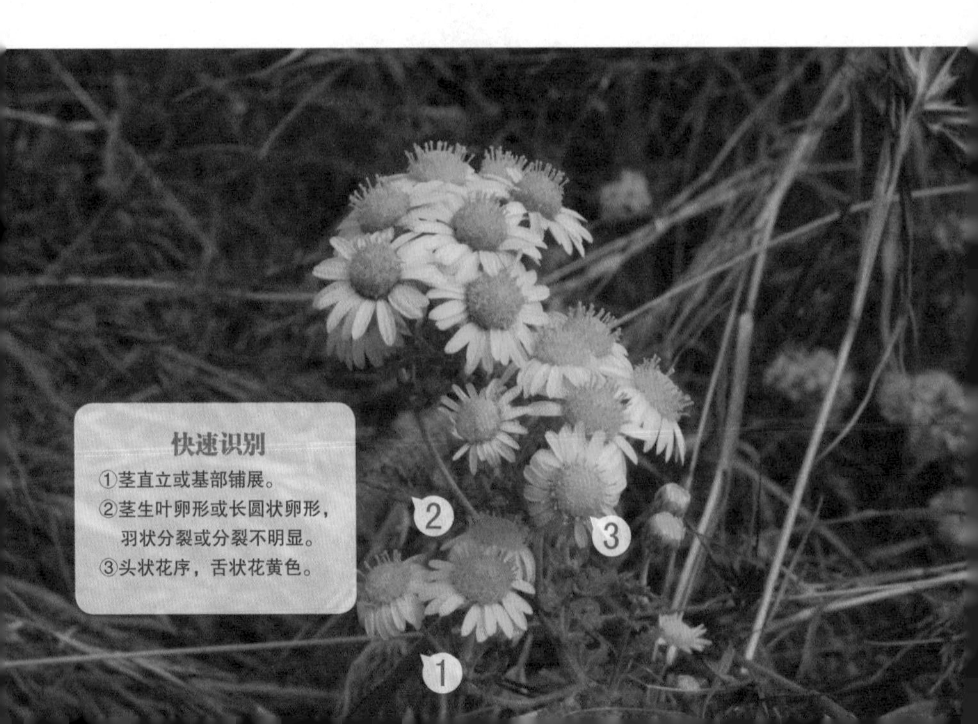

拳参

别名 石蚕、紫参、牡蒙、刀枪药、红三七、活血莲。

性味归经 苦、涩，微寒。归肺、肝、大肠经。

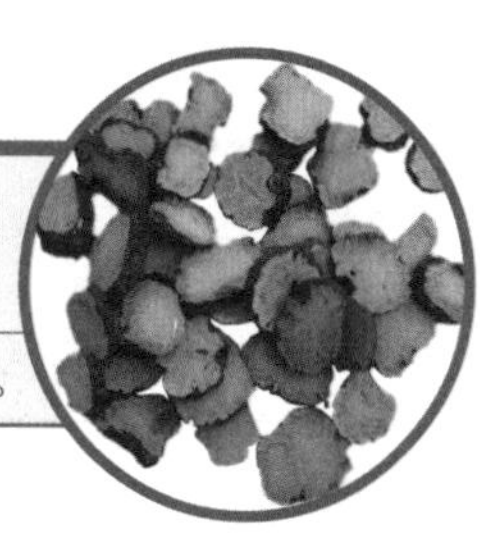

来源 为蓼科植物拳参 *Polygonum bistorta* L. 的干燥根茎。

生境 生长于草丛、阴湿山坡或林间草甸中。主产于华北、西北、山东、江苏、湖北等地。

采收 春初发芽时或秋季茎叶将枯萎时采挖，除去泥沙，晒干，去须根。切片生用。

功用 清热解毒，消肿，止血。用于赤痢热泻，肺热咳嗽，痈肿瘰疬，口舌生疮，血热吐衄，痔疮出血，毒蛇咬伤。煎服，5～10克；外用适量。

验方 ①**酒渣鼻**：拳参、轻粉各5克，蓖麻子、大风子各50克。将蓖麻子、大风子各取仁捣碎，加入拳参、轻粉拌匀做丸，每丸重7克，用4层纱布包好备用。每取1丸，挤出油后擦患处，每晚1次，1丸可擦2～3次，7日为1个疗程，一般用药2～5个疗程可愈。②**肺结核**：拳参适量。洗净晒干粉碎，加淀粉调匀压成0.3克的片剂，成人每次4～6片，小儿酌减。③**阴虚久咳、喘嗽**：拳参、蜜百合各9克，沙参、炙甘草各6克。水煎服。④**蛇咬伤**：鲜拳参适量。捣烂外敷，随干随换药。⑤**细菌性痢疾**：鲜拳参、鲜蒲公英各12克，鲜黄芩9克。水煎服，小儿酌减。

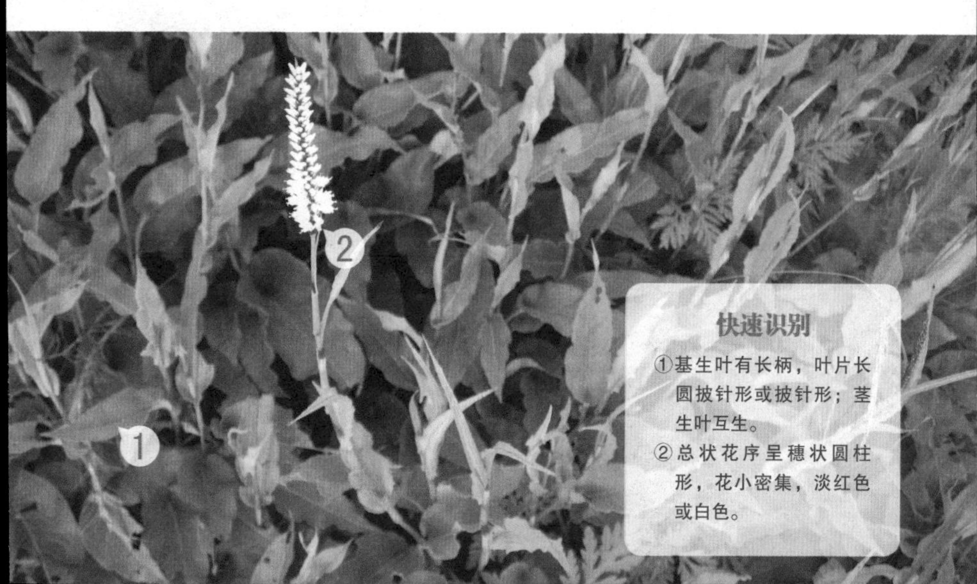

快速识别

①基生叶有长柄，叶片长圆披针形或披针形；茎生叶互生。

②总状花序呈穗状圆柱形，花小密集，淡红色或白色。

漏芦

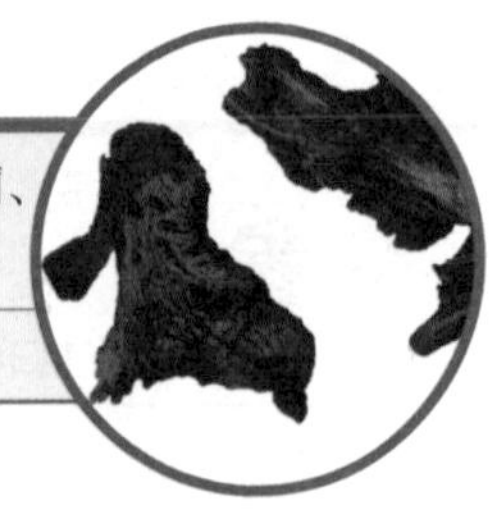

别名 野兰、毛头、大头翁、鬼油麻、大花蓟、龙葱根。

性味归经 苦，寒。归胃经。

来源 为菊科植物祁州漏芦 *Rhaponticum uniflorurn* (L.) DC. 的干燥根。

生境 生长于向阳的草地、路边、山坡。主产于河北、辽宁、山西等地。

采收 春、秋两季采挖，除去须根及泥沙，晒干。切片生用。

功用 清热解毒，消痈，下乳，舒筋通脉。用于痈疽发背，瘰疬疮毒，乳汁不通，乳痈肿痛，湿痹拘挛。煎服，5~9克；外用，研末调敷或煎水洗。

验方 ①**产后乳汁不下：**漏芦15克，王不留行、炮甲珠各9克，路路通12克，通草6克，水煎服；或漏芦12克，鸡蛋2个，水煎冲蛋服。②**乳腺炎：**漏芦、白芷、当归、青皮、柴胡各9克，金银花、蒲公英各30克，全瓜蒌15克，橘核12克，甘草6克。水煎服。③**痈肿疮疡：**漏芦、金银花、蒲公英各15克，连翘9克，黄柏12克，甘草6克。水煎服。

快速识别
①茎直立，单一。
②叶长椭圆形，羽状全裂至深裂，边缘具不规则浅裂。
③头状花序，花全为管状花，花淡紫色。
3
2
1

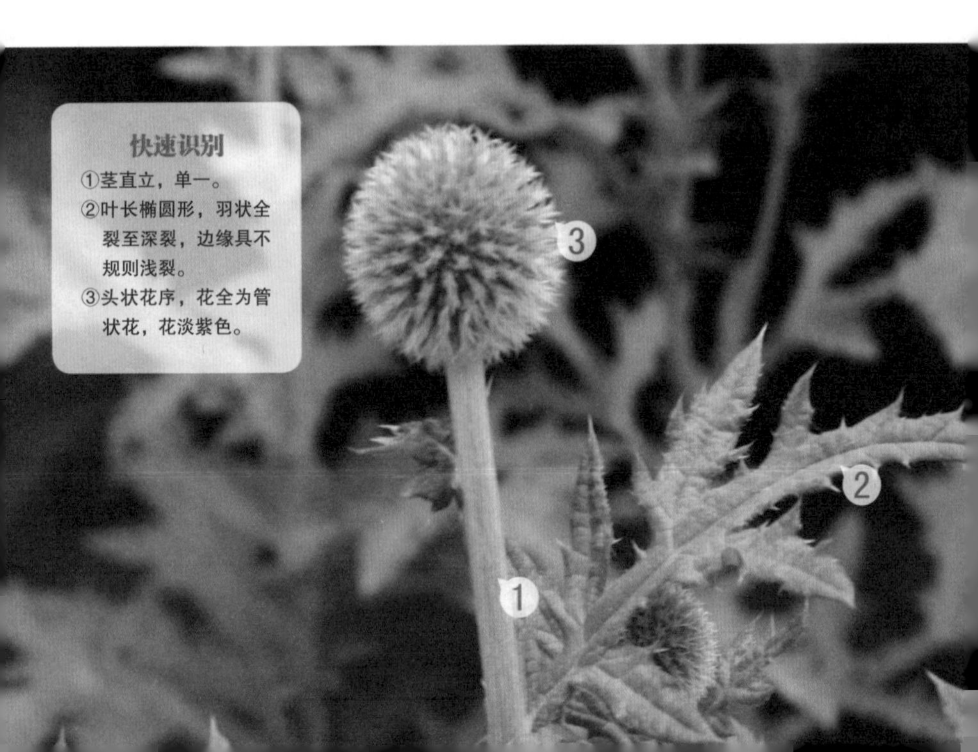

土茯苓

别名 过山龙、山地栗、地胡苓、土太片、冷饭团。

性味归经 甘、淡，平。归肝、胃经。

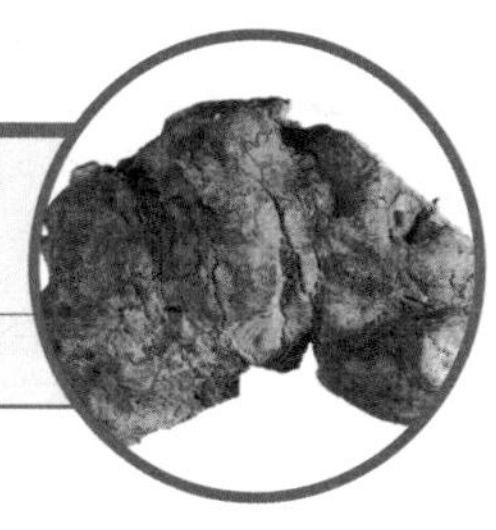

来源 为百合科植物光叶菝葜 *Smilax glabra* Roxb. 的干燥根茎。

生境 生长于林下或山坡。主产于广东、湖南、湖北、浙江、四川、重庆、安徽等地。

采收 夏、秋两季采挖，除去须根，洗净，干燥；或趁鲜切成薄片，干燥。生用。

功用 除湿，解毒，通利关节。用于湿热淋浊，带下，痈肿，瘰疬，疥癣，梅毒及汞中毒所致的肢体拘挛，筋骨疼痛。煎服，15~60克；外用适量。

验方 ①**钩端螺旋体病：**土茯苓60~150克，甘草6克。水煎服。②**疮疖：**土茯苓30克，苍耳子、大黄、金银花、蒲公英各9克，水煎服；或土茯苓适量，研末，醋调敷。③**丹毒：**野菊花、土茯苓各30克，牡丹皮、赤芍各10克，甘草5克。水煎服，每日1剂，连服5~6剂。④**天疱疮：**土茯苓30克，金银花、蒲公英、紫花地丁、白鲜皮、苦参、地肤子各15克，甘草6克。水煎服。

快速识别
①茎无刺。
②单叶互生，薄革质，长圆形至椭圆状披针形，全缘。
1
2

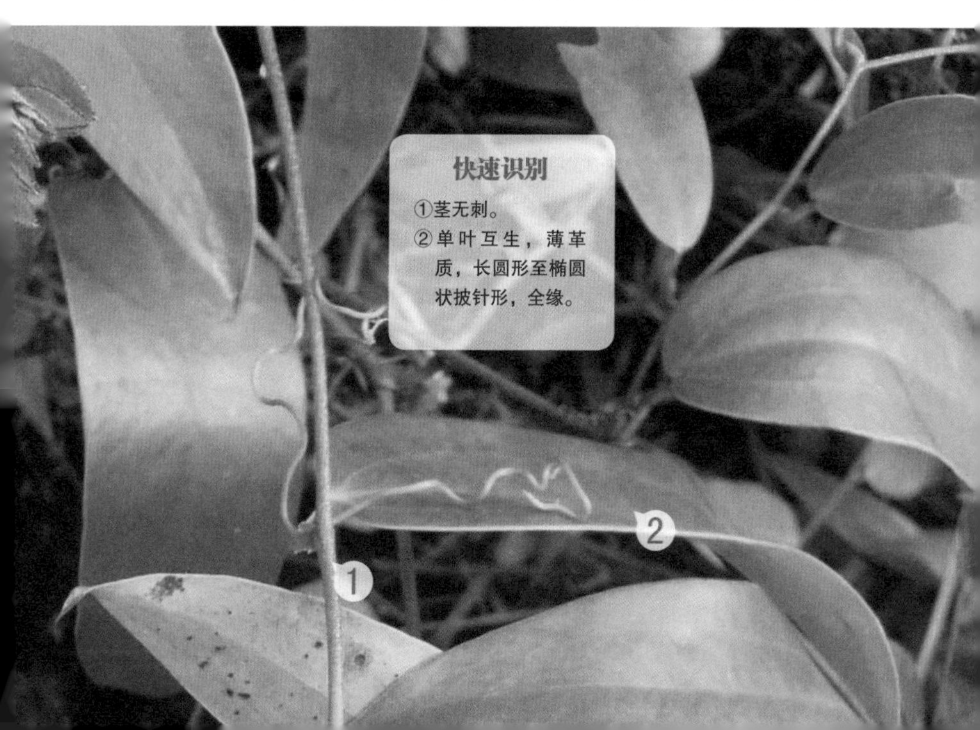

鱼腥草

别名 菹菜、紫蕺、菹子、臭猪巢、九节莲、折耳根。

性味归经 辛，微寒。归肺经。

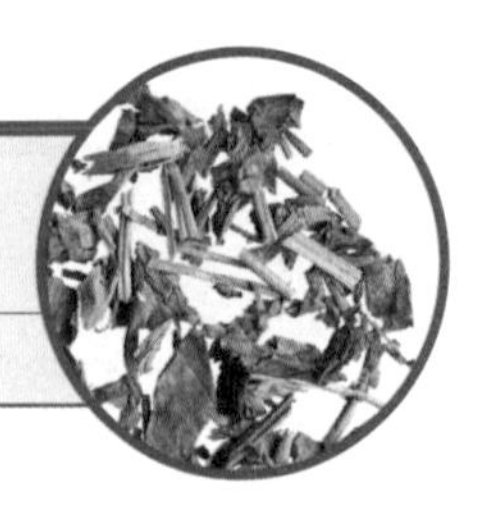

来源 为三白草科植物蕺菜 *Houttuynia cordata* Thunb. 的新鲜全草或干燥地上部分。

生境 生长于沟边、溪边及潮湿的疏林下。主产于陕西、甘肃及长江流域以南各地。

采收 鲜品全年均可采割；干品夏季茎叶茂盛、花穗多时采割，除去杂质，晒干。生用。

功用 清热解毒，消痈排脓，利尿通淋。用于肺痈吐脓，痰热喘咳，热痢，热淋，痈肿疮毒。煎服，15～25克，不宜久煎，鲜品用量加倍，水煎或捣汁服；外用适量，捣敷或煎汤熏洗患处。

验方 ①**肺热咳嗽，咳痰带血**：鱼腥草18克（鲜品36克），甘草6克，车前草30克。水煎服。②**黄疸发热**：鱼腥草150～180克。水煎温服。③**咳嗽痰黄**：鱼腥草15克，桑白皮、浙贝母各8克，石韦10克。水煎服。④**刺毛虫皮炎**：鱼腥草60克，木芙蓉叶30克。上药捣烂如泥，外敷患处。⑤**习惯性便秘**：鱼腥草5～10克。白开水浸泡10～12分钟，代茶饮，每日1剂。

1
2
3
快速识别
①茎下部伏地，上部直立。
②叶片心形，全缘，暗绿色。
③穗状花序生长于茎上端，与叶对生。

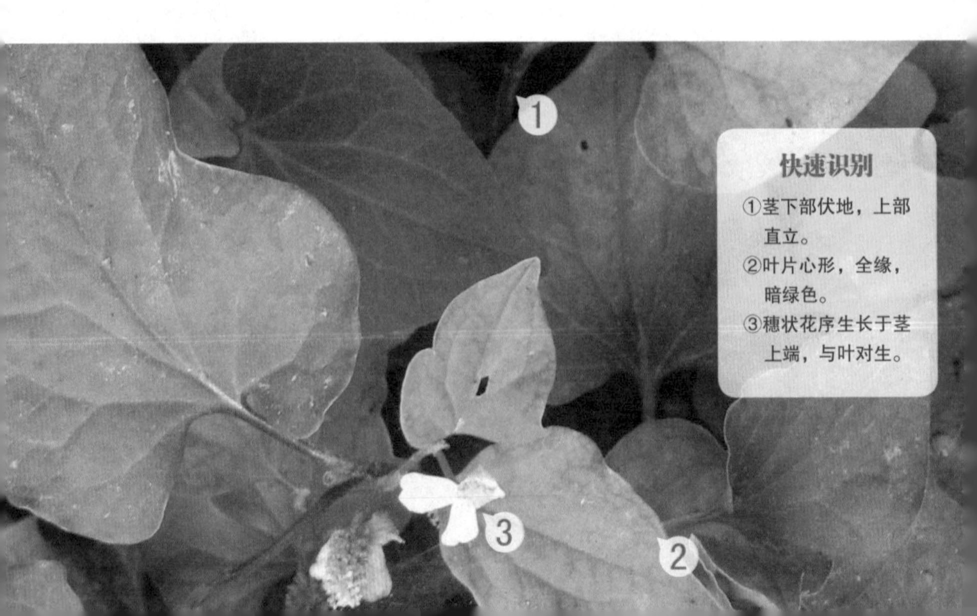

大血藤

别名 血通、红藤、红皮藤、红血藤、千年健、血木通。

性味归经 苦，平。归大肠、肝经。

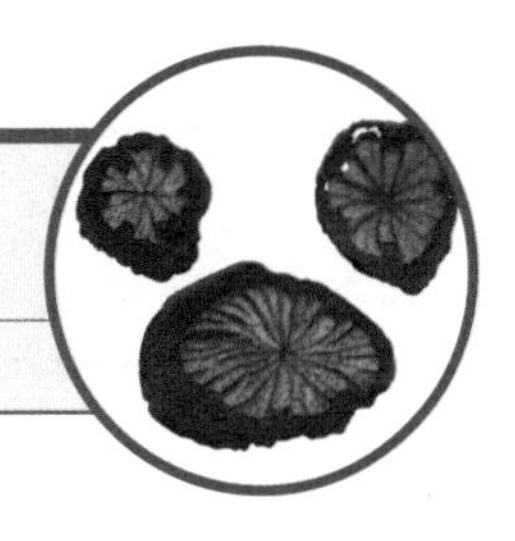

来源 为木通科植物大血藤 *Sargentodoxa cuneata* (Oliv.) Rehd. et Wils. 的干燥藤茎。

生境 生长于溪边、山坡疏林等地。有栽培。主产于湖北、四川、江西、河南、江苏等地。

采收 秋、冬两季采收，除去侧枝，截段，干燥，切厚片。生用。

功用 清热解毒，活血，祛风止痛。用于肠痈腹痛，热毒疮疡，经闭，痛经，风湿痹痛，跌打肿痛。煎服，9~15克；外用适量。

验方 ①**风湿筋骨疼痛，经闭腰痛：**大血藤30~50克。水煎服。②**血崩（阴道大出血）：**大血藤、仙鹤草、白茅根各25克。水煎服。③**风湿骨痛：**大血藤、刺五加、狗脊、威灵仙、金樱子各15克，半枫荷20克，枸杞子、四块瓦各10克。泡酒内服。④**急性阑尾炎：**大血藤60克，蒲公英30克，生大黄、厚朴各6克。每日1剂，分2次煎服。⑤**闭经：**大血藤鲜根100克，益母草50克。水煎服。⑥**风湿性关节炎：**大血藤50克，威灵仙藤叶、五加皮各15克。水煎服。

1
快速识别
①茎褐色，无毛。
②3出复叶互生，叶柄长，上面有槽。
2

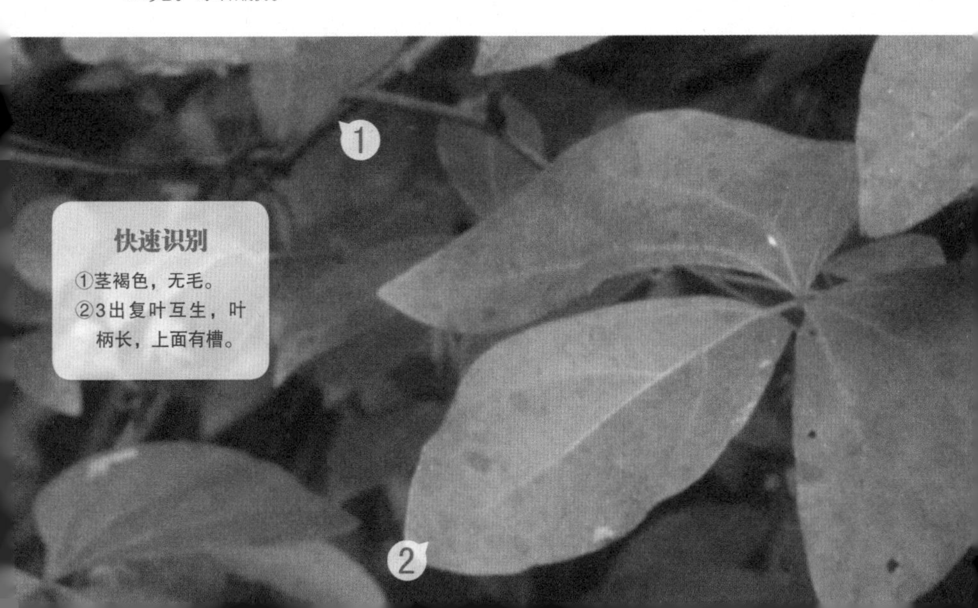

射干

别名　寸干、乌扇、鬼扇、乌蒲、山蒲扇、野萱花、金蝴蝶。

性味归经　苦，寒。归肺经。

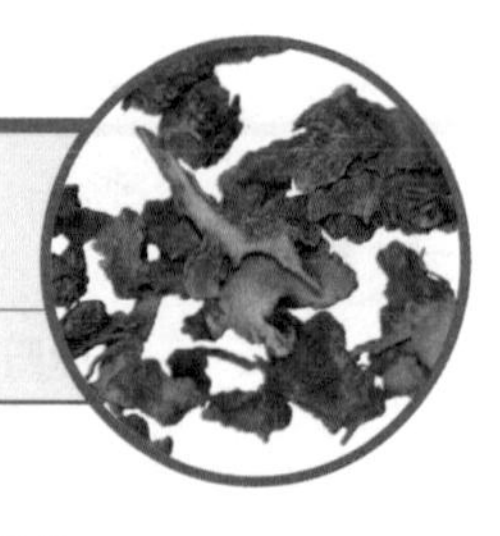

来源　为鸢尾科植物射干 *Belamcanda chinensis* (L.) DC. 的干燥根茎。

生境　生长于林下或山坡。主产于湖北、河南、江苏、安徽等地。

采收　春初刚发芽或秋末茎叶枯萎时采挖，除去须根及泥沙，干燥，切片。生用。

功用　清热解毒，消痰利咽。用于热毒痰火郁结，咽喉肿痛，痰涎壅盛，咳嗽气喘。煎服，3～10克。

验方　①**血瘀闭经：**射干、莪术各9克，当归、川芎各10克。水煎服。②**乳糜尿：**射干适量。病程长及体质壮实者用20～25克，病程短及体弱者用12～25克。加水煎汤分3次服，每日1剂。③**慢性咽喉炎：**射干、金银花、玉竹、麦冬、知母各10克，红糖适量。水煎服，10日为1个疗程。④**风热郁结，咽喉红肿热痛：**射干12克。水煎服。⑤**跌打损伤：**鲜射干60克。捣烂敷患处。⑥**腮腺炎：**射干鲜根3～5克。水煎，饭后服，每日2次。

快速识别
①茎直立，实心。
②叶剑形，嵌迭状排成2列。
③伞房花序，顶生，花橘红色，散生暗色斑点。
③
①
②

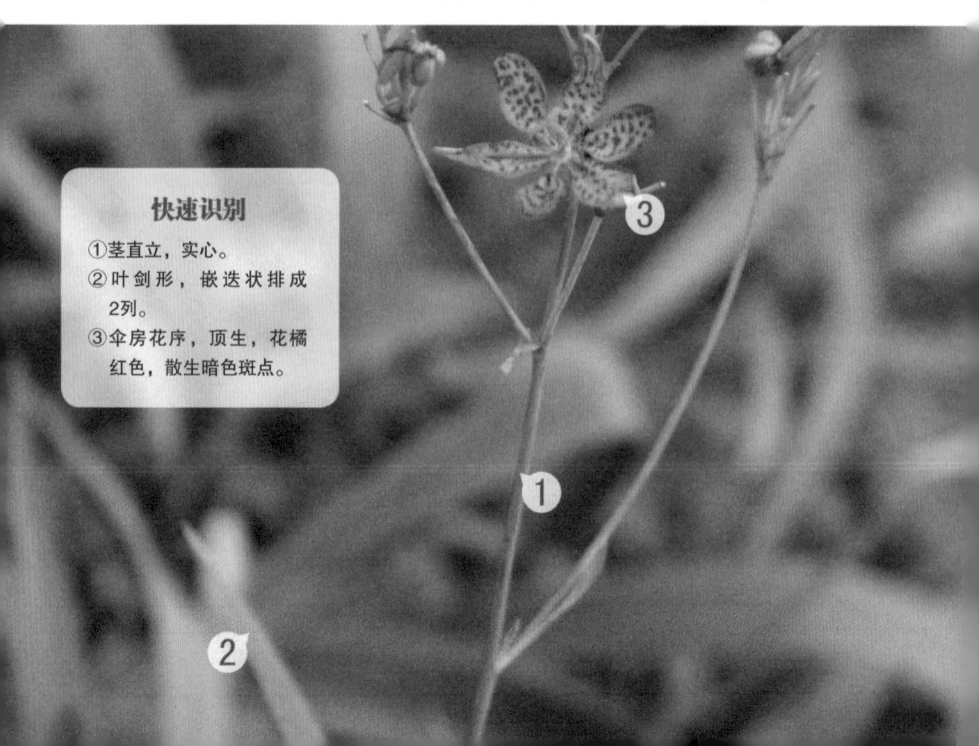

山豆根

别名 豆根、黄结、广豆根、南豆根、小黄连、山大豆根。

性味归经 苦，寒；有毒。归肺、胃经。

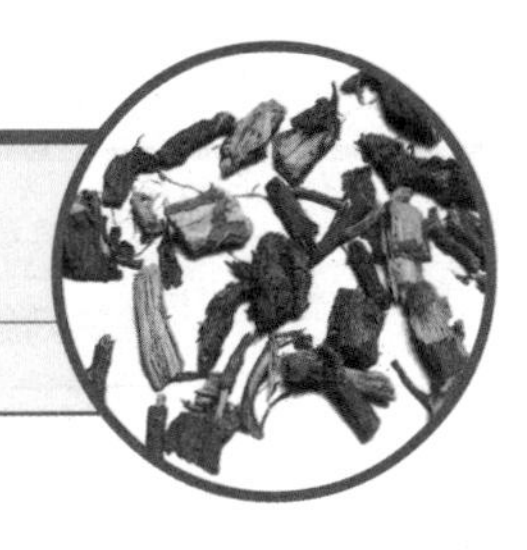

来源 为豆科植物越南槐 *Sophora tonkinensis* Gagnep. 的干燥根及根茎。

产地 生长于坡地、平原等地。主产于广西、广东、贵州、云南等地。

采收 秋季采挖，除去杂质，洗净，晒干，切片。生用。

功用 清热解毒，消肿利咽。用于火毒蕴结，咽喉肿痛，齿龈肿痛，口舌生疮。煎服，3~6克；外用适量。

验方 ①**急性咽喉炎、扁桃体炎：**山豆根、板蓝根各10克，金银花、连翘各12克，桔梗6克，甘草5克。水煎服。②**麻疹并发喉炎：**山豆根、牛蒡子各6克，胖大海2枚。水煎服，每日1剂，每日服3次。③**咽喉肿痛，口舌生疮，大便不通：**山豆根12克，大黄、芒硝、升麻各6克。水煎服。④**食管癌：**山豆根、重楼、夏枯草各30克。水煎服。

快速识别
①茎圆柱形，表面具沟槽。
②羽状复叶互生，小叶11~17枚，卵形或长圆状卵形。
②
①

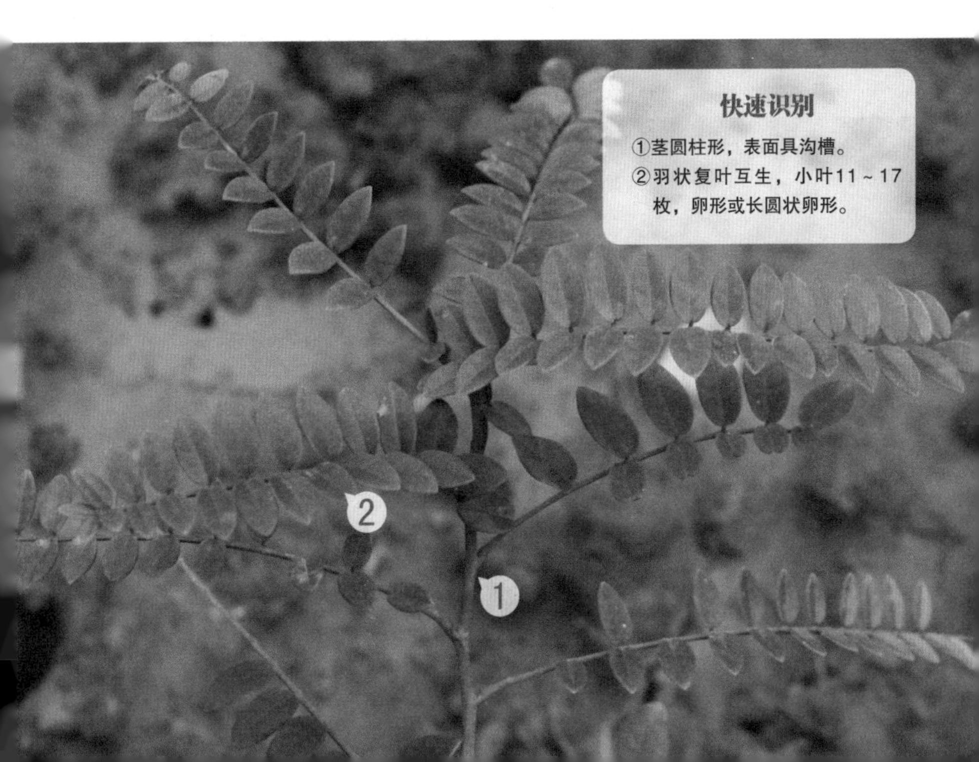

马勃

别名 灰包、马粪包、灰色菌。

性味归经 辛，平。归肺经。

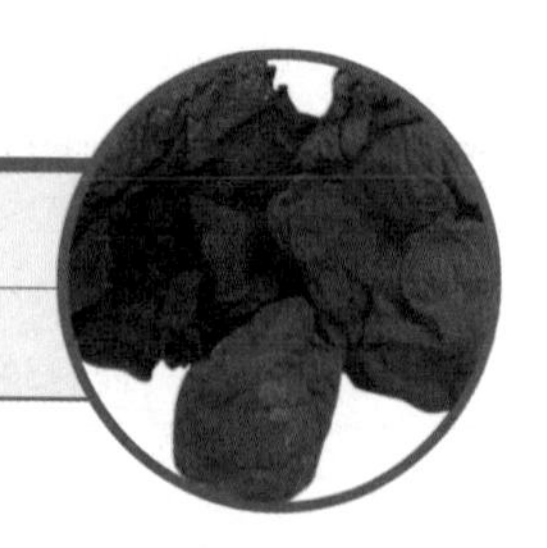

来源 为灰包科真菌脱皮马勃 *Lasiosphaera fenzlii* Reich. 等的干燥子实体。

生境 生长于开阔的草地上。主产于辽宁、甘肃、江苏、安徽等地。

采收 夏、秋两季子实体成熟时及时采收，除去泥沙，干燥，除去外层硬皮，切成方块，或研成粉。生用。

功用 清肺利咽，止血。用于风热郁肺咽痛，咳嗽，音哑；外治鼻出血，创伤出血。煎服，2~6克；外用适量。

验方 ①**外伤出血，鼻出血，拔牙后出血：**马勃适量。撕去皮膜，取内部海绵绒样物压迫出血部位。②**痈疽疮疖：**马勃孢子粉适量。以蜂蜜调和涂敷患处。③**积热吐血：**马勃适量。研为末，加砂糖做成丸子，如弹子大，每次半丸，冷水化下。④**失音：**马勃、马牙硝各等份。为末，加砂糖和成丸子，如芡子大，含服。⑤**久咳：**马勃适量。研为末，加蜜做成丸子，如梧桐子大，每次20丸，白汤送下。⑥**混合痔、肛瘘切除后出血：**马勃海绵2~3片。贴于创面。⑦**外伤出血：**马勃粉适量。敷伤口，包扎。

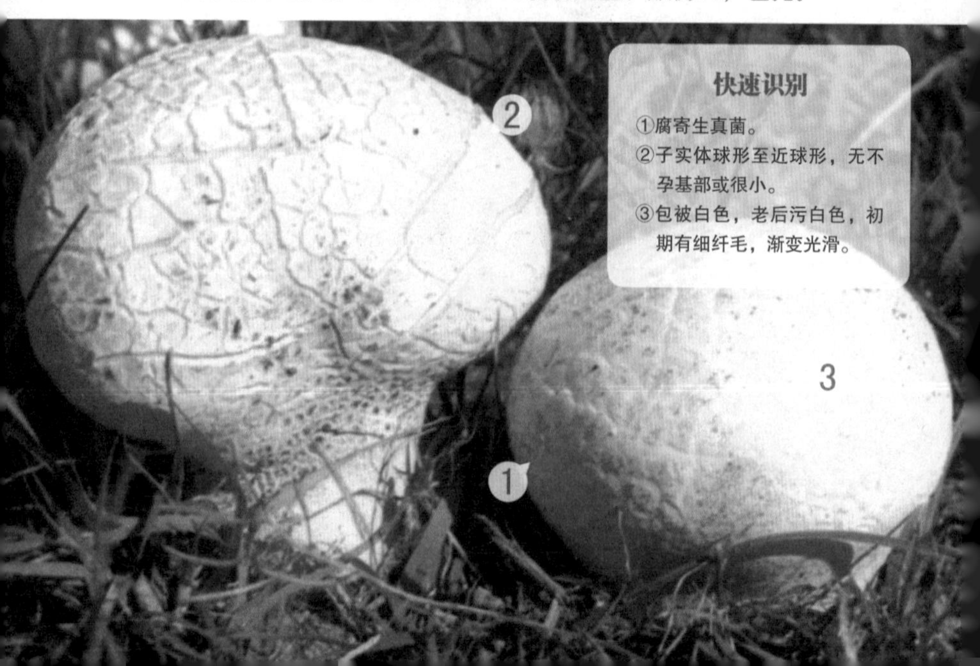

快速识别

①腐寄生真菌。
②子实体球形至近球形，无不孕基部或很小。
③包被白色，老后污白色，初期有细纤毛，渐变光滑。

青果

别名 橄榄、甘榄、余甘子、干青果、青橄榄。

性味归经 甘、酸，平。归肺、胃经。

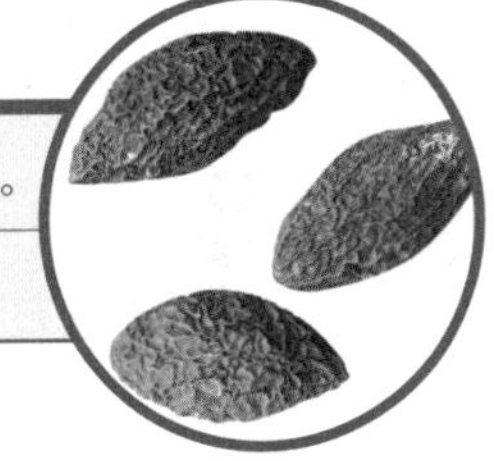

来源 为橄榄科植物橄榄 *Canarium album* Raeusch. 的干燥成熟果实。

生境 生长于低海拔的杂木林中。多为栽培。主产于广东、广西、福建、云南、四川等地。

采收 秋季果实成熟时采收，干燥。打碎，生用。

功用 清热解毒，利咽，生津。用于咽喉肿痛，咳嗽痰黏，烦热口渴，鱼蟹中毒。煎服，5～10克。

验方 ①**肺胃热毒壅盛，咽喉肿痛：**鲜青果15克，鲜萝卜250克。切碎或切片，加水煎汤服。②**癫痫：**青果500克，郁金25克。加水煎取浓汁，放入白矾（研末）25克，混匀再煎，约得500毫升，每次20毫升，早、晚分服，温开水送下。③**慢性咽炎：**青果、玄参、桔梗各6克，甘草2克。水煎服。④**河豚中毒：**青果31克。水煎服。⑤**咽喉肿痛：**青果适量。噙含。⑥**饮酒过度：**青果适量。绞汁或熬膏服。

快速识别
①奇数羽状复叶互生，长圆状披针形，全缘。
②核果卵形，青黄色。
2
1

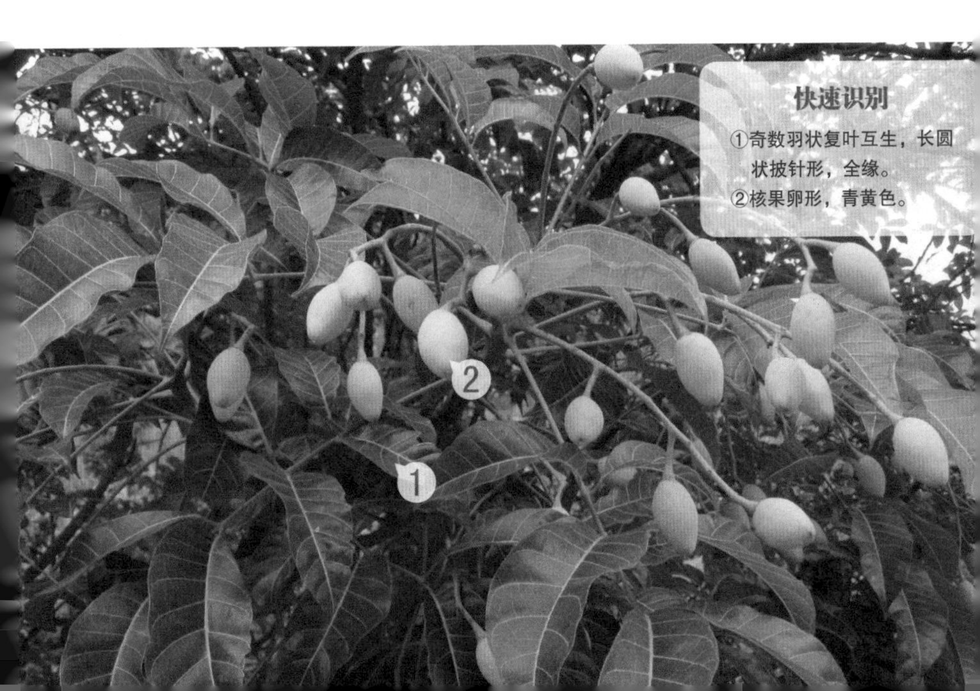

锦灯笼

别名 酸浆、酢浆、酸浆实、灯笼果、金灯笼、天灯笼。

性味归经 苦，寒。归肺经。

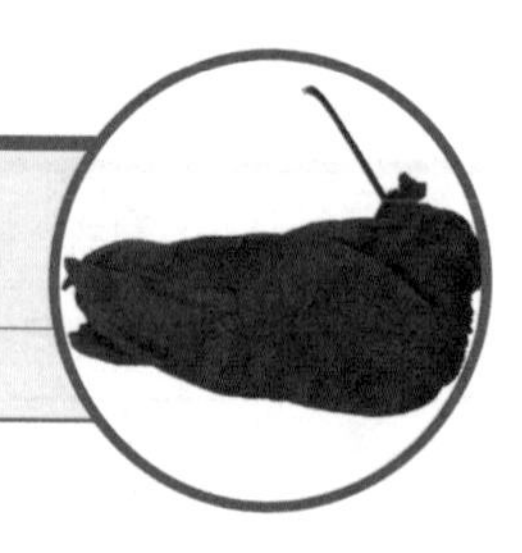

来源 为茄科植物酸浆 *Physalis alkekengi* L. var. *franchetii* (Mast.) Makino 的干燥宿萼或带果实的宿萼。

生境 多为野生，生长于山野、林缘等地。全国大部分地区均有生产，以东北、华北产量大、质量好。

采收 秋季果实成熟、宿萼呈红色或橙红色时采收，晒干。生用。

功用 清热解毒，利咽化痰，利尿通淋。用于咽痛音哑，痰热咳嗽，小便不利，热淋涩痛；外治天疱疮，湿疹。煎服，5～9克；外用适量，捣敷患处。

验方 ①**肠胃伏热：**锦灯笼果实150克，苋实90克，马蔺子（炒）、大盐榆白皮（炒）各60克，柴胡、黄芩、瓜蒌根、闾茹各30克。共研为末，加炼蜜为丸如梧桐子大，每服30丸，木香汤送下。②**热咳咽痛：**锦灯笼草适量。研末，开水送服；同时以醋调药末敷喉外。③**痔疮：**锦灯笼叶适量。贴疮上。④**慢性肾炎：**锦灯笼果实5个，木瓜4片，大枣10枚，车前草2棵。水煎服，每日1剂，连服7日后改为隔日1剂。

3
4
2
1
快速识别
①茎基部略带木质。
②叶互生，叶片长卵形至阔形，全缘而波状或有粗芽齿。
③花单生于叶腋。
④浆果球状，熟时橙红色。

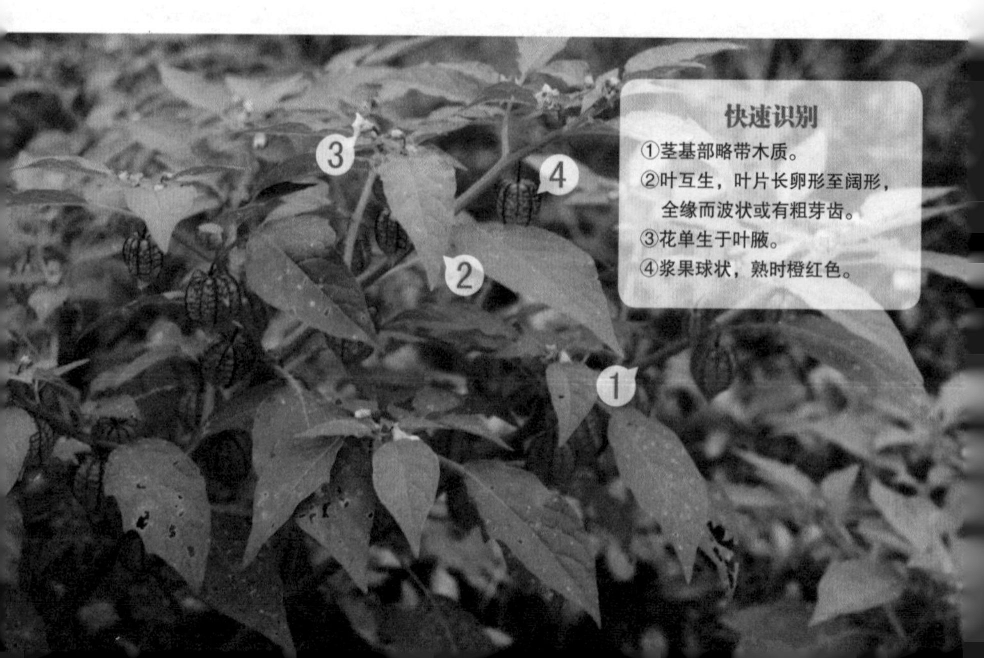

木蝴蝶

别名 玉蝴蝶、千层纸、云故纸、千张纸、白玉纸。

性味归经 苦、甘，凉。归肺、肝、胃经。

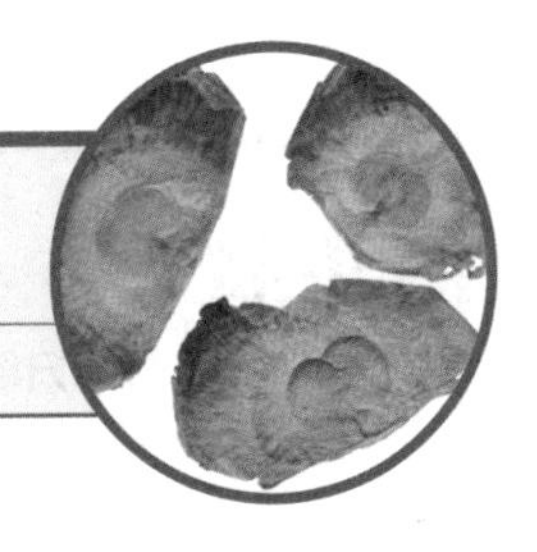

来源 为紫葳科植物木蝴蝶 *Oroxylum indicum* (L.) Vent. 的干燥成熟种子。

生境 生长于山坡、溪边、山谷及灌木丛中。主产于云南、广西、贵州等地。均为野生。

采收 秋、冬两季采收成熟果实，曝晒至果实开裂，取出种子，晒干。生用。

功用 清肺利咽，疏肝和胃。用于肺热咳嗽，喉痹，音哑，肝胃气痛。煎服，1～3克。

验方 ①**久咳音哑：**木蝴蝶、桔梗、甘草各6克，水煎服；或木蝴蝶6克，玄参9克，冰糖适量，水煎服。②**慢性喉炎：**桔梗、玄参、麦冬、橄榄、木蝴蝶各9克。水煎服，每日1剂，每日服2次。③**慢性咽喉炎：**木蝴蝶3克，金银花、菊花、沙参、麦冬各9克。水煎当茶饮。④**干咳，音哑，咽喉肿痛：**木蝴蝶、甘草各6克，胖大海9克，蝉蜕3克，冰糖适量。水煎服。

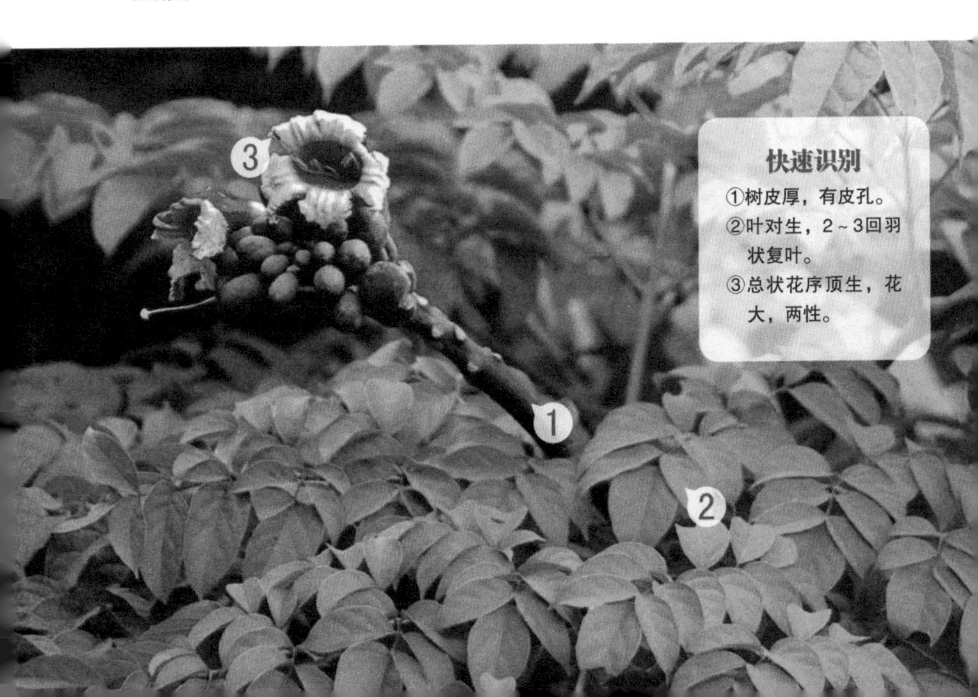

快速识别

①树皮厚，有皮孔。

②叶对生，2～3回羽状复叶。

③总状花序顶生，花大，两性。

白头翁

别名 翁草、野丈人、犄角花、白头公、老翁花、胡王使者。

性味归经 苦，寒。归胃、大肠经。

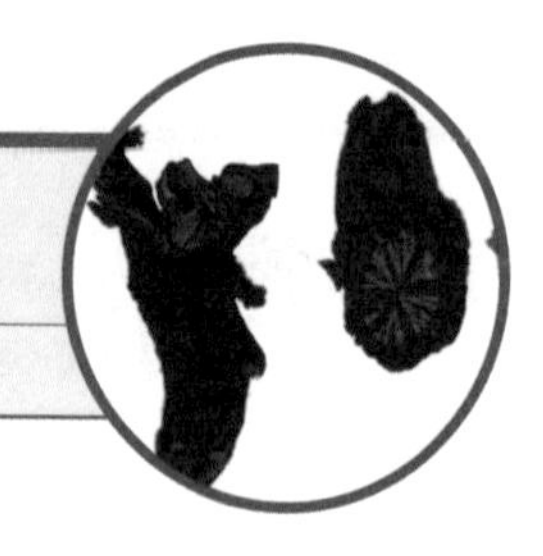

来源 为毛茛科植物白头翁 *Pulsatilla chinensis* (Bge.) Regel 的干燥根。

生境 生长于平原或低山山坡草地、林缘或干旱多岩石的坡地。主产于河南、陕西、甘肃、山东、江苏、安徽、湖北、四川等地。

采收 春、秋两季采挖，除去泥沙，干燥，切薄片。生用。

功用 清热解毒，凉血止痢。用于热毒血痢，阴痒带下，阿米巴痢疾。煎服，9～15克；外用适量。

验方 ①**少小阴颓：**鲜白头翁，多少随意。捣烂，敷患处，一宿当作疮，20日愈。②**外痔：**白头翁全草适量。以根捣红贴痔上。③**心烦口渴，发热，里急后重：**白头翁9克，川黄连、川黄柏、秦皮各6克。水煎服。④**细菌性痢疾：**白头翁15克，马齿苋30克，鸡冠花10克。水煎服。⑤**非特异性阴道炎：**白头翁20克，青皮15克，海藻10克。水煎服，每日2次。

快速识别

①叶基生，具长柄，3全裂。

②花单一，顶生，花被6，2轮，外密被长绵毛。

马齿苋

别名 酸苋、马齿草、长命菜、马齿菜、马齿龙芽。

性味归经 酸，寒。归肝、大肠经。

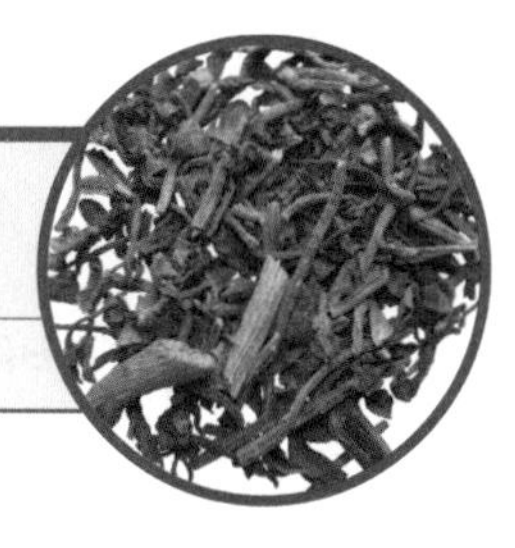

来源 为马齿苋科植物马齿苋 *Portulaca oleracea* L. 的干燥地上部分。

生境 全国大部分地区均产。

采收 夏、秋两季采收。除去残根及杂质，洗净，鲜用、略蒸或烫后晒干，切段入药。生用。

功用 清热解毒，凉血止血，止痢。用于热毒血痢，痈肿疔疮，湿疹，丹毒，蛇虫咬伤，便血，痔血，崩漏下血。煎服，9～15克；外用适量，捣敷患处。

验方 ①**痢疾便血，湿热泄泻：**马齿苋250克，粳米60克。粳米加水适量，煮成稀粥，马齿苋切碎后下，煮熟，空腹食。②**赤白带：**鲜马齿苋适量。洗净，捣烂绞汁约60毫升；生鸡蛋2个，去黄，蛋白加入马齿苋汁中搅和，开水冲服，每日1次。③**痈肿疮疡，丹毒红肿：**马齿苋120克。水煎内服；并以鲜品适量，捣糊外敷。④**尿血，便血（非器质性疾病引起的）：**马齿苋、鲜藕分别绞取汁液，等量混匀，每次服2匙。⑤**妇女带下：**鲜马齿苋120克，山药30克，粳米100克。煮粥食，每日1剂。

②
①
快速识别
①茎绿色或淡紫色。
②单叶互生或近对生，叶片肉质肥厚。

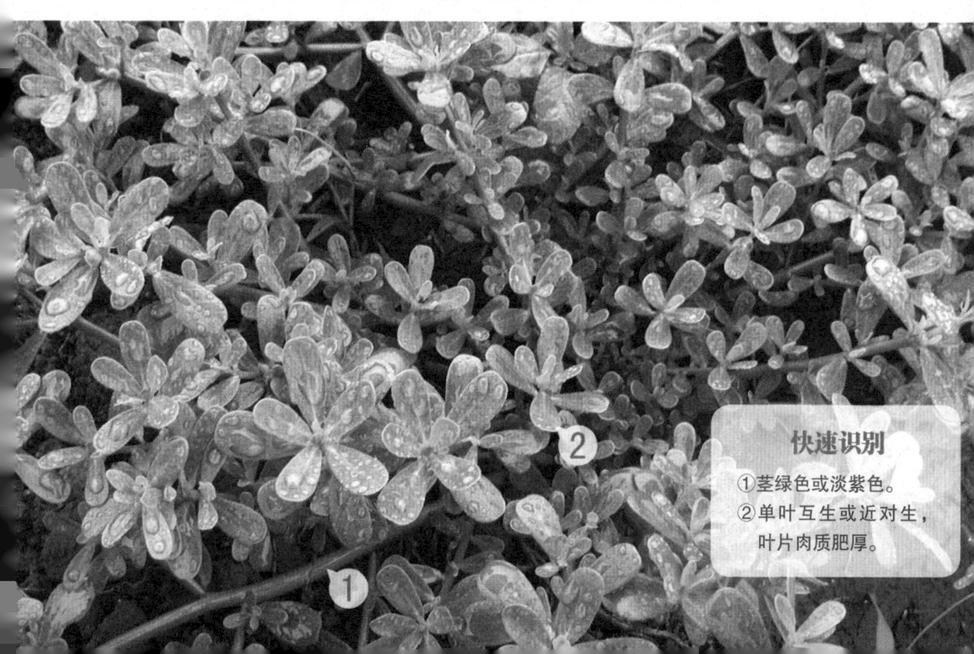

鸦胆子

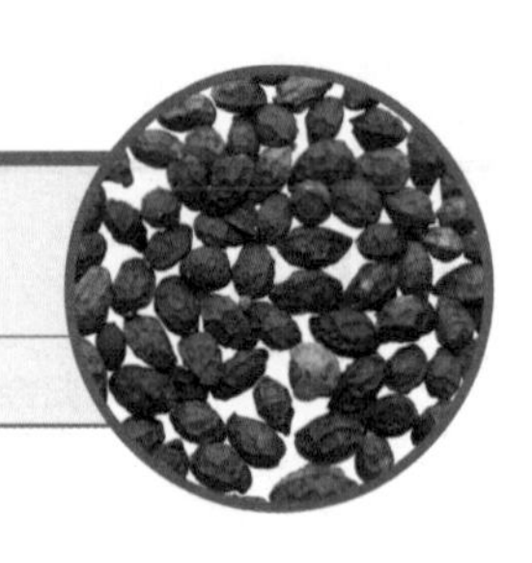

别名 老鸦胆、雅旦子、苦棒子、鸭蛋子、小苦楝、苦参子。

性味归经 苦，寒；有小毒。归大肠、肝经。

来源 为苦木科植物鸦胆子 *Brucea javanica* (L.) Merr. 的干燥成熟果实。

生境 生长于灌木丛、草地及路旁向阳处。主产于广东、广西、福建、云南、贵州等地。

采收 秋季果实成熟时采收，除去杂质，晒干，去壳取仁。生用。

功用 清热解毒，截疟，止痢；外用腐蚀赘疣。用于痢疾，疟疾；外治赘疣，鸡眼。内服，0.5～2克，用龙眼肉包裹或装入胶囊吞服；外用适量。

验方 ①**痔**：鸦胆子7粒。包龙眼肉，吞下。②**疣**：鸦胆子适量。去皮，杵为末，以烧酒和涂患处。③**阴道炎**：鸦胆子仁40粒。打碎，加水煎成40毫升，一次性灌注阴道，每日1次。④**疟疾**：鸦胆子仁适量。每次10粒（分装胶囊或用龙眼肉包裹），每日3次吞服，第3日后用量减半，连服5日。

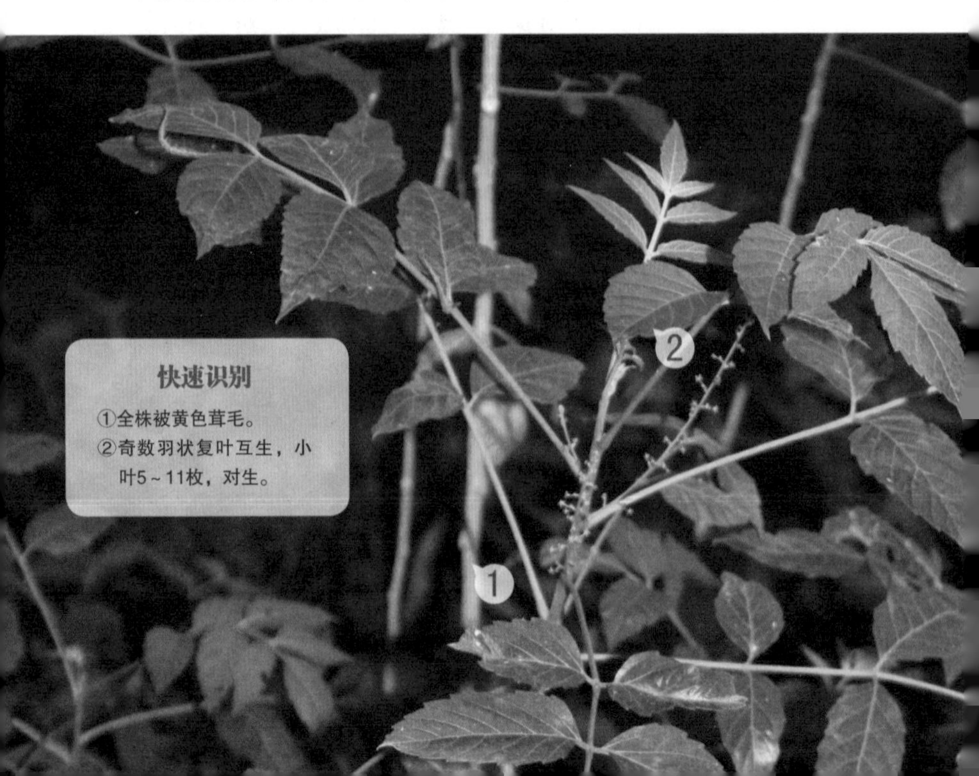

快速识别

①全株被黄色茸毛。

②奇数羽状复叶互生，小叶5～11枚，对生。

半边莲

别名　腹水草、蛇利草、半边菊、细米草。

性味归经　辛，平。归心、小肠、肺经。

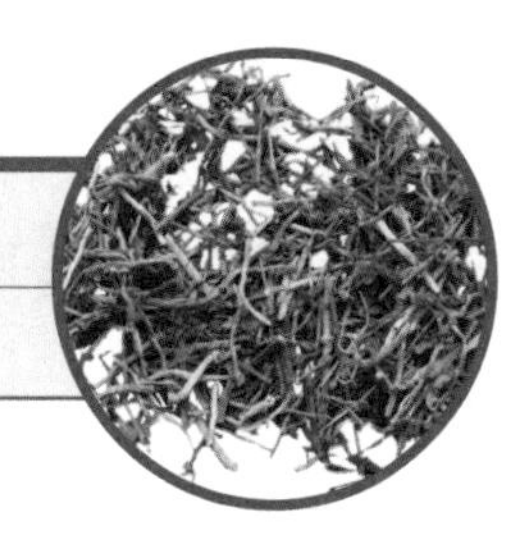

来源　为桔梗科植物半边莲 *Lobelia chinensis* Lour. 的干燥全草。

生境　生长于阳光或局部阴凉环境和肥沃、潮湿、多有机质、排水良好的土壤里。主产于安徽、江苏及浙江等地。

采收　夏季采收，除去泥沙，洗净，晒干。鲜用或生用。

功用　利尿消肿，清热解毒。用于面足浮肿，痈肿疔疮，蛇虫咬伤，湿热黄疸，湿疹湿疮，晚期血吸虫病腹水。煎服，干品9～15克，鲜品30～60克；外用适量。

验方　①**多发性疖肿，急性蜂窝织炎：**半边莲30克，紫花地丁15克，野菊花9克，金银花6克。水煎服。并用鲜半边莲适量，捣烂敷患处。②**蛇咬伤：**鲜半边莲30～120克。水煎服。同时用鲜品捣烂，敷伤口周围及肿痛处。③**黄疸，水肿，小便不利：**半边莲、白茅根各30克。水煎，加白糖适量服。④**肝硬化及血吸虫病腹水：**半边莲30～45克，马鞭草15克。水煎服。⑤**生殖器疱疹：**半边莲30克，青黛15克，白矾5克。上药共研极细末，加入香油适量，调和成稠糊膏状，备用。每取此药膏少许涂擦患处，每日涂2次。

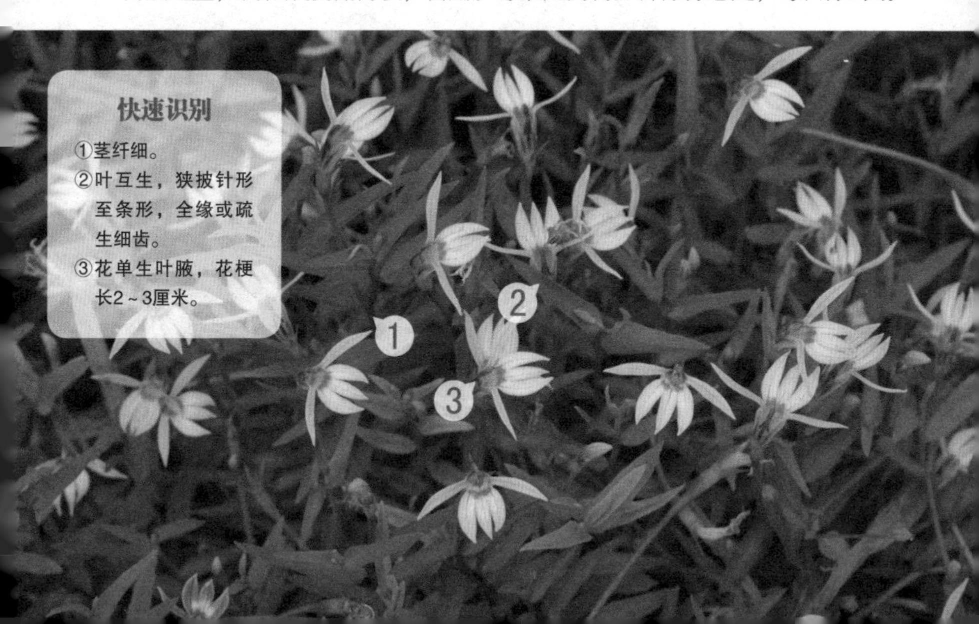

快速识别

①茎纤细。
②叶互生，狭披针形至条形，全缘或疏生细齿。
③花单生叶腋，花梗长2～3厘米。

白花蛇舌草

别名 蛇舌草、甲猛草、尖刀草、蛇针草、白花十字草。

性味归经 苦、微甘，微寒。归肺、肝、胃经。

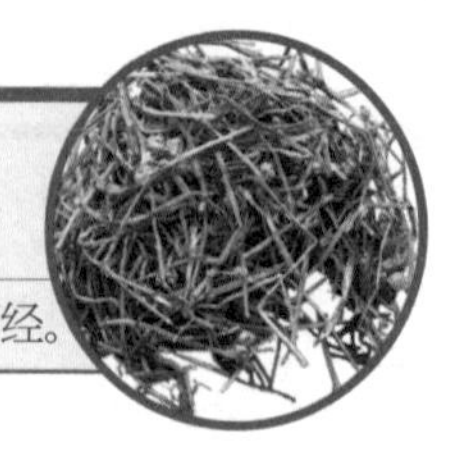

来源 为茜草科植物白花蛇舌草 *Oldenlandia diffusa* (Willd.) Roxb. 的干燥全草。

生境 生长于潮湿的沟边、草地、田边和路旁。长江以南各地均产。

采收 夏、秋两季采收，洗净，晒干或鲜用。

功用 清热，利湿，解毒。用于肺热喘咳，扁桃体炎，咽喉炎，阑尾炎，痢疾，尿路感染，黄疸，肝炎，盆腔炎，附件炎，痈肿疔疮，毒蛇咬伤，肿瘤。煎服，15～60g；外用适量。

验方 ①**喉咙肿胀疼痛：**白花蛇舌草30克，玄参15克，甘草3克。放入1500毫升水中，煮30分钟后服用。②**尿路感染：**白花蛇舌草、芦竹根、车前草各15克，三白草30克。水煎服。③**盆腔炎，附件炎：**白花蛇舌草、大血藤、两面针各30克。水煎服。④**疮痈，蛇伤：**鲜白花蛇舌草120克。捣烂外敷。⑤**脓溃恢复期：**白花蛇舌草30克，薏苡仁60克。水煎服。

快速识别
①茎纤弱。
②叶对生，叶片线形至线状披针形，革质。
③花单生或2朵生于叶腋，无柄或近于无柄。
2
3
1

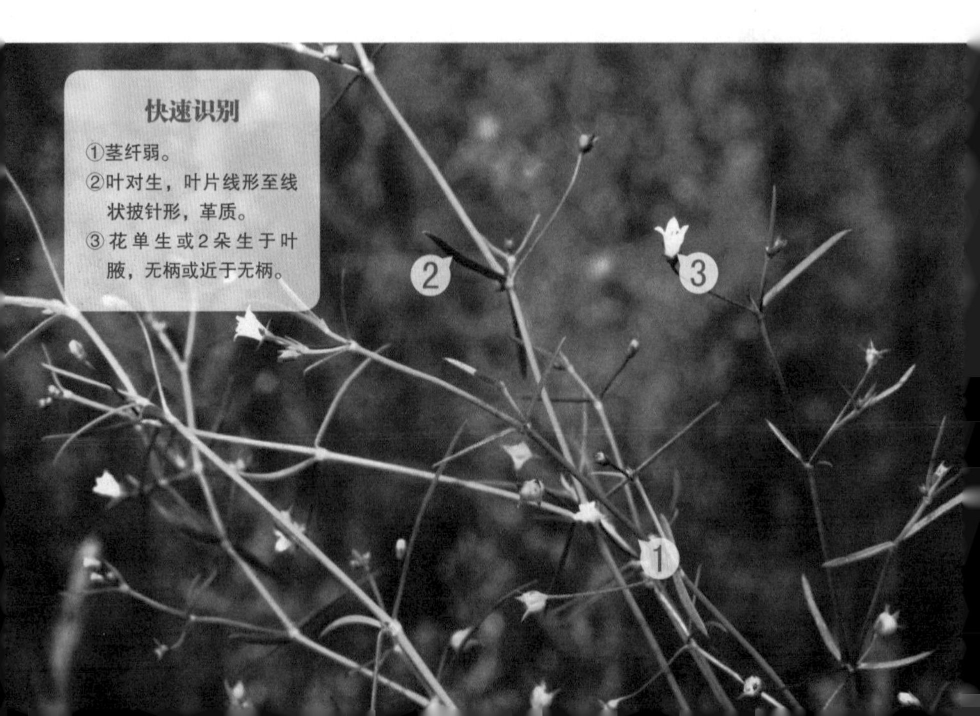

白蔹

别名 昆仑、白根、山地瓜、见肿消、地老鼠、鹅抱蛋。

性味归经 苦，微寒。归心、胃经。

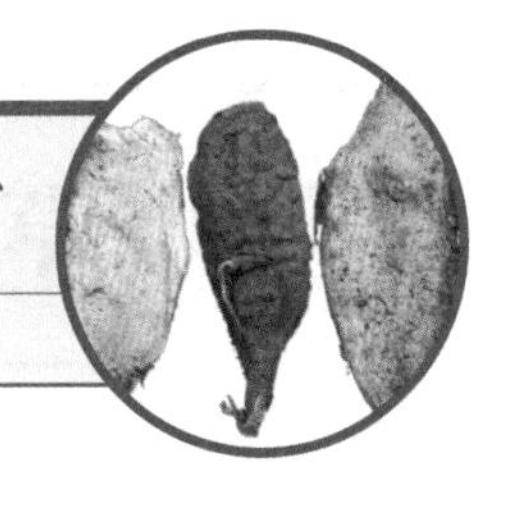

来源 为葡萄科植物白蔹 *Ampelopsis japonica* (Thunb.) Makino 的干燥块根。

生境 生长于荒山的灌木丛中。主产于华东、华北及中南各地，广东、广西也有生产。多为野生。

采收 春、秋两季采挖，除去泥沙及细根，切成纵瓣或斜片，晒干。生用。

功用 清热解毒，消痈散结，敛疮生肌。用于痈疽发背，疔疮，瘰疬，水火烫伤。煎服，5~10克；外用适量，煎汤洗或研成极细粉敷患处。

验方 ①**水火烫伤：**白蔹、地榆各等份。共为末，适量外敷，或麻油调敷患处。②**急、慢性细菌性痢疾：**白蔹适量。焙干研末，每次1~3克，每日3次。③**扭挫伤：**白蔹2个，食盐适量。捣烂外敷。④**皮肤中热痱，瘰疬：**白蔹、黄连各100克，生胡粉50克。上捣筛，调水敷患处。⑤**汤火灼烂：**白蔹末适量。敷之。

快速识别
①茎多分枝。
②叶互生，一部分羽状分裂，一部分羽状缺刻，边缘疏生粗锯齿。
③聚伞花序与叶对生。
④浆果球形或肾形。
1
2
3
4

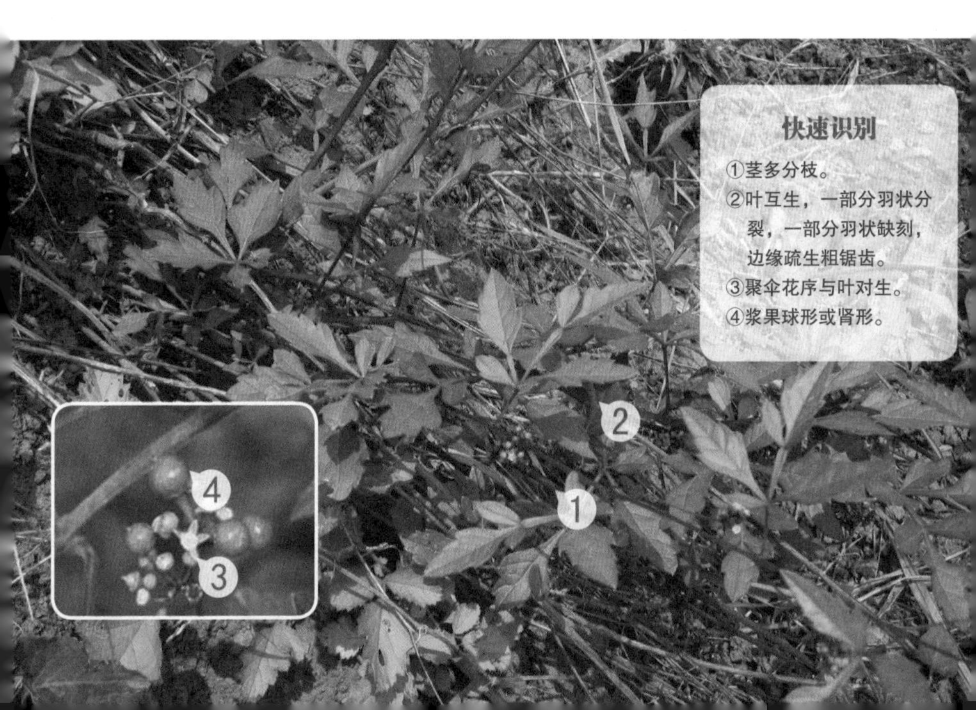

九头狮子草

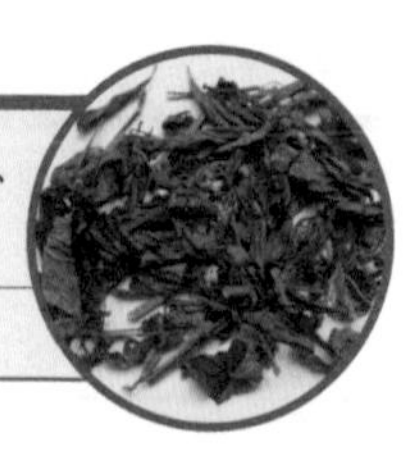

别名 接骨草、土细辛、万年青、金钗草、四季青、九节篱、铁脚万年青。

性味归经 辛、微苦，凉。

来源 为爵床科植物九头狮子草 *Peristrophe japonica* (Thunb.) Bremek. 的干燥全草。

生境 生长于山坡、林下、路旁、溪边等阴湿处，有栽培。主产于江苏、浙江、福建、湖南、江西、贵州、四川、重庆等地。

采收 夏、秋两季采收，鲜用或晒干。

功用 发汗解表，清热解毒，镇痉。主治感冒，咽喉肿痛，白喉，小儿消化不良，小儿高热，痈疖肿毒，毒蛇咬伤。煎汤，15～30克；外用鲜品捣烂敷患处。

验方 ①**白带，经漏：**九头狮子草120克。炖猪肉吃。②**蛇咬伤：**鲜九头狮子草、半枝莲、紫花地丁各适量。加盐卤捣烂，涂敷于咬伤部位。③**支气管肺炎：**鲜九头狮子草60～90克。捣烂绞汁，调少许盐服。④**肺热咳嗽：**鲜九头狮子草30克，加冰糖适量。水煎服。⑤**咽喉肿痛：**鲜九头狮子草100克。水煎，或捣烂绞汁50～100毫升，调蜜服。

3
2
1
快速识别
①茎直立，或披散。
②叶对生，纸质，椭圆形或卵状披针形，全缘。
③聚伞花序短，集生于枝梢的叶腋。

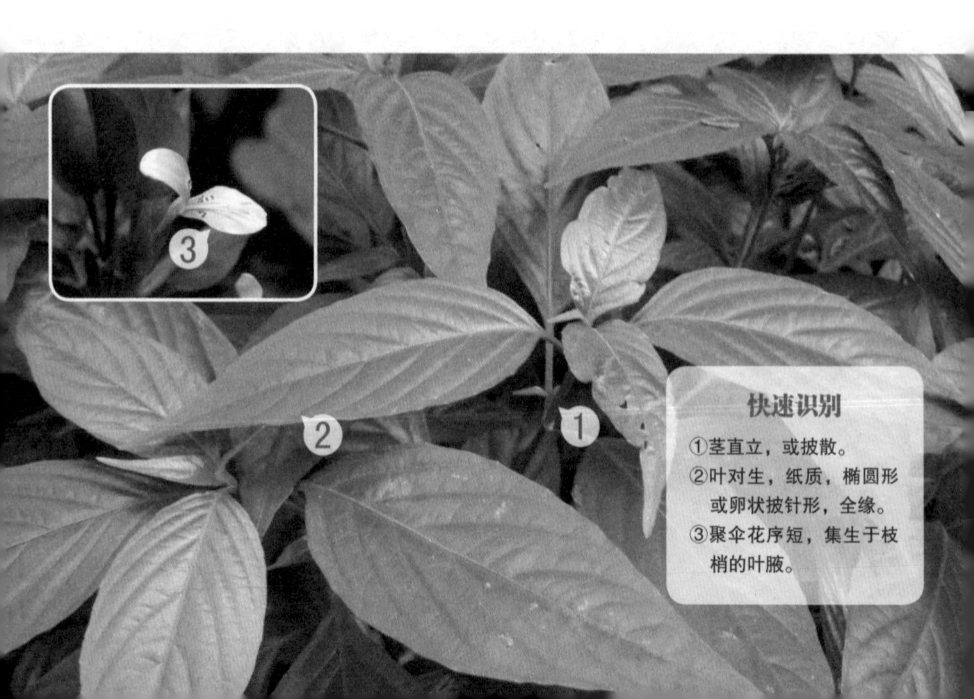

臭草

别名 芸香、臭艾、小香草、荆芥七。

性味归经 辛、微苦，凉。

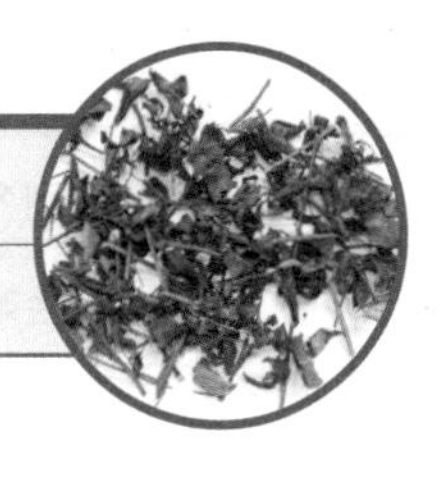

来源 为芸香科植物芸香 *Ruta graveolens* L. 的全草。

生境 生长于林缘、山谷草丛中。南北各地多有栽培。主产于云南、贵州、四川、甘肃、陕西等地。

采收 6~7月花开前割取地上部分，去除杂质，阴干，切段。生用。

功用 清热解毒，散瘀止痛。主治感冒发热，牙痛，月经不调，小儿湿疹；外用治疮疖肿毒，跌打损伤。煎汤，6~15克；外用鲜品捣烂敷患处。

验方 ①**泄泻及小便不通：**臭草叶适量。或生或煮食之。②**驱除蛔虫：**菜籽油煎臭草叶适量。捣烂敷脐上。③**鼻出血：**臭草叶适量。捣烂，塞鼻孔。④**跌打肿痛：**鲜臭草叶15克。捣烂冲酒温服；另用鲜臭草叶捣烂推擦伤部。⑤**小儿大便肠出：**好酒煮臭草叶适量。捣烂，用布作膏贴之。⑥**小儿惊风：**鲜臭草15克。冲开水炖服，每日2次。

3
1
2
快速识别
①全株无毛。
②叶互生，2~3回羽状复叶，全裂至深裂。
③聚伞花序顶生或腋生，花金黄色。

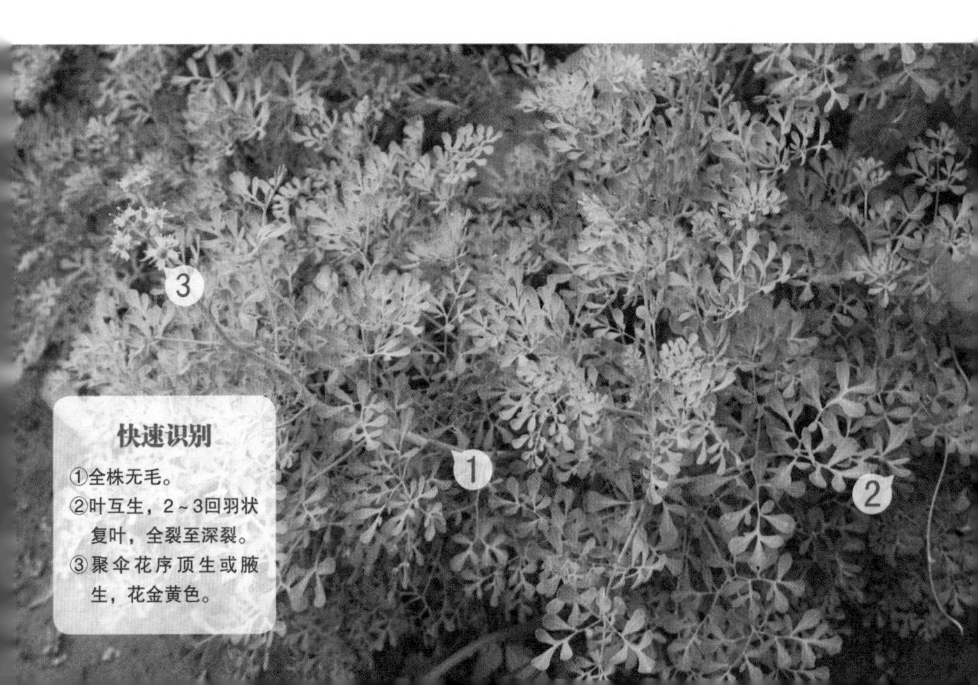

了哥王

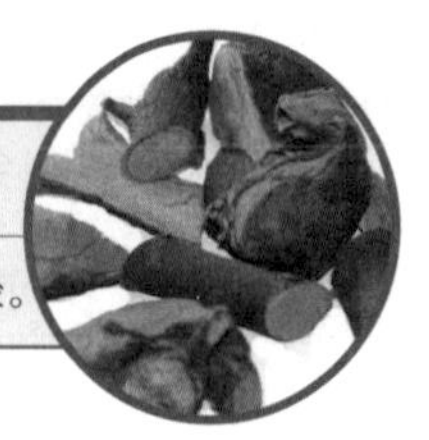

别名 地棉皮、山豆了、九信草。

性味归经 苦、辛，寒；有毒。归心、肺、小肠经。

来源 为瑞香科植物南岭荛花 *Wikstroemia inclica* (L.) C. A. Mey. 的干燥根。

生境 生长于村边、路旁、山坡灌丛中。主产于广东、广西、江西、福建、湖南、贵州。浙江、台湾及云南也有分布。

采收 秋至春初采挖，洗净晒干，经多次蒸晒去毒后用。鲜用或生用。

功用 消炎解毒，散瘀逐水。主治支气管炎，肺炎，腮腺炎，淋巴结炎，晚期血吸虫腹水，疮疖痈疽。煎汤，干品3～9克，鲜品9～15克，必须久煎；外用捣敷，研末调敷或煎水洗。

验方 ①**化脓性骨髓炎：**了哥王、入地金牛各10克，铁包金、金刚头、金锁匙、磨盘草、金银花、旱莲草、鹅不食草、重楼各15克。加水4000毫升，煎至300毫升，隔日1剂，分2次服，药渣煎水洗患处。②**肿毒：**了哥王根（十蒸九晒）30克。水煎冲温酒服。③**淋巴结炎初起：**鲜了哥王根二重皮适量。和红糖捣烂敷患处。并取了哥王根30克，水煎服，每日1次。④**跌打损伤，虫蛇咬伤，小儿头疮：**鲜了哥王茎叶适量。捣烂外敷或挤汁外涂。⑤**疮疡，乳腺炎：**了哥王叶适量。捣烂敷患处。

4
3
2
1
快速识别
①茎直立。
②单叶对生，叶片倒卵形至长椭圆形，全缘。
③夏季开黄绿色花。
④核果卵形。

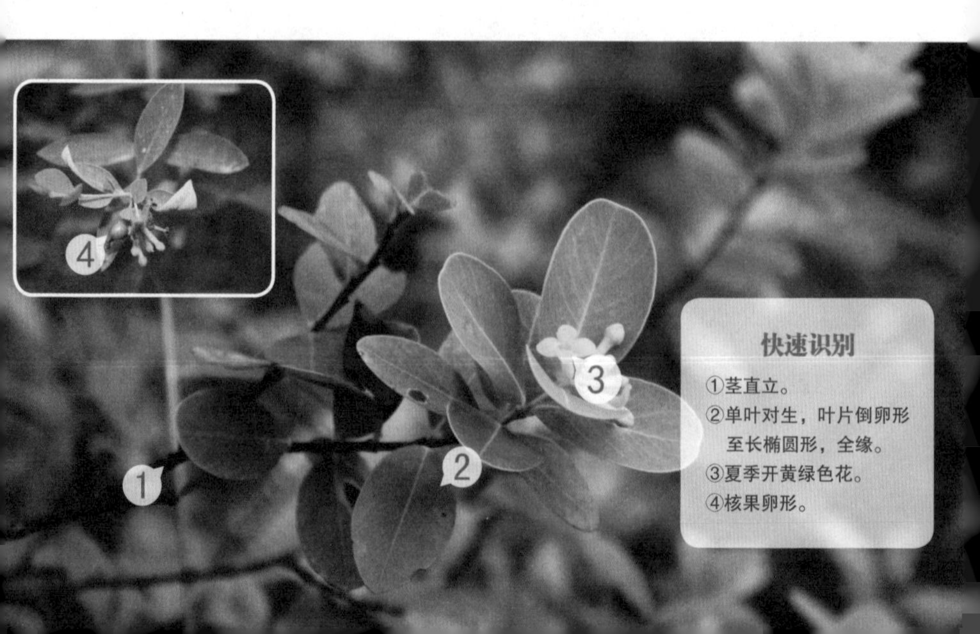

四季青

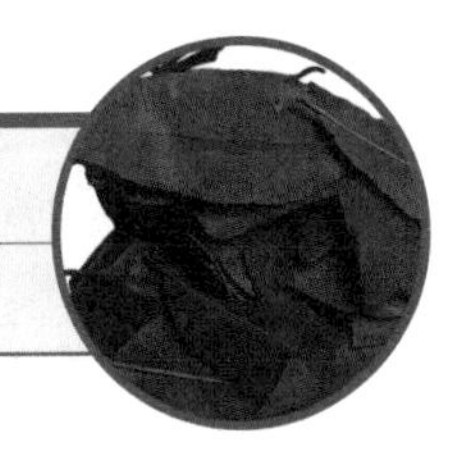

别名 红冬青、大叶冬青。

性味归经 苦、涩，凉。归肺、大肠、膀胱经。

来源 为冬青科植物冬青 *Ilex chinensis* Sims 的叶。

生境 生长于向阳山坡林缘、灌丛中。主产于长江以南各地。

采收 秋、冬两季采摘，鲜用或晒干。

功用 清热解毒，凉血止血。主治慢性支气管炎，肾盂肾炎，细菌性痢疾；外用治烧烫伤，下肢溃疡，麻风溃疡，创伤出血，冻伤，乳腺炎，皮肤皲裂（烧灰调油外搽）。煎汤，15～30克；外用鲜品捣敷，或水煎洗、涂。

验方 ①**热毒疮疔：**四季青鲜叶适量。洗净，加盐少许同捣敷。②**外伤出血：**四季青鲜叶适量，捣敷。或干叶研细外撒。③**风热感冒：**四季青、大青叶、鸭跖草各30克，紫苏梗、荆芥各15克。加清水500毫升，浓煎，每次10～15毫升，每日3～4次。

快速识别
①树皮灰色或浅灰色，无毛。
②叶互生，叶片革质，通常狭长椭圆形，边缘疏生浅锯齿。
③核果椭圆形，熟时红色。
3
1
2

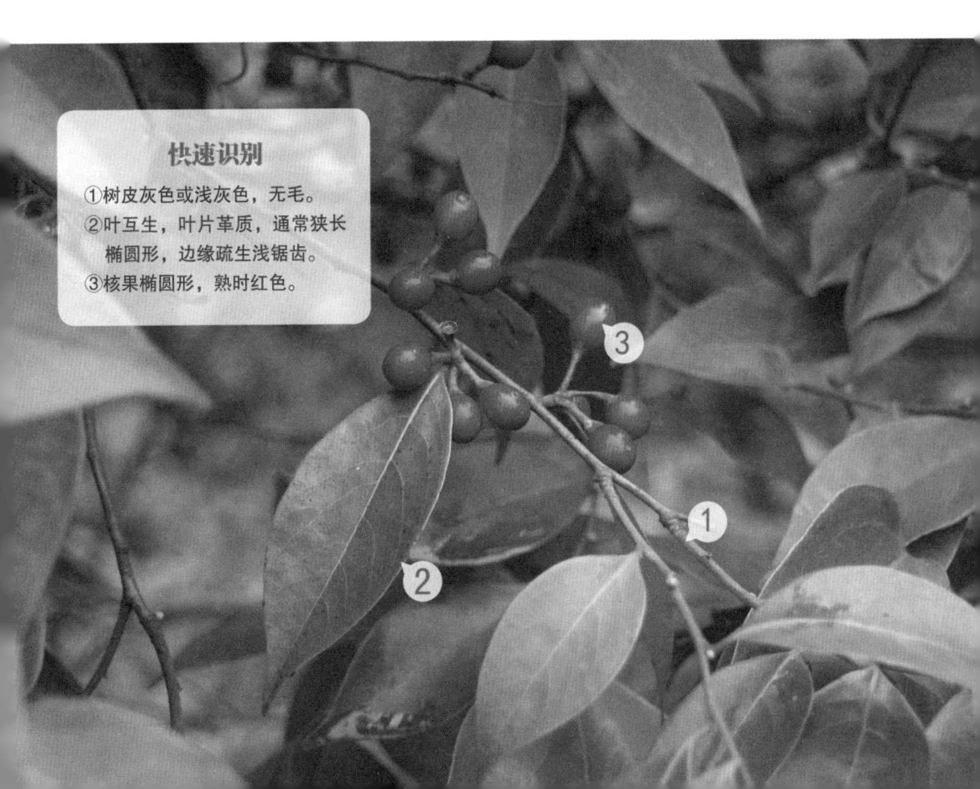

朱砂根

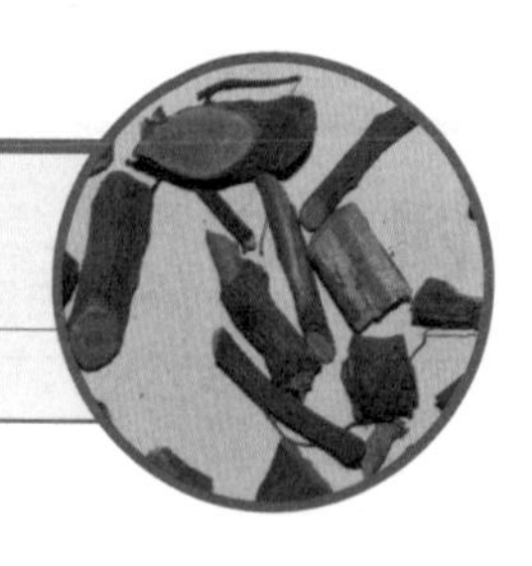

别名 凤凰肠、老鼠尾、山豆根、地杨梅、散血丹、土丹皮、金锁匙。

性味归经 微苦、辛，平。归肺、肝经。

来源 为紫金牛科植物朱砂根 *Ardisia crenata* Sims 的根。

生境 生长于山地林下、沟边、路旁。主产于浙江、安徽、江西、湖南、湖北、四川、重庆、福建、广东、广西等地。

采收 秋后采挖根部，洗净晒干。生用。

功用 清热解毒，散瘀止痛。主治扁桃体炎，急性咽峡炎，白喉，丹毒，淋巴结炎，劳伤吐血，心胃气痛，风湿骨痛，跌打损伤。煎汤或研末为丸、浸酒，9～15克；外用适量，捣敷。

验方 ①**咽喉肿痛，妇女白带，痛经，跌打损伤，关节风痛：**朱砂根9～15克。水煎服。②**肺病及劳伤吐血：**朱砂根9～15克。同猪肺炖服，连吃3次为1个疗程。③**上呼吸道感染，扁桃体炎，白喉，丹毒，淋巴结炎：**朱砂根9～15克。水煎服。④**流火（丝虫病引起的淋巴管炎）：**朱砂根50～100克。水煎，调酒服。⑤**毒蛇咬伤：**鲜朱砂根100克。水煎服。另用盐肤木叶或树皮、乌桕叶适量，煎汤清洗伤口，用朱砂根皮捣烂，敷伤口周围。

3
2
1
4
快速识别
①茎直立，有数个分枝。
②叶纸质至革质，椭圆状披针形至倒披针形，边缘有钝圆波状齿。
③花白色或淡红色。
④核果球形。

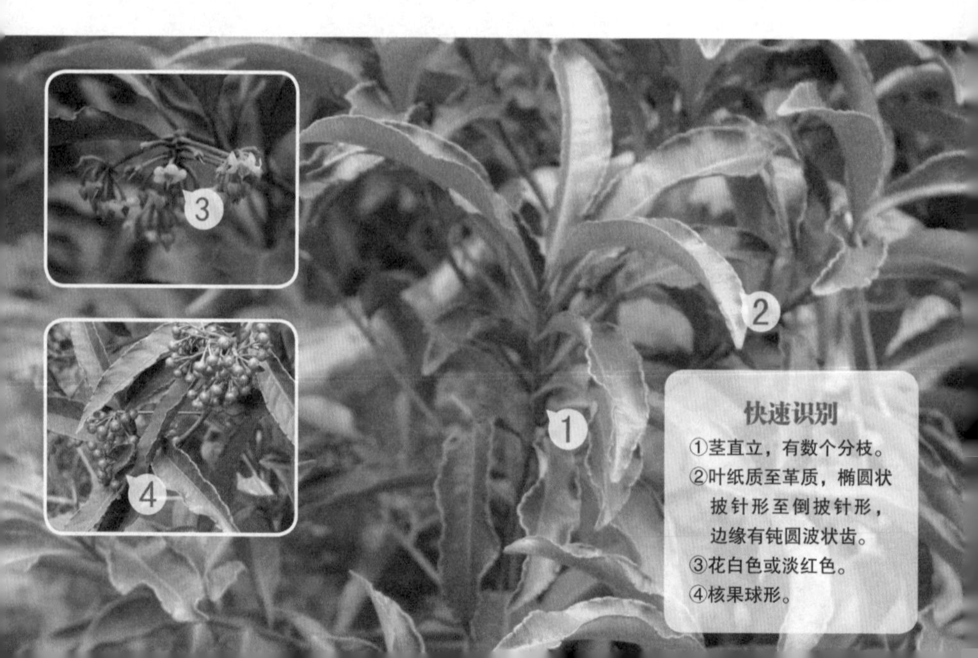

岗梅根

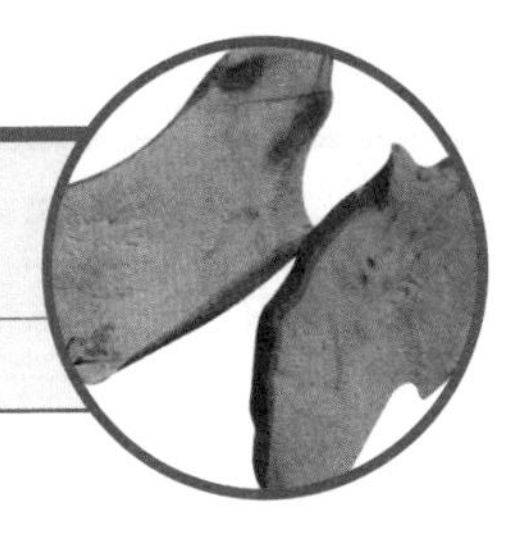

别名 槽楼星、金包银、土甘草、点秤根、天星根。

性味归经 苦、甘，寒。归肺、肝、大肠经。

来源 冬青科植物梅叶冬青 *Ilex asprella* (Hook. et Arn.) Champ. ex Benth. 的根。

生境 生长于荒山坡地疏林下或灌木丛中。主产于广西、广东、湖南、江西等地。

采收 秋季采挖根部，洗去泥土，晒干。生用。

功用 清热，生津，散瘀，解毒。主治感冒，头痛，眩晕，热病烦渴，痧气，热泻，肺痈，百日咳，咽喉肿痛，痔血，尿路感染，疔疮肿毒，跌打损伤。煎汤，30～60克；外用捣敷。

验方 ①**小儿百日咳：**岗梅根、白茅根各30克。水煎，酌加蜂蜜兑服。②**痔疮出血：**岗梅根40克。去皮切碎，煮猪肉食。③**尿路感染：**岗梅根60克。水煎服。④**头目眩晕：**岗梅鲜根60克，臭牡丹根30克。水煎服。⑤**跌打损伤：**岗梅根鲜者60克（切片酒炒），鸡1只。水、酒各半炖服。

快速识别
①小枝无毛，绿色。
②叶互生，卵形、倒卵形或椭圆形，纸质。
③花白色。
1
2
3

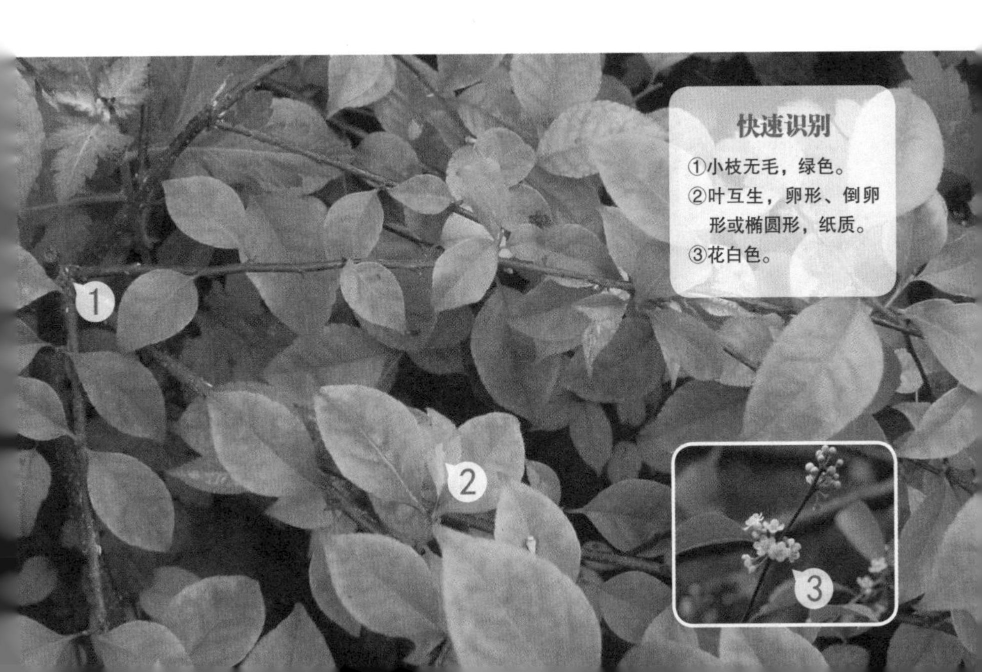

杠板归

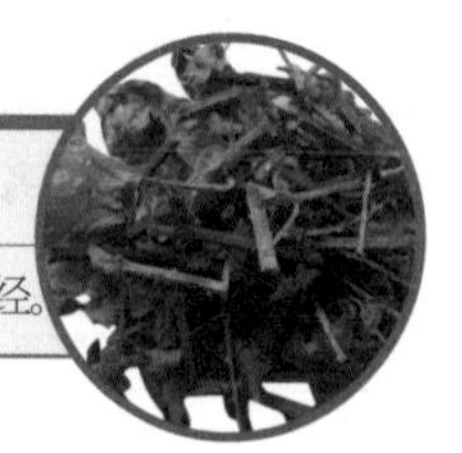

别名 河白草、蛇倒退、梨头刺、蛇不过。

性味归经 酸、苦，寒。归胃、大肠、膀胱、肺、肝经。

来源 为蓼科植物杠板归 *Polygonum perfoliatum* L. 的全草。

生境 生长于山谷、灌木丛中或水沟旁。主产于江苏、浙江、福建、江西、广东、广西、四川、重庆、湖南、贵州等地。

采收 夏季花开时采割，晒干。生用。

功用 利水消肿，除湿退黄，清热解毒。主治肾炎水肿，百日咳，泻痢，湿疹，疖肿，毒蛇咬伤等。煎服，干品9～15克，鲜品30～60克；外用适量。

验方 ①**颈淋巴结炎：**杠板归9～30克。水煎服，每日1剂。外用鲜全草适量，捣烂敷患处，每日1次。②**带状疱疹：**鲜杠板归60克，洗净捣烂，加食盐5克拌匀，敷患处。或杠板归、羊蹄、两面针、虎杖各15克，穿心莲9克，共研细末，用麻油调和成软膏状，涂擦患处，每日3次。③**百日咳：**杠板归、海浮石各30克，黛蛤散、百部各15克，朱砂1.5克。上药除黛蛤散、朱砂（研细）外，余药水煎取汁，冲朱砂、黛蛤散服，每日1剂，分2次服。

快速识别
①茎有棱，红褐色。
②叶互生，叶片近三角形，先端尖。
③瘦果球形，包于蓝色多汁的花被内。
①
②
③
③

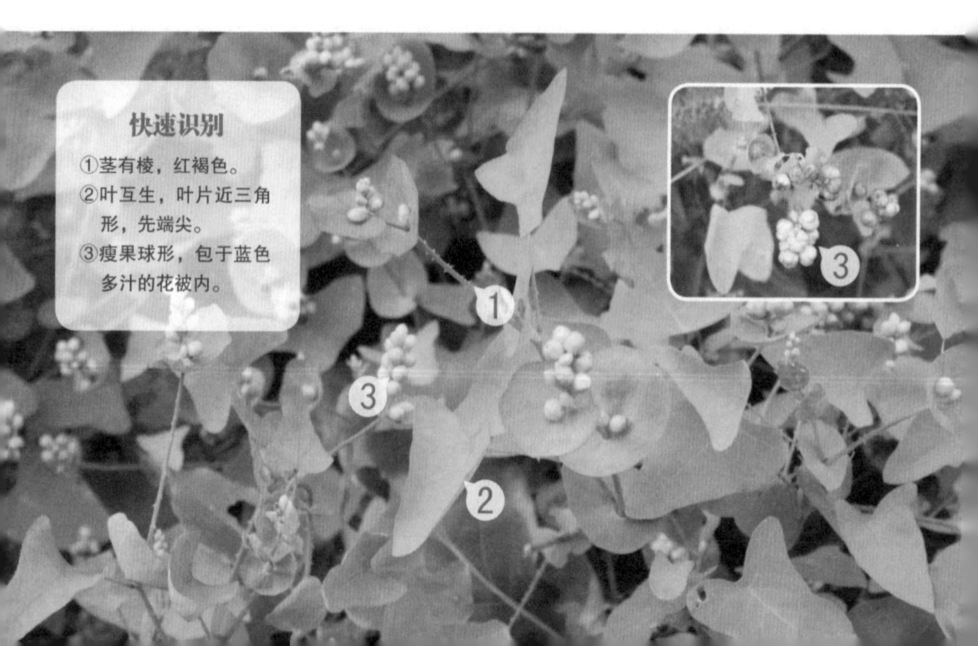

万年青根

别名 开口剑、斩蛇剑、牛尾七、冲天七、白河车、竹根七、铁扁担、青龙胆。

性味归经 苦、甘，寒。归肺、肝、大肠经。

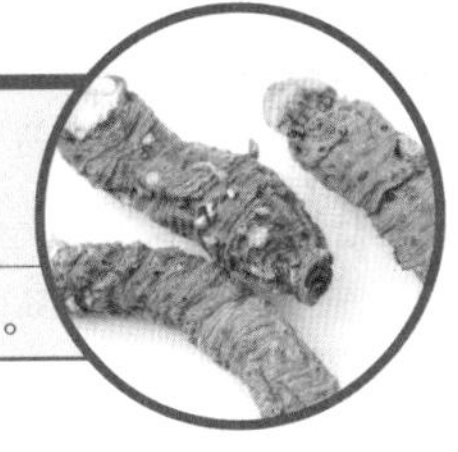

来源 为百合科植物万年青 *Rohdea japonica* (Thunb.) Roth 的根及根茎。

生境 栽培于庭园，或野生于阴湿的林下、山谷。主产于湖南、湖北、江西、四川、重庆、贵州、福建、台湾、广东、江苏、安徽、浙江等地。

采收 全年可采，挖取根及根茎，除去茎叶及须根后洗净，晒干或烘干。生用。

功用 凉血止血，清热解毒，利尿。用于白喉，白喉性心肌炎，咽喉肿痛，狂犬咬伤，细菌性痢疾，风湿性心脏病，心力衰竭；外用治跌打损伤，毒蛇咬伤，烧烫伤，乳腺炎，痈疖肿毒。煎汤，干品3~10克，鲜品30~60克；外用捣敷。

验方 ①**流行性腮腺炎：**新鲜万年青根20~30克。切碎捣烂，敷患处，早、晚各换药1次。②**痔疮肿痛难行：**猪腿骨去两头，同万年青入砂锅内，水煮，趁热熏，温洗，每日3次。③**咽喉肿痛：**万年青根（鲜）3~9克。加冷开水半碗，擂汁，频频含咽。④**蛇毒：**万年青适量。磨涂、渣敷皆妙。⑤**跌打损伤：**万年青根6克。水煎，酒兑服。

快速识别
①根茎倾斜。
②叶丛生，披针形或带状，全缘，革质而光滑。
③花多数，排成椭圆形穗状花序。
③
②
①

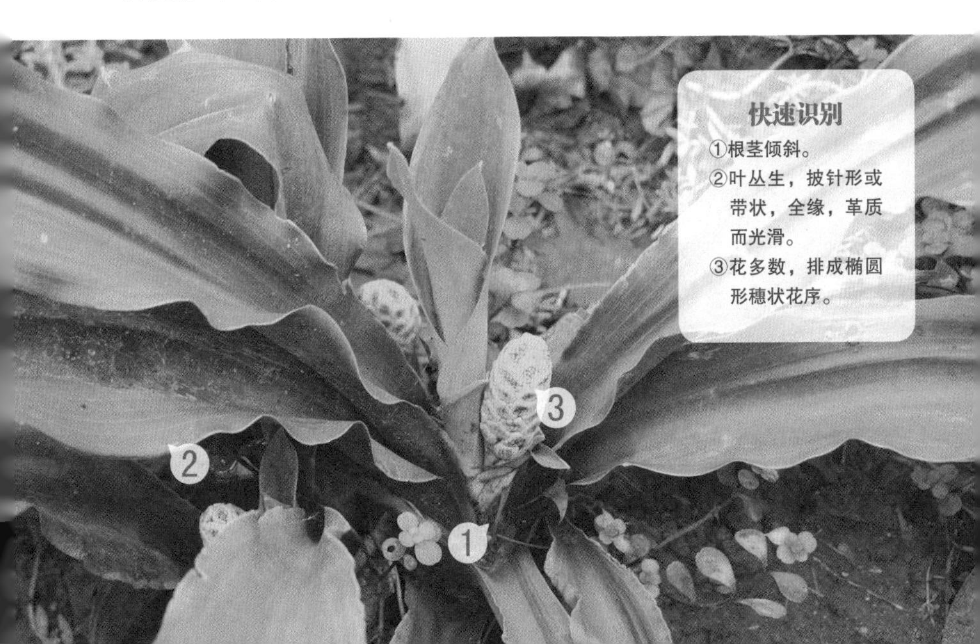

佛甲草

别名 火烧草、半支连、火焰草、铁指甲、佛指甲、狗牙半支。

性味归经 甘、淡，寒。归心、肺、肝、脾经。

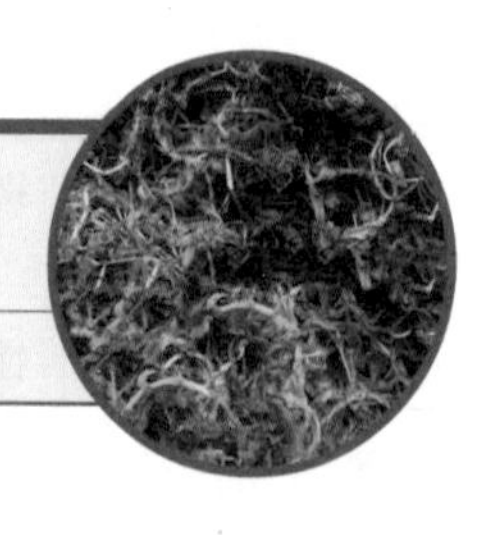

来源 为景天科植物佛甲草 *Sedum lineare* Thunb. 的全草。

生境 生长于低山阴湿处或山坡、山谷岩石缝中。主产于中南及陕西、甘肃、江苏、安徽、浙江、江西、福建、台湾、四川、重庆、贵州、云南等地。

采收 夏、秋两季拔出全株，洗净，放开水中烫一下，捞起，晒干或炕干。生用。

功用 清热解毒，利湿，止血。用于咽喉肿痛，目赤肿毒，热毒痈肿，疔疮，丹毒，缠腰火丹，烫火伤，毒蛇咬伤，黄疸，湿热泻痢，便血，崩漏，外伤出血，扁平疣。9～15克，煎汤或捣汁含漱；外用鲜品，捣敷或捣汁点眼。

验方 ①**迁延性肝炎：**佛甲草30克，当归9克，红枣10枚。水煎服，每日1剂。②**咽喉肿痛：**鲜佛甲草30克。捣绞汁，加米醋少许，开水一大杯冲漱喉，每日数次。③**牙疼：**佛甲草适量。煅末，擦之。④**乳腺炎红肿：**佛甲草、蒲公英、金银花各适量。加甜酒捣烂外敷。⑤**无名肿毒：**佛甲草适量。加盐捣烂，敷患处。⑥**目赤肿痛：**鲜佛甲草适量。捣汁，加人乳点眼。⑦**汤烫火烧：**佛甲草适量。晒干，研细末，每用少许，冷水调敷患处。

快速识别
①茎纤细倾卧，着地部分节节生根。
②叶3～4片轮生，线形至倒披针形。
③聚伞花序顶生，花黄色，细小。
2
1
3

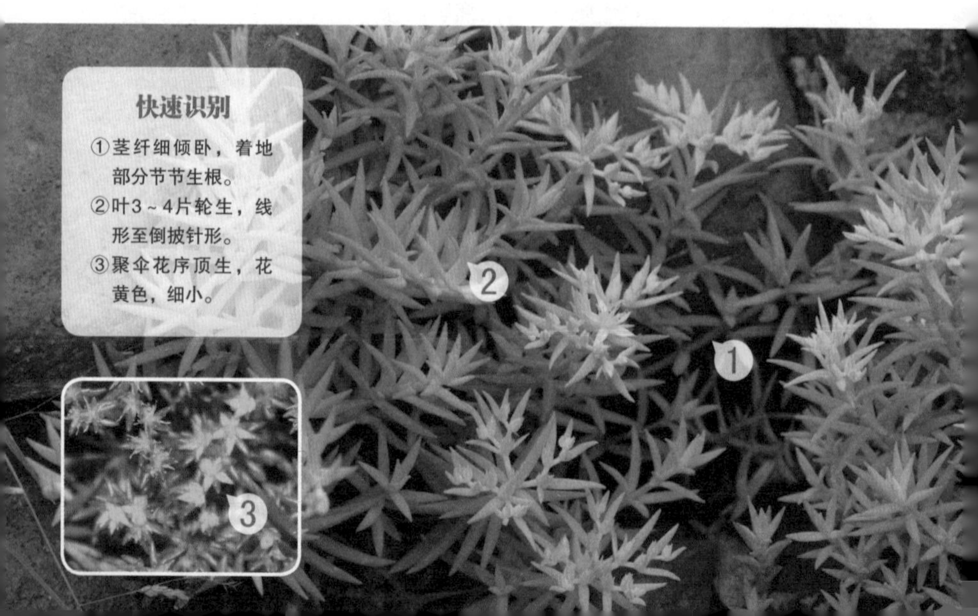

蟛蜞菊

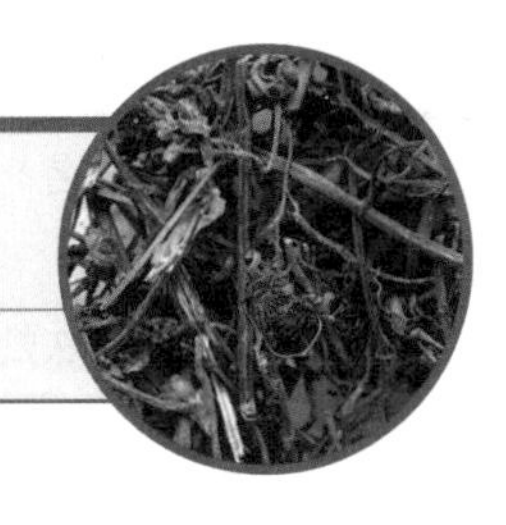

别名 路边菊、马兰草、黄花龙舌草、黄花曲草、龙舌草。

性味归经 苦、甘、微酸，凉。归肝、肺经。

来源 为菊科植物蟛蜞菊 *Wedelia chinensis* (Osb.) Merr. 的全草。

生境 多生长于沿海地区的水沟边或湿地上。主产于广东、广西、福建等地。

采收 夏、秋两季采收，洗净，鲜用或晒干。

功用 清热解毒，化痰止咳，凉血平肝。用于麻疹，感冒发热，白喉，咽喉炎，扁桃体炎，支气管炎，肺炎，百日咳，咯血，高血压；外用治疗疮疖肿。15～30克，煎汤或捣汁含漱；外用捣敷。

验方 ①**痢疾：**蟛蜞菊30克，鹅掌金星、金锦香各15克。水煎服。②**肺炎：**蟛蜞菊、爵床各30克，败酱草、火炭母各60克。水煎服。③**牙龈红肿疼痛，发热，口渴：**蟛蜞菊30克，栀子根6克。水煎服。④**咳嗽：**蟛蜞菊30克，半边莲、匍伏堇各15克。水煎，冲白糖服。⑤**咯血：**鲜蟛蜞菊60克，鲜积雪草、鲜一点红各30克。捣烂绞汁冲蜜服。⑥**风湿性关节炎：**蟛蜞菊、海金沙、薏苡仁根各30克。炖豆腐服。⑦**疖疮，腮腺炎：**鲜蟛蜞菊适量。捣烂外敷。

快速识别
①茎匍匐，上部近直立。
②叶对生，矩圆状披针形，边近全缘或有锯齿。
③头状花序，具长柄，腋生或顶生。
3
2
1

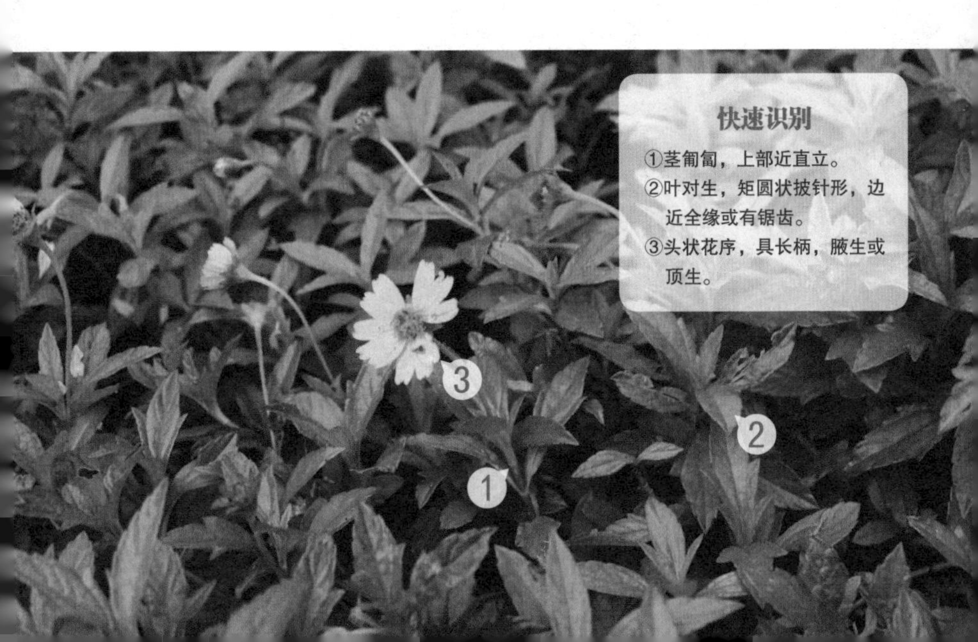

翻白草

别名 鸡腿儿、山萝卜、天藕儿、鸡脚草、白头翁、老鸦爪、茯苓草、黄花地丁。

性味归经 微苦、甘，平。归肝、胃、大肠经。

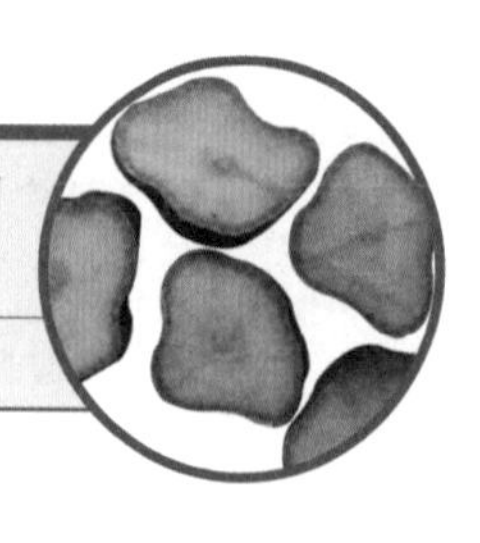

来源 为蔷薇科植物翻白草 *Potentilla discolor* Bge. 的全草或根。

生境 生长于山坡、路旁、草地。主产于河北、安徽等地。

采收 夏、秋两季采收，未开花前连根挖取，除净泥土，晒干。生用。

功用 清热解毒，消肿止血。用于痢疾，疟疾，肺痈，咯血，呕血，便血，崩漏，痈肿，疔疮，瘰疬。煎汤，根9～15克，全草15～30克；外用捣敷，或水煎洗。

验方 ①**皮肤或下肢溃疡：**翻白草60克，苦参30克。煎汤熏洗患处，每日1次。②**呕血、咯血、衄血、便血等血热出血者：**翻白草15克，阿胶9克。水煎服。③**咳嗽：**翻白草根适量。煮猪肺食。④**创伤出血：**新鲜翻白草叶适量。揉碎敷伤处。⑤**腮腺炎：**干翻白草根适量。用烧酒磨汁涂患处。

快速识别
①茎上升，向外倾斜。
②基生叶丛生，单数羽状复叶；茎生叶小，3出复叶。
③花黄色，聚伞状排列。
1
2
3

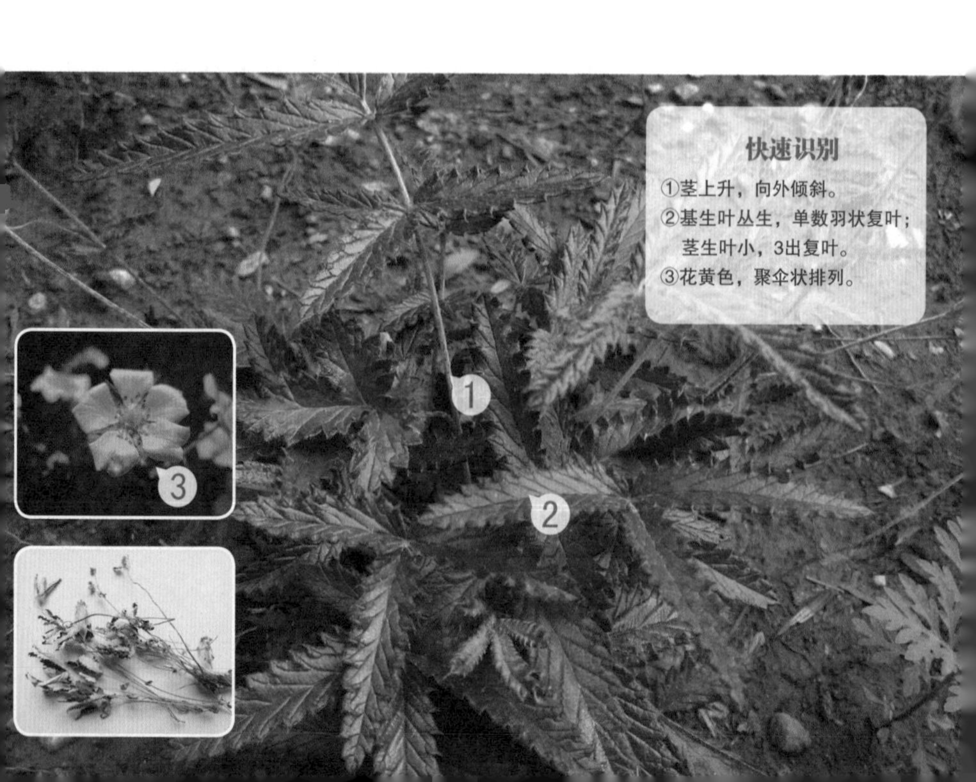

大蒜

别名 独头蒜、紫皮蒜。

性味归经 辛，温。归脾、胃、肺经。

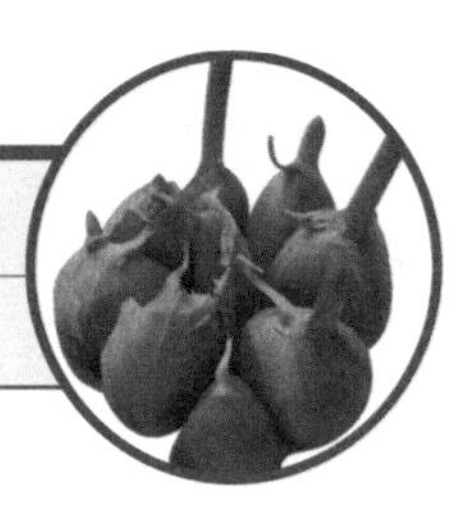

来源 为百合科植物大蒜 *Allium sativum* L. 的鳞茎。

生境 全国各地均有栽培。

采收 夏初叶枯萎时采挖，除去泥沙，于通风处晾干或烘烤至外皮干燥。生用。

功用 清热解毒，消肿，杀虫，止痢。用于疮疡痈肿，疥癣，肺痨，顿咳，泄泻，痢疾，白秃癣疮，蛇虫咬伤。煎服，9～15克；外用适量。

验方 ①**小儿百日咳：**大蒜15克，红糖6克，生姜少许。水煎服，每日数次，用量视年龄大小酌用。②**细菌性痢疾，阿米巴痢疾：**大蒜9～15克。捣烂用白糖水冲服或制成大蒜糖浆，每次服5～20毫升；亦可用5%的大蒜液保留灌肠。③**蜈蚣蜇，痛不止：**大蒜适量。摩蜇处，痛止。④**食蟹中毒：**大蒜适量。煮汁饮之。⑤**神经性皮炎：**大蒜适量。捣烂，以纱布包裹，外敷患处；另用艾条隔蒜灸患处到疼痛为止，隔日1次。

②
①
快速识别
①鳞茎大型，具6～10瓣。
②叶基生，实心，扁平，线状披针形。

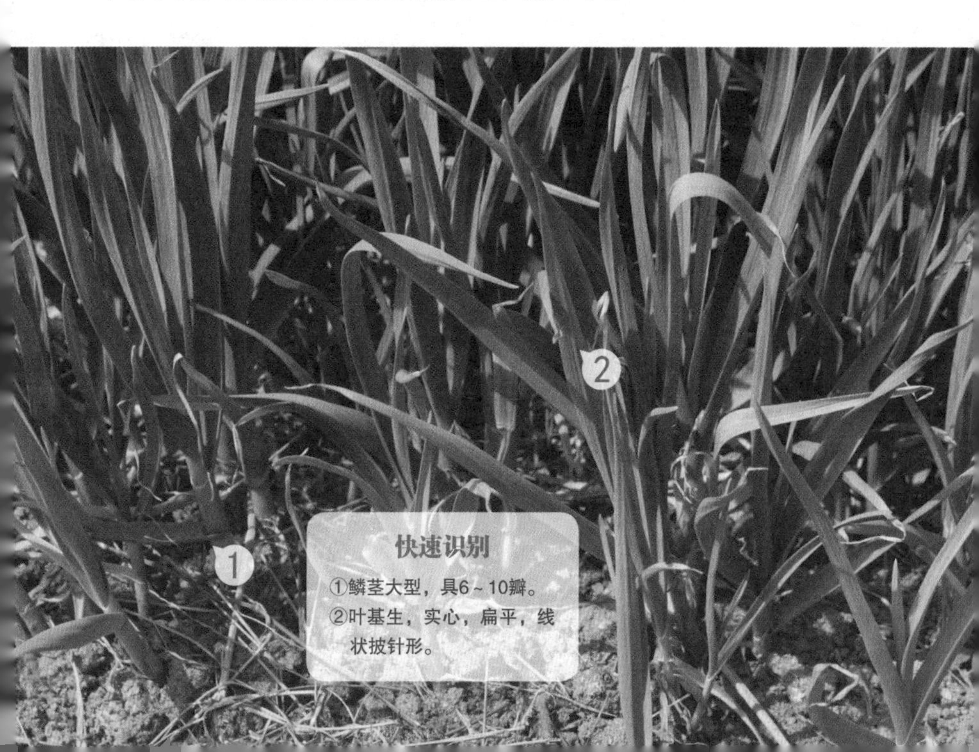

冬凌草

别名 冰凌花、冰凌草、六月令、彩花草、山香草、雪花草。

性味归经 苦、甘，微寒。归肺、胃、肝经。

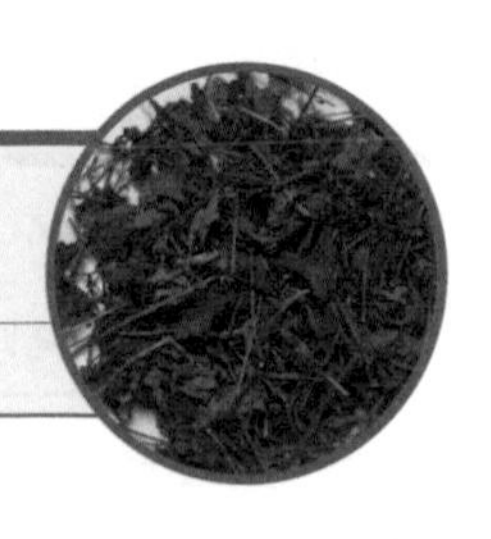

来源 为唇形科植物碎米桠 *Rabdosia rubescens* (Hemsl.) Hara 的干燥地上部分。

生境 生长于山坡、灌木丛、林地及路边向阳处。分布于河北、山西、陕西、甘肃、安徽、浙江、江西、河南、湖北、湖南、广西、四川、贵州等地。

采收 秋季采收，洗净，晒干。生用。

功用 清热解毒，活血止痛。用于咽喉肿痛，癥瘕腹痛，蛇虫咬伤。30～60克，煎服或泡酒。

验方 ①**感冒，头痛：**冬凌草250克。水煎洗患处。②**风湿骨痛，关节炎：**冬凌草90克，泡酒500毫升。早、晚各服50毫升。

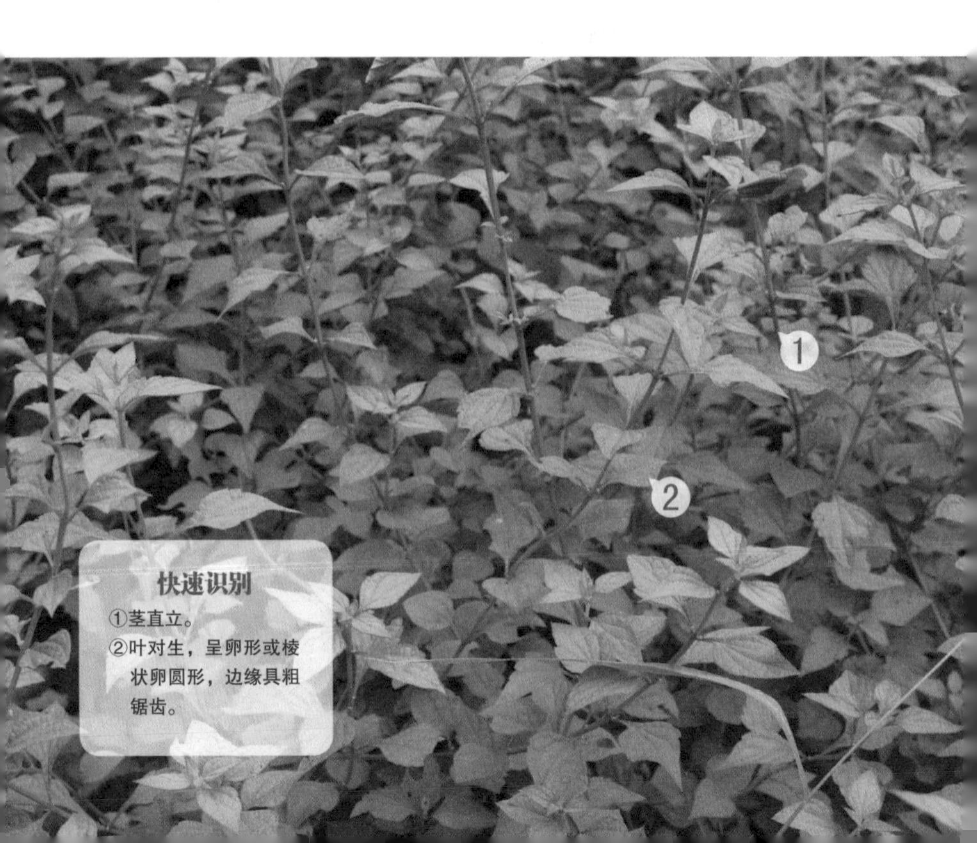

快速识别

①茎直立。

②叶对生，呈卵形或棱状卵圆形，边缘具粗锯齿。

天葵子

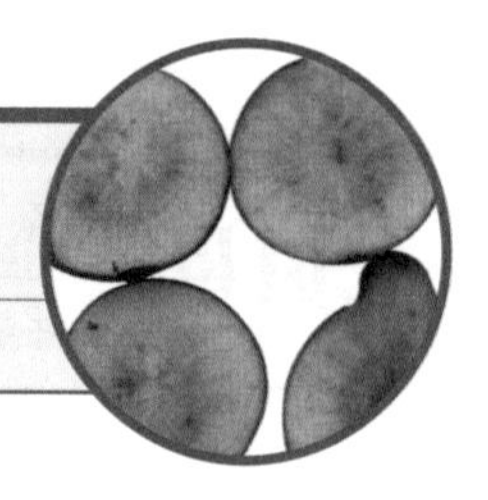

别名 地丁子、天葵根、散血珠、天去子、紫背天葵子。

性味归经 甘、苦，寒。归肝、胃经。

来源 为毛茛科植物天葵 *Semiaquilegia adoxoides* (DC.) Makino 的干燥块根。

生境 生长于丘陵或低山林下、草丛、沟边等阴湿处。主产于江苏、湖南、湖北等地。

采收 夏初采挖，洗净，干燥，除去须根。生用。

功用 清热解毒，消肿散结。用于痈肿疔疮，乳痈，瘰核，瘰疬，蛇虫咬伤。9～15克，煎服、研末或浸酒；外用适量，捣敷或捣汁点眼。

验方 ①**小儿惊风：**天葵子5克。研末，开水吞服。②**胃热气痛：**天葵子6克。捣烂，开水吞服。③**虚咳：**天葵子9克。炖肉吃。④**骨折：**天葵子、桑白皮、水冬瓜皮、玉枇杷各50克，捣烂，正骨后包患处；另取天葵子50克，泡酒500毫升，每次服药酒15毫升。⑤**淋巴结结核：**天葵子1000克。研末，每服10克，每日2次；另取天葵子末适量，醋调外敷患处。

1
3
2
快速识别
①茎纤细，疏生短柔毛。
②基生叶有长柄，为3出复叶；茎生叶较小，夏末茎叶枯萎。
③花小，单生于叶腋或茎顶，白色微带淡红。

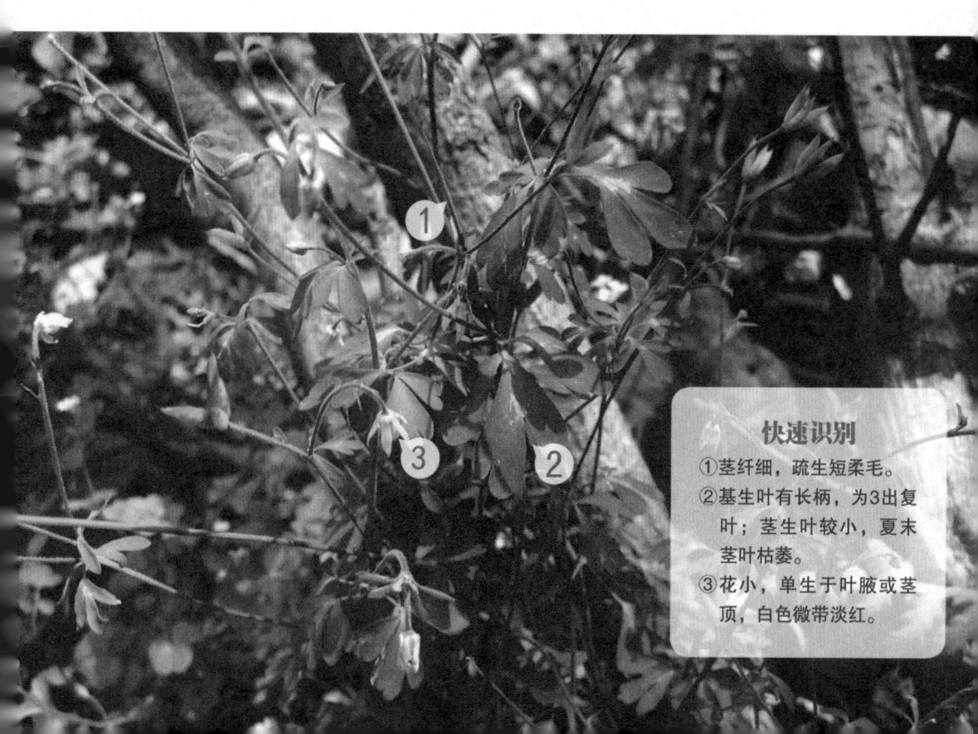

土贝母

别名 土贝、草贝、大贝母、地苦胆。

性味归经 苦，微寒。归肺、脾经。

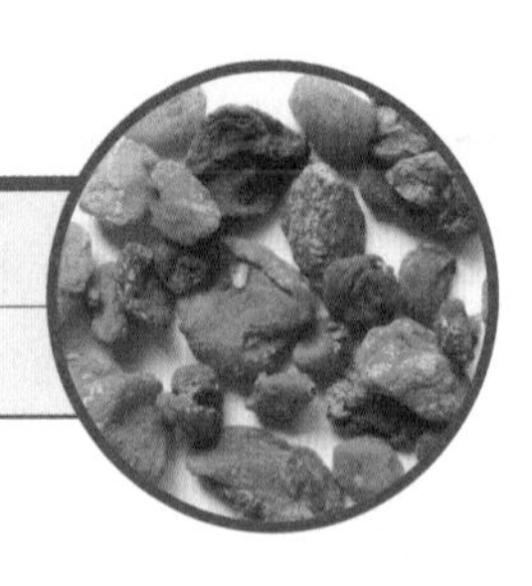

来源 为葫芦科植物土贝母 *Bolbostemma paniculatum* (Maxim.) Franquet 的干燥块茎。

生境 生长于山坡或平地。分布于河南、河北、山东、山西、陕西、甘肃、云南等地。

采收 秋、冬两季采挖，洗净泥土，将联结的小瓣剥下，蒸透后晒干。生用。

功用 解毒，散结，消肿。用于乳痈，瘰疬，痰核。煎服，5~10克。

验方 ①**乳痈初起：**土贝母、白芷各等份。研为细末，每服9克，陈酒热服，护暖取汗即消，重者再一服。②**疬串：**牛皮胶（水熬化）30克，土贝母末15克。摊油纸上贴之。③**颈淋巴结结核未破者：**土贝母9克，水煎服；同时用土贝母研粉，醋调外敷。

快速识别
①茎纤弱。
②叶互生，叶片心形。
③腋生疏圆锥花序，花单性，雌雄异株。
1
2
3

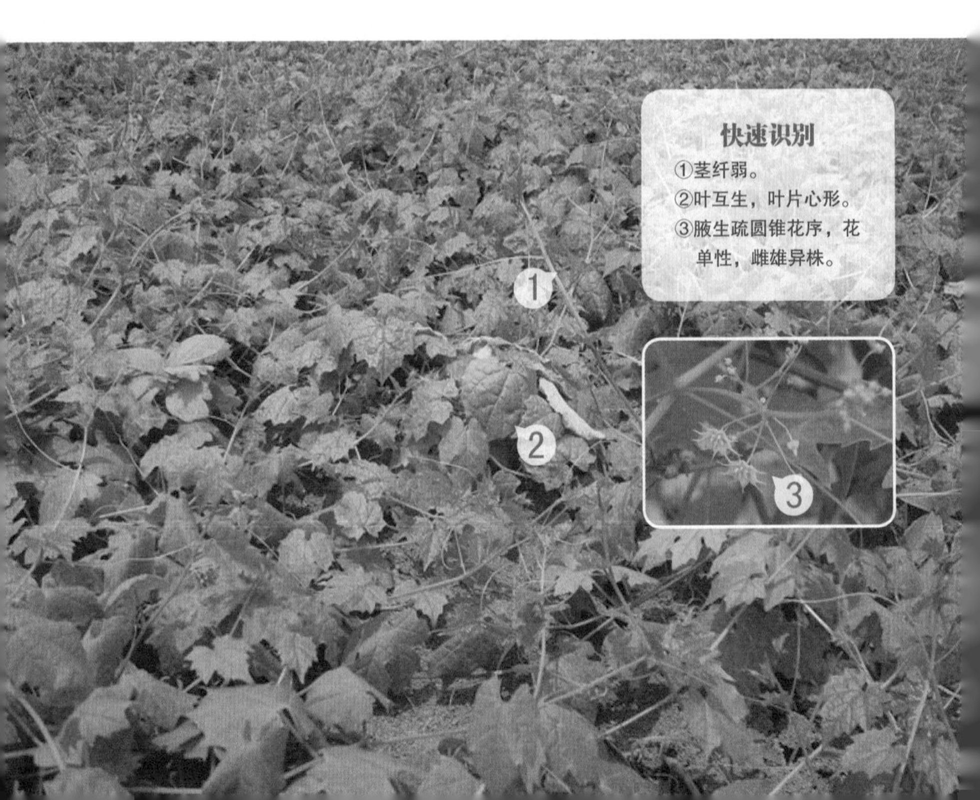

菥蓂

别名 大荠、蔑菥、大蕺、析目、老荠、遏蓝菜、花叶荠。

性味归经 辛，微寒。归肝、胃、大肠经。

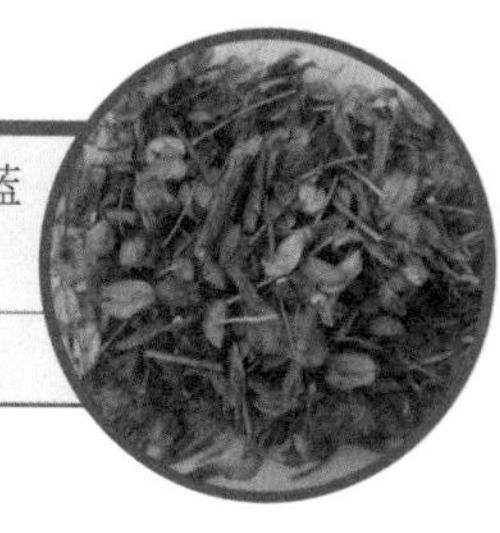

来源 为十字花科植物菥蓂 *Thlaspi arvense* L. 的干燥地上部分。

生境 生长于平地路旁、沟边或村落附近。分布几乎遍及全国。

采收 夏季果实成熟时采割，除去杂质，干燥。生用。

功用 清肝明目，和中利湿，解毒消肿。用于目赤肿痛，脘腹胀痛，胁痛，肠痈，水肿，带下，疮疖痈肿。煎服，9～15克。

验方 ①**肾炎：**菥蓂鲜草30～60克。水煎服。②**产后子宫内膜炎：**菥蓂干全草15克。水煎调红糖服。③**瘀肉：**菥蓂适量。捣汁点服。④**产后瘀血痛：**菥蓂15克。水煎，冲失笑散（五灵脂、蒲黄）10克服。

快速识别
①茎直立，具棱。
②基生叶叶片倒卵状长圆形，先端圆钝或急尖，边缘具疏齿。
③总状花序顶生，花白色。
1
3
2

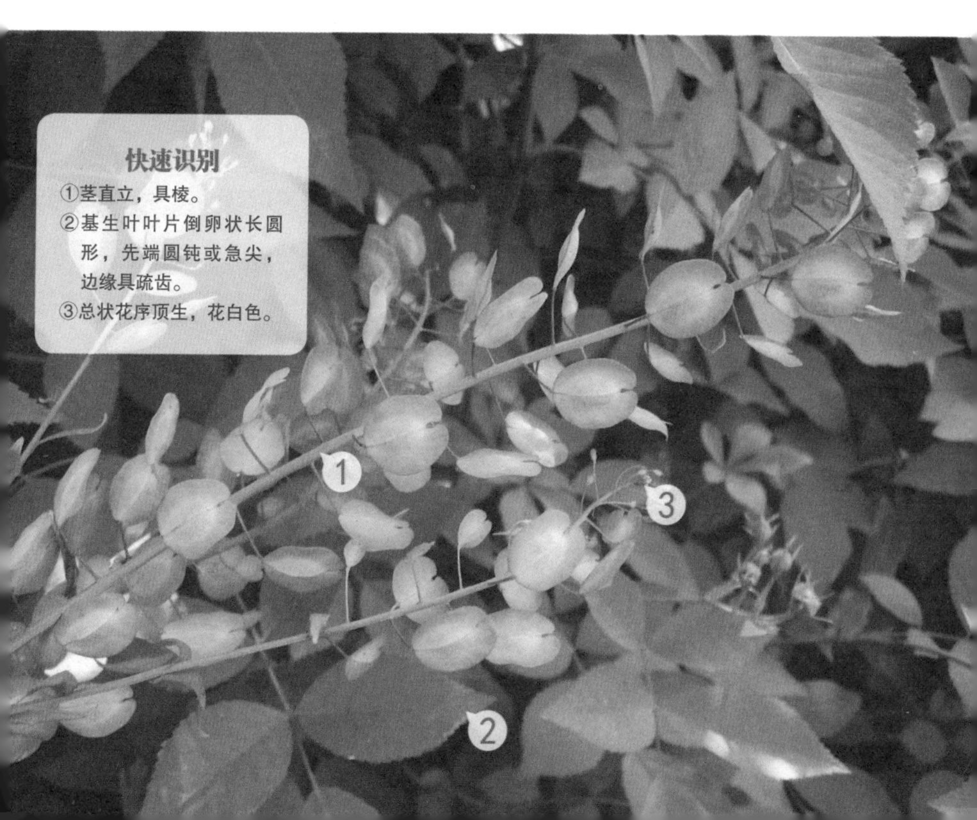

功劳木

别名 功劳叶、土黄柏、土黄连、八角刺、黄柏刺、黄天竹、黄连刺。

性味归经 凉，苦。归肺经。

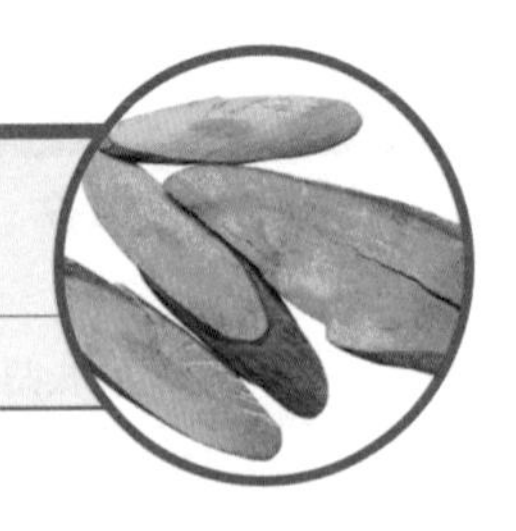

来源 为小檗科植物阔叶十大功劳 *Mahonia bealei* (Fort.) Carr. 的根、茎和叶。

生境 生长于山坡及灌木丛中，也有栽培。主产于我国南部、中部及华东等地。

采收 全年可采，晒干。生用。

功用 补肺气，退潮热，益肝肾。主治肺结核潮热，咳嗽，咯血，腰膝无力，头晕，耳鸣，肠炎泄泻，黄疸型肝炎，目赤肿痛等。煎汤，干品6~9克，鲜品可用至30克。

验方 ①**感冒发热口渴：**鲜十大功劳叶30克，黄荆叶15克。水煎服。②**赤白带下：**鲜十大功劳叶、白英、仙鹤草各30克。水煎服。③**咯血，失眠：**十大功劳叶12克。水煎服。④**慢性支气管炎：**鲜十大功劳叶、虎杖根、枇杷叶各30克。水煎服。⑤**风火牙痛：**十大功劳叶9克。水煎顿服，每日1剂，痛甚者服2剂。⑥**黄疸，小儿肝热，肺热，疮疡肿毒：**功劳木鲜根60克，冰糖15~30克。开水冲炖服。

3
2
1
快速识别
①茎表面土黄色或褐色，粗糙。
②叶互生，厚革质，具柄，奇数羽状复叶。
③总状花序生长于茎顶，直立。

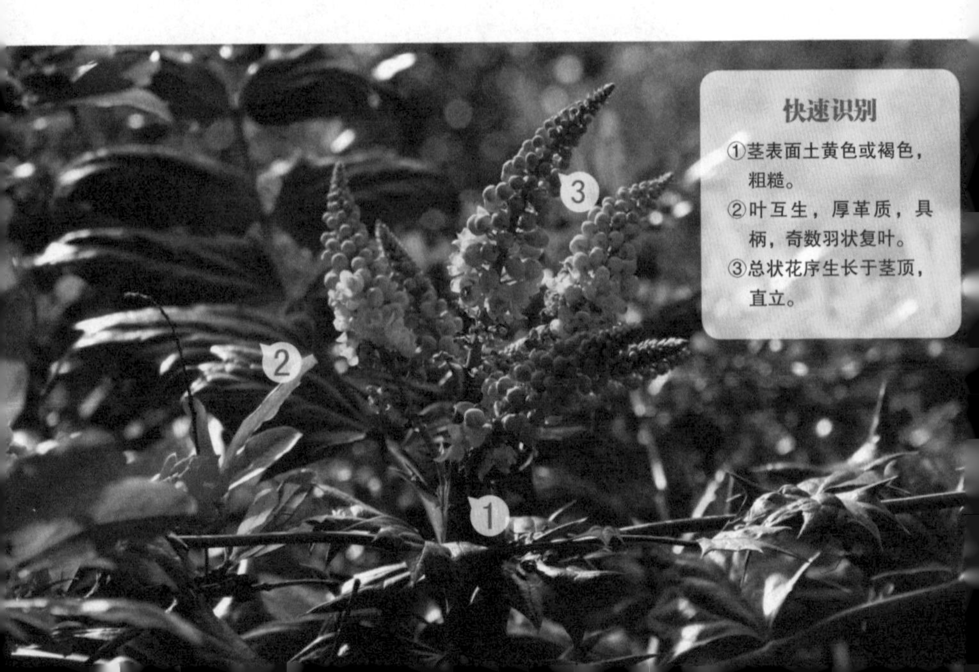

三颗针

别名 小檗、刺黄连、土黄连。

性味归经 苦，寒；有毒。归肝、胃、大肠经。

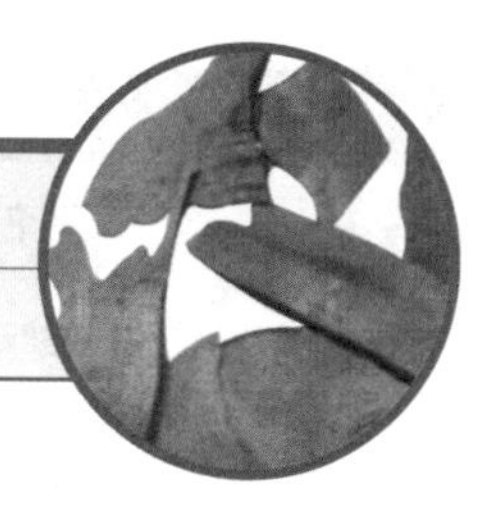

来源 为小檗科植物拟豪猪刺 *Berberis soulieana* Schneid. 等同属数种植物的干燥根。

生境 生长于海拔1000～2000米的向阳山坡、荒地、路旁及山地灌丛中。分布于湖北、四川、贵州、陕西、甘肃、宁夏、西藏等地。

采收 根皮全年可采。茎皮春、秋两季采收，取茎枝刮去外皮，剥取深黄色的内皮，晒干。生用。

功用 清热燥湿，泻火解毒。用于湿热泻痢，黄疸，咽喉肿痛，目赤，聤耳流脓，湿疹湿疮，痈肿疮毒。干品9～15克，鲜品60～120克，煎服、研末或泡酒；外用研末敷。

验方 ①**痢疾，肠炎，泄泻：**三颗针15克，水煎服；或三颗针、秦皮、黄连、白头翁各9克，木香、陈皮各6克，水煎服。②**痈肿疮毒：**三颗针、金银花、蒲公英、紫花地丁各12克。水煎服。③**风火目赤，咽喉肿痛：**三颗针15克，水煎服；也可用茎或叶60克，煎水代茶饮。④**黄疸：**三颗针15克。水煎服。⑤**跌打损伤：**三颗针30克。泡酒内服外擦。

1
3
2
快速识别
①茎圆柱形。
②单叶互生或3片簇生，几无柄，叶革质。
③浆果卵形至球形，蓝黑色。

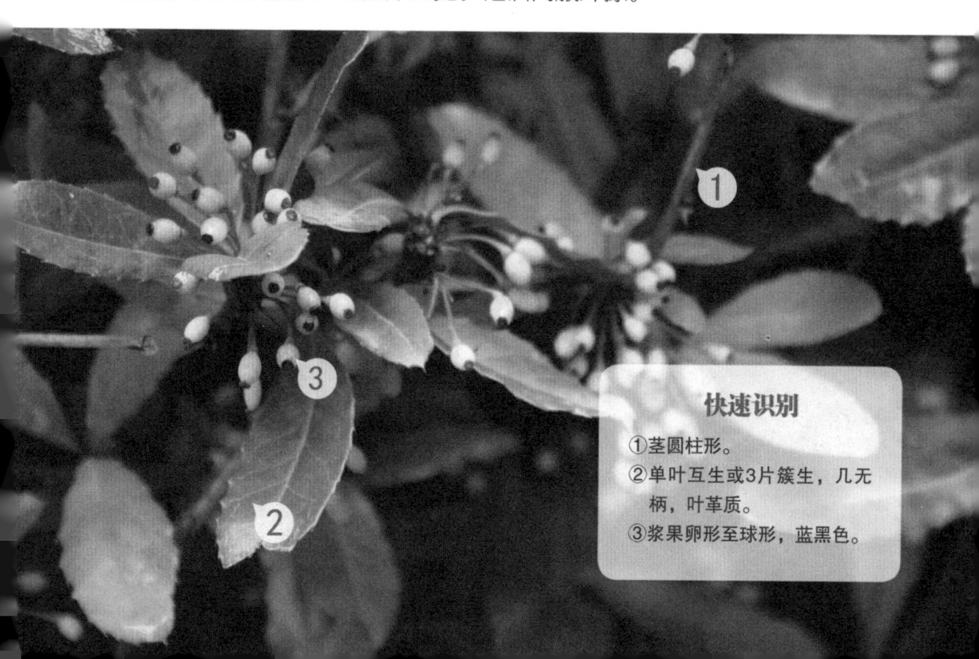

/ 清热凉血 /

地黄

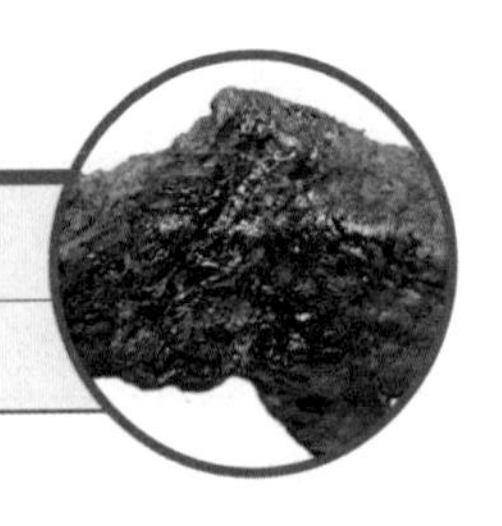

别名 生地、鲜地黄、生地黄、鲜生地。

性味归经 甘、苦，寒。归心、肝、肾经。

来源 为玄参科植物地黄 *Rehmannia glutinosa* Libosch. 的新鲜或干燥块根。

生境 生长于山坡、田埂、路旁。主产于河南、辽宁、河北、山东、浙江等地。多栽培。

采收 秋季采挖，除去芦头、须根及泥沙，鲜用或将地黄缓缓烘焙至约八成干。前者习称“鲜地黄”，后者习称“生地黄”。

功用 清热生津，凉血止血。用于热病伤阴，舌绛烦渴，温毒发疹，吐血，衄血，咽喉肿痛。煎服，12～30克。

验方 ①**病后虚汗，口干心躁：**熟地黄250克。水煎分3次服，1日服完。②**吐血咳嗽：**熟地黄末适量。酒煎服5克，每日3次。③**血热生癣：**地黄汁适量。频服之。④**肝肾阴亏，虚热动血，胸腹膨胀：**地黄、白茅根各30克，丹参15克，川楝子9克。水煎服。⑤**老人血管硬化：**生地黄、杜仲各15克，鸡血藤20克，五加皮10克。水500毫升，煎至200毫升，去渣分服，每日3次。

快速识别
①叶基生成丛，倒卵状披针形，叶面皱缩。
②花茎由叶丛抽出，花序总状。
1
2

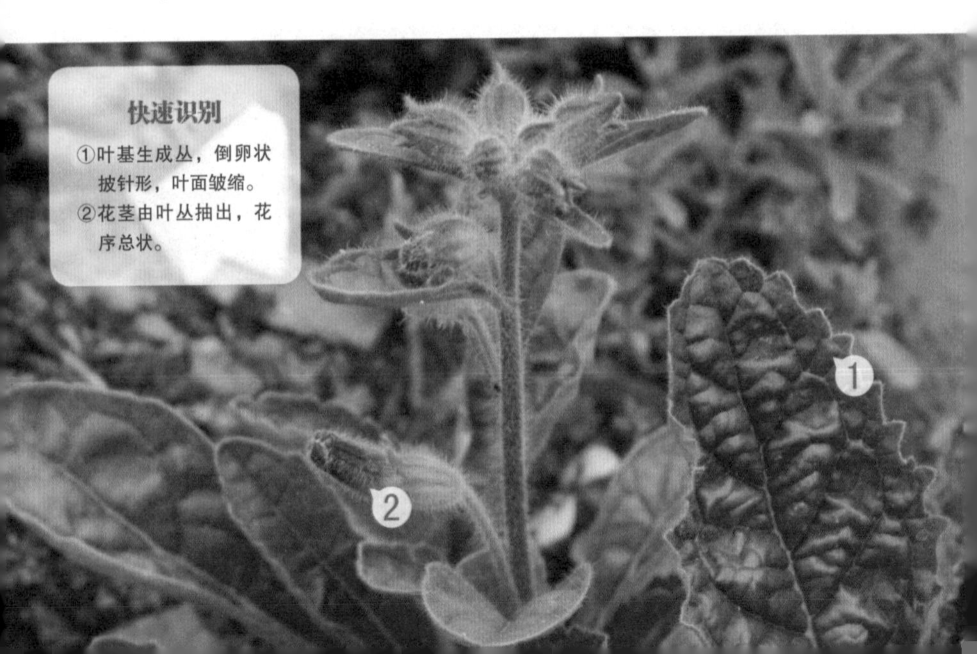

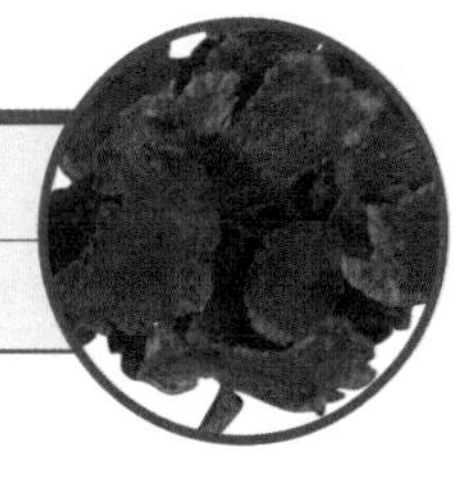

玄参

别名 玄台、馥草、黑参、逐马、玄参。

性味归经 甘、苦、咸，微寒。归肺、胃、肾经。

来源 为玄参科植物玄参 *Scrophularia ningpoensis* Hemsl. 的干燥根。

生境 生长于溪边、山坡林下及草丛中。主产于浙江、湖北、江苏、江西、四川等地。

采收 冬季茎叶枯萎时采挖，除去根茎、幼芽、须根及泥沙，晒或烘至半干，堆放3～6日，反复数次至干燥。生用。

功用 清热凉血，滋阴降火，解毒散结。用于热入营血，温毒发斑，舌绛烦渴，津伤便秘，骨蒸劳嗽，目赤，咽痛，白喉，痈肿疮毒。煎服，9～15克。

验方 ①**慢性咽喉肿痛：**玄参、生地黄各15克，连翘、麦冬各10克。水煎服。②**热毒壅盛，高热神昏，发斑发疹：**玄参、甘草各10克，石膏30克，知母12克，水牛角60克，粳米9克。水煎服。③**腮腺炎：**玄参15克，板蓝根12克，夏枯草6克。水煎服。④**热病伤津，口渴便秘：**玄参30克，生地黄、麦冬各24克。水煎服。⑤**瘰疬：**玄参、牡蛎、贝母各等份。研粉，炼蜜为丸，每服9克，每日2次。

快速识别
①茎直立，光滑或有腺状毛。
②茎下部叶对生，叶片卵形或卵状长圆形，边缘有细锯齿。
②
①

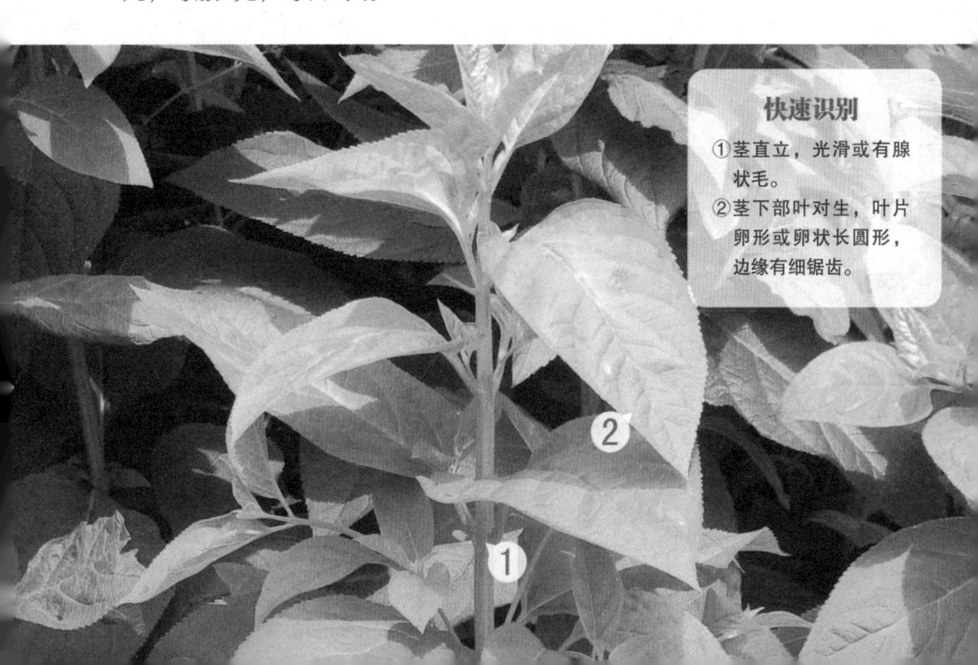

牡丹皮

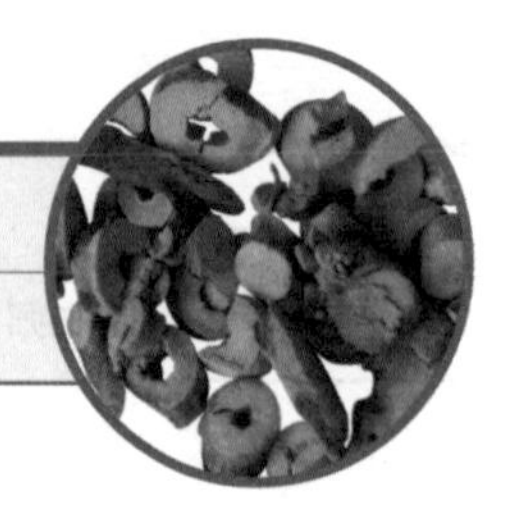

别名 丹皮、丹根、牡丹根皮。

性味归经 苦、辛，微寒。归心、肝、肾经。

来源 为毛茛科植物牡丹 *Paeonia suffruticosa* Andr. 的干燥根皮。

生境 生长于向阳、不积水的斜坡、沙质地。全国各地多有分布。

采收 秋季采挖根部，除去细根和泥沙，剥取根皮，晒干。生用或酒炙用。

功用 清热凉血，活血化瘀。用于热入营血，温毒发斑，吐血衄血，夜热早凉，无汗骨蒸，经闭痛经，痈肿疮毒，跌打伤痛。煎服，6～12克。

验方 ①**血滞经闭，痛经：**牡丹皮6～9克，仙鹤草、六月雪、槐花各9～12克。水煎，冲黄酒、红糖，经行时早、晚空腹服。②**肾虚腰痛：**牡丹皮、萆薢、白术、肉桂（去粗皮）各等份。捣罗为散，每次15克，温酒调下。③**过敏性鼻炎：**牡丹皮9克。水煎服，每日1剂，10日为1个疗程。④**呕血：**干姜、茯苓、侧柏叶、牡丹皮、半夏各9克，人参、甘草各6克。水煎，临睡前温服。⑤**阑尾炎初起，腹痛便秘：**牡丹皮12克，生大黄8克，大血藤、金银花各15克。水煎服。

快速识别
①茎直立。
②叶为2回3出复叶，小叶卵形或广卵形。
③花大型，白色、红色或浅紫色。
③
②
①

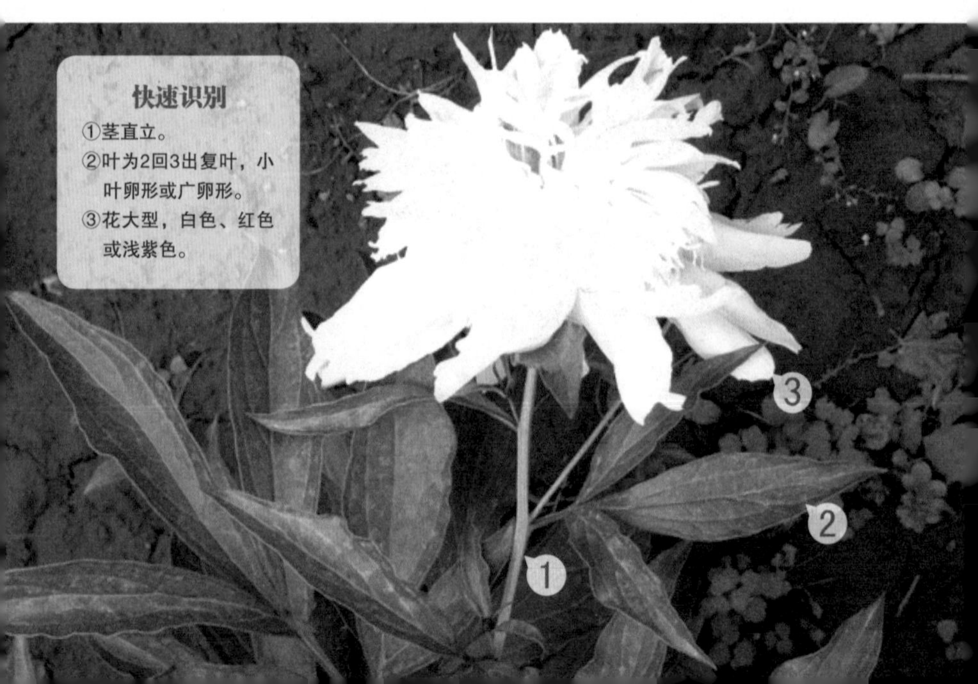

赤芍

别名 山芍药、木芍药、草芍药、红芍药、赤芍药。

性味归经 苦，微寒。归肝经。

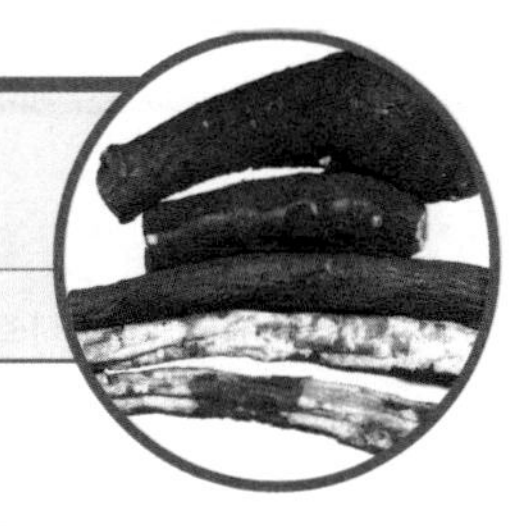

来源 为毛茛科植物川赤芍 *Paeonia veitchii* Lynch 等的干燥根。

生境 生长于山坡林下草丛中及路旁。主产于内蒙古、辽宁、吉林、甘肃、青海、新疆、河北、安徽、陕西、山西、四川、贵州等地。

采收 春、秋两季采挖，除去根茎、须根及泥沙，晒干，切片。生用或炒用。

功用 清热凉血，散瘀止痛。用于热入营血，温毒发斑，吐血衄血，目赤肿痛，肝郁胁痛，经闭痛经，跌打损伤。煎服，6～12克。

验方 ①**血瘀疼痛，血瘀痛经：**赤芍、延胡索、香附、乌药、当归各6克。水煎服。②**胁肋瘀痛：**赤芍9克，青皮、郁金各6克。水煎服。③**血瘀头痛：**赤芍、川芎各9克，当归、白芷、羌活各6克。水煎服。④**冠心病（冠状动脉粥样硬化性心脏病）：**赤芍10克，丹参20克，降香、川芎各15克。水煎服。⑤**子宫肌瘤：**赤芍、茯苓、桂枝各15克，牡丹皮10克，桃仁、莪术、三棱各12克。水煎服，每日1剂。

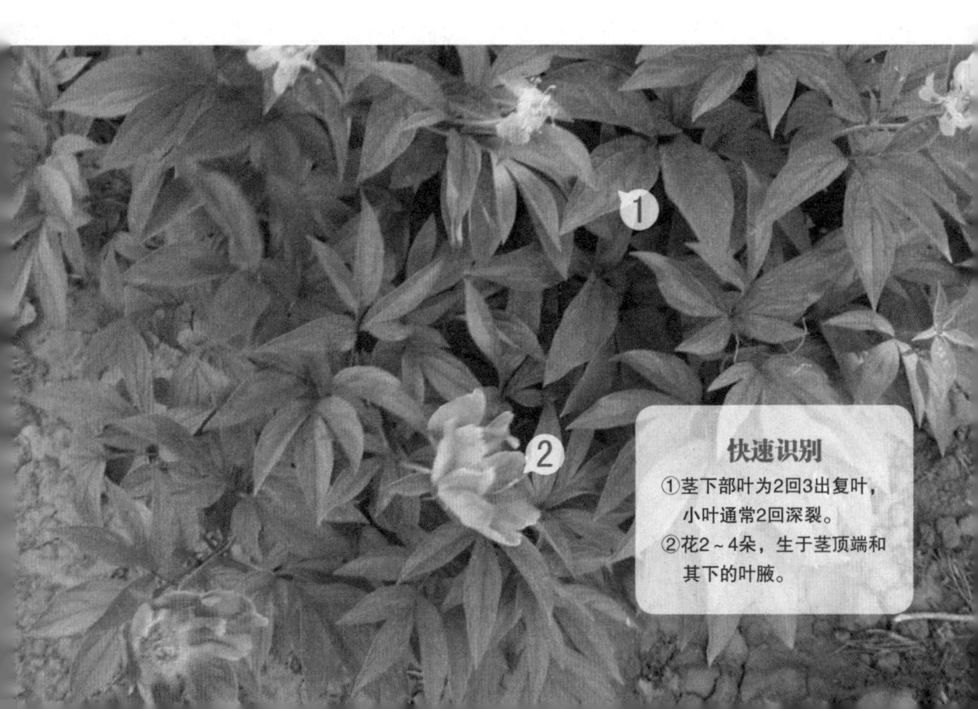

快速识别

①茎下部叶为2回3出复叶，小叶通常2回深裂。

②花2～4朵，生于茎顶端和其下的叶腋。

紫草

别名 紫丹、紫根、紫草茸、山紫草、紫草根、硬紫草。

性味归经 甘、咸，寒。归心、肝经。

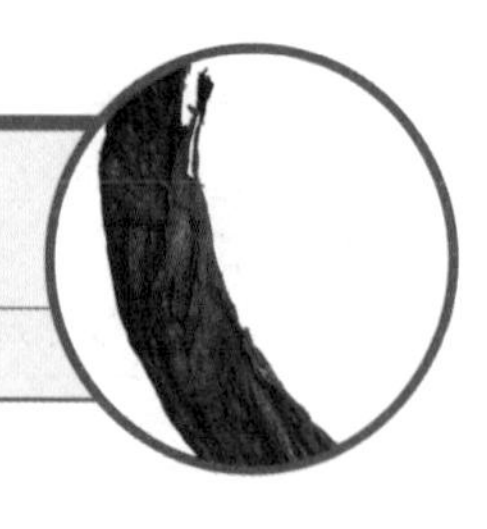

来源 为紫草科植物紫草 *Lithospermum erythrorhizon* Sieb. et Zucc. 的干燥根。

生境 生长于路边、荒山、田野及干燥多石山坡的灌木丛中。主产于黑龙江、吉林、辽宁、河北、河南、山西等地。

采收 春、秋两季采挖，除去泥沙，干燥。生用。

功用 清热凉血，活血解毒，透疹消斑。用于血热毒盛，斑疹紫黑，麻疹不透，疮疡，湿疹，水火烫伤。煎服，5~10克；外用适量，熬膏或用植物油浸泡涂擦。

验方 ①**预防麻疹**：紫草10克。水煎服。②**小儿麻疹**：紫草10克，甘草3克。水煎代茶饮。③**湿热黄疸**：紫草9克，茵陈30克。水煎服。④**烧烫伤**：紫草80克，麻油500毫升。煎熬后去渣得油，待冷后加入冰片2克，搅匀备用。用时以纱布浸油铺放于创面上，或直接涂于创面上。⑤**肾虚火旺型牙龈出血**：紫草、阿胶各10~15克。每日1剂，水煎，分2~3次服。

快速识别
①茎直立，上部分枝。
②叶互生，叶片粗糙，卵状披针形，全缘或稍呈不规则波状。
②
①

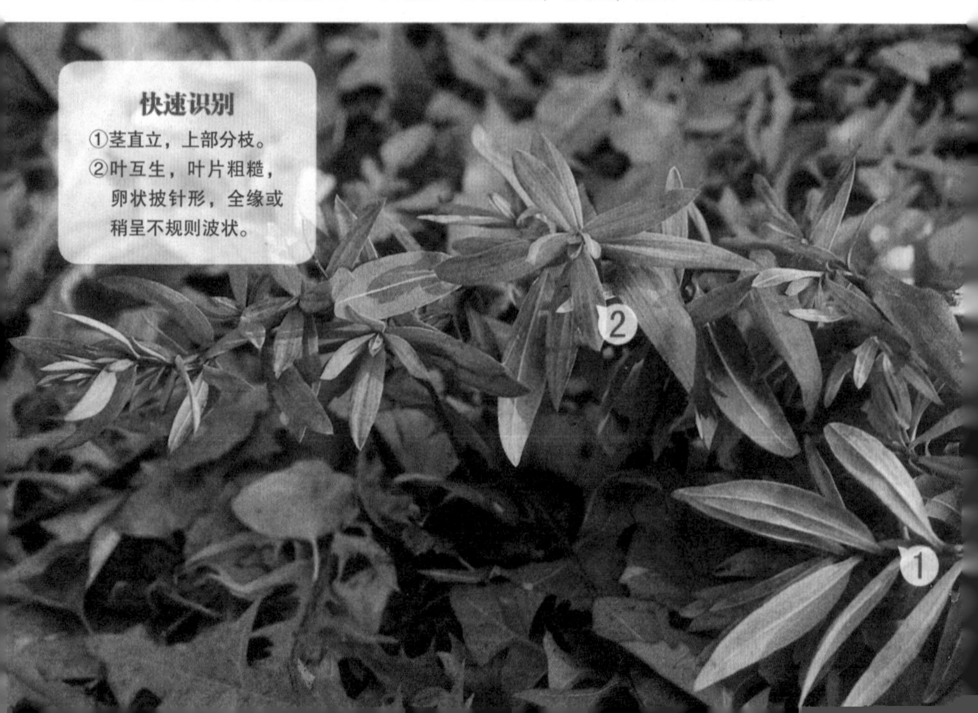

路边菊

别名 紫菊、马兰头、马兰菊、蟛蜞菊、鱼鳅串、蓑衣莲、剪刀草、田茶菊、泥鳅串。

性味归经 甘、苦，寒。归肝、胃经。

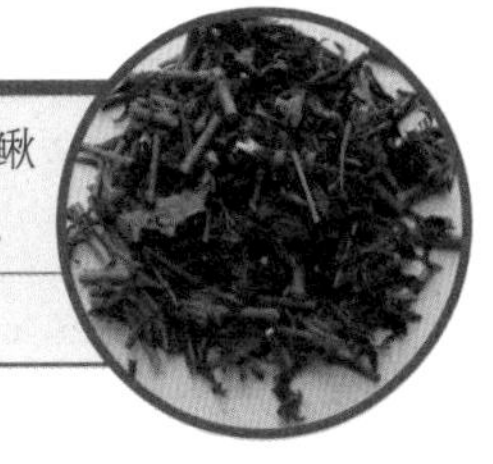

来源 为菊科植物马兰 *Kalimeris indica* (L.) Sch.-Bep. 的全草及根。

生境 生长于路边、田野、山坡上。分布于全国大部分地区。

采收 夏、秋两季采收，鲜用或晒干。生用。

功用 凉血，清热，利湿，解毒。用于呕血，衄血，血痢，创伤出血，疟疾，黄疸，水肿，尿路感染，咽痛，痔疮，痈肿，丹毒，虫蛇咬伤。干品10～30克，鲜品30～60克，煎服或捣汁；外用适量，捣敷或煎水熏洗。

验方 ①**丹毒**：路边菊、甘草各适量，磨醋搽患处。②**打伤出血**：路边菊、旱莲草、松香、皂树叶（冬日无叶，可用树皮）共研细，搽入伤口。③**外耳道炎**：路边菊鲜叶适量，捣汁滴耳。④**绞肠痧痛**：路边菊根叶细嚼，咽汁。

快速识别
①茎直立，上部有短毛。
②叶互生，叶片倒披针形或倒卵状长圆形，先端钝或尖。
③头状花序单生于枝端，并排列成疏伞房状。
1
2
3

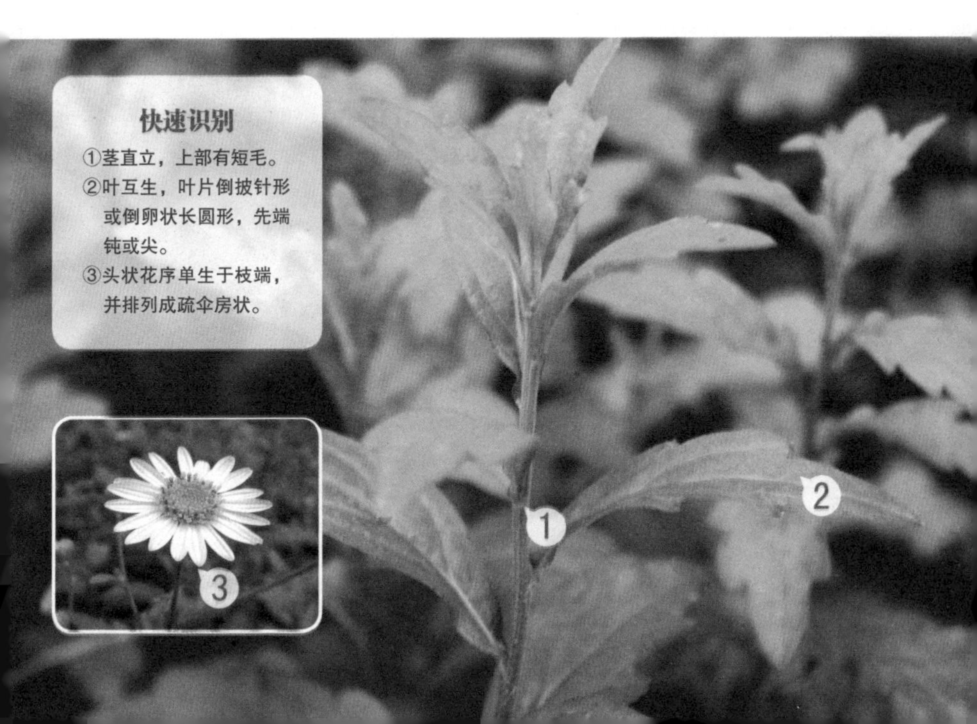

救必应

别名 白木香、羊不吃、山冬青、白银木、过山风、土千年健。

性味归经 苦，寒。归肺、胃、大肠、肝经。

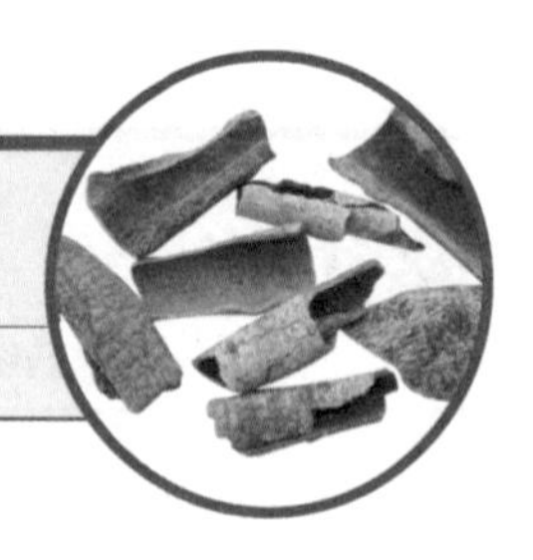

来源 为冬青科植物铁冬青 *Ilex rotunda* Thunb. 的干燥树皮。

生境 生长于山下疏林或沟、溪边。分布于江苏、安徽、浙江、江西、福建、台湾、湖南、广东、广西、云南等地。

采收 夏、秋两季剥取，晒干。生用。

功用 清热解毒，利湿止痛。用于暑湿发热，咽喉肿痛，湿热泻痢，脘腹胀痛，风湿痹痛，湿疹，疮疖，跌打损伤。煎服，9～30克；外用适量，煎浓汤搽敷患处。

验方 ①**霍乱：**救必应、龙芽草各60克，山豆根30克，路边菊90克。水煎服。②**外感风热头痛：**救必应30克。水煎服，每日3次。③**喉痛：**救必应9克。水煎作茶饮。④**跌打肿痛：**救必应6克。研粉，白糖30克，开水冲服。⑤**神经性皮炎：**救必应90克。煎水外洗局部。

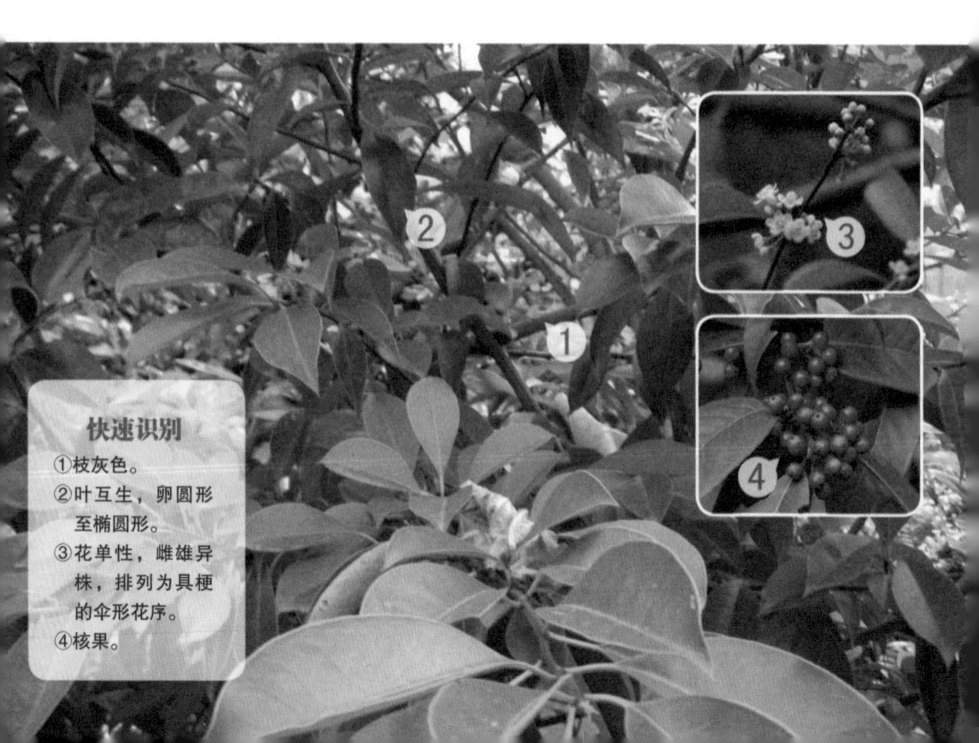

快速识别

①枝灰色。
②叶互生，卵圆形至椭圆形。
③花单性，雌雄异株，排列为具梗的伞形花序。
④核果。

/ 清虚热 /

青蒿

别名 草蒿、香蒿、苦蒿、蒿子。

性味归经 苦、辛，寒。归肝、胆经。

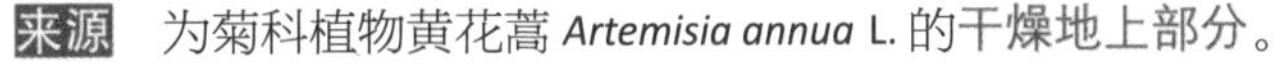

来源 为菊科植物黄花蒿 *Artemisia annua* L. 的干燥地上部分。

生境 生长于林缘、山坡、荒地。分布于全国各地。

采收 秋季花盛开时采割，除去老茎，阴干，切段。生用。

功用 清虚热，解暑热，除骨蒸，截疟。用于暑邪发热，阴虚发热，夜热早凉，骨蒸劳热，疟疾寒热，湿热黄疸，温邪伤阴。煎服，6~12克，入煎剂宜后下。

验方 ①**疥疮**：青蒿、苦参各50克，夜交藤100克。水煎外洗，每日2次。②**头痛**：青蒿、白萝卜叶各30克，山楂10克。水煎服，每日2~3次。③**低热不退，肺结核潮热**：青蒿、牡丹皮各10克，鳖甲、生地黄、知母各15克。水煎服。④**鼻出血**：鲜青蒿30克。捣汁饮，药渣纱布包塞鼻中。⑤**皮肤瘙痒**：青蒿120克。煎汤外洗。⑥**暑热烦渴**：青蒿15克，开水泡服；或鲜青蒿60克，捣汁，凉开水冲饮。⑦**牙齿肿痛**：青蒿1握。煎水漱之。

③
②
①
快速识别
①茎直立，多分枝。
②叶对生，基生叶及茎下部的叶花期枯萎，叶片通常3回羽状深裂。
③头状花序小，球形，排列成大的圆锥花序。

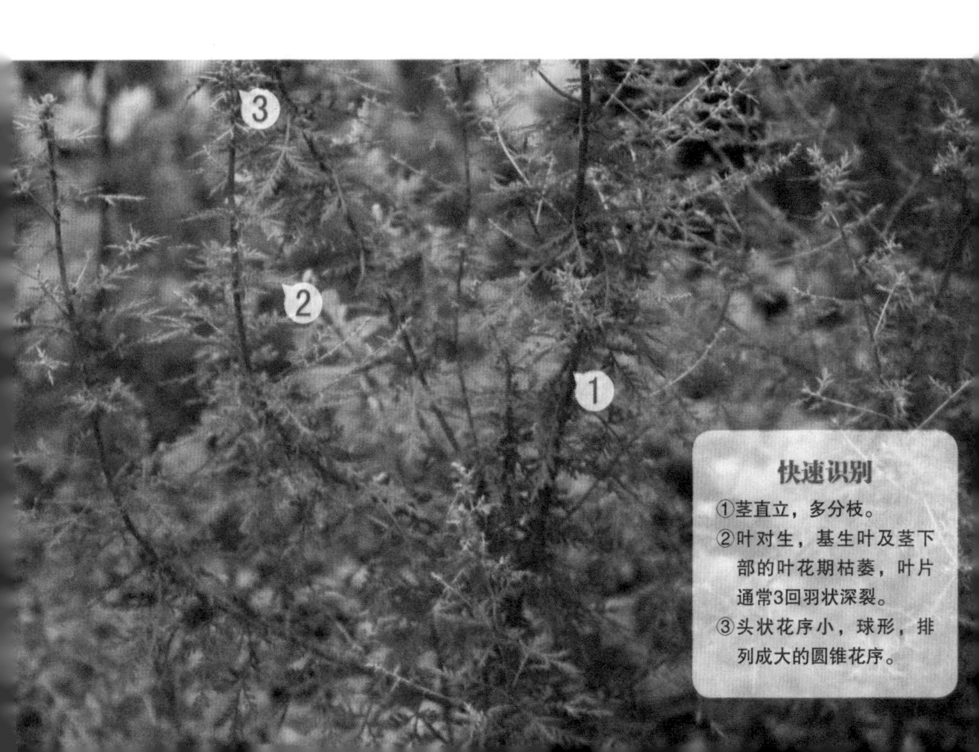

白薇

别名 春草、薇草、白龙须、白马薇、龙胆白薇。

性味归经 苦、咸，寒。归胃、肝、肾经。

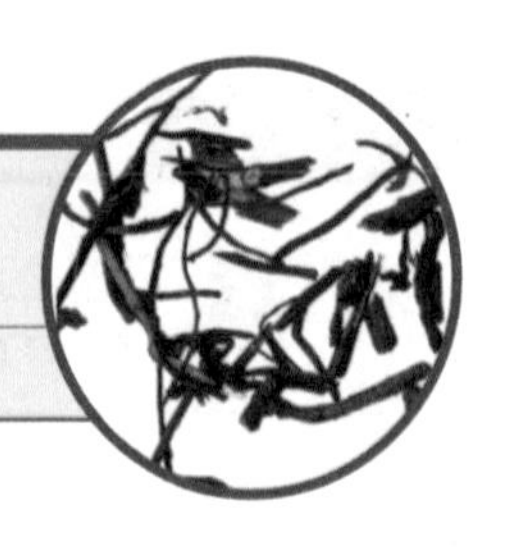

来源 为萝藦科植物白薇 *Cynanchum atratum* Bge. 等的干燥根及根茎。

生境 生长于树林边缘或山坡。主产于山东、安徽、辽宁、四川、江苏、浙江、福建、甘肃、河北、陕西等地。

采收 春、秋两季采挖，洗净，干燥，切段。生用。

功用 清热凉血，利尿通淋，解毒疗疮。用于温邪伤营发热，阴虚发热，骨蒸劳热，产后血虚发热，热淋，血淋，痈疽肿毒。煎服，5～10克。

验方 ①**产后血虚发热：**白薇9克，当归12克，人参5克，甘草6克。水煎服。②**虚热盗汗：**白薇、地骨皮各12克，鳖甲、银柴胡各9克。水煎服。③**毛囊炎：**鲜白薇、白糖各适量。共捣烂敷患处。④**咽喉肿痛：**白薇9克，甘草3克，桔梗6克，射干、金银花、山豆根各10克。水煎服。⑤**肺实鼻塞：**白薇、款冬花、贝母（去心）各50克，百部100克。上为末，每次5克，米饮调下。

快速识别
①茎直立，常单一，有白色乳汁。
②叶对生，宽卵形或卵状长圆形，两面被白色短柔毛。
1
2

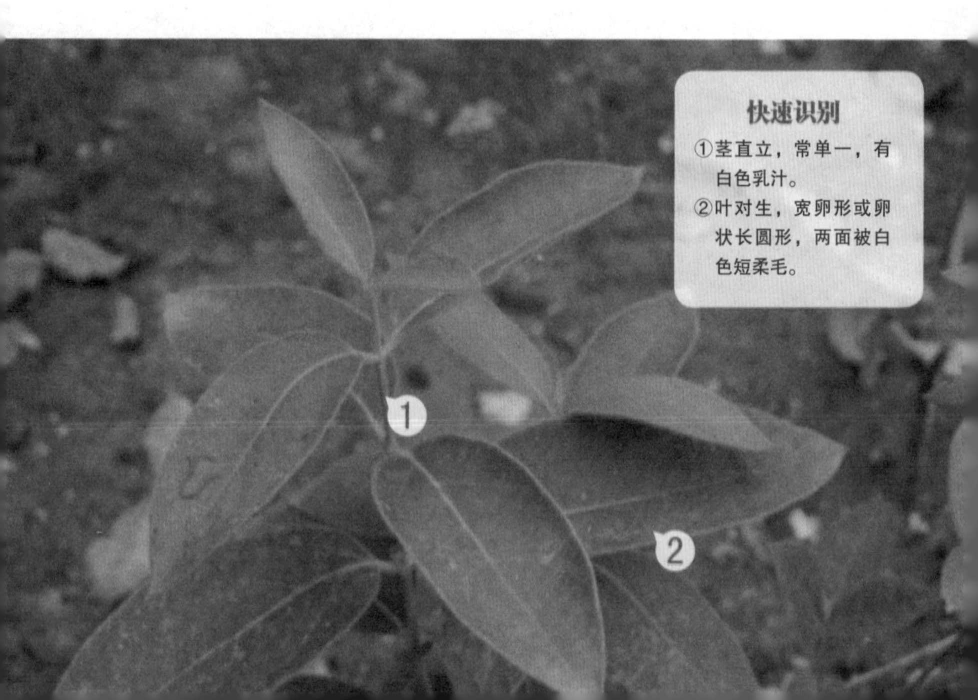

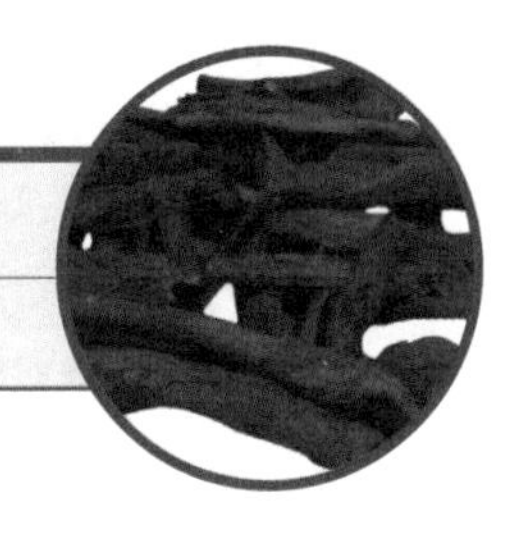

地骨皮

别名 地骨、地辅、枸杞根、枸杞根皮。

性味归经 甘，寒。归肺、肝、肾经。

来源 为茄科植物枸杞 *Lycium chinense* Mill. 等的干燥根皮。

生境 生长于田野或山坡向阳干燥处。有栽培。主产于河北、河南、陕西、四川、江苏、浙江等地。

采收 春初或秋后采挖根部，洗净，剥取根皮，晒干。生用。

功用 凉血除蒸，清肺降火。用于阴虚潮热，骨蒸盗汗，肺热咳嗽，咯血，衄血，内热消渴。煎服，9～15克。

验方 ①**疟疾：**鲜地骨皮50克，茶叶5克。水煎后于发作前2～3小时顿服。②**鼻出血：**地骨皮、侧柏叶各15克。水煎服。③**肺热咳嗽，痰黄口干：**地骨皮、桑叶各12克，浙贝母8克，甘草3克。水煎服。④**血尿（非器质性疾病引起的）：**地骨皮9克，酒煎服；或新地骨皮加水捣汁，加少量酒，空腹温服。⑤**外阴肿痒：**地骨皮30克，枯矾9克。煎水熏洗。⑥**荨麻疹及过敏性紫癜：**地骨皮30克，徐长卿15克。水煎服。

快速识别
①茎干较细，外皮灰色。
②叶互生或簇生于短枝上，叶片长卵形或卵状披针形，全缘。
③浆果卵形或椭圆状卵形，红色。
1
2
3

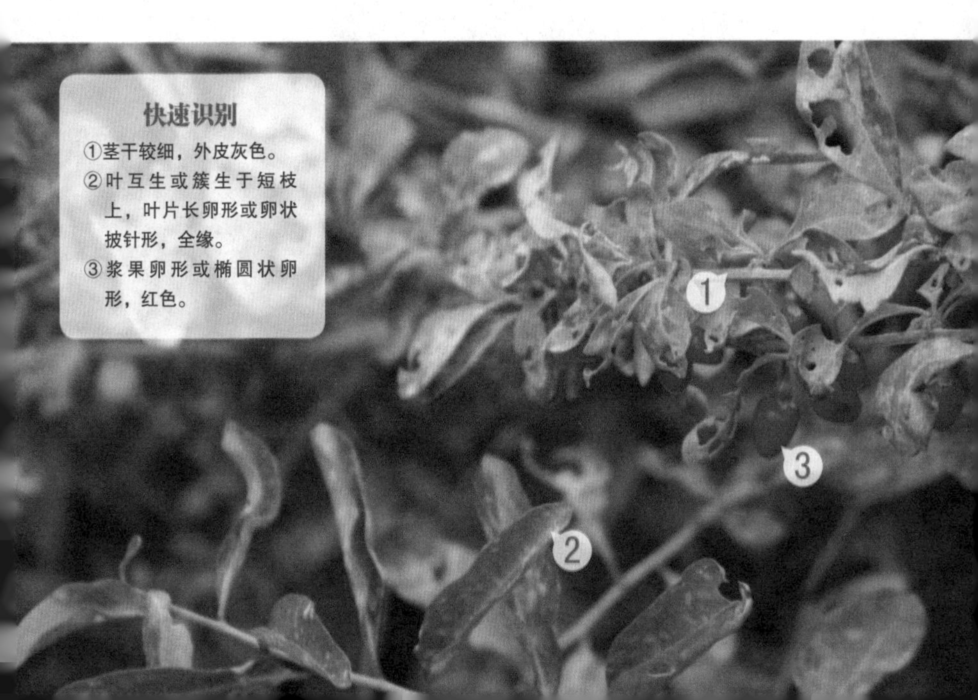

银柴胡

别名 土参、银胡、山菜根、沙参儿、牛肚根、银夏柴胡。

性味归经 甘，微寒。归肺、胃、大肠、肝经。

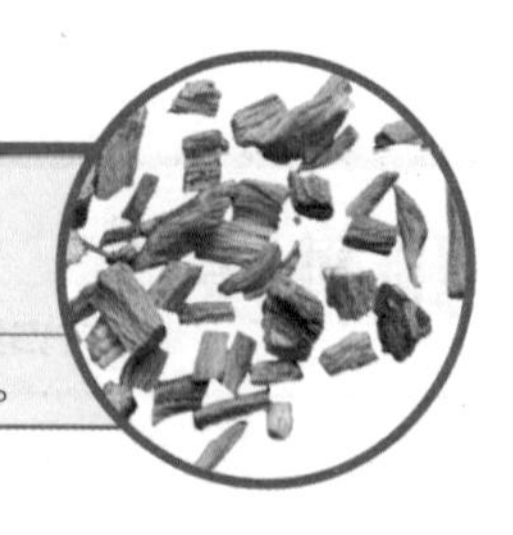

来源 为石竹科植物银柴胡 *Stellaria dichotoma* L. var. *lanceolata* Bge. 的干燥根。

生境 生长于干燥的草原、悬崖的石缝或碎石中。主产于宁夏、甘肃、陕西等地。

采收 春、夏间植株萌发或秋后茎叶枯萎时采挖；栽培品于种植后第三年9月中旬或第四年4月中旬采挖，除去残茎、须根及泥沙，晒干。生用。

功用 清虚热，除疳热。用于阴虚发热，骨蒸劳热，小儿疳热。煎服，3～10克。

验方 ①**过敏性鼻炎：**银柴胡、乌梅、五味子各10克，防风、甘草各15克。水煎服。②**阴虚骨蒸潮热：**银柴胡10克，青蒿12克，鳖甲15克。水煎服。③**小儿疳积发热，食少纳呆，腹部臌胀：**银柴胡、地骨皮、山楂、胡黄连、白术、太子参各6克，山药10克，鸡内金3克。水煎服。④**小儿低热不退：**银柴胡、青蒿各12克，白薇、牡丹皮各10克，地骨皮15克。水煎服。

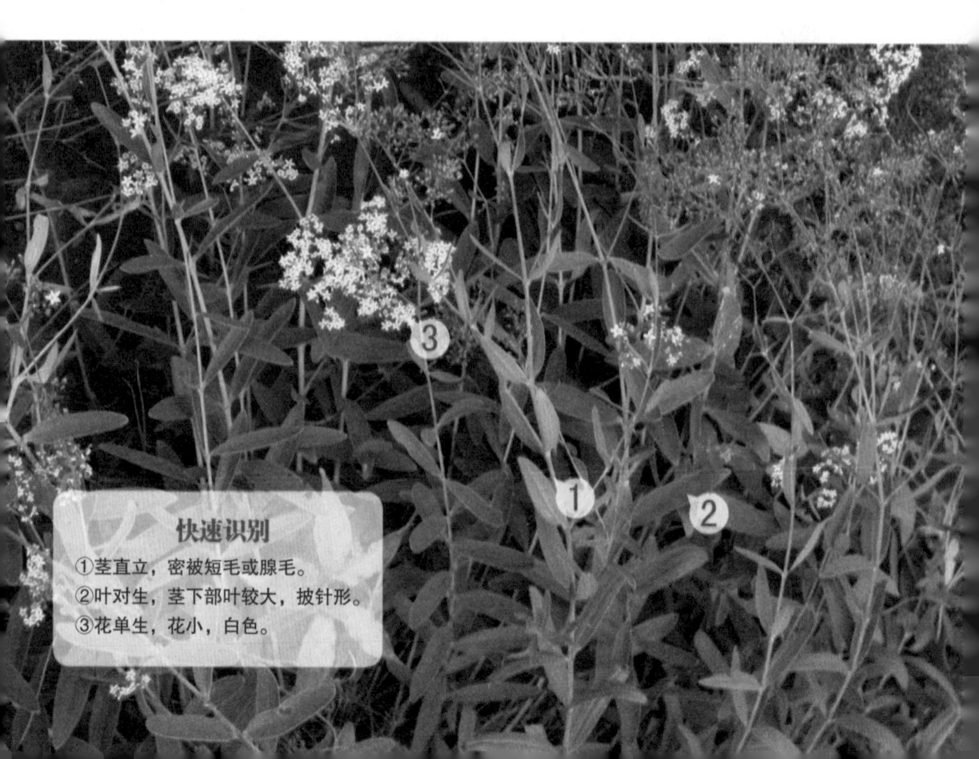

快速识别

①茎直立，密被短毛或腺毛。
②叶对生，茎下部叶较大，披针形。
③花单生，花小，白色。

胡黄连

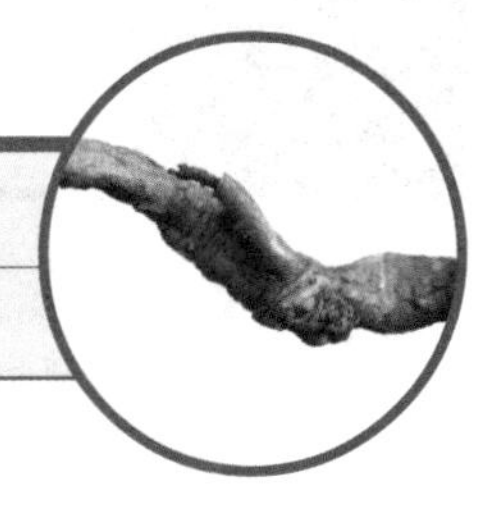

别名 胡连、假黄连、割孤露泽。

性味归经 苦，寒。归肝、胃、大肠经。

来源 为玄参科植物胡黄连 *Picrorhiza scrophulariiflora* Pennell 的干燥根茎。

生境 生长于沟边、沙砾地或高山草甸。主产于西藏、云南及四川等地。

采收 秋季采挖，除去须根及泥沙，晒干，切片或用时捣碎。生用。

功用 清湿热，除骨蒸，消疳热。用于湿热泻痢，黄疸尿赤，痔疮肿痛，骨蒸潮热，小儿疳热。煎服，3～10克。

验方 ①**湿热泻痢：**胡黄连、黄柏、甘草、黄芩、金银花各10克，白头翁15克，白芍12克，木香6克。水煎服。②**骨蒸劳热，四肢无力，夜卧虚汗：**胡黄连、银柴胡、鳖甲各等量。研粉过筛，每次3克，每日3次。③**痔疮肿痛不可忍：**胡黄连适量。研末过筛，以猪胆汁调涂患处。④**痢疾：**胡黄连、山楂各适量。炒研为末，每次5～10克，拌白糖少许，温开水调匀，空腹服用。⑤**阴虚发热：**胡黄连、秦艽、青蒿、知母、地骨皮各9克。水煎服。

快速识别
①茎直立。
②叶对生，无柄，叶片披针形，全缘。
①
②

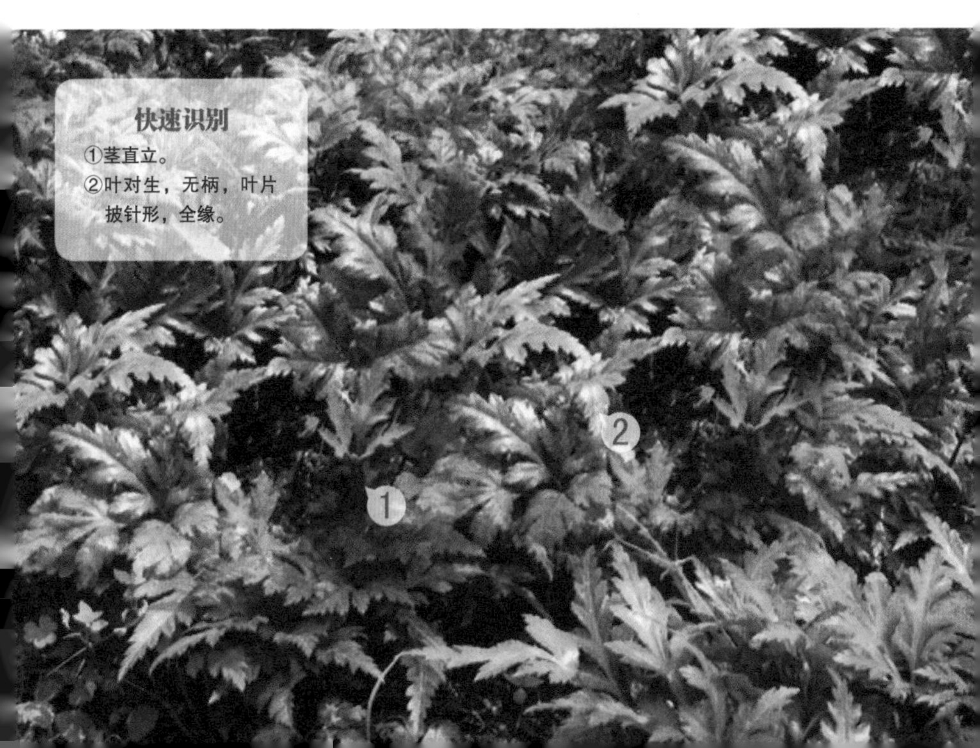

泻下药
/ 攻下 /

大黄

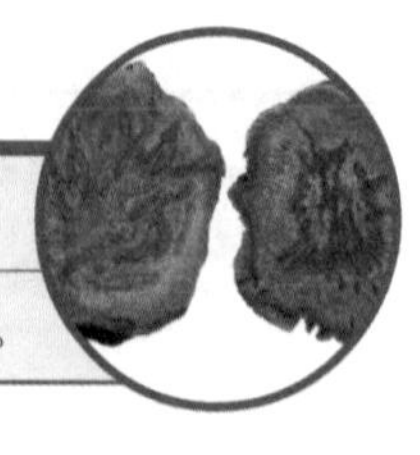

别名 黄良、肤如、将军、川军、锦纹大黄。

性味归经 苦，寒。归脾、胃、大肠、肝、心包经。

来源 为蓼科植物掌叶大黄 *Rheum palmatum* L. 等的干燥根及根茎。

生境 生长于山地林缘半阴湿的地方。主产于四川、甘肃、青海、西藏等地。

采收 秋末茎叶枯萎或翌年春季发芽前采挖，除去细根，刮去外皮，切瓣或段，绳穿成串干燥或直接干燥。生用，或酒炒、酒蒸、炒炭用。

功用 泻热通肠，凉血解毒，逐瘀通经。用于实热便秘，积滞腹痛，泻痢不爽，湿热黄疸，血热吐衄，目赤，咽肿，肠痈腹痛，痈肿疔疮，瘀血经闭，跌打损伤；外治水火烫伤。煎服，3～15克；外用适量，研末调敷患处。

验方 ①**食积腹痛**：大黄、砂仁各9克，莱菔子30克。水煎服，每日3次。②**胆囊炎，胆石症**：大黄、黄连各9克，枳壳、黄芩、木香各12克。水煎服，每日3次。③**急性胰腺炎**：大黄12克，柴胡、白芍各15克，胡黄连、延胡索、黄芩、木香、芒硝各9克。水煎服，每日3次。④**口疮糜烂**：大黄、枯矾各等份。为末，擦之，吐涎。

②
①
快速识别
①茎直立，高2米左右。
②叶多根生，根生叶广卵形；茎生叶较小，互生。

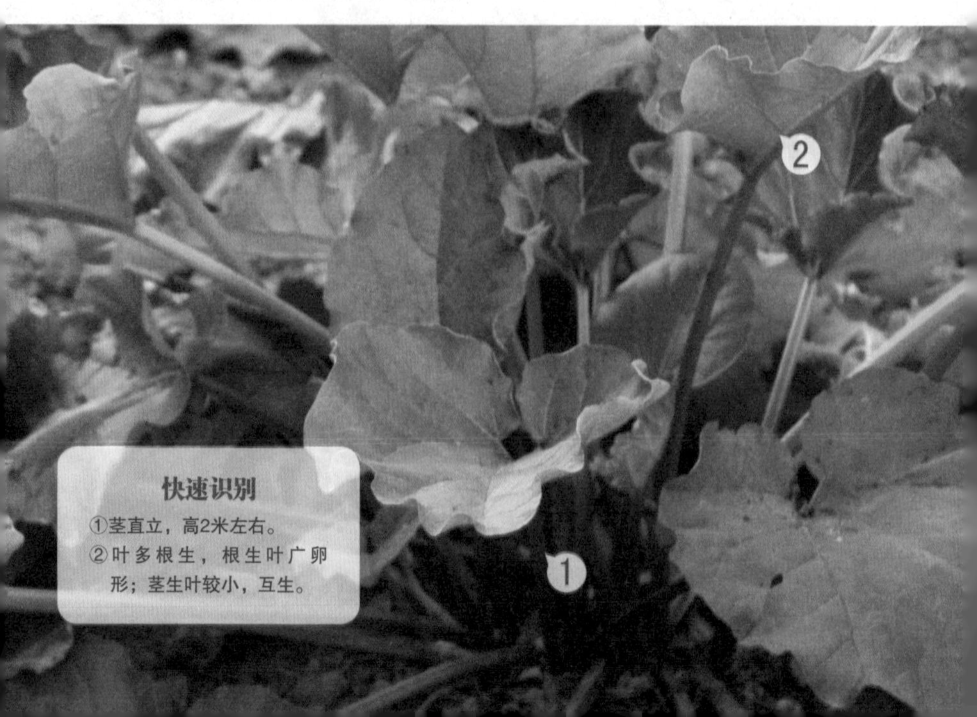

芦荟

别名 卢会、讷会、象胆、奴会、劳伟。

性味归经 苦，寒。归肝、胃、大肠经。

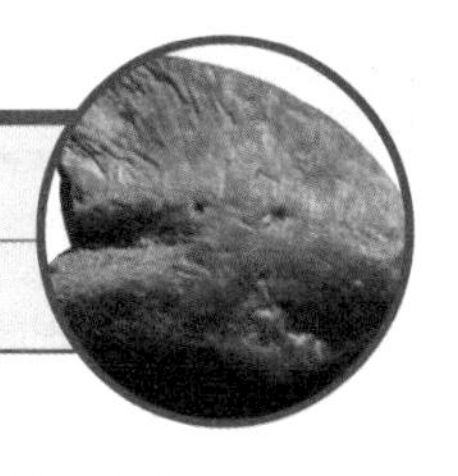

来源 为百合科植物库拉索芦荟 *Aloe barbadensis* Miller 的汁液浓缩干燥物。

生境 生长于排水性能良好、不易板结的疏松土质中。福建、台湾、广东、广西、四川、云南等地有栽培。

采收 将采收的鲜叶片切口向下直放于盛器中，取其流出的汁液干燥即成；也可将叶片洗净，横切成片，加入与叶同等量的水，煎煮2～3小时，过滤，将滤液倒入模型内烘干或曝晒干，即得芦荟膏。

功用 清肝泻火，泻下通便，杀虫疗疾。用于便秘，小儿疳积，惊风；外治湿癣。入丸、散服，2～5克；外用适量，研末敷患处。

验方 ①**便秘：**芦荟鲜叶5克，蜂蜜30毫升。每晚睡前开水冲服。②**咯血，吐血，尿血：**芦荟花6～10克。水浸泡去黏汁，水煎服；可加白糖适量。③**蚊虫叮咬：**新鲜芦荟叶片适量。洗净，从中间分开，剪去边上的刺，直接涂在被叮咬处。

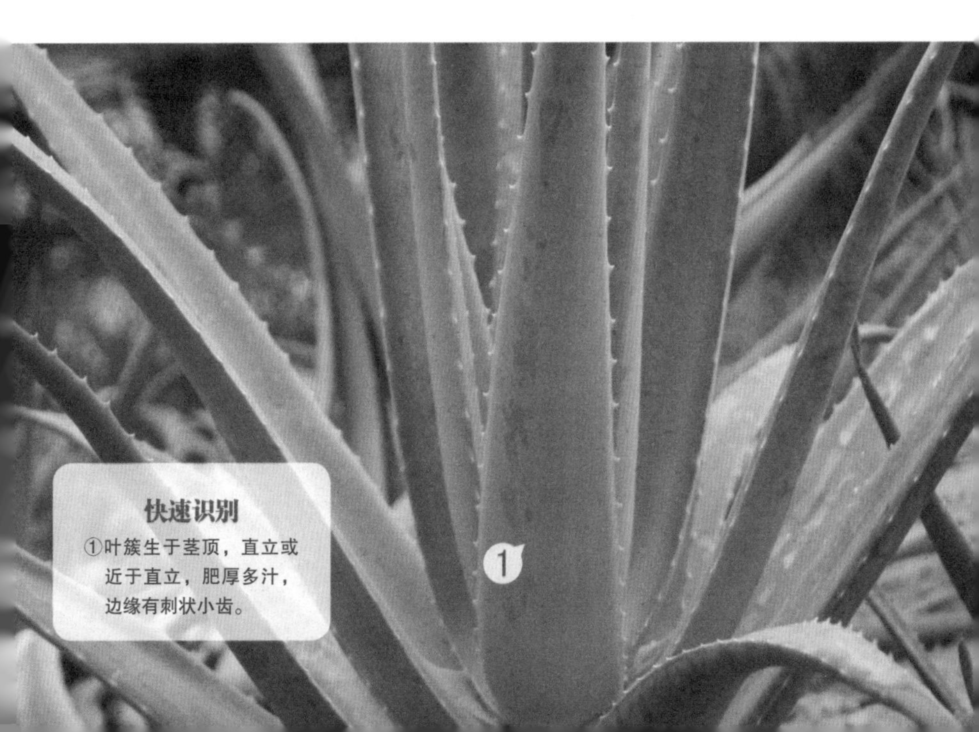

快速识别

①叶簇生于茎顶，直立或近于直立，肥厚多汁，边缘有刺状小齿。

/ 润下 /

火麻仁

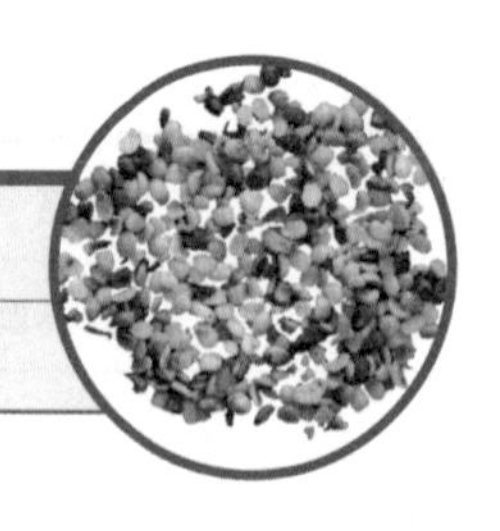

别名 火麻、麻仁、大麻仁、线麻子。

性味归经 甘，平。归脾、胃、大肠经。

来源 为桑科植物大麻 *Cannabis sativa* L. 的干燥成熟果实。

生境 生长于土层深厚、疏松肥沃、排水良好的沙质土壤或黏质土壤里。主产于东北、华北、华东、中南等地。

采收 秋季果实成熟时采收，除去杂质，晒干。生用。用时打碎。

功用 润肠通便。用于血虚津亏，肠燥便秘。煎服，10～15克。

验方 ①**大便不通：**火麻仁适量。研末，同米煮粥食用。②**烫伤：**火麻仁、黄柏、黄栀子各适量。共研末，调猪油涂。③**跌打损伤：**火麻仁200克。煅炭，兑黄酒服。④**大便秘结：**火麻仁、大黄、枳实、白芍各50克，苦杏仁、厚朴各15克。共研细粉，炼蜜为丸，每服9克，每日1～2次。⑤**血秘：**火麻仁15克，当归9克。水煎服，加蜂蜜15毫升，调匀1次服下。

1
2
快速识别
①茎直立，分枝。
②掌状叶互生或下部对生，全裂。

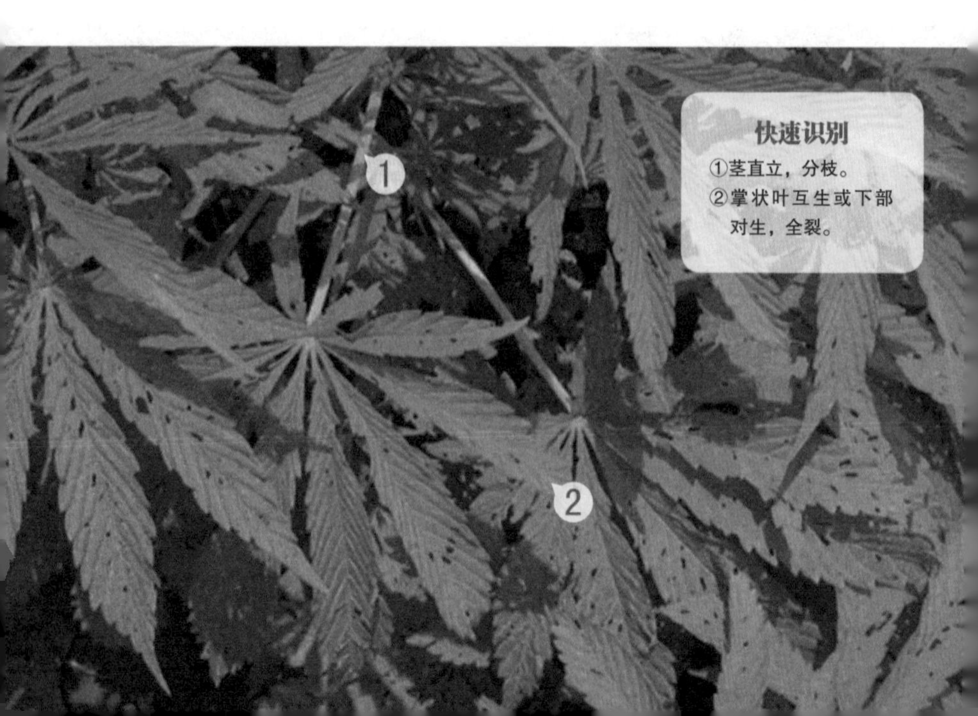

郁李仁

别名 郁子、山梅子、小李仁、郁里仁、李仁肉。

性味归经 辛、苦、甘，平。归脾、大肠、小肠经。

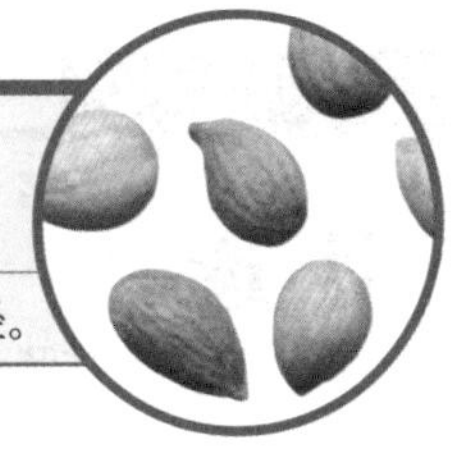

来源 为蔷薇科植物欧李 *Prunus humilis* Bge. 等的干燥成熟种子。

生境 生长于荒山坡或沙丘边。主产于黑龙江、吉林、辽宁、内蒙古、河北、山东等地。

采收 夏、秋两季采收成熟果实，除去果肉及核壳，取出种子，干燥。生用。去皮捣碎用。

功用 润燥滑肠，下气利水。用于津枯肠燥，食积气滞，腹胀便秘，水肿，脚气，小便不利。煎服，6～10克。

验方 ①**慢性肾炎，水肿，胀满，二便不通：**郁李仁、薏苡仁各9克。每日1剂，水煎，分2次服。②**肺气虚弱：**郁李仁30粒。研末，生梨汁调和成糊状，敷内关穴，胶布固定，每12小时更换一次。③**疣：**郁李仁、鸡子白各10克。研涂患处。④**大便秘结：**郁李仁、柏子仁、火麻仁各12克，桃仁9克。水煎服。

快速识别
①多分枝。
②叶互生，叶片长圆形或椭圆状披针形。
③核果近球形，味酸甜。
1
2
3

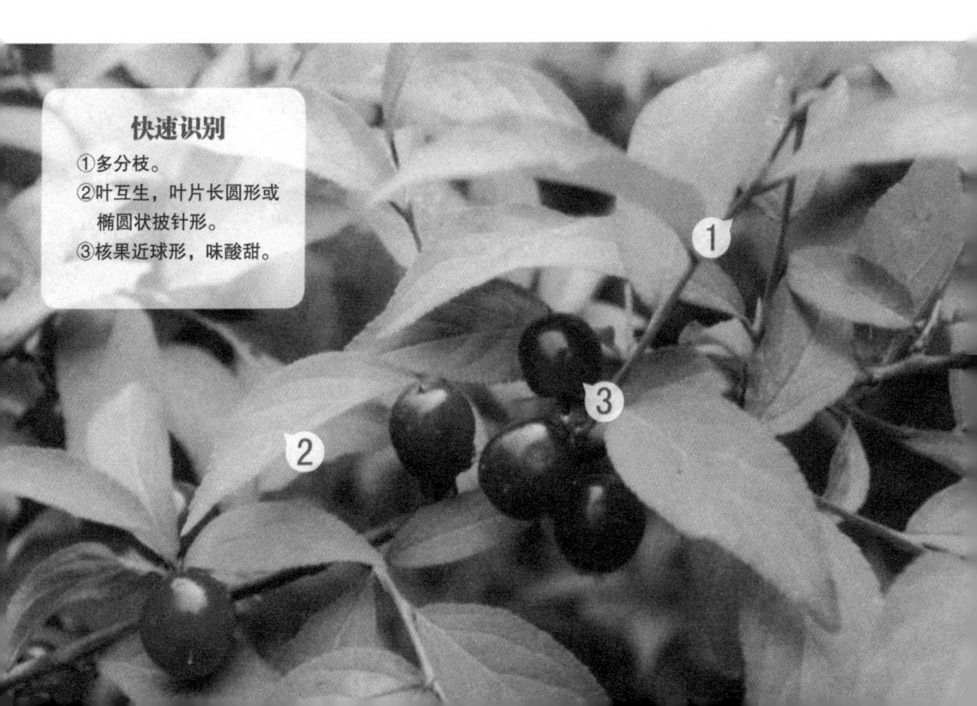

/ 峻下逐水 /

甘遂

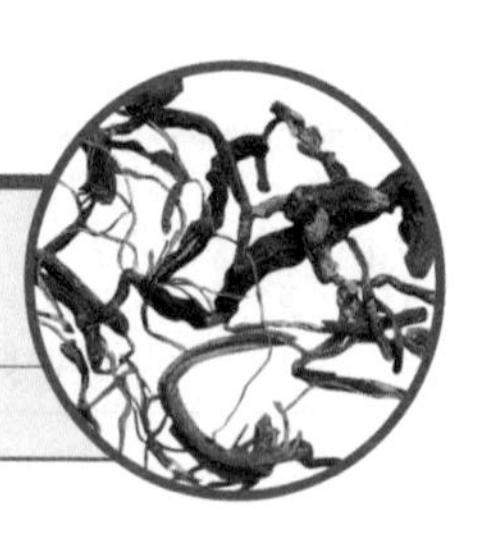

别名 陵泽、重泽、苦泽、陵藁、甘泽、肿手花根、猫儿眼根。

性味归经 苦，寒；有毒。归肺、肾、大肠经。

来源 为大戟科植物甘遂 *Euphorbia kansui* T. N. Liou ex T. P. Wang 的干燥块根。

生境 生长于低山坡、沙地、荒坡、田边和路旁等。主产于陕西、河南、山西等地。

采收 春季开花前或秋末茎叶枯萎后采挖，撞去外皮，晒干。生用或醋制用。

功用 泻水逐饮，消肿散结。用于水肿胀满，胸腹积水，痰饮积聚，气逆喘咳，二便不利。0.5～1.5克，醋制后多入丸、散用；外用适量，生用。

验方 ①**慢性淋巴结炎：**生甘遂50克，鸡蛋20个。研为细末；再取鸡蛋煮熟去壳，用竹筷子将蛋戳洞穿透，然后将甘遂与鸡蛋放入水中同煮15分钟，弃药渣、药汤，每次进食鸡蛋1个，每日2次。②**胸腔积液：**生甘遂适量。研末，每次1.5～2克，口服，连续服用7～20日。③**小儿睾丸鞘膜积液：**甘遂、赤芍、枳壳、昆布各10克，甘草5克。水煎服，连用3～7日。

3
2
1
快速识别
①茎直立，下部稍木质化。
②叶互生，线状披针形或披针形。
③杯状聚伞花序，顶生，稀腋生。

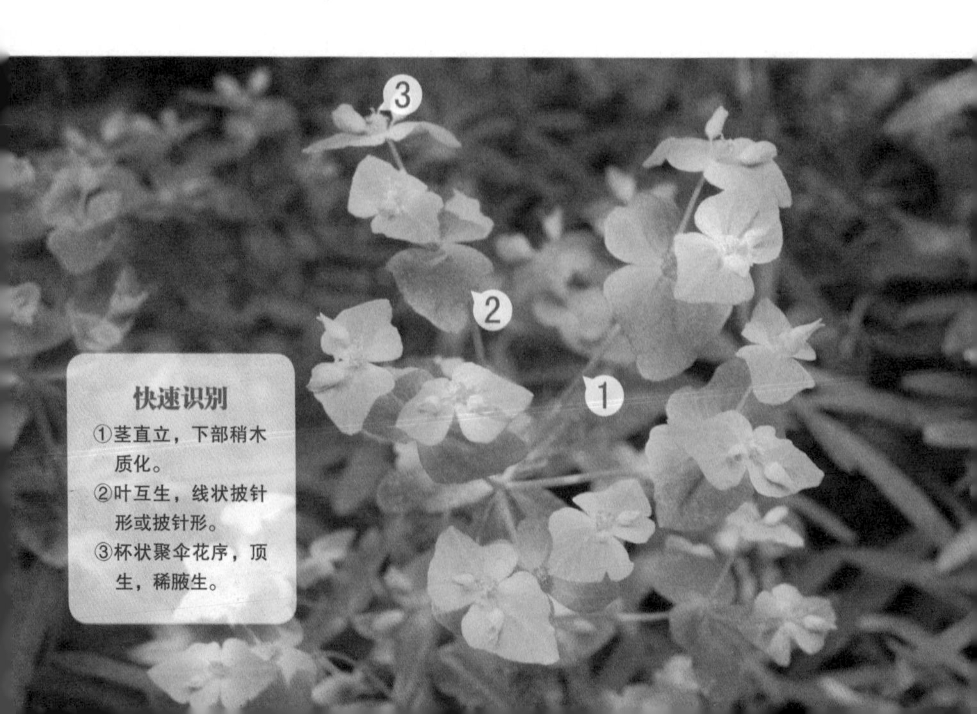

商陆

别名 当陆、章陆、山萝卜、章柳根、见肿消。

性味归经 苦，寒；有毒。归肺、脾、肾、大肠经。

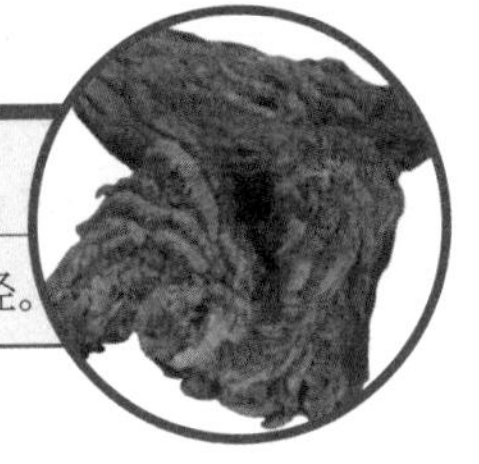

来源 为商陆科植物商陆 *Phytolacca acinosa* Roxb. 等的干燥根。

生境 生长于路旁疏林下或栽培于庭园。分布于全国大部分地区。

采收 秋季至翌年春季采挖，除去须根及泥沙，切成块或片，晒干或阴干。生用或醋制用。

功用 逐水消肿，通利二便，解毒散结。用于水肿胀满，二便不通；外治痈肿疮毒。煎服，3～9克；外用鲜品捣烂或干品研末涂敷。

验方 ①**足癣：**商陆、苦参各100克，川椒20克，赤芍50克。煎汤，每日1～2次浸泡患足，每次15～30分钟，保留药液加热重复使用。②**痈疮肿毒：**商陆25克，蒲公英100克。水煎洗患处。③**淋巴结结核：**商陆9克，加红糖适量，水煎服。④**腹水：**商陆6克，赤小豆、冬瓜皮各50克，泽泻12克，茯苓皮24克。水煎服。⑤**肝硬化腹水：**商陆5～10克，粳米50～100克。将商陆加水适量，煎汁去渣，然后将粳米淘净，入药汁中煮粥，每日1剂，分2次温服。

①
②
③
快速识别
①茎绿色或紫红色。
②单叶互生，叶片卵状椭圆形或椭圆形，全缘。
③浆果。

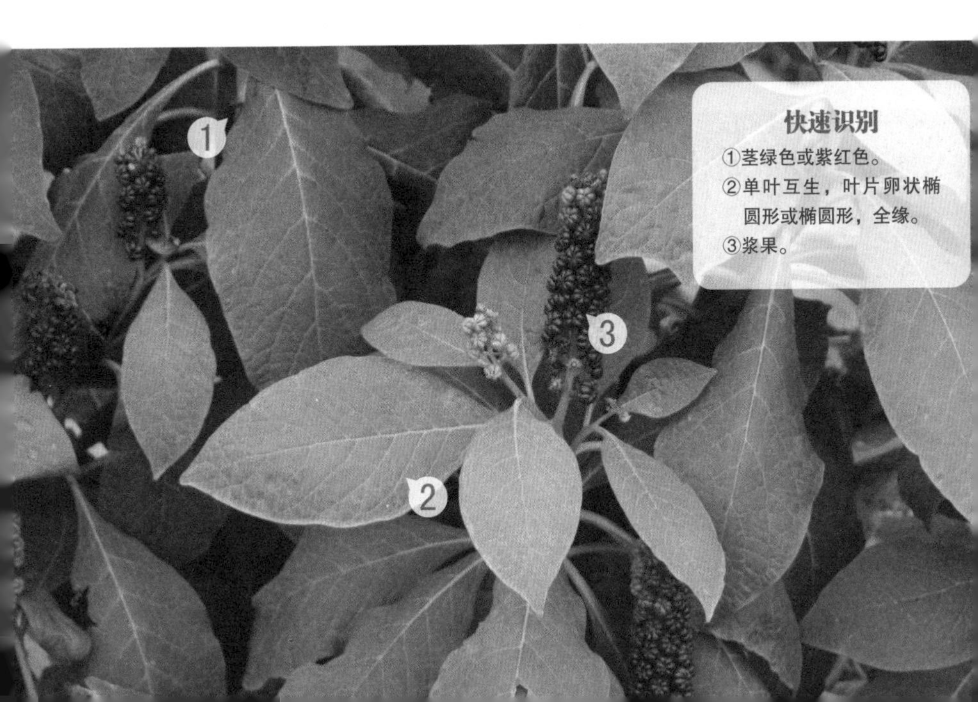

牵牛子

别名 黑丑、白丑、黑牵牛、白牵牛、喇叭花。

性味归经 苦，寒；有毒。归肺、肾、大肠经。

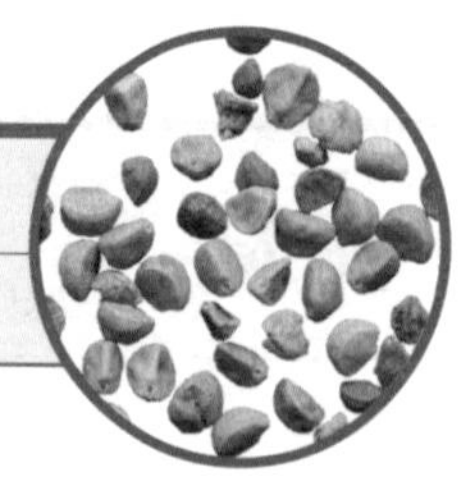

来源 为旋花科植物裂叶牵牛 *Pharbitis nil* (L.) Choisy 的干燥成熟种子。

生境 生长于山野灌木丛中、村边、路旁。多栽培。全国各地有分布。

采收 秋末果实成熟、果壳未开裂时采割植株，晒干，打下种子，除去杂质。生用或炒用。

功用 泻水通便，消痰涤饮，杀虫攻积。用于水肿胀满，二便不通，痰饮积聚，气逆喘咳，虫积腹痛，蛔虫、绦虫病。煎服，3～6克；入丸、散服，每次1.5～3克。

验方 ①**水肿：**牵牛子适量。研为末，每次2克，每日1次，以小便利为度。②**肠道寄生虫：**牵牛子100克（炒，研为末），槟榔50克，使君子肉50个（微炒）。均为末，每次10克，砂糖调下，小儿减半。③**急、慢性腰扭伤：**生牵牛子、炒牵牛子各45克。兑在一起粉碎，分成2份，晚上睡前及早饭前用温水各服1份。④**气滞腹痛，食积腹痛：**炒牵牛子60克。研细末，红糖水冲服，每次2克，每日3次。⑤**燥热实秘：**牵牛子15克，大黄30克。共为细末，蜂蜜水送服10克。

快速识别
①茎缠绕。
②叶互生，近卵状心形。
③花序有花1～3朵，总花梗稍短于叶柄，腋生。
3
1
2

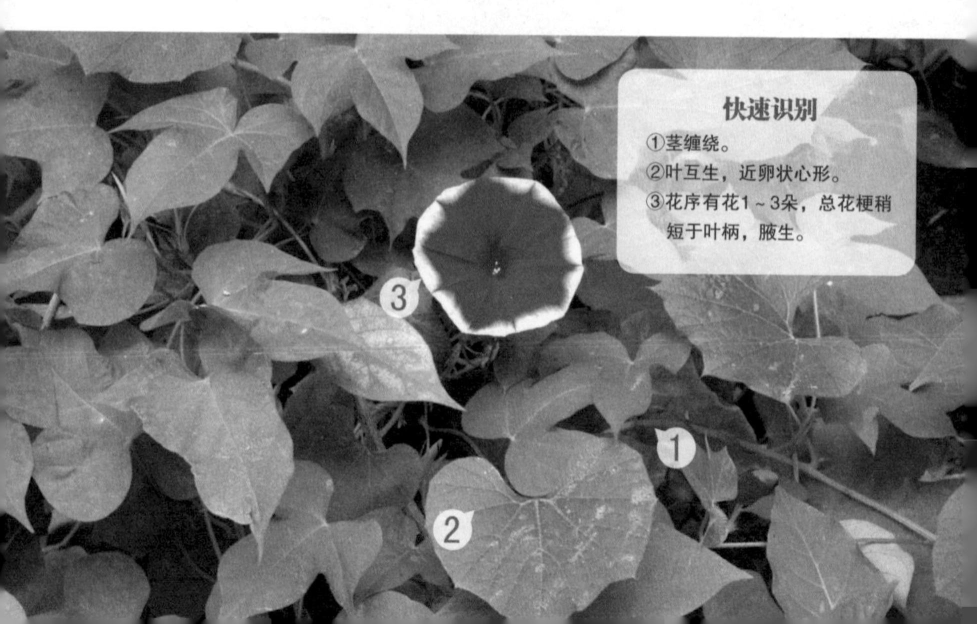

千金子

别名 联步、小巴豆、千两金、续随子、菩萨豆。

性味归经 辛，温；有毒。归肝、肾、大肠经。

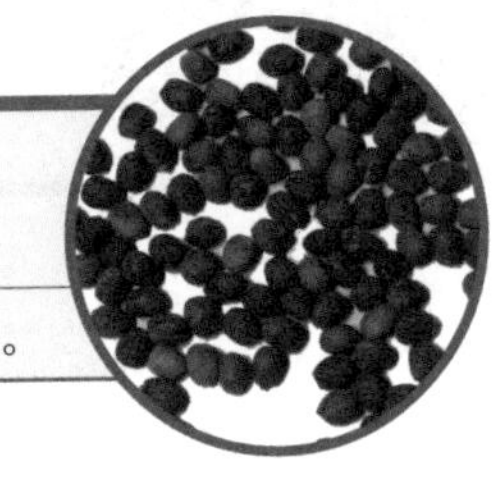

来源 为大戟科植物续随子 *Euphorbia lathyris* L. 的干燥成熟种子。

生境 生长于向阳山坡，各地也有野生。主产于河南、浙江、河北、四川、辽宁、吉林等地。

采收 夏、秋两季果实成熟时采收，除去杂质，干燥。生用。用时打碎。

功用 逐水消肿，破血消癥；外用疗癣蚀疣。用于水肿，痰饮，积滞胀满，二便不通，血瘀经闭；外治顽癣，赘疣。1~2克，去壳、去油用，多入丸、散服；外用适量，捣烂敷患处。

验方 ①**血瘀经闭：**千金子3克，丹参、制香附各9克。水煎服。②**赘疣：**千金子适量。熟时破开，涂患处。③**面神经炎：**千金子5粒。研末，水调或醋调，贴患侧。④**寻常疣（瘊子、千日疮）：**千金子适量。捣烂，敷患部，外用干净纱布覆盖，胶布固定。

快速识别
①茎直立。
②叶交互对生。
③蒴果近球形。
3
2
1

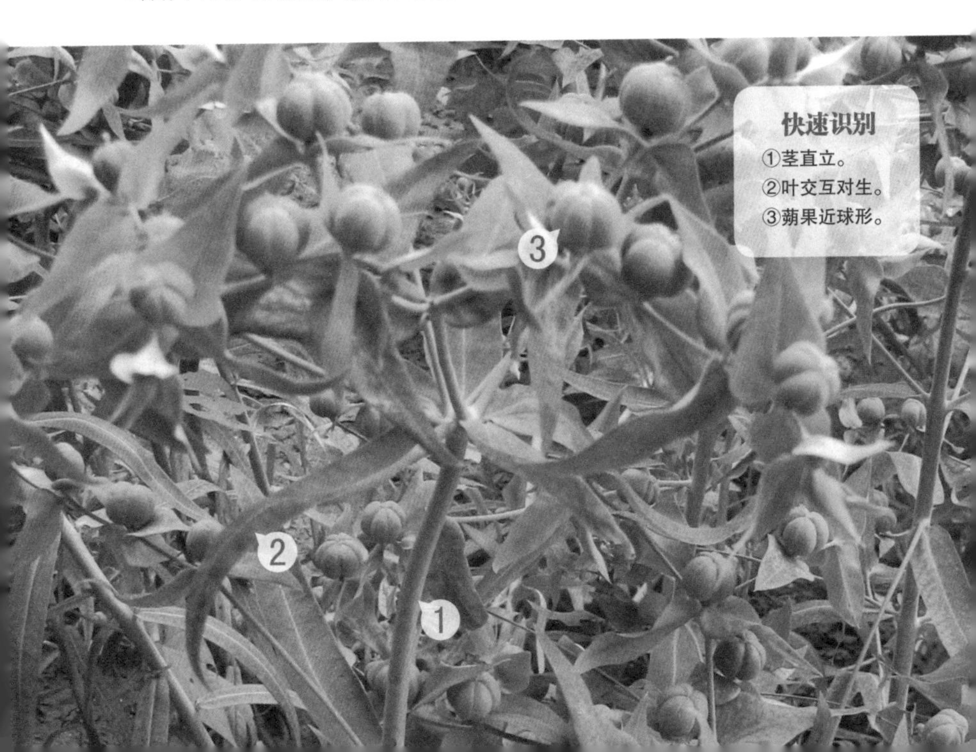

祛风湿药
/ 祛风寒湿 /

独活

别名 大活、独滑、川独活、巴东独活、胡王使者。

性味归经 辛、苦，微温。归肾、膀胱经。

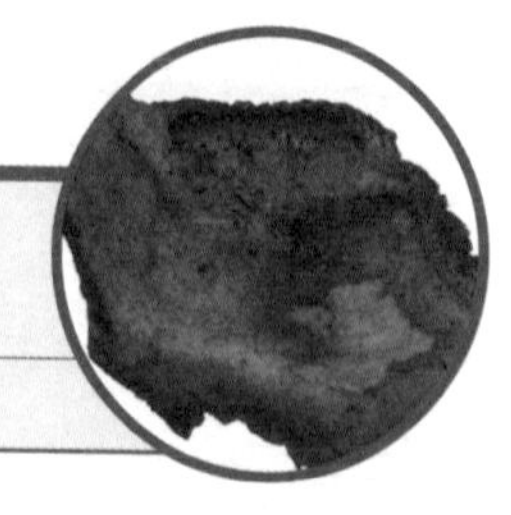

来源 为伞形科植物重齿毛当归 *Angelica pubescens* Maxim. f. *biserrata* Shan et Yuan 的干燥根。

生境 生长于山谷沟边或草丛中，有栽培。主产于湖北、四川等地。

采收 春初苗刚发芽或秋末茎叶枯萎时采挖，除去须根及泥沙，烘至半干，堆置2～3日，发软后再烘至全干，切片。生用。

功用 祛风除湿，通痹止痛。用于风寒湿痹，腰膝疼痛，少阴伏风头痛，风寒挟湿头痛。煎服，3～10克。

验方 ①**慢性支气管炎：**独活15克，红糖25克。加水煎成100毫升，分3～4次服。②**青光眼：**独活、羌活、五味子各6克，白芍12克。水煎服。③**肩周炎（肩关节周围炎）：**独活、党参、羌活各15克，当归、桑枝各10克，肉桂2克。水煎服，每日1剂，每日服2次。药渣复煎后，外洗患处。④**风湿腰痛：**独活50克，杜仲、续断15克。米酒一杯为引，水煎服。⑤**阴寒头痛：**独活10克，细辛3克，川芎12克。水煎服。

3
1
2
快速识别
①茎直立，带紫色。
②叶为2～3回3出羽状复叶，两面均被短柔毛。
③复伞形花序顶生或侧生，密被黄色短柔毛。

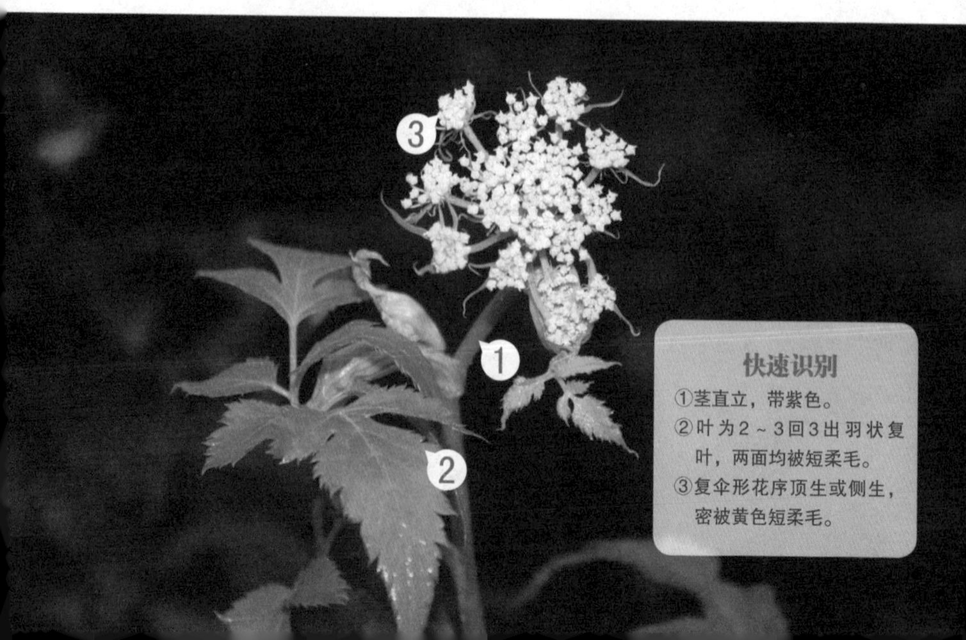

威灵仙

别名 灵仙、黑骨头、黑须根、黑脚威灵仙、铁脚威灵仙。

性味归经 辛、咸，温。归膀胱经。

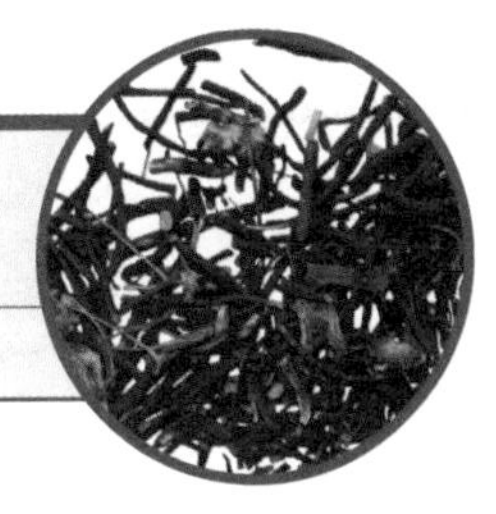

来源 为毛茛科植物威灵仙 *Clematis chinensis* Osbeck 等的干燥根及根茎。

生境 生长于山谷、山坡或灌木丛中。主产于江苏、浙江、江西、安徽、四川、贵州、福建、广东、广西等地。

采收 秋季采挖，除去泥沙，晒干，切段。生用。

功用 祛风除湿，通络止痛。用于风湿痹痛，肢体麻木，筋脉拘挛，屈伸不利，骨鲠咽喉。煎服，6～10克；外用适量。

验方 ①**诸骨鲠喉：**威灵仙30克。浓煎含咽。②**胆石症：**威灵仙60克。水煎服。③**腰脚疼痛：**威灵仙150克。捣为散，饭前温酒调服，每次3克。④**尿路结石：**威灵仙60～90克，金钱草50～60克。水煎服。⑤**疟疾：**威灵仙15克。酒煎温服。⑥**呃逆：**威灵仙30克，黑芝麻20克，蜂蜜30毫升。加水750毫升，水煎30分钟，每日1剂。⑦**牛皮癣（银屑病）：**威灵仙90克。水煎，早、晚各服1次，疗程不限，以癣屑脱尽为止。⑧**急性乳腺炎：**威灵仙适量。研为细末，以米醋拌成糊状，30分钟后贴敷患乳，随干随换。

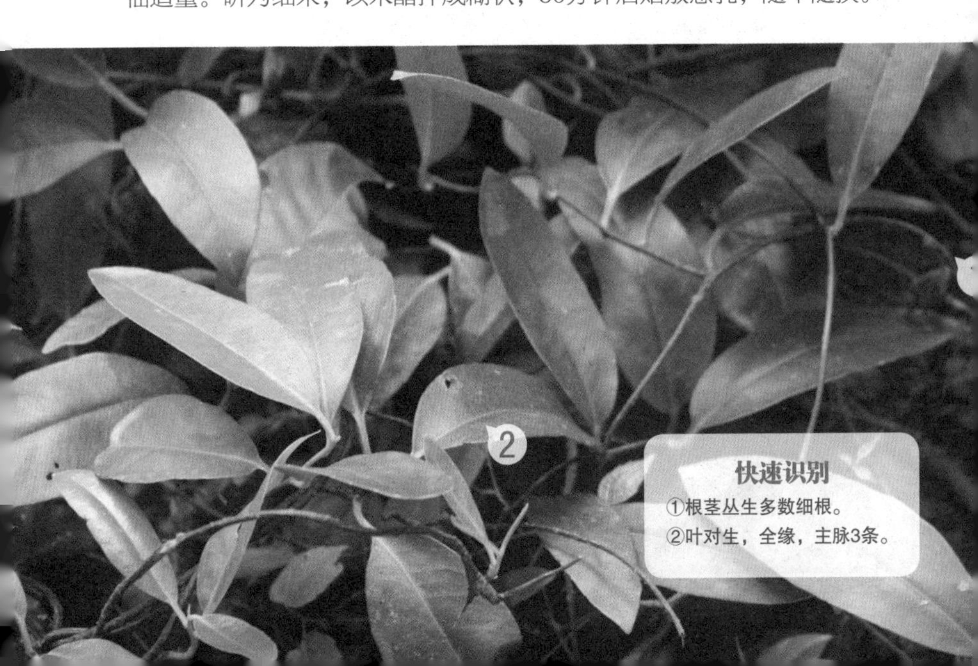

快速识别

①根茎丛生多数细根。

②叶对生，全缘，主脉3条。

川乌

别名 草乌、乌喙、铁花、乌头、五毒、鹅儿花。

性味归经 辛、苦，热；有大毒。归心、肝、肾、脾经。

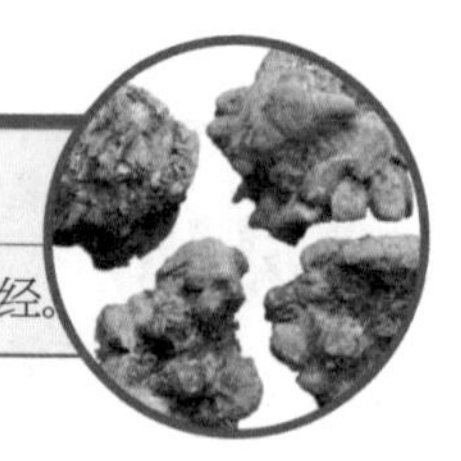

来源 为毛茛科植物乌头 *Aconitum carmichaelii* Debx. 的干燥母根。

生境 生于山地草坡或灌木丛中。主产于四川、陕西等地。

采收 6月下旬至8月上旬采挖，除去子根、须根及泥沙，晒干。生用或制用。

功用 祛风除湿，温经止痛。用于风寒湿痹，关节疼痛，心腹冷痛，寒疝作痛，麻醉止痛。一般炮制后用。煎服，1.5～3g，宜先煎、久煎；外用适量。

验方 ①**风湿关节痛：**制川乌6克，麻黄8克，白芍、黄芪各12克。水煎服。②**颈椎病：**制川乌、制草乌各100克，丹参250克，川芎、白芷各50克，威灵仙500克。研碎调匀，装入布袋作枕用。③**腰脚痹痛：**生川乌1克。捣为散，醋调涂布上敷痛处。④**牛皮癣：**川乌、草乌、狼毒、斑蝥各等份。共研细末，用凡士林制成膏状，厚涂患处，待局部起疱后用水冲掉药膏，10日左右局部结痂即愈。

快速识别
①茎直立。
②叶片五角形，3全裂。
③总状圆锥花序狭长，密生反曲的微柔毛。
①
②
③

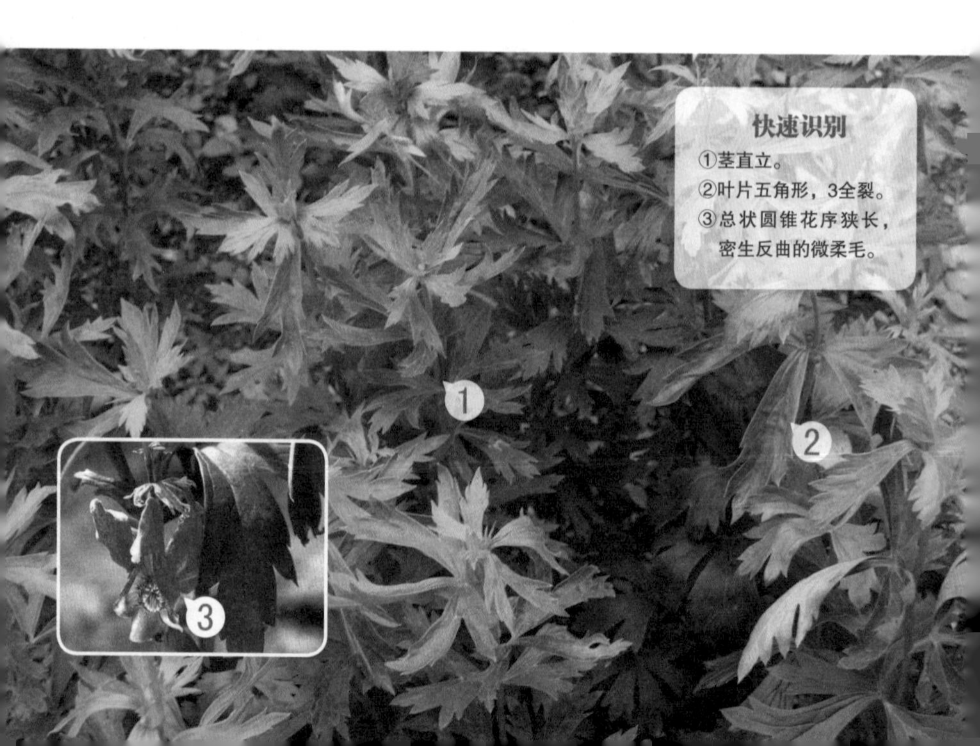

草乌

别名 乌头、鸡毒、药羊蒿、草乌头、鸡头草、百步草。

性味归经 辛、苦，热；有大毒。归心、肝、肾、脾经。

来源 为毛茛科植物北乌头 *Aconitum kusnezoffii* Reichb. 的干燥块根。

生境 生长于山坡草地或疏林中。主产于山西、河北、内蒙古等地。

采收 秋季茎叶枯萎时采挖，除去须根及泥沙，干燥。生用或制用。

功用 祛风除湿，温经止痛。用于风寒湿痹，关节疼痛，心腹冷痛，寒疝作痛，麻醉止痛。一般炮制后用。煎服，1.5～3克，宜先煎、久煎；外用适量。

验方 ①**风寒关节炎：**草乌、松节、川乌各30克，生半夏、生天南星各30克。研粗末酒浸，擦敷患处。②**十二指肠溃疡：**草乌、川乌各9克，白及、白芷各12克。研末和面少许，调合成饼，外敷于剑突下胃脘部，一昼夜后除去。③**牛皮癣：**草乌、白及、轻粉、儿茶各5克。共研细末，醋调，搽患处。④**淋巴结炎，淋巴结结核：**草乌1个。用烧酒适量磨汁，外搽局部，每日1次。

②
①
快速识别
①茎直立，无毛。
②叶片纸质或近革质，五角形，3全裂。

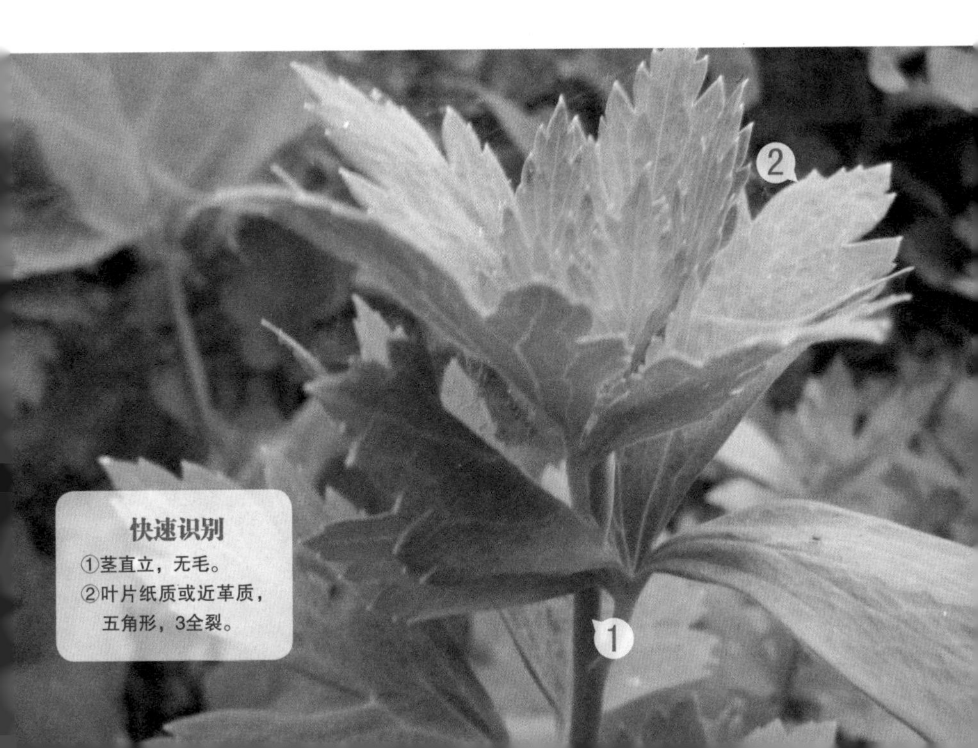

木瓜

别名 酸木瓜、铁脚梨、秋木瓜、皱皮木瓜、贴梗海棠。

性味归经 酸，温。归肝、脾经。

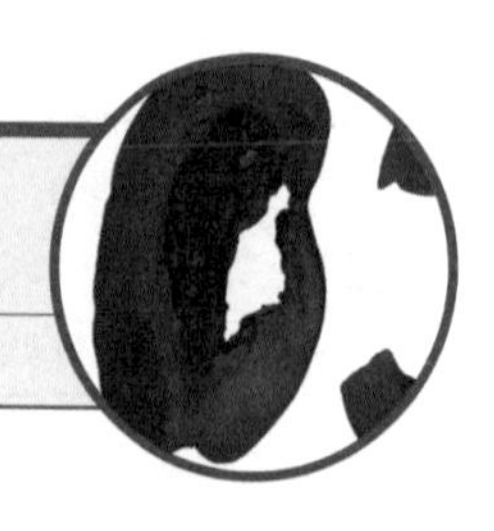

来源 为蔷薇科植物贴梗海棠 *Chaenomeles speciosa* (Sweet) Nakai 的干燥近成熟果实。

生境 生长于山坡地、田边地角、房前屋后。主产于山东、河南、陕西、安徽、江苏、湖北、四川、浙江、江西、广东、广西等地。

采收 夏、秋两季果实绿黄时采收，置沸水中烫至外皮灰白色，对半纵剖，晒干，切片。生用。

功用 舒筋活络，和胃化湿。用于湿痹拘挛，腰膝关节酸重疼痛，吐泻转筋，脚气水肿。煎服，6~9克。

验方 ①**消化不良：**木瓜10克，麦、谷芽各15克，木香3克。水煎服。②**产后体虚，乳汁不足：**鲜木瓜250克。猪蹄500克，切块，加水适量，炖熟，再将鲜木瓜放入汤中炖至烂熟，食用即可。③**脚气：**干木瓜1个，明矾50克。水煎，趁热熏洗。④**诸菜中毒：**木瓜皮适量。水煎服。⑤**妊娠浮肿脾虚气滞证：**木瓜30克，大腹皮25克，陈皮15克，茯苓皮12克，生姜皮3克，大枣5枚。水煎服。

快速识别
①小枝无毛。
②叶片卵形至椭圆形，边缘有尖锐重锯齿。
③梨果，木质。
3
2
1

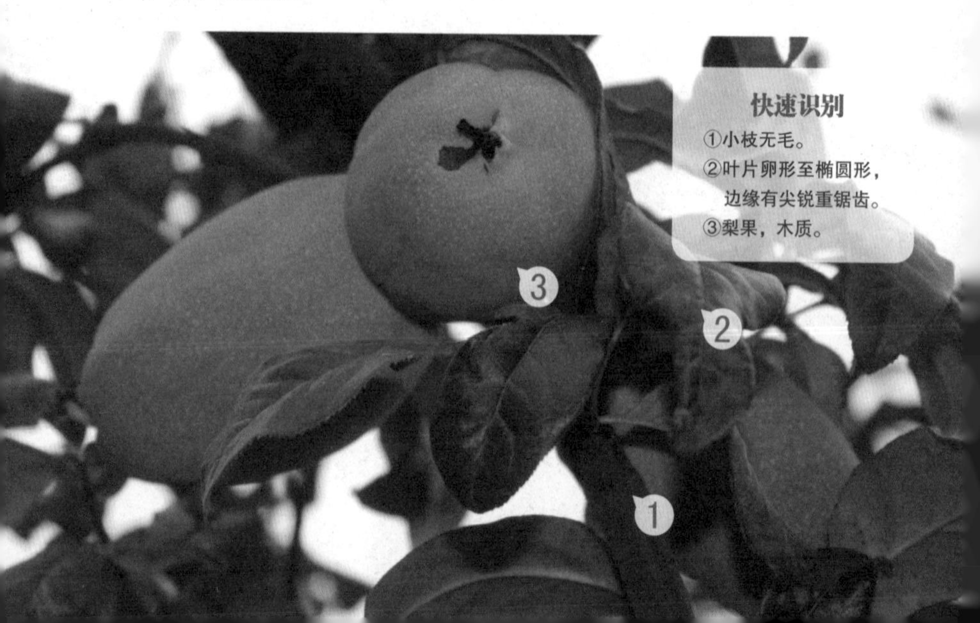

伸筋草

别名 狮子草、小伸筋、舒筋草、金毛狮子草。

性味归经 微苦、辛，温。归肝、脾、肾经。

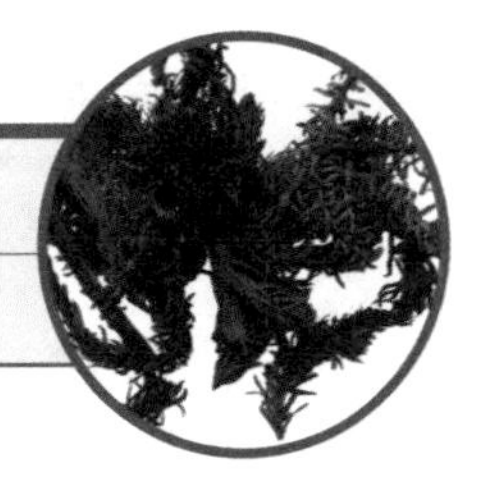

来源 为石松科植物石松 *Lycopodium japonicum* Thunb. 的干燥全草。

生境 生长于疏林下荫蔽处。主产于浙江、湖北、江苏等地。

采收 夏、秋两季茎叶茂盛时采收，除去杂质，晒干，切段。生用。

功用 祛风除湿，舒筋活络。用于关节酸痛，屈伸不利。煎服，3～12克；外用适量。

验方 ①**风痹筋骨不舒：**伸筋草15～50克。水煎服。②**糖尿病性颈椎增生：**伸筋草15克，豨莶草3克，石膏20克，龙骨8克。加水煎汁，热敷患处。③**小儿麻痹后遗症：**伸筋草、松节、南蛇藤根、寻骨风各25克，威灵仙15克，茜草10克，杜蘅2克，水煎服。④**带状疱疹：**伸筋草（焙）适量。研粉，青油或麻油调成糊状，涂患处，每日数次。⑤**中风后遗症：**伸筋草、红花、透骨草各3克。煎水浸泡手足。⑥**关节痛：**伸筋草、豨莶草各25克，路边荆、老鼠刺各50克。水煎服。⑦**关节酸痛，手足麻痹：**伸筋草30克，丝瓜络、爬山虎各15克，大活血9克。水、酒各半煎服。⑧**风湿疼痛：**伸筋草、防己、牛膝、威灵仙各12克，桑枝50克。水煎服。

2
1
快速识别
①匍匐茎蔓生，营养茎常为二歧分枝。
②叶密生，钻状线形。

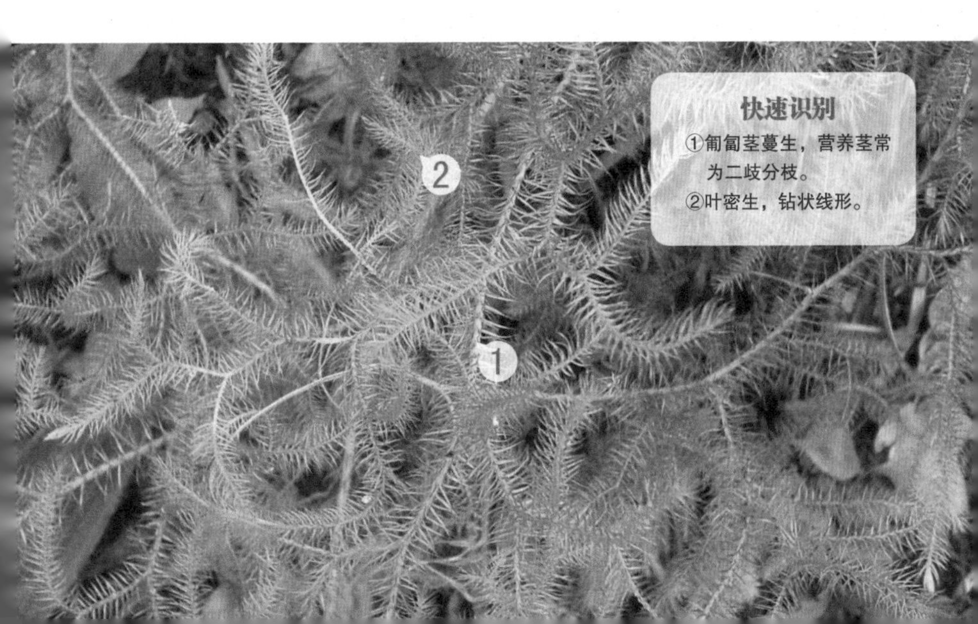

/ 祛风湿热 /

秦艽

别名 秦胶、大艽、左扭、左秦艽、西秦艽、萝卜艽。

性味归经 辛、苦，平。归胃、肝、胆经。

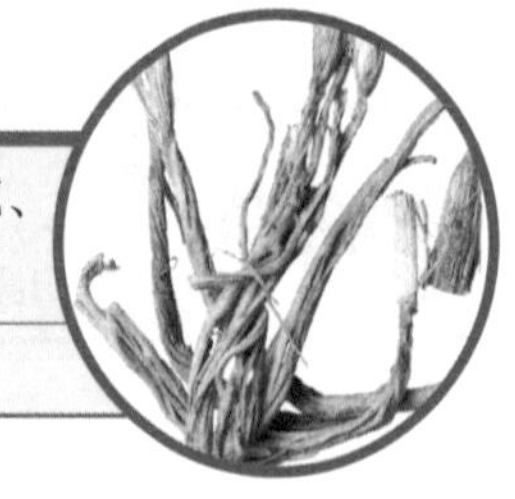

来源 为龙胆科植物秦艽 *Gentiana macrophylla* Pall. 等的干燥根。

生境 生长于山地草甸、林缘、灌木丛与沟谷中。主产于陕西、甘肃等地。

采收 春、秋两季采挖，除去泥沙，晒软，堆置“发汗”至表面呈红黄色或灰黄色时，摊开晒干，或不经“发汗”直接晒干，切片。生用。

功用 祛风湿，清湿热，止痹痛，退虚热。用于风湿痹痛，中风半身不遂，筋脉拘挛，骨节酸痛，湿热黄疸，骨蒸潮热，小儿疳积发热。煎服，3～10克。

验方 ①**伤寒烦渴：**秦艽30克。加入牛乳一碗，煎到六成，分2次服。②**风湿性关节炎，肢体关节疼痛：**秦艽、地龙、牛膝、五加皮、海桐皮、没药各15克，桑寄生、海风藤各20克。水煎服。③**小儿急性黄疸型传染性肝炎：**秦艽9克，茵陈15克，茯苓、栀子各10克，苍术、泽泻各6克。水煎服。④**疮口不合：**秦艽适量。为末掺之。⑤**小便艰难：**秦艽30克，水一碗，煎至六分，分2次服；或秦艽、冬葵子各等份为末，每服1小匙，酒送下。

②
①
快速识别
①茎圆形。
②基生叶较大，披针形；茎生叶较小。

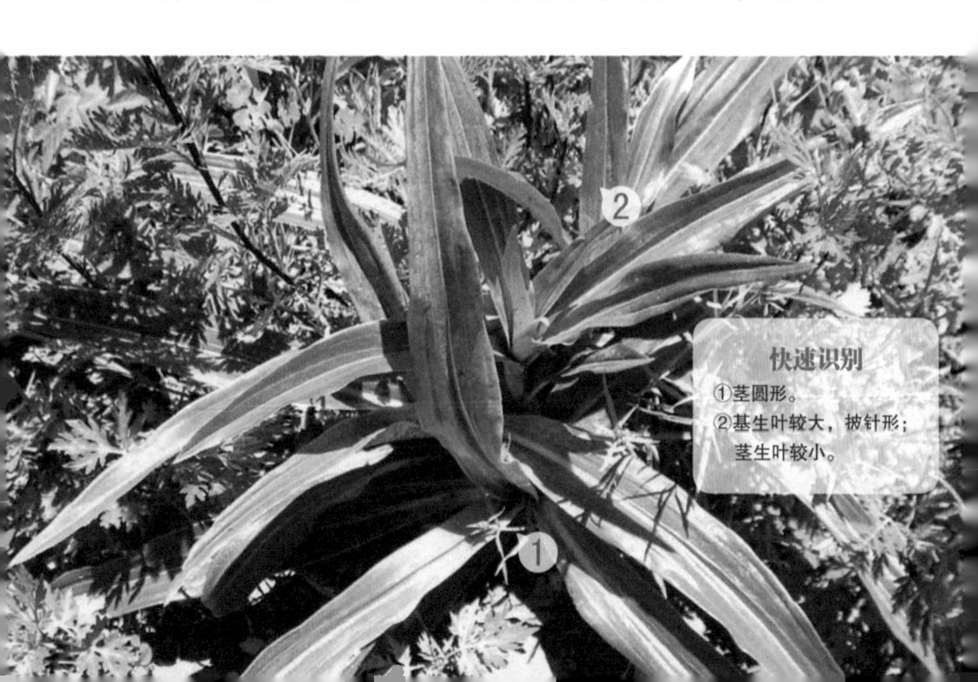

豨莶草

别名 豨莶、珠草、猪膏草、风湿草、黏金强子。

性味归经 辛、苦，寒。归肝、肾经。

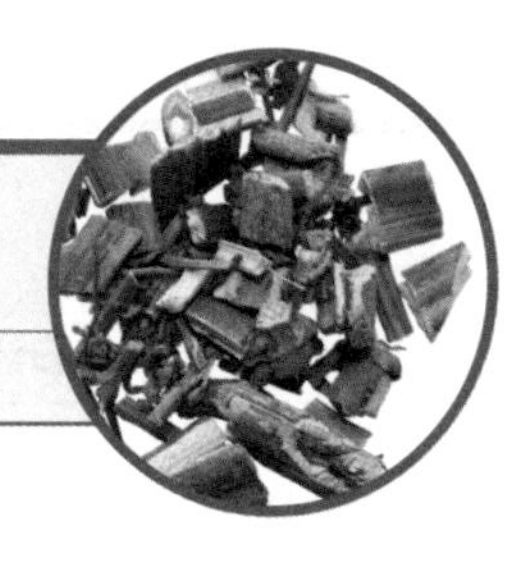

来源 为菊科植物豨莶 *Siegesbeckia orientalis* L. 等的干燥地上部分。

生境 生长于林缘、林下、荒野、路边。主产于湖南、福建、湖北、江苏等地。

采收 夏、秋两季花开前及花期均可采割，除去杂质，晒干，切段。生用或黄酒蒸制用。

功用 祛风湿，利关节，解毒。用于风湿痹痛，筋骨无力，腰膝酸软，四肢麻痹，半身不遂，风疹湿疮。煎服，9～12克；外用适量。

验方 ①**疟疾**：豨莶草50克。每日1剂，分2次煎服，连服3日。②**黄疸型肝炎**：豨莶草30克，车前草、金钱草各15克，栀子9克。水煎服。③**风湿性关节炎，高血压**：豨莶草、夏枯草、臭梧桐各9克。水煎服。④**痈疽肿毒**：豨莶草、乳香各30克，白矾15克。共为末，每次6克，热酒调下。⑤**风寒湿痹**：豨莶草、伸筋草各30克，老鹳草20克。水煎服。

1
2
快速识别
①茎高达1米以上。
②叶对生，阔三角状卵形至卵状披针形。
③头状花序多数，排成圆锥状。
3

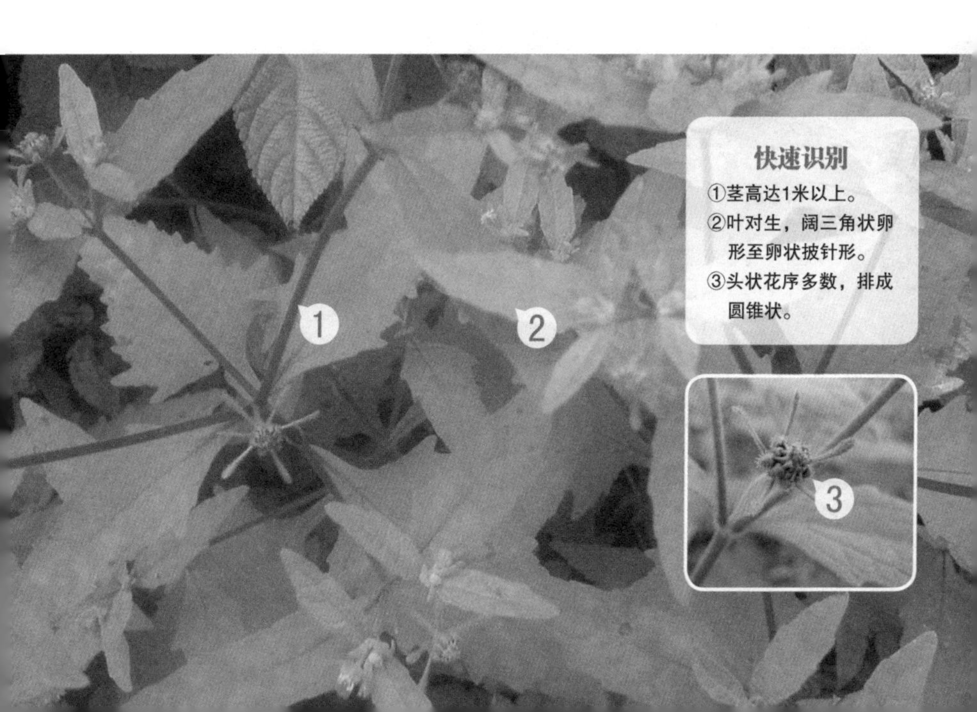

络石藤

别名 络石、爬山虎、石龙藤、钻骨风、白花藤、沿壁藤。

性味归经 苦，微寒。归心、肝、肾经。

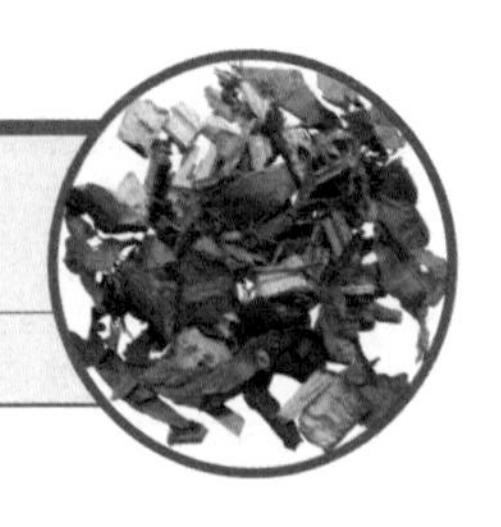

来源 为夹竹桃科植物络石 *Trachelospermum jasminoides* (Lindl.) Lem. 的干燥带叶藤茎。

生境 生长于温暖、湿润、树荫的沟渠旁、山坡林木丛中。主产于江苏、安徽、湖北、山东等地。

采收 冬季至翌年春季采割，除去杂质，晒干，切段。生用。

功用 祛风通络，凉血消肿。用于风湿热痹，筋脉拘挛，腰膝酸痛，喉痹，痈肿，跌打损伤。煎服，6～12克；外用鲜品适量，捣敷患处。

验方 ①**筋骨痛：**络石藤30～60克。浸酒服。②**关节炎：**络石藤、五加皮各50克，牛膝25克。水煎服，白酒为引。③**急性咽喉炎，扁桃体炎：**络石藤、赤茯苓各12克，射干、紫菀各9克，木通6克，桔梗4克。水煎服。④**外伤出血：**络石藤适量。晒干研末，撒敷患处，外加包扎。⑤**痈疽肿痛：**络石藤15克，皂角刺、瓜蒌仁各9克，乳香、没药各6克，甘草3克。水煎服。

快速识别
①茎有皮孔。
②叶对生，革质或近革质，椭圆形或卵状披针形。
①
②

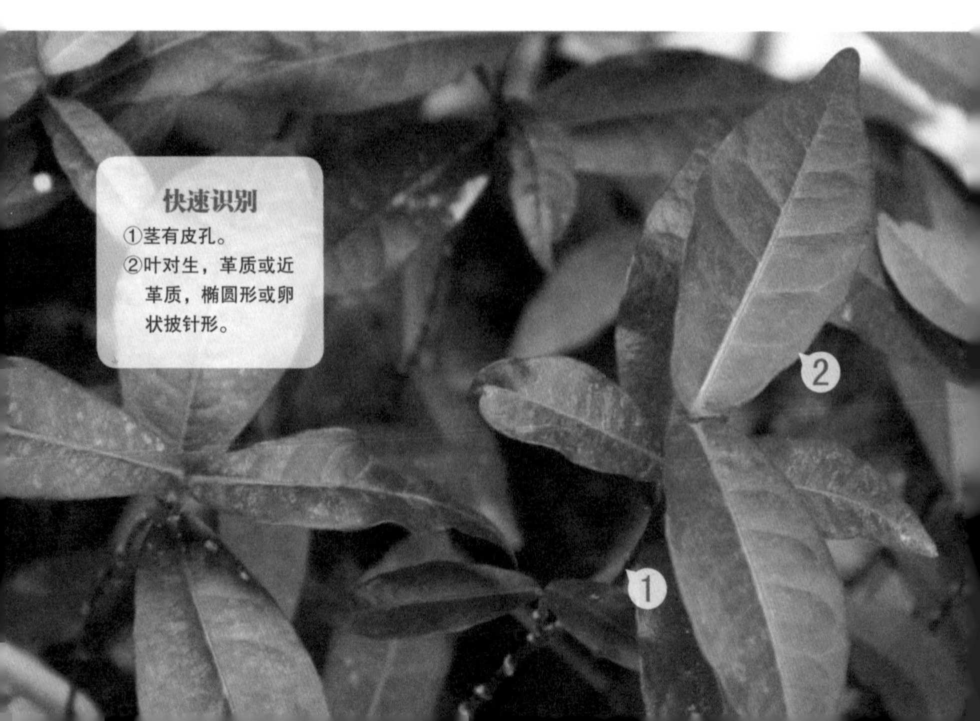

九里香

别名 石辣椒、九秋香、九树香、万里香、山黄皮、千只眼。

性味归经 辛、微苦，温；有小毒。归肝、胃经。

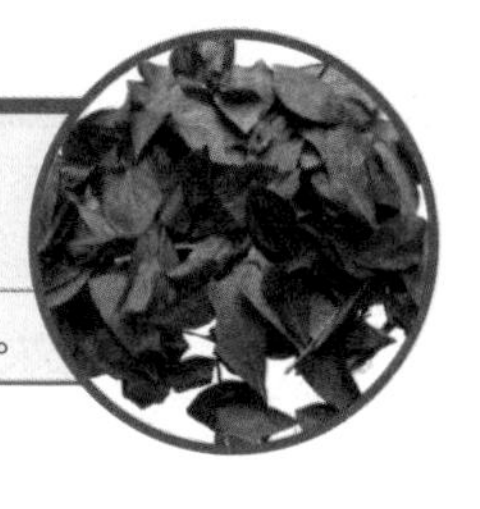

来源 本品为芸香科植物九里香*Murraya exotica* L.等的干燥枝叶和带叶嫩枝。

生境 性喜温暖、湿润气候，要求阳光充足、土层深厚、肥沃及排水良好的土壤，不耐寒。主产于广东、广西、福建等地。

采收 全年可采，阴干，切段。生用。

功用 行气止痛，活血散瘀。用于胃痛，风湿痹痛；外治牙痛，跌打肿痛，虫蛇咬伤。6～12克，煎服或浸酒服；外用适量，捣敷或煎水洗搽。

验方 ①**皮肤湿疹：**九里香鲜枝叶适量。水煎，擦洗患处。②**跌打肿痛：**鲜九里香叶、鲜地耳草、鲜水茴香、鲜山栀叶各等量。共捣烂，酒炒敷患处。③**胃痛：**九里香3克，香附9克。水煎服。④**慢性腰腿痛：**九里香15克，续断9克。水煎服。

1
2
3
4
快速识别
①嫩枝圆柱形，表面灰褐色。
②奇数羽状复叶，小叶互生。
③伞房花序短，顶生或生于上部叶腋内。
④果卵形或球形。

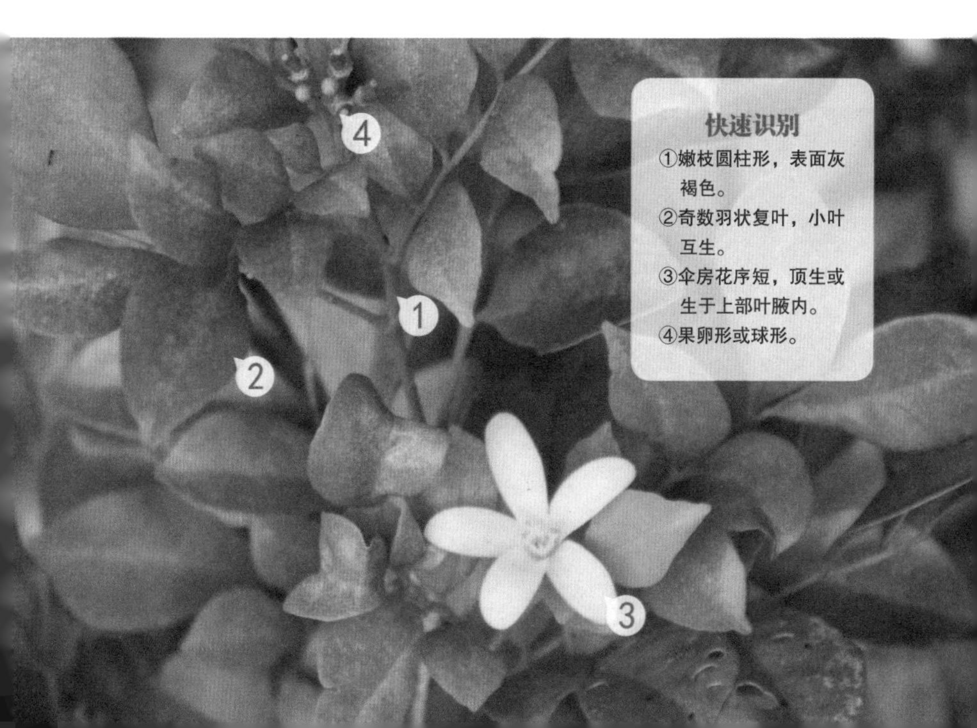

野木瓜

别名 木莲、乌藤、假荔枝、绕绕藤、八月挪、五爪金龙。

性味归经 微苦，平。归肝、胃经。

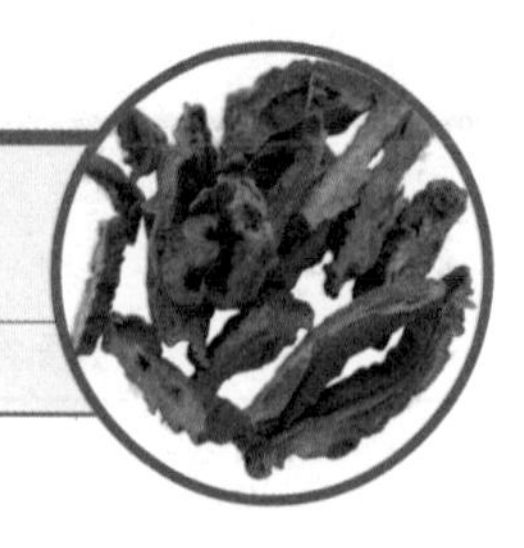

来源 为木通科植物野木瓜 *Stauntonia chinensis* DC. 的干燥带叶茎枝、根及根皮。

生境 生长于湿润通风的杂木林中、山路边及溪谷两旁。分布于安徽、浙江、江西、福建、广东、广西、海南等地。

采收 全年均可采割，洗净，切段，干燥。生用。

功用 祛风止痛，舒筋活络。用于风湿痹痛，腰腿疼痛，头痛，牙痛，痛经，跌打伤痛。煎服，9～15克。

验方 ①**手术后疼痛，麻风反应性疼痛：**野木瓜50克，加水煎成30毫升，痛时顿服，严重时可每日服3次。②**坐骨神经痛，风湿关节痛：**野木瓜根、大血藤、五加根、胡颓子根各15～24克。水煎服。③**风湿性关节炎：**野木瓜、虎杖、鱼腥草、马鞭草各适量。水煎服。并用鲜品外敷。④**跌打损伤：**野木瓜、酒糟各适量。捣烂，用芭蕉叶包好煨热，敷患处。⑤**烫伤：**野木瓜适量。加盐少许，捣烂敷患处。

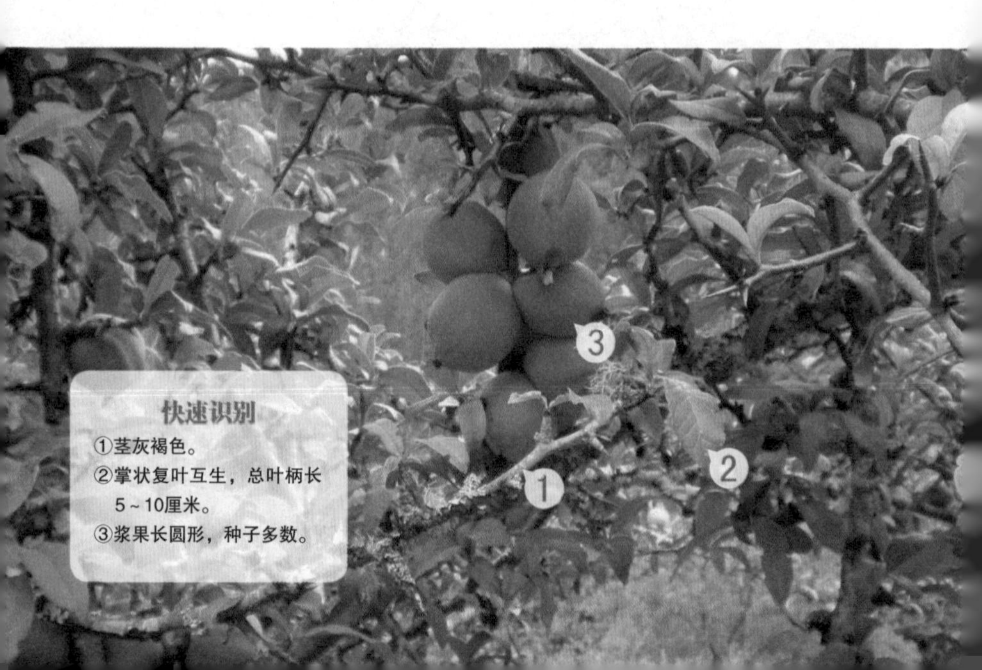

快速识别

①茎灰褐色。

②掌状复叶互生，总叶柄长5～10厘米。

③浆果长圆形，种子多数。

/ 祛风湿强筋骨 /

五加皮

别名 南五加皮、细柱五加、红五加皮、短梗五加、轮伞五加。

性味归经 辛、苦，温。归肝、肾经。

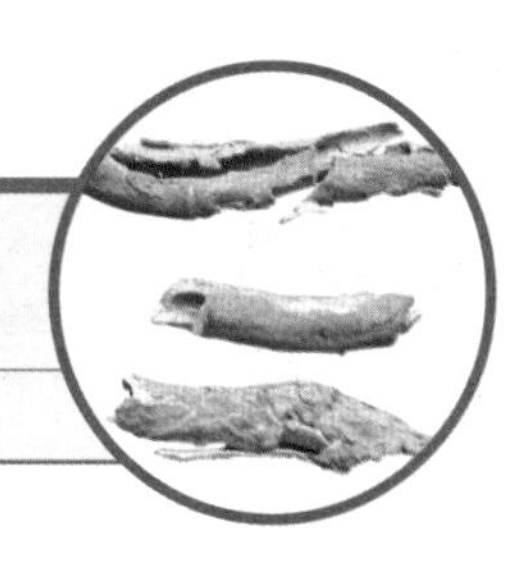

来源 为五加科植物细柱五加 *Acanthopanax gracilistylus* W. W. Smith 的干燥根皮。

生境 生长于路边、林缘或灌丛中。主产于湖北、河南、辽宁、安徽等地。

采收 夏、秋两季采挖根部，洗净，剥取根皮，晒干。生用。

功用 祛风除湿，补益肝肾，强筋壮骨。用于风湿痹痛，筋骨痿软，小儿行迟，体虚乏力，水肿，脚气。煎服，5～10克。

验方 ①**贫血引起的神经衰弱：**五加皮、五味子各6克。加白糖，开水冲泡代茶饮。②**腰痛：**五加皮、杜仲（炒）各等份。为末，酒糊丸，如梧桐子大，每次30丸，温酒下。③**风寒湿引起的腰腿痛：**五加皮100克，当归、川牛膝各50克，白酒1000毫升。诸药切碎浸酒中，7日后可服用，每次15毫升，每日2次。④**水肿，小便不利：**五加皮、大腹皮、陈皮、茯苓皮、生姜皮各9克。水煎服。⑤**阴囊水肿：**五加皮9克，仙人头30克。水煎服。

①
②
快速识别
①茎直立或攀缘。
②掌状复叶互生，在短枝上簇生。

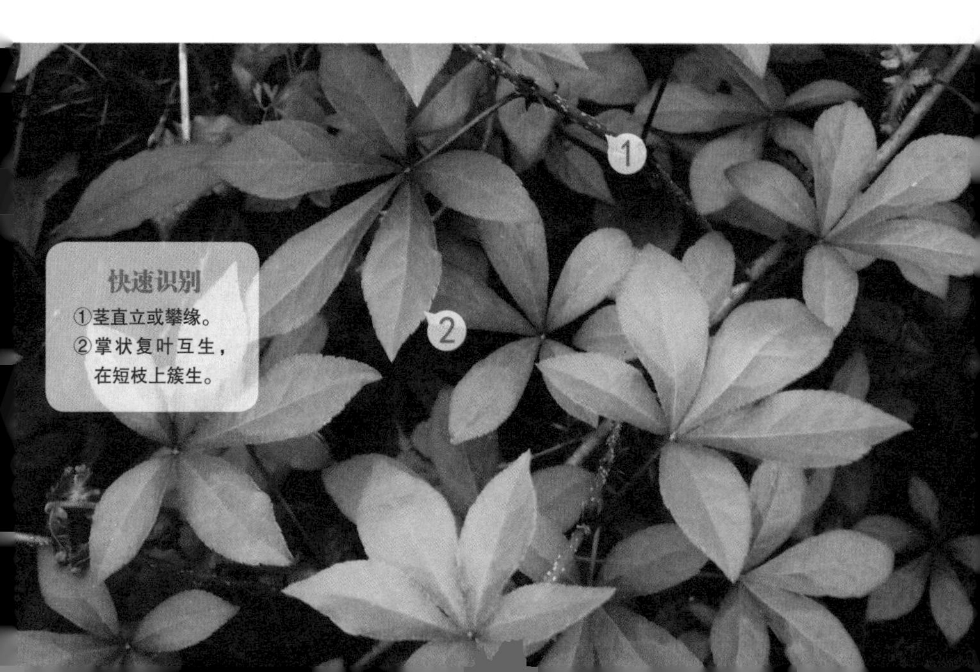

桑寄生

别名 寄生、寄生草、寄生树、桑上寄生。

性味归经 苦、甘，平。归肝、肾经。

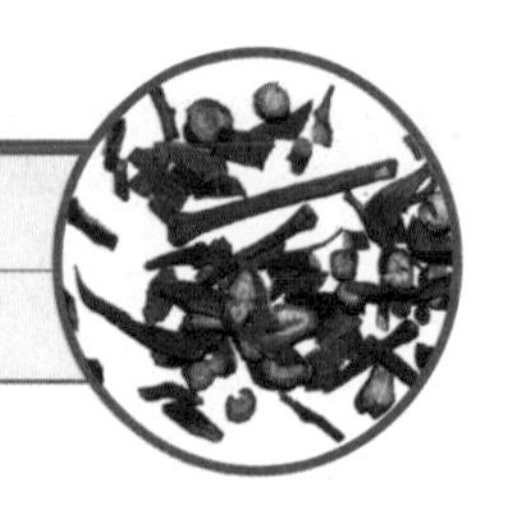

来源 为桑寄生科植物桑寄生 *Taxillus chinensis* (DC.) Danser 的干燥带叶茎枝。

生境 寄生于构、槐、榆、木棉、朴等树上。主产于福建、台湾、广东、广西、云南等地。

采收 冬季至翌年春季采割，除去粗茎，切段，干燥，或蒸后干燥。生用。

功用 补肝肾，强筋骨，祛风湿，安胎元。用于风湿痹痛，腰膝酸软，筋骨无力，崩漏经多，妊娠漏血，胎动不安，高血压。煎服，9～15克。

验方 ①**冻伤：**桑寄生300克，制成干浸膏，茶油调敷。②**胎动腹痛：**桑寄生50克，阿胶（炒）、艾叶各25克。水煎，去滓温服。③**风湿性关节炎：**桑寄生、玉竹各30克，鹿衔草、白芍、白术、牛膝、茯苓各15克，炙甘草9克。水煎服，每日1剂，分2次服。④**肾虚胎动不安：**桑寄生、苎麻根各15克，杜仲、艾叶各10克。水煎服。⑤**风湿腰腿痛：**桑寄生、当归、秦艽、独活各9克。水煎服。⑥**高血压：**桑寄生、豨莶草各15克，夏枯草50克，牛膝12克。水煎服。

快速识别
①茎枝略带肉质。
②叶互生或近于对生，革质。
①
②

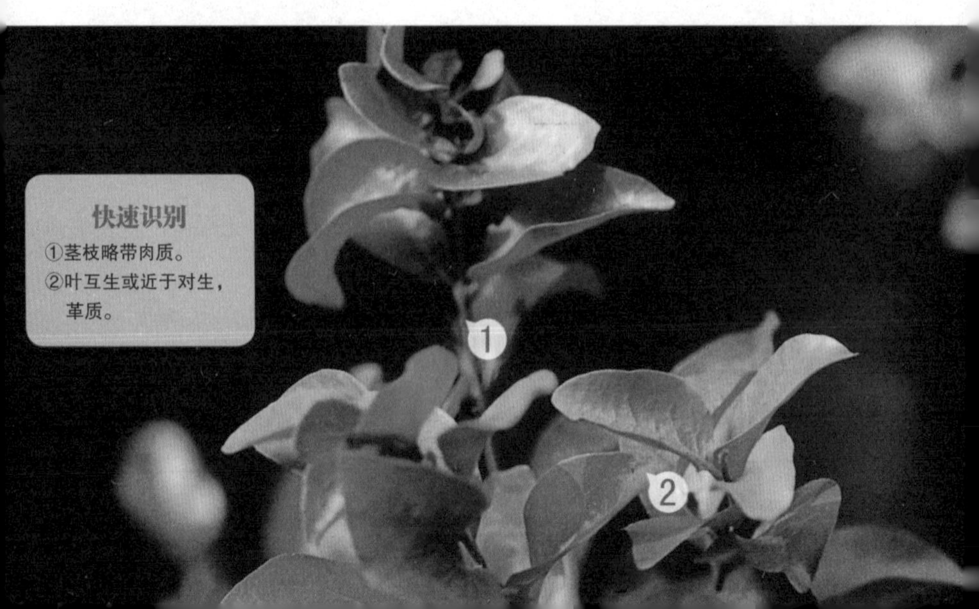

狗脊

别名 苟脊、扶筋、狗青、黄狗头、金狗脊、金毛狗脊。

性味归经 苦、甘，温。归肝、肾经。

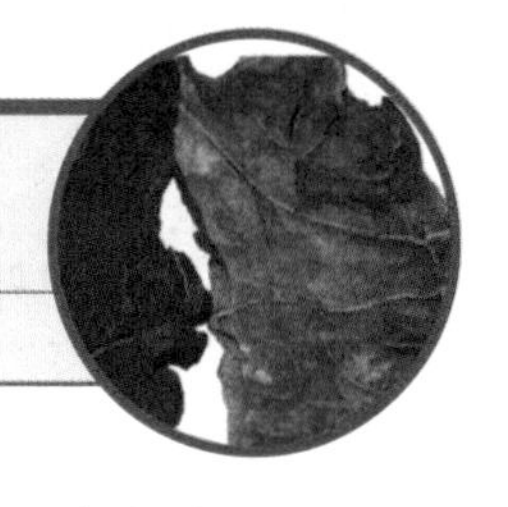

来源 为蚌壳蕨科植物金毛狗脊 *Cibotium barometz* (L.) J. Sm. 的干燥根茎。

生境 生长于山脚沟边及林下阴处的酸性土上。主产于四川、广东、贵州、浙江、福建等地。均为野生。

采收 秋、冬两季采挖，除去泥沙，干燥；或去硬根、叶柄及金黄色茸毛，切厚片，干燥，为“生狗脊片”；蒸后晒至六七成干，切厚片，干燥，为“熟狗脊片”。生用或砂烫用。

功用 补肝肾，强腰膝，祛风湿。用于腰膝酸软，下肢无力，风湿痹痛。煎服，6～12克。

验方 ①**骨质增生症（骨性关节炎）：**狗脊、熟地黄、枸杞子、川牛膝、补骨脂、桑寄生各15克，杜仲、菟丝子各12克，淫羊藿9克。水煎服。②**拔牙创面出血：**狗脊茸毛适量。消毒后敷贴创面。③**腰肌劳损，腰膝酸软无力：**狗脊、地龙、威灵仙、穿山甲各15克，独活10克，骨碎补、补骨脂各12克。水煎服。④**风湿痹痛，手足麻木：**狗脊、牛膝、木瓜、海风藤各9克，桑枝、桂枝、松节、秦艽、续断（炒）各6克。水煎服。

快速识别
①根茎粗大，呈不规则的块状。
②叶宽卵状三角形，3回羽裂。
1
2

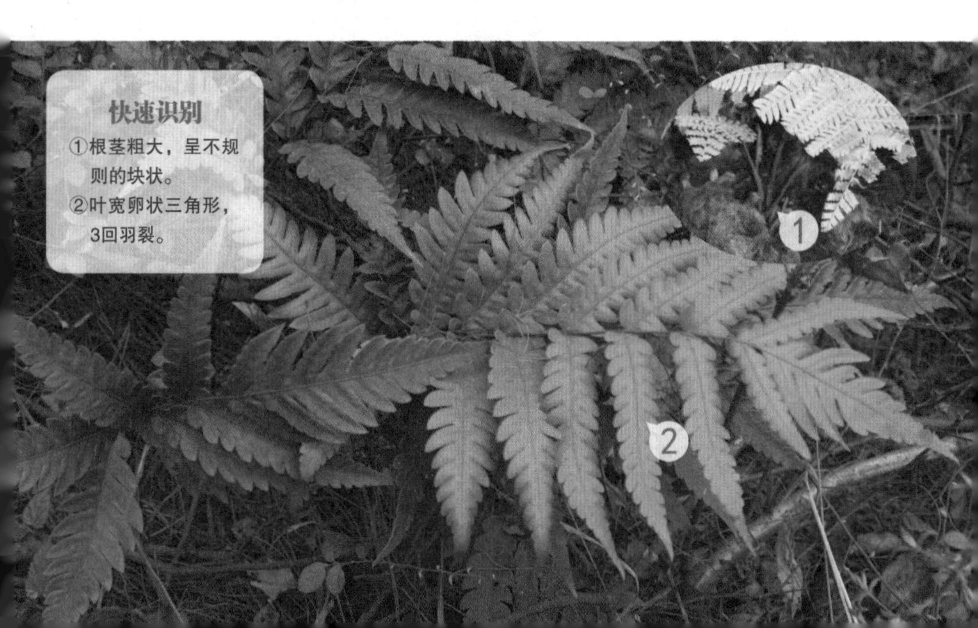

千年健

别名 一包针、千年见、千颗针。

性味归经 苦、辛，温。归肝、肾经。

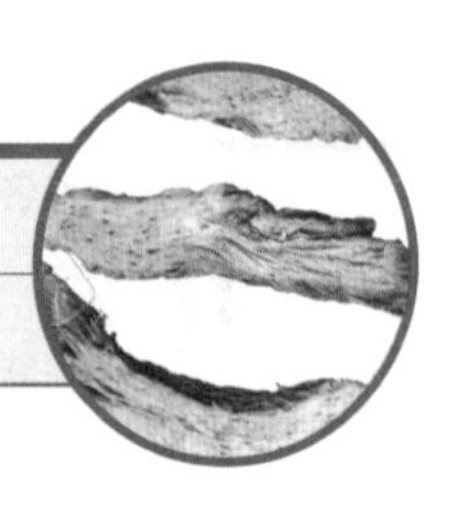

来源 为天南星科植物千年健 *Homalomena occulta* (Lour.) Schott 的干燥根茎。

生境 生长于树木生长繁茂的阔叶林下、土质疏松肥沃的坡地、河谷或溪边阴湿地。主产于广西、云南等地。

采收 春、秋两季采挖，洗净，除去外皮，晒干，切片。生用。

功用 祛风湿，壮筋骨。用于风寒湿痹，腰膝冷痛，下肢拘挛麻木。煎服，5～10克。

验方 ①**风湿性关节炎：**千年健、海风藤、青风藤、桑寄生各15克，独活、羌活各10克。水煎服。②**跌打损伤，瘀滞肿痛：**鲜千年健60克，捣烂调酒外敷；或千年健、川芎各10克，红花8克，水煎服。③**肢体麻木，下肢无力：**千年健、牛膝、五加皮、木瓜各15克。浸酒服。

②
①
快速识别
①根茎匍匐，细长。
②鳞叶线状披针形，叶片膜质至纸质。

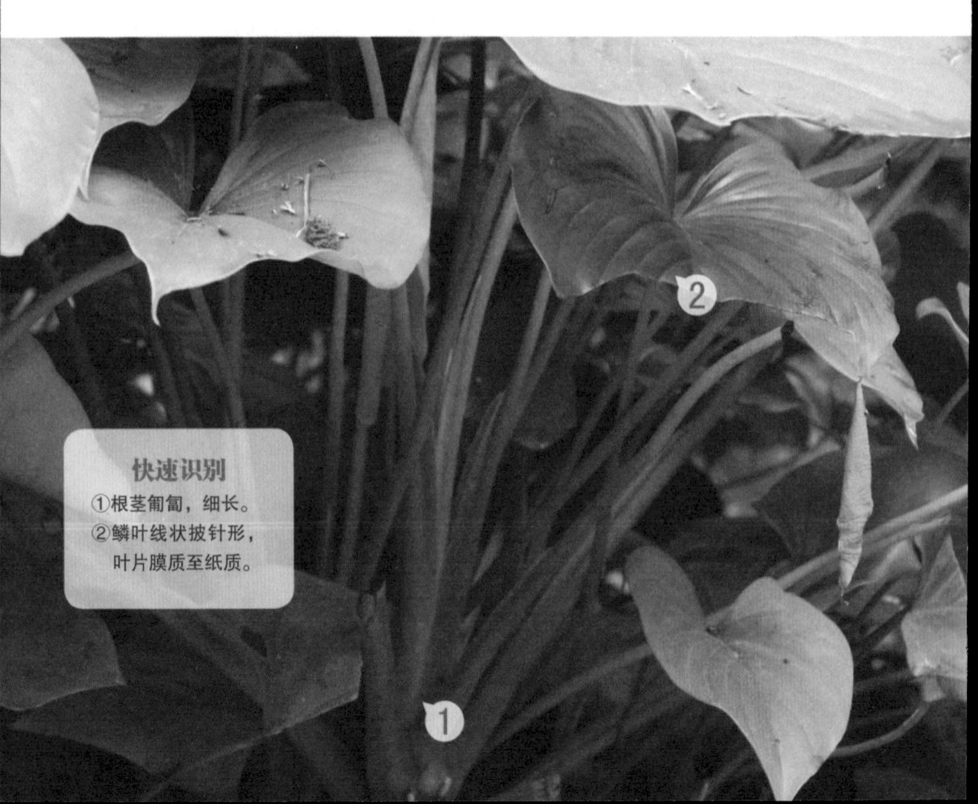

鹿衔草

别名 鹿蹄草、破血丹、鹿安茶、纸背金牛草。

性味归经 甘、苦，温。归肝、肾经。

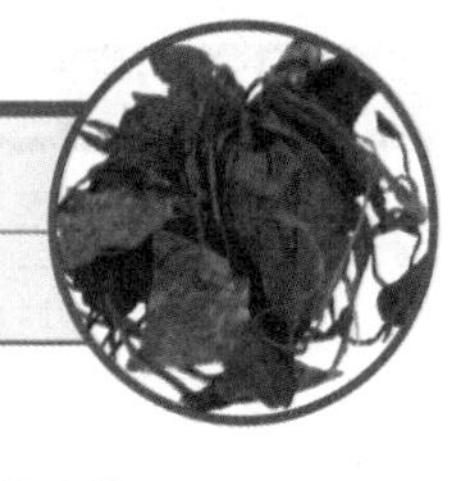

来源 为鹿蹄草科植物鹿蹄草 *Pyrola calliantha* H. Andres 等的干燥全草。

生境 生长于庭院和岩石园中的潮湿地。产于全国大部分地区。

采收 全年均可采挖，除去杂质，晒至叶片较软时，堆置至叶片变紫褐色，晒干，切段。生用。

功用 祛风湿，强筋骨，止血，止咳。用于风湿痹痛，腰膝无力，月经过多，久咳劳嗽。煎服，9~15克；外用适量。

验方 ①**肾虚腰痛，神疲乏力：**鹿衔草、熟地黄、黄芪、山药、补骨脂、菟丝子、杜仲、怀牛膝、白芍各15克，当归10克。水煎服。②**小便清长或尿频，阳痿：**鹿衔草30克，猪蹄1对。炖食。③**外伤出血：**鲜鹿衔草适量。捣烂外敷。④**风湿性关节炎：**鹿衔草、海风藤各15克，苍术、羌活各6克，桂枝9克，地龙5克。水煎服。⑤**慢性咳嗽：**鹿衔草15克，百部9克。水煎服。⑥**肺结核咯血：**鹿衔草、白及各20克。水煎服。⑦**慢性痢疾、慢性肠炎：**鹿衔草15克。水煎服。⑧**风湿性关节炎，类风湿关节炎：**鹿衔草、白术各20克，泽泻15克。水煎服。

①
②
快速识别
①根茎细长。
②叶于基部丛生，叶片圆形至卵圆形，全缘或具细疏圆齿。

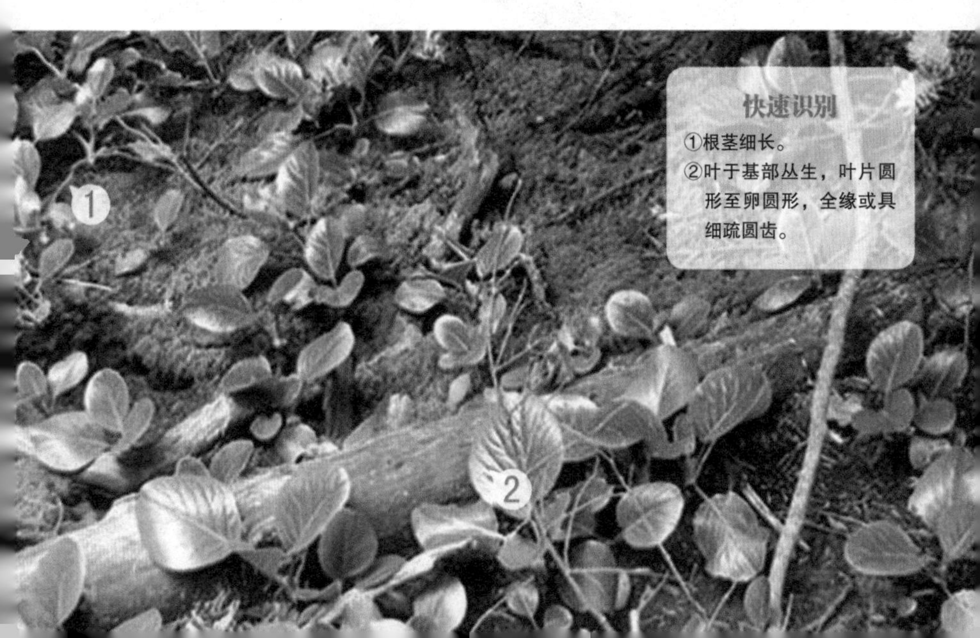

化湿药

广藿香

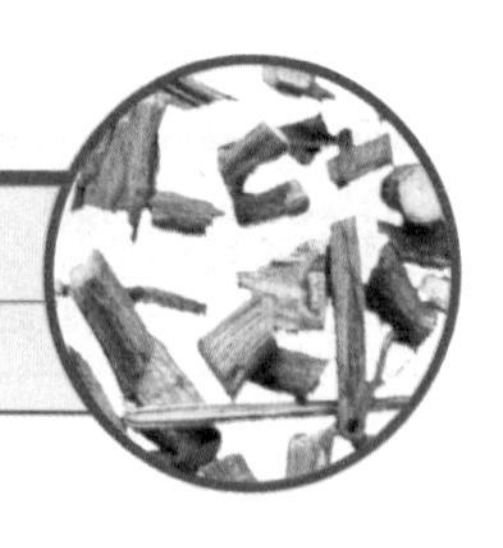

别名 藿香、海藿香。

性味归经 辛，微温。归脾、胃、肺经。

来源 为唇形科植物广藿香 *Pogostemon cablin* (Blanco) Benth. 的干燥地上部分。

生境 生长于向阳山坡。主产于广东、海南、台湾、广西、云南等地。

采收 枝叶茂盛时采割，日晒夜闷，反复至干，切段。生用。

功用 芳香化浊，开胃止呕，发表解暑。用于湿浊中阻，脘痞呕吐，暑湿表证，发热倦怠，胸闷不舒，寒湿闭暑，腹痛吐泻，鼻渊头痛。煎服，3～10克。

验方 ①**胎动不安：**广藿香、香附、甘草各10克。研末，每次10克，入盐少许，沸汤服之。②**口臭：**广藿香适量。洗净，煎汤，漱口。③**预防中暑：**广藿香、佩兰各9克，茶叶6克。水煎服，每日1剂，每日服2次。④**过敏性鼻炎：**广藿香、苍耳子、辛夷、连翘各10克，升麻6克。将药材浸泡于水中，约半小时，用大火煮开，每日1～2次。⑤**预防感冒：**广藿香、甘草各6克，射干、桑叶各10克，板蓝根30克，金银花、贯众、桔梗各12克，连翘15克。水煎服。

2
1
快速识别
①茎直立。
②叶对生，叶片卵圆形或长椭圆形。

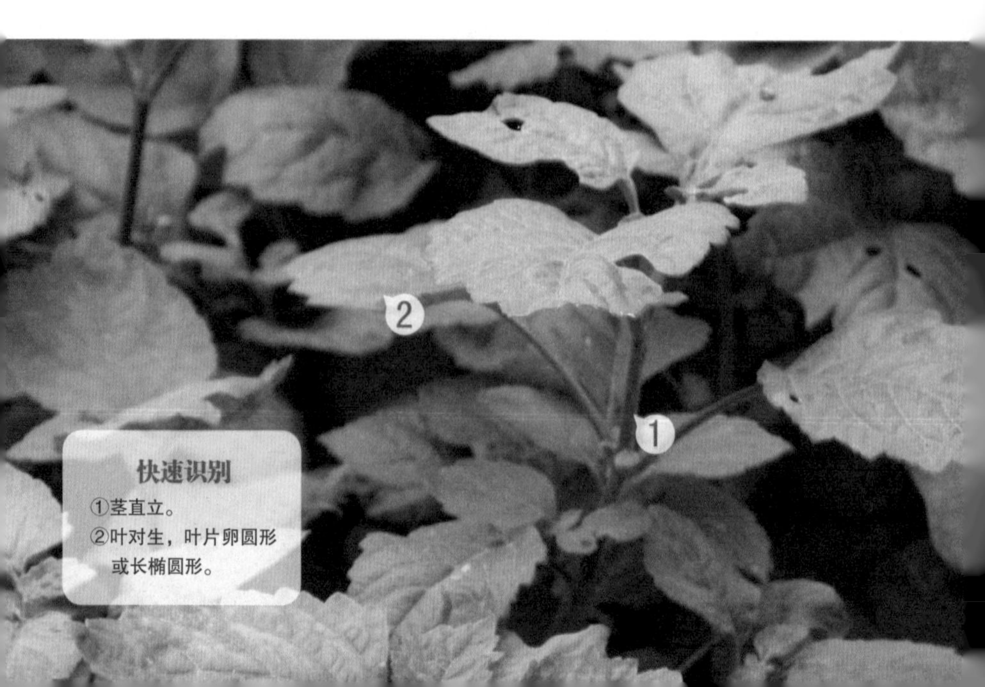

佩兰

别名 兰草、水香、大泽兰、燕尾香、都梁香、针尾凤。

性味归经 辛，平。归脾、胃、肺经。

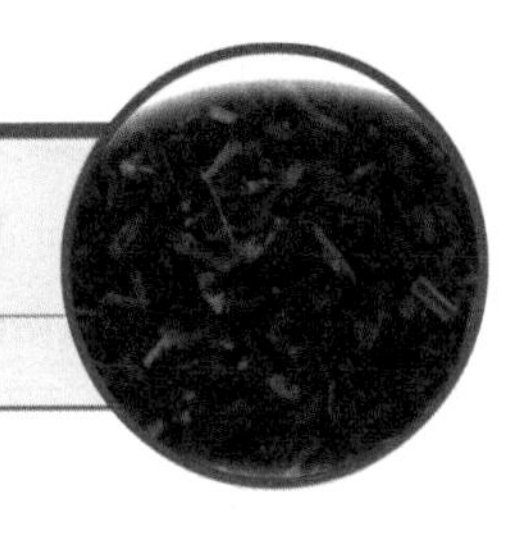

来源 为菊科植物佩兰 *Eupatorium fortunei* Turcz. 的干燥地上部分。

生境 生长于路边灌丛或溪边。野生或栽培。主产于河北、陕西、山东、江苏、安徽、浙江、江西、湖北、湖南、广东、广西、四川、贵州、云南等地。

采收 夏、秋两季分两次采割，除去杂质，晒干，切段。生用。

功用 芳香化湿，醒脾开胃，发表解暑。用于湿浊中阻，脘痞呕恶，口中甜腻，口臭，多涎，暑湿表证，湿温初起，发热倦怠，头胀胸闷。煎服，3~10克。

验方 ①**夏季伤暑：**佩兰10克，鲜莲叶15克，滑石18克，甘草3克。水煎服。②**消化不良，口中甜腻：**佩兰12克，淡竹叶、地豆草各10克。水煎服。③**流行性感冒：**佩兰10克，大青叶15克。水煎服，连服3~5日。④**狐臭：**佩兰9克，滑石12克，白矾6克。上药共研细末，贮瓶备用。每取5~10克，用绷带将药粉包腋窝中，每3日换药1次，连用数次即愈。⑤**产后水肿：**佩兰30克。水煎服，每日3次。

3
1
2
快速识别
①茎直立。
②叶对生，通常3深裂。
③头状花序排列成聚伞状，花两性，白色。

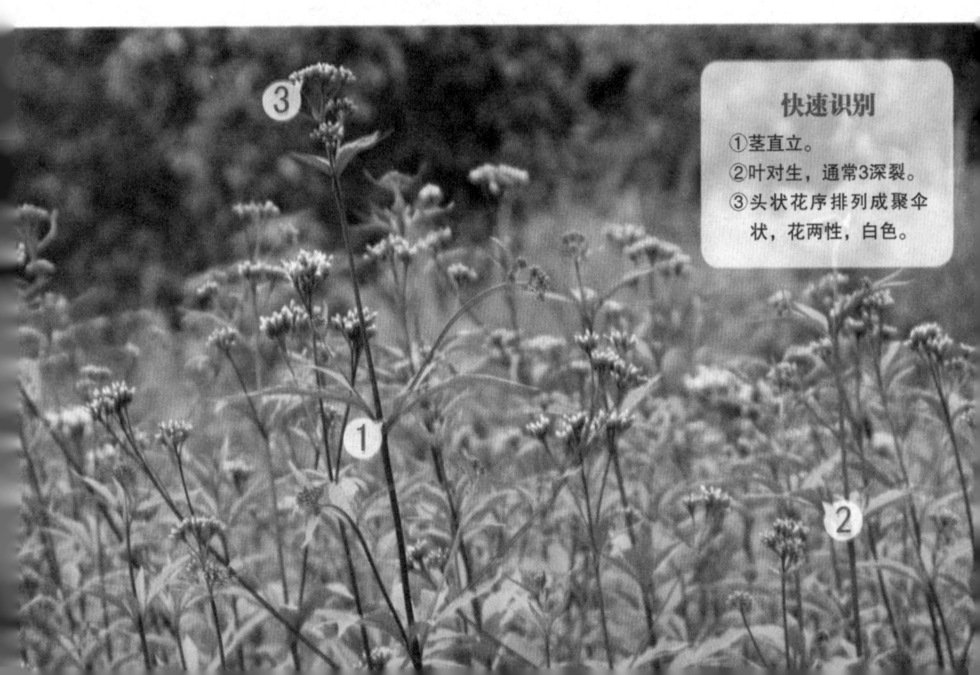

苍术

别名 赤术、仙术、茅术、青术。

性味归经 辛、苦，温。归脾、胃、肝经。

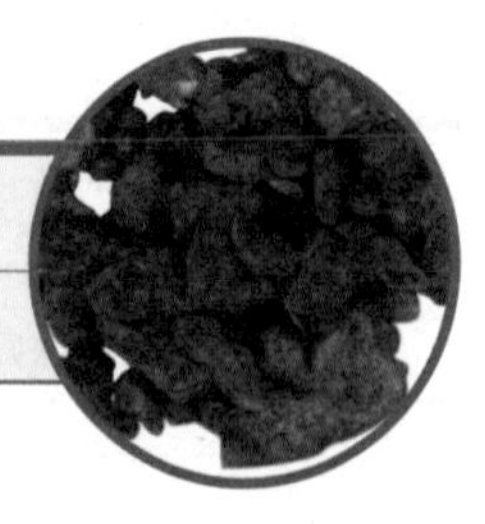

来源 为菊科植物茅苍术 *Atractylodes lancea* (Thunb.) DC. 等的干燥根茎。

生境 生长于山坡、林下及草地。主产于东北、华北、山东、河南、陕西等地。

采收 春、秋两季采挖，除去泥沙，晒干，撞去须根，切片。生用、麸炒或米泔水炒用。

功用 燥湿健脾，祛风散寒，明目。用于湿阻中焦，脘腹胀满，泄泻，水肿，脚气痿躄，风湿痹痛，风寒感冒，夜盲，眼目昏涩。煎服，3~9克。

验方 ①**湿疹：**苍术、黄柏、煅石膏各等份。研末敷患处。②**风湿性关节炎：**苍术、黄柏各9克，忍冬藤30克。水煎服。③**脾虚气陷型胃下垂：**苍术15克。加水煎煮或用沸水浸泡，每剂可煎煮2次或冲泡3杯，每日1剂，连续服用1个月。④**夜盲：**苍术18克。水煎取汁，每日上午1次服下。⑤**结膜干燥症：**苍术适量。研为细末，每日3克，分3次用开水冲服；儿童酌减。

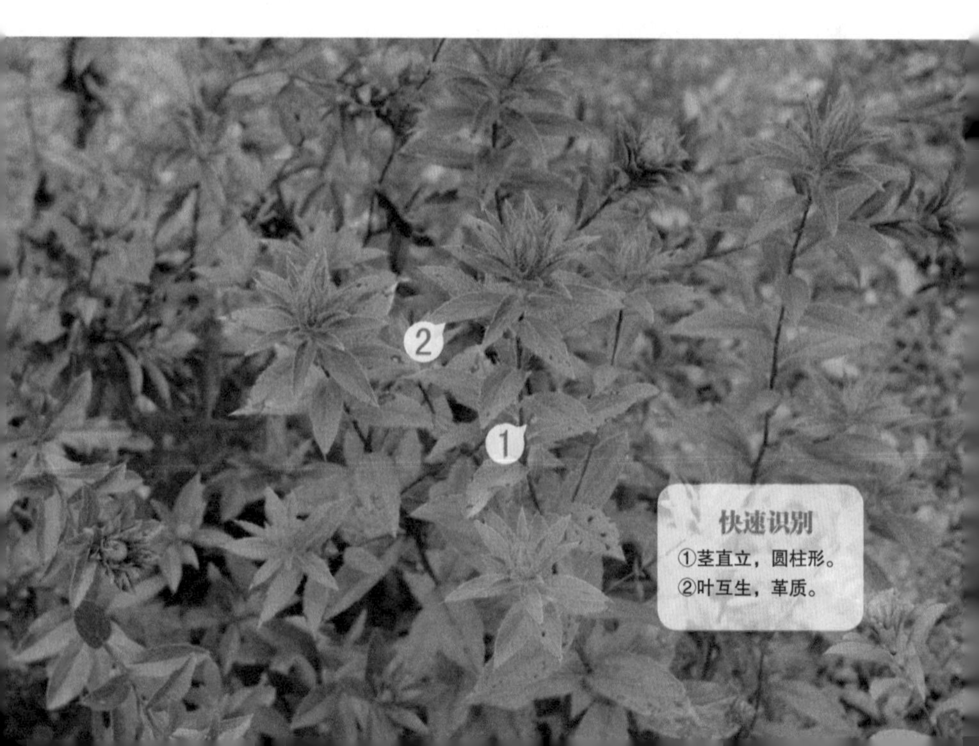

厚朴

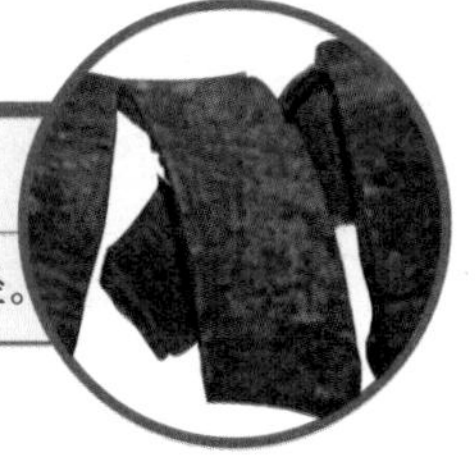

别名 川朴、烈朴、重皮、赤朴、厚皮。

性味归经 苦、辛，温。归脾、胃、肺、大肠经。

来源 为木兰科植物厚朴 *Magnolia officinalis* Rehd. et Wils. 等的干燥干皮、根皮及枝皮。

生境 常混生于落叶阔叶林内或生长于常绿阔叶林缘。主产于陕西、甘肃、四川、重庆、贵州、湖北、湖南、广西等地。

采收 4~6月剥取，根皮及枝皮直接阴干，干皮置沸水中微煮后，堆置阴湿处，“发汗”至内表面变紫褐色或棕褐色时，蒸软，取出，卷成筒状，干燥，切丝。生用或姜制用。

功用 燥湿消痰，下气除满。用于湿滞伤中，脘痞吐泻，食积气滞，腹胀便秘，痰饮喘咳。煎服，3~10克。

验方 ①**泄泻伴消化不良**：厚朴、黄连各9克。水煎空腹服。②**肠道寄生虫**：厚朴、槟榔各6克，乌梅2个。水煎服。③**便秘**：厚朴、枳实各9克，大黄6克。水煎服。④**咳喘痰多**：厚朴10克，苦杏仁、半夏、陈皮各9克。水煎服。⑤**单纯性肠梗阻**：厚朴、莱菔子各10克，大黄、芒硝（冲）各6克，枳实、赤芍各12克。水煎服。

②
①
快速识别
①树皮紫褐色。
②叶互生，椭圆状倒卵形，无毛，幼叶下面密生灰色毛。

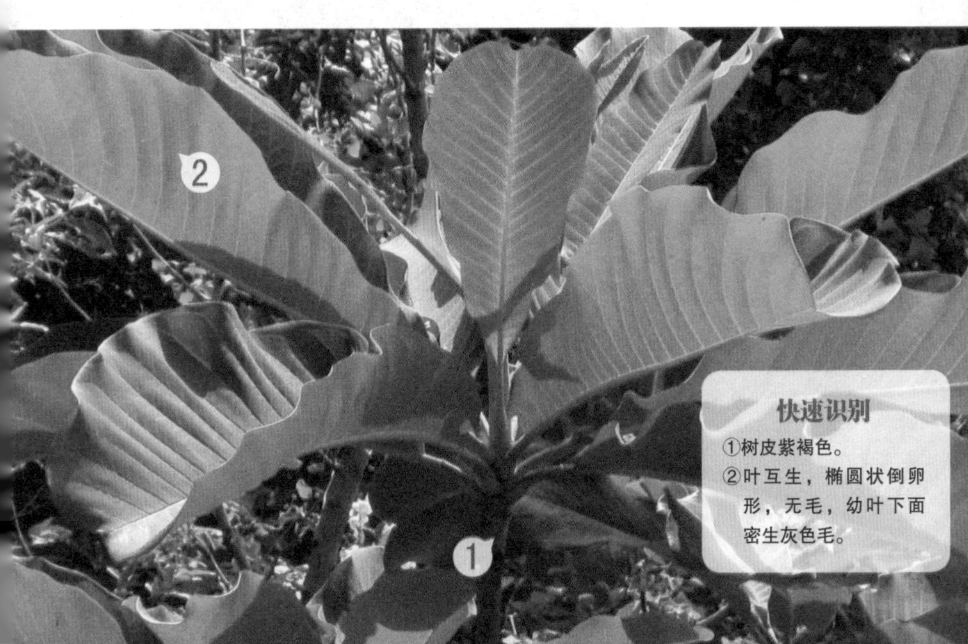

砂仁

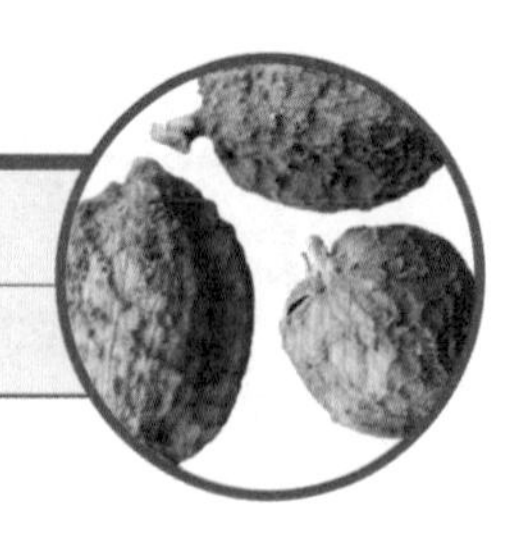

别名 春砂仁、缩砂仁、缩砂蜜。

性味归经 辛，温。归脾、胃、肾经。

来源 为姜科植物阳春砂 *Amomum villosum* Lour. 的干燥成熟果实。

生境 生长于气候温暖、潮湿、富含腐殖质的山沟林下阴湿处。主产于广东、广西、云南和福建等地。

采收 夏、秋间果实成熟时采收，晒干或低温干燥。生用，用时打碎。

功用 化湿开胃，温脾止泻，理气安胎。用于湿浊中阻，脘痞不饥，脾胃虚寒，呕吐泄泻，妊娠恶阻，胎动不安。煎服，3~6克，入煎剂宜后下。

验方 ①**大肠虚而夹热、脱肛红肿：**砂仁、黄连、木贼各适量。为末，每服6克，米饮下。②**妊娠呕吐：**砂仁适量。研为细末，每次6克，姜汁少许，沸汤服。③**浮肿：**砂仁、蝼蛄各等份。焙燥研细末，每次3克，以温黄酒和水各半送服，每日2次。

快速识别
①茎直立。
②叶2列，叶片披针形，上面无毛，下面被微毛。
③穗状花序，呈球形。
2
3
1

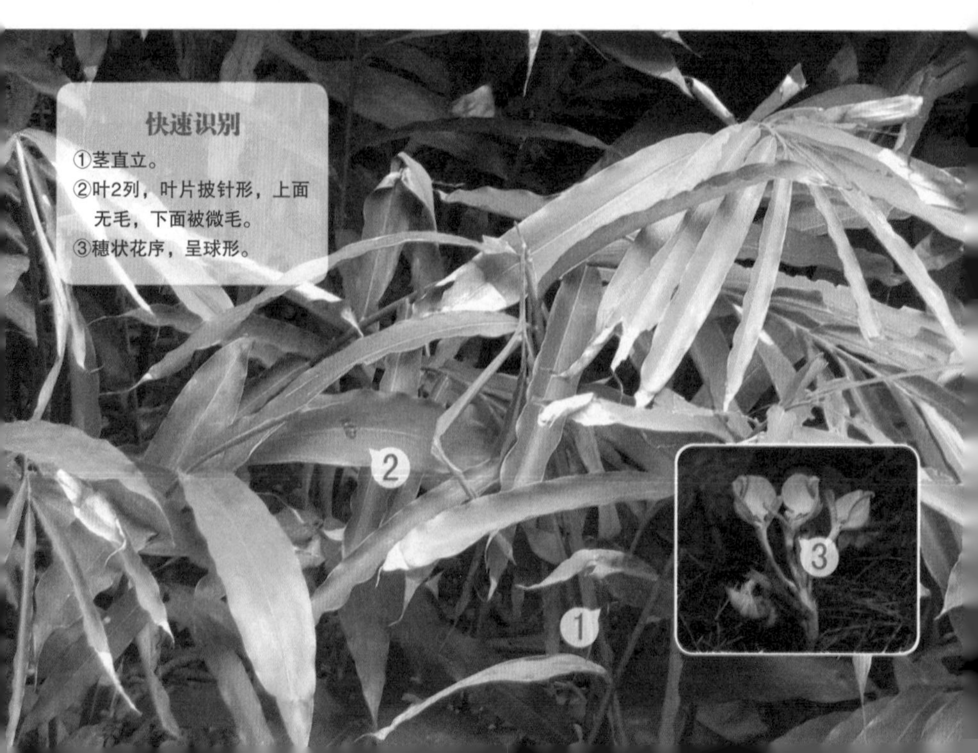

草豆蔻

别名 豆蔻、偶子、草蔻、草果、草蔻仁。

性味归经 辛，温。归脾、胃经。

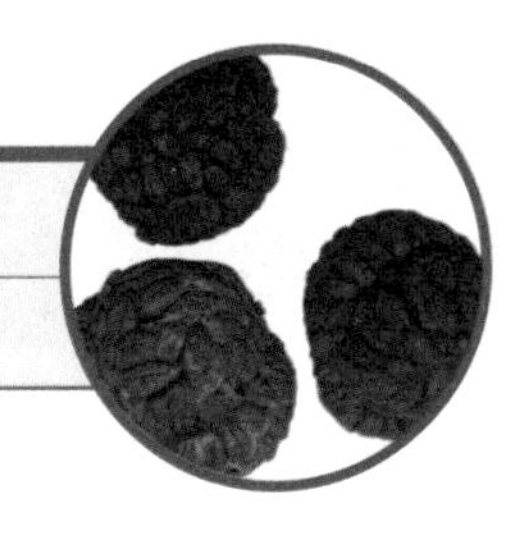

来源 为姜科植物草豆蔻 *Alpinia katsumadai* Hayata 的干燥近成熟种子。

生境 生长于林缘、灌木丛或山坡草丛中。主产于广东、福建、台湾、海南、广西等地。

采收 夏、秋两季采收，晒至九成干，或用水略烫，晒至半干，除去果皮，取出种子团，晒干。生用。用时捣碎。

功用 燥湿行气，温中止呕。用于寒湿内阻，脘腹胀满冷痛，嗳气呕逆，不思饮食。煎服，3～6克。

验方 ①**心腹胀满：**草豆蔻50克。去皮为末，每次2克，以木瓜生姜汤调服。②**慢性胃炎：**草豆蔻适量。炒黄研末，每次3克，每日3次。③**功能性消化不良：**草豆蔻15克，半夏、柴胡各12克，陈皮、木香各9克，当归、枳实、红花各6克，生姜3片。水煎，每日1剂，分2次服。

③
①
②
快速识别
①叶2列，叶片狭椭圆形至披针形，先端渐尖。
②总状花序顶生，花疏生。
③蒴果，种子钝三棱状。

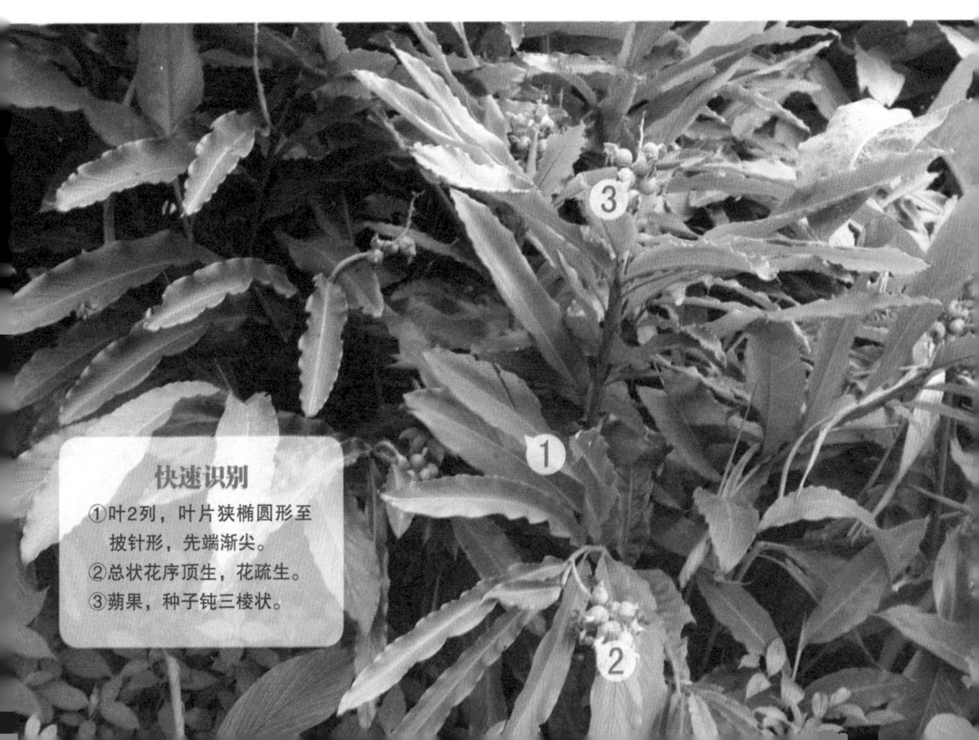

草果

别名 老蔻、草果仁、云草果、草果子。

性味归经 辛，温。归脾、胃经。

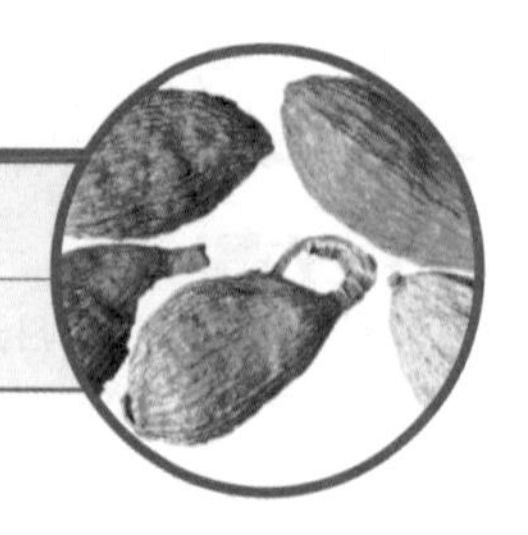

来源 为姜科植物草果 *Amomum tsao-ko* Crevost et Lemaire 的干燥成熟果实。

生境 生长于山谷坡地、溪边或疏林下。主产于云南、广西、贵州等地。

采收 秋季果实成熟时采收，除去杂质，晒干或低温干燥。清炒法炒至焦黄色并微鼓起，去壳，取仁。用时捣碎。

功用 燥湿温中，除痰截疟。用于寒湿内阻，脘腹胀痛，痞满呕吐，疟疾寒热，瘟疫发热。煎服，3～6克。

验方 ①**湿阻中焦，呕吐少食：**草果、橘皮各6克，厚朴、苍术各9克，生姜3片，甘草3克。水煎服。②**疟疾：**草果、厚朴、槟榔、常山（酒炒）各6～9克，青皮、橘皮各6克，炙甘草3克。水煎服。③**寒湿中阻，脘腹胀满，消化不良，呃逆：**草果（炒）、木香各25克，丁香、小茴香各15克。共研粉备用。口服，每次5克，每日1～2次。④**头身疼痛：**草果、甘草各2克，槟榔10克，厚朴、知母、芍药、黄芩各5克。水煎，午后温服。⑤**斑秃：**草果15克，山柰、诃子、官桂各5克。焙干研细末，再以樟脑5克，一起入125毫升香油中，装入盐水瓶，密封浸泡3日后，外擦用。

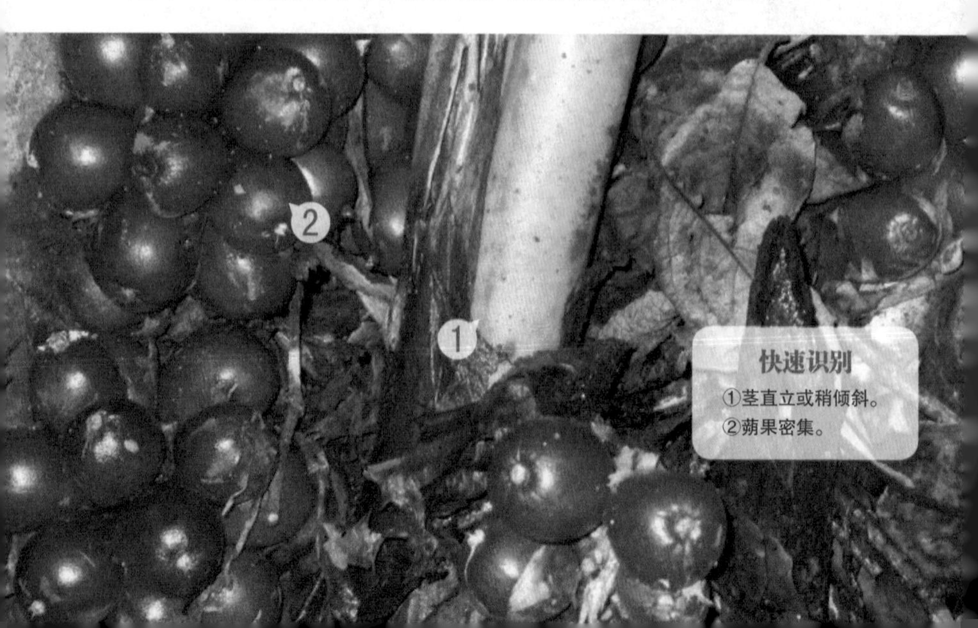

利水渗湿药

/ 利水消肿 /

茯苓

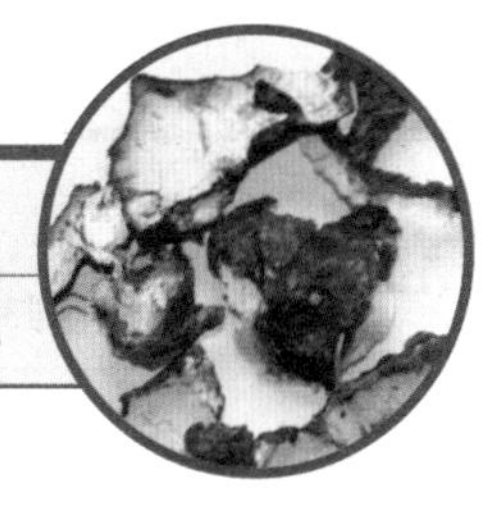

别名 茯菟、茯灵、松薯、云苓。

性味归经 甘、淡，平。归心、肺、脾、肾经。

来源 为多孔菌科真菌茯苓 *Poria cocos* (Schw.) Wolf 的干燥菌核。

生境 生长于松科植物赤松或马尾松等树根上，深入地下20～30厘米。主产于湖北、安徽、河南、云南、贵州、四川等地。

采收 多于7～9月采挖，挖出后除去泥沙，堆置“发汗”后，摊开晾至表面干燥，再“发汗”，反复数次至现皱纹、内部水分大部分散失后，阴干，称为“茯苓个”；或将鲜茯苓按不同部位切制，阴干，分别称为“茯苓皮”及“茯苓块”。生用。

功用 利水渗湿，健脾，宁心。用于水肿尿少，痰饮眩悸，脾虚食少，便溏泄泻，心神不安，惊悸失眠。煎服，10～15克。

验方 ①**斑秃：**茯苓粉，每日2次，每次6克或临睡前10克吞服；或用茯苓皮水煎内服。②**蛋白尿：**茯苓9～15克。每日1剂，水煎服。③**咳嗽，呕吐：**茯苓、清半夏、陈皮各15克，炙甘草5克。水煎服。④**小便失禁：**茯苓（去黑皮）、干山药各等份。为细末，每次6克，每日1次，稀米汤调匀饮之。⑤**呕吐：**茯苓24克，生姜、泽泻各12克，甘草、桂枝各6克，白术9克。水煎服。

快速识别
①寄生或腐寄生，菌核埋在土内，大小不一。
②子实体平伏，伞形。孢子长方形至近圆柱形，平滑，有一歪尖。
②
①

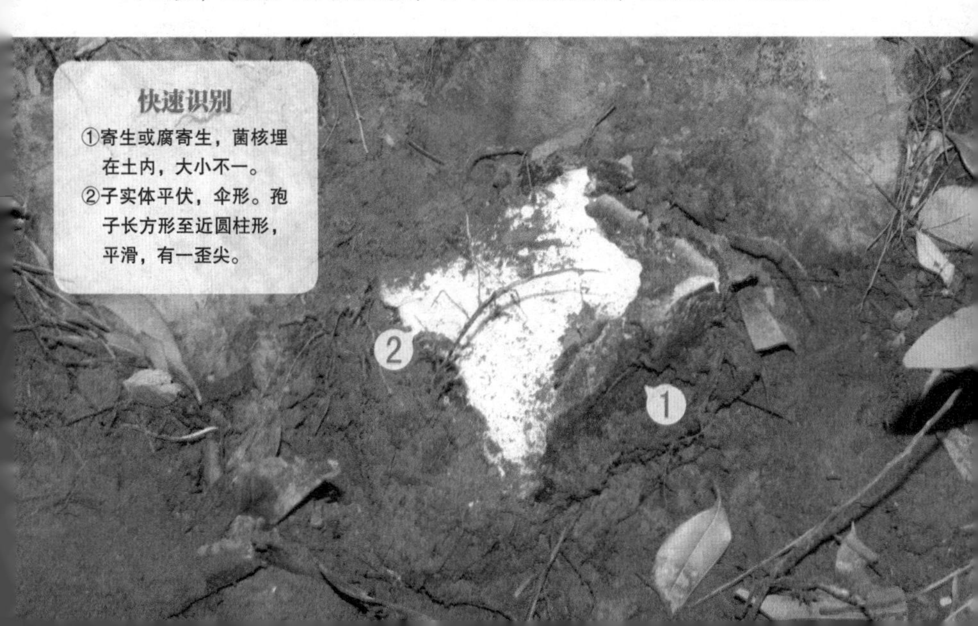

薏苡仁

别名 薏米、苡仁、薏珠子、回回米、薏仁。

性味归经 甘、淡，凉。归脾、胃、肺经。

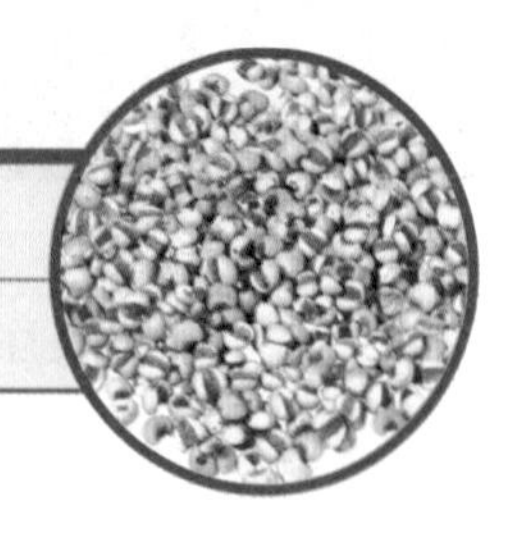

来源 为禾本科植物薏苡 *Coix lacryma-jobi* L. var. *mayuen* (Roman.) Stapf 的干燥成熟种仁。

生境 生长于河边、溪潭边或阴湿山谷中。我国各地均有栽培。长江以南各地有野生。

采收 秋季果实成熟时采割植株，晒干，打下果实，再晒干，除去外壳、黄褐色种皮及杂质，收集种仁。生用或炒用。

功用 健脾止泻，利水渗湿，除痹，排脓，解毒散结。用于水肿，脚气，脾虚泄泻，小便不利，湿痹拘挛，肺痈，肠痈，癌肿，赘疣。煎服，9～30克。清利湿热宜生用，健脾止泻宜炒用。

验方 ①**扁平疣：**生薏苡仁末30克，白砂糖30克。拌匀，每次1匙，开水冲服，每日3次，7～10日为1个疗程。②**尿路结石：**薏苡仁茎、叶、根适量（鲜品约250克，干品减半）。水煎去渣，每日2～3次。③**荨麻疹：**薏苡仁15克，蜜枣30克。加酒适量煎服。

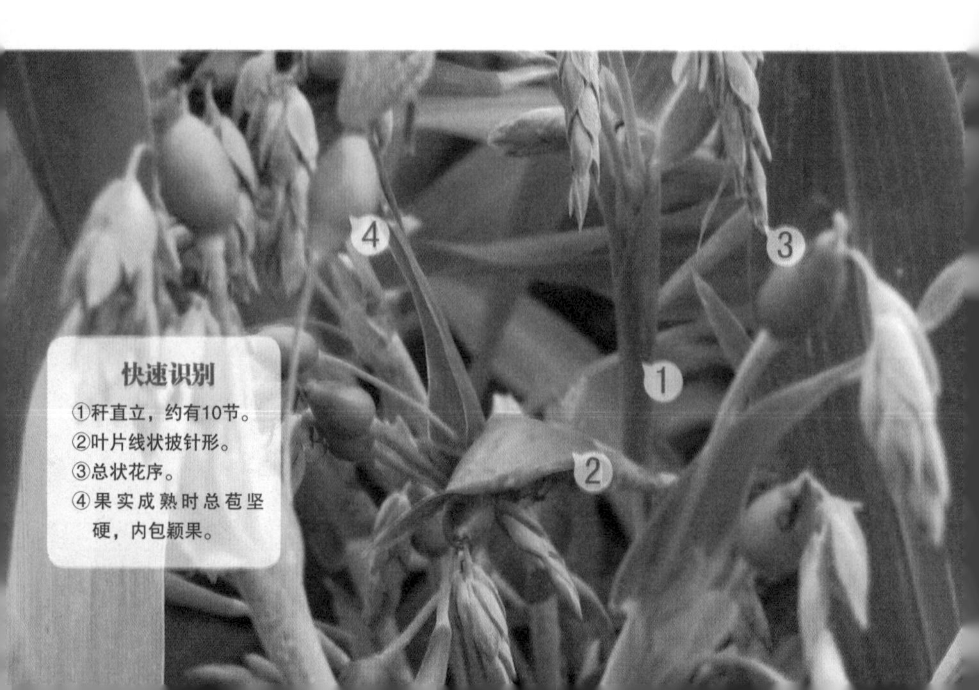

快速识别

①秆直立，约有10节。
②叶片线状披针形。
③总状花序。
④果实成熟时总苞坚硬，内包颖果。

猪苓

别名 猪茯苓、野猪食、地乌桃、猪屎苓。

性味归经 甘、淡，平。归肾、膀胱经。

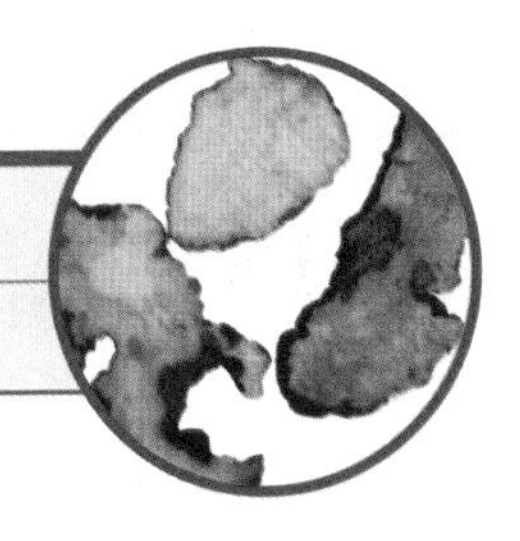

来源 为多孔菌科真菌猪苓 *Polyporus umbellatus* (Pers.) Fries 的干燥菌核。

生境 生长于向阳山地、林下，富含腐殖质的土壤中。主产于陕西、云南等地；河南、甘肃、山西、吉林、四川等地也产。

采收 春、秋两季采挖，除去泥沙，干燥，切片。生用。

功用 利水渗湿。用于小便不利，水肿，泄泻，淋浊，带下。煎服，6~12克。

验方 ①**水肿，小便不利：**猪苓、泽泻、茯苓、滑石粉各12克。水煎服。②**黄疸：**猪苓、茯苓、白术各等份。研末，水调成糊，每次20克，每日2~3次。③**急性肾炎，全身浮肿，口渴，小便不利：**猪苓20克。水煎服，每日2次。④**渴欲饮水，水入则吐：**猪苓（去皮）10克，白术、茯苓各9克，泽泻12克。水煎服，每日2次。⑤**尿急，尿频，尿痛：**猪苓、萹蓄、车前子各10克，木通6克。水煎服，每日2次。

①
②
快速识别
①菌核体呈长形块或不规则块状。
②子实体自地下菌核内生出，常多数合生。

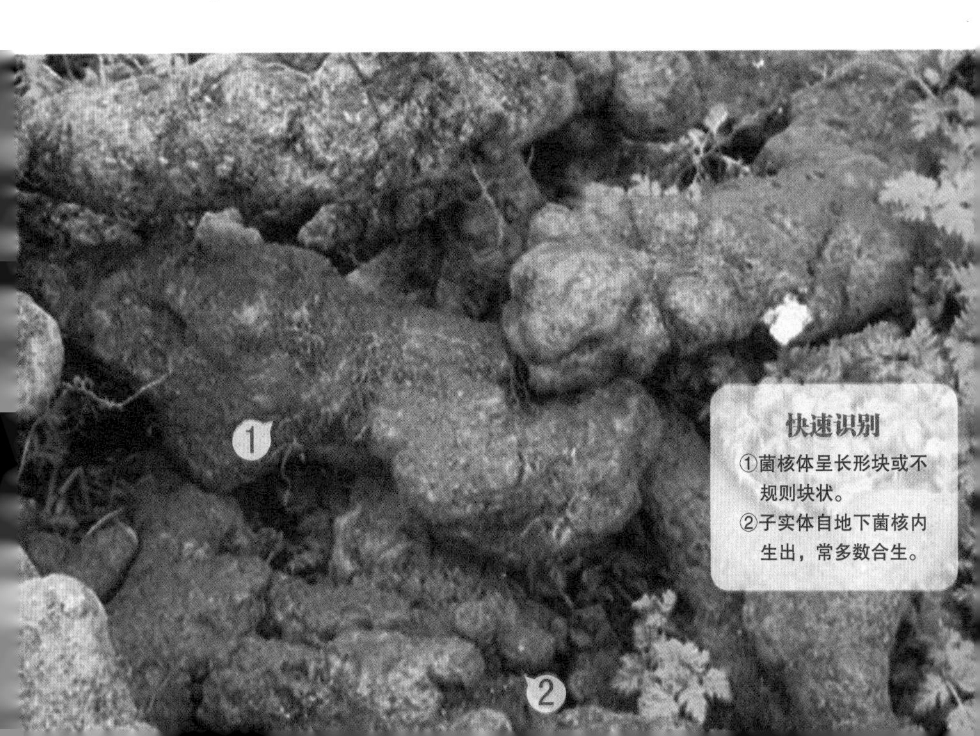

泽泻

别名 水泽、水泻、泽芝、芋、如意花、一枝花。

性味归经 甘、淡，寒。归肾、膀胱经。

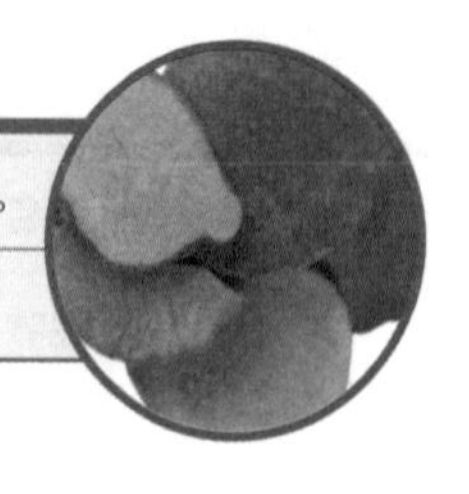

来源 为泽泻科植物泽泻 *Alisma orientalis* (Sam.) Juzep. 的干燥块茎。

生境 生长于沼泽边缘，幼苗喜荫蔽，成株喜阳光，怕寒冷，在海拔800米以下地区，一般都可栽培。主产于福建、四川、江西等地。

采收 冬季茎叶开始枯萎时采挖，洗净，干燥，除去须根及粗皮，切片。麸炒或盐水炒用。

功用 利水渗湿，泄热，化浊除脂。用于小便不利，水肿胀满，泄泻尿少，痰饮眩晕，热淋涩痛，高脂血症。煎服，6～10克。

验方 ①**水肿，小便不利**：泽泻、白术各12克，车前子9克，茯苓皮15克，西瓜皮24克。水煎服。②**肠炎泄泻**：泽泻10克，黄连6克，马齿苋15克。水煎服。③**尿路感染，小便不利**：泽泻、冬葵子各15克，茯苓皮25克，车前子20克。水煎服。④**遗精**：泽泻10～12克。水煎，每日早、晚各服1次。⑤**妊娠水肿**：泽泻、桑白皮、槟榔、赤茯苓各1.5克。姜水煎服。

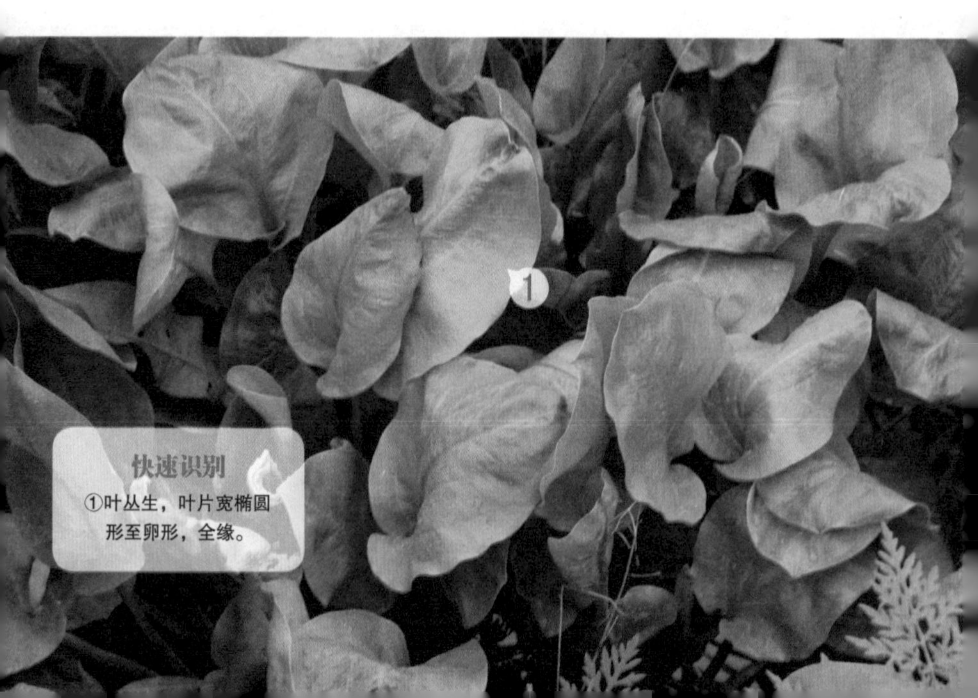

快速识别

①叶丛生，叶片宽椭圆形至卵形，全缘。

香加皮

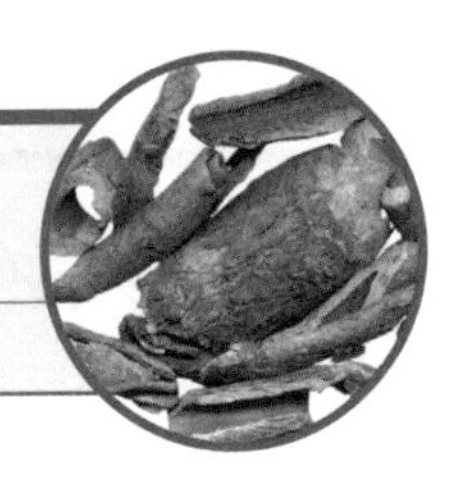

别名　臭五加、杠柳皮、山五加皮、北五加皮、香五加皮。

性味归经　辛、苦，温；有毒。归肝、肾、心经。

来源　为萝藦科植物杠柳 *Periploca sepium* Bge.的干燥根皮。

生境　生长于河边、山野、沙质地。主产于吉林、辽宁、内蒙古、河北、山西、陕西、四川等地。

采收　春、秋两季采挖，剥取根皮，晒干，切片。生用。

功用　利水消肿，祛风湿，强筋骨。用于风寒湿痹，腰膝酸软，心悸气短，下肢浮肿。煎服，3～6克；浸酒或入丸散，酌量。

验方　①**水肿**：香加皮7.5～15克。水煎服。②**水肿，小便不利**：香加皮、陈皮、茯苓皮、生姜皮、大腹皮各15克。水煎服。③**筋骨软弱，脚痿行迟**：香加皮、牛膝、木瓜各等份。为末，每次5克，每日3次。④**心力衰竭**：香加皮、太子参、党参、茯苓、泽泻各15克，车前草30克，猪苓12克。水煎服，每日1剂，每日2次。

快速识别
①小枝常对生。
②叶对生，叶片膜质，卵状长圆形。
①
②

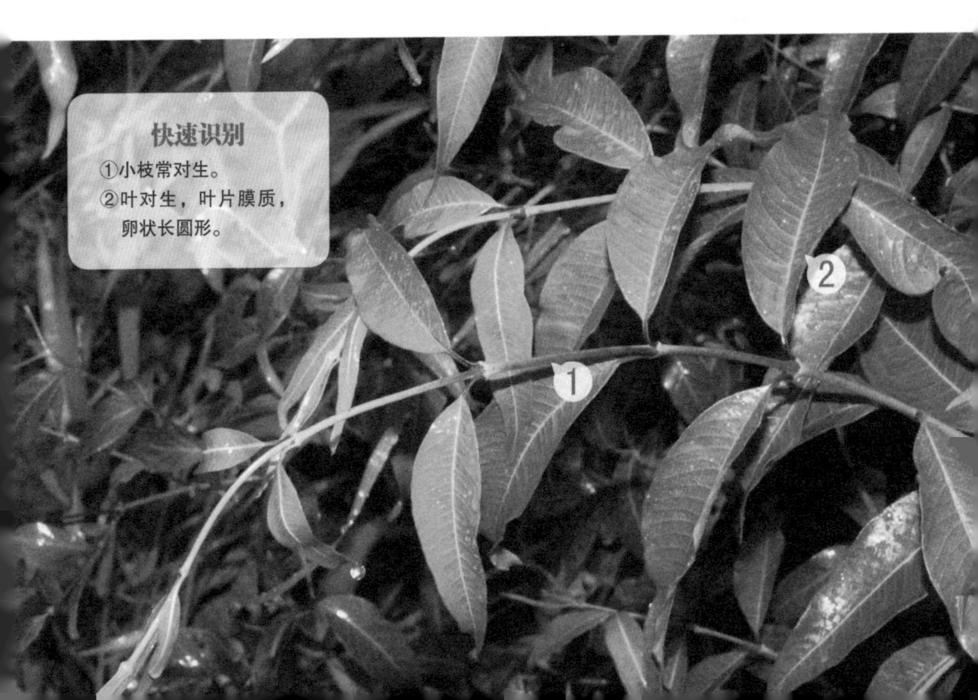

广金钱草

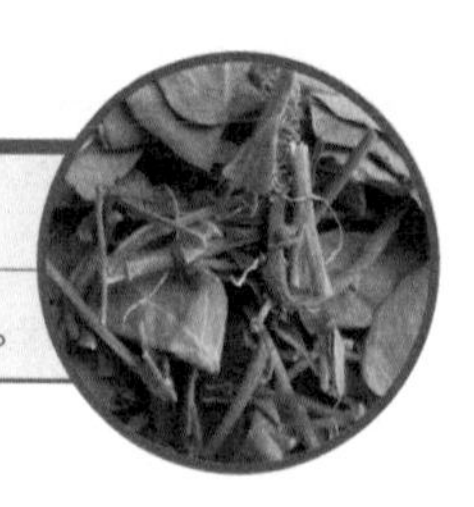

别名 假花生、山地豆、落地金钱草。

性味归经 甘、淡，凉。归肝、肾、膀胱经。

来源 为豆科植物广金钱草 *Desmodium styracifolium* (Osb.) Merr. 的干燥地上部分。

生境 生长于荒地草丛中，或经冲刷过的山坡上。主产于福建、广东、广西、湖南等地。

采收 夏、秋两季采割，除去杂质，晒干，切段。生用。

功用 利湿退黄，利尿通淋。用于热淋，石淋，砂淋，黄疸尿赤，小便涩痛，水肿尿少。煎汤，15～30克；外用适量，捣敷。

验方 ①**膀胱结石：**广金钱草60克，海金沙15克。水煎服。②**肾结石：**广金钱草18克，大茴香、小茴香各7.5克，锦纹大黄15克（后下），萹蓄50克。净水3碗，煎至1碗服，并多饮黄豆卷汤，助肾结石加速排出。③**黄疸：**广金钱草30克。水煎服。④**小儿疳积：**广金钱草适量。煮猪瘦肉食。⑤**口腔炎及喉头炎：**广金钱草15～30克。煎水冲蜂蜜服。⑥**乳腺炎：**广金钱草、老公根、酒糟各适量。共捣烂敷患处。

快速识别
①茎直立。
②通常有小叶1片，有时3小叶，叶柄长1～1.8厘米。
③总状花序顶生或腋生，极稠密。
1
2
3

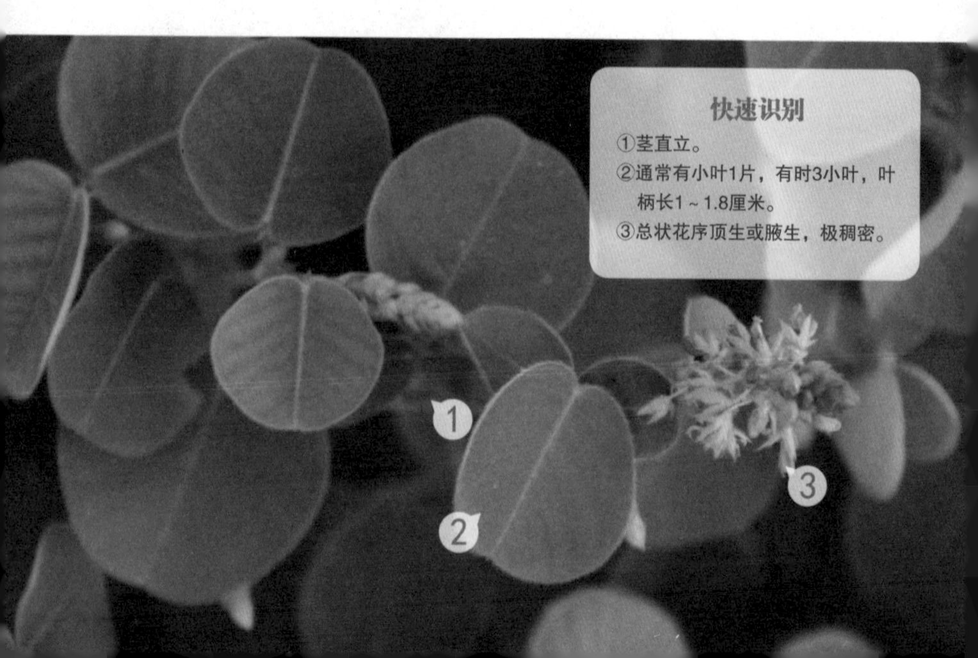

三白草

别名 水木通、白水鸡、三点白。

性味归经 甘、辛，寒。归肺、膀胱经。

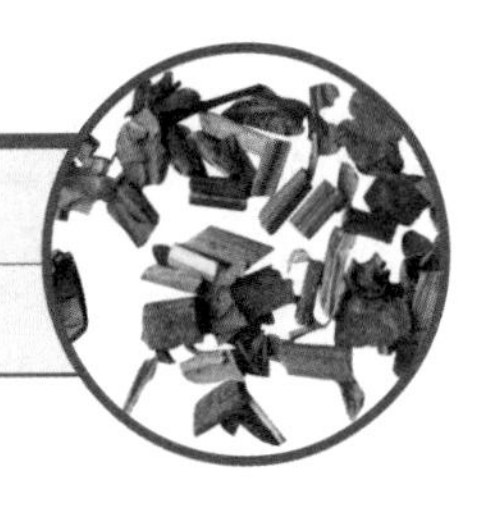

来源 为三白草科植物三白草 *Saururus chinensis* (Lour.) Baill. 的干燥根茎或全草。

生境 生长于沟旁、沼泽等低湿及近水的地方。主产于河北、山东、安徽、江苏、浙江、广东、湖南、湖北、江西、四川、重庆等地。

采收 根茎秋季采挖，全草全年均可采挖，洗净，晒干，切段。生用。

功用 清热解毒，利尿消肿。用于小便不利，淋沥涩痛，白带，尿路感染，肾炎水肿；外治疮疡肿毒，湿疹。煎汤，15～30克；外用适量，捣烂敷患处。

验方 ①**乳汁不足：**鲜三白草根50克，猪前脚1节。水煎，服汤食肉，每日1剂。②**妇女白带：**鲜三白草根100克，猪瘦肉200克。水煎，服汤食肉，每日1剂。③**风湿痹痛：**三白草根、牛膝、白茅根、毛竹根各9～15克。水煎服，红糖、米酒为引。④**尿路感染：**三白草30克，芦竹根、白花蛇舌草、车前草各15克。水煎服。

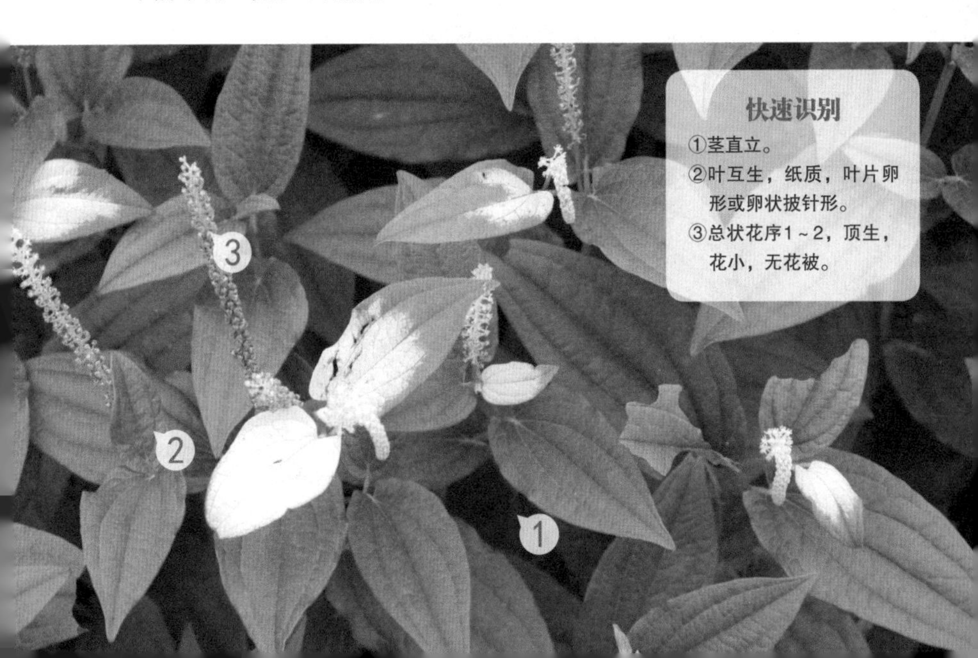

快速识别

①茎直立。
②叶互生，纸质，叶片卵形或卵状披针形。
③总状花序1～2，顶生，花小，无花被。

/ 利尿通淋 /

车前子

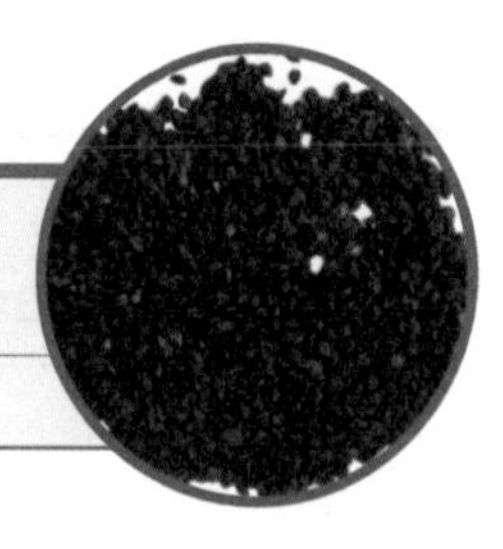

别名 车前实、虾蟆衣子、凤眼前仁、猪耳朵穗子。

性味归经 甘，寒。归肝、肾、肺、小肠经。

来源 为车前科植物车前 *Plantago asiatica* L. 等的干燥成熟种子。

生境 生长于山野、路旁、沟旁及河边。分布于全国各地。

采收 夏、秋两季种子成熟时采收果穗，晒干，搓出种子，除去杂质。生用或盐水炙用。

功用 清热利尿，渗湿止泻，通淋，明目，祛痰。用于水肿胀满，热淋涩痛，暑湿泄泻，目赤肿痛，痰热咳嗽。煎服，9～15克，入煎剂宜包煎。

验方 ①**尿血，尿痛（热性病引起的）：**车前子适量。晒干为末，每次10克，车前叶煎汤下。②**阴下痒痛：**车前子适量。煮汁频洗。③**风热目暗，涩痛：**车前子、黄连各50克。为末，饭后用温酒服5克，每日2次。④**血尿：**车前子15克，红糖适量。车前子水煎取汁，加红糖代茶饮，每日1剂，连服20剂。⑤**寒湿泻：**车前子20克，藿香、炮姜各10克。水煎服。

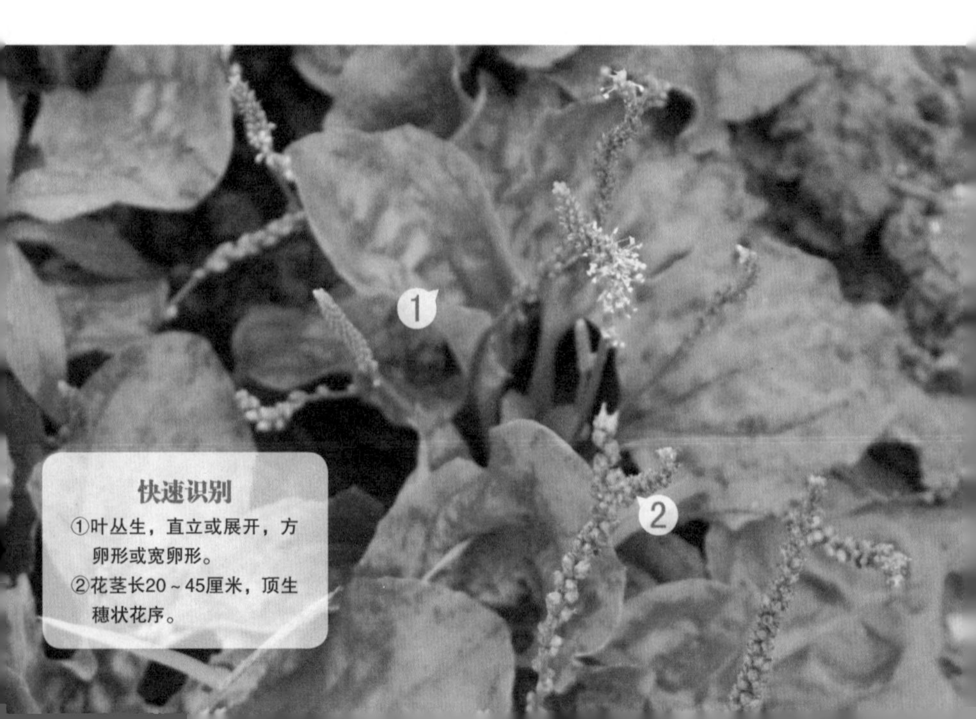

快速识别

①叶丛生，直立或展开，方卵形或宽卵形。

②花茎长20～45厘米，顶生穗状花序。

车前草

别名 车轮菜、车舌草、五根草、猪耳草。

性味归经 甘，寒。归肝、肾、肺、小肠经。

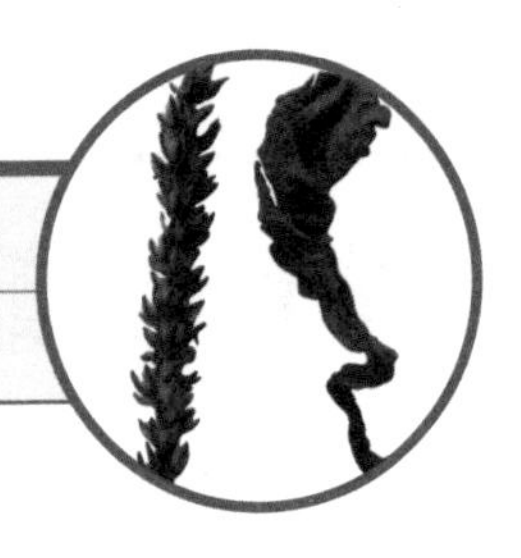

来源 为车前科植物车前 *Plantago asiatica* L. 等的干燥全草。

生境 生长于山野、路旁、沟旁及河边。分布于全国各地。

采收 夏季采挖，除去泥沙，晒干，切段。生用。

功用 清热利尿通淋，祛痰，凉血，解毒。用于水肿尿少，热淋涩痛，暑湿泄泻，痰热咳嗽，吐血衄血，痈肿疮毒。干品9～30克或鲜品30～60克，煎服或捣汁服；外用鲜品适量，捣敷患处。

验方 ①**泄泻：**车前草12克，铁马鞭6克。共捣烂，冲凉水服。②**尿血（热性病引起的）：**鲜车前草捣汁500毫升。空心服。③**热痢不止：**车前草叶适量。捣汁，入蜜100毫升，煎温服。④**水肿，结肠炎，湿泻：**鲜车前草150克。煎汤服，每日1剂。⑤**百日咳，急、慢性支气管炎：**车前草60克。水煎服。⑥**外伤出血：**车前草适量。捣烂敷患处。⑦**高血压：**车前草、鱼腥草各50克。水煎服。⑧**小儿痫病：**车前草250克。绞汁，加冬蜜25克，开水冲服。

快速识别
①叶基生，叶片卵形或椭圆形，通常有5～7条弧形脉。
②穗状花序为花茎的2/5～1/2，花淡绿色。
①
②

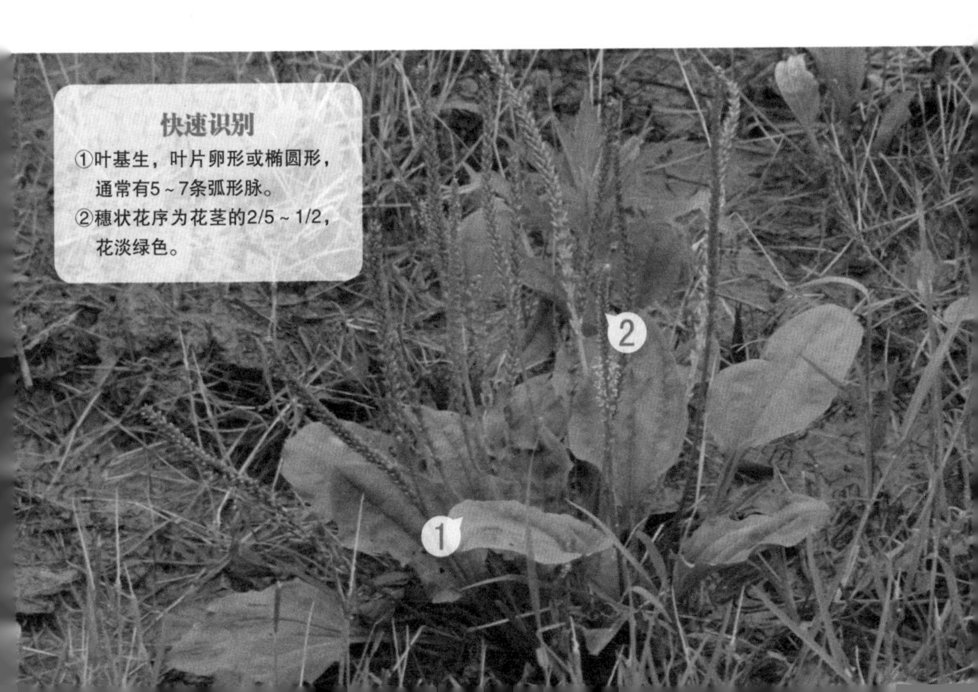

滑石

别名 脱石、液石、画石、脆石。

性味归经 甘、淡，寒。归膀胱、肺、胃经。

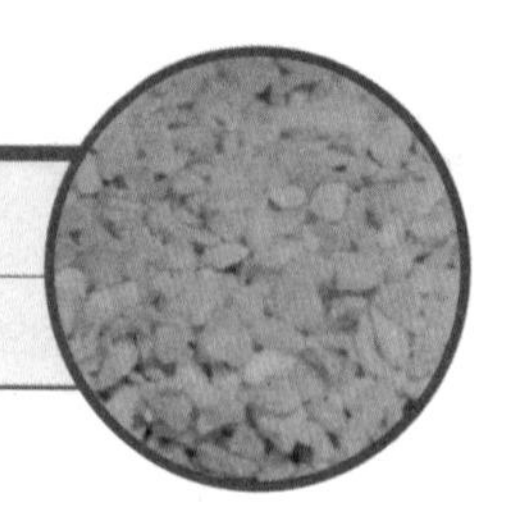

来源 为硅酸盐类矿物滑石族滑石，主含含水硅酸镁〔$Mg_3(Si_4O_{10})(OH)_2$〕。

生境 主产于山东、江苏、陕西、山西、辽宁等地。

采收 采挖后，除去泥沙及杂石，洗净，砸成碎块，粉碎成细粉；或照水飞法水飞，晾干。

功用 利尿通淋，清热解暑；外用祛湿敛疮。用于热淋，石淋，尿热涩痛，暑湿烦渴，湿热水泻；外治湿疹，湿疮，痱子。煎服，10～20克，宜先煎；外用适量。

验方 ①**慢性肾盂肾炎：**滑石、车前子各15克，金银花、蒲公英各20克。水煎服。②**尿路感染：**滑石、车前子各15克。布包煎，代茶饮。③**痱子：**滑石、薄荷、甘草各适量。研细末，洗净皮肤，外撒患处。④**湿疹，湿疮：**滑石粉、煅石膏各适量，黄柏30克。研细末，撒布患处。⑤**前列腺炎：**滑石30克，葱白50克。先将滑石研末，葱白单独煎汤，将滑石末倒入汤内调匀服下。

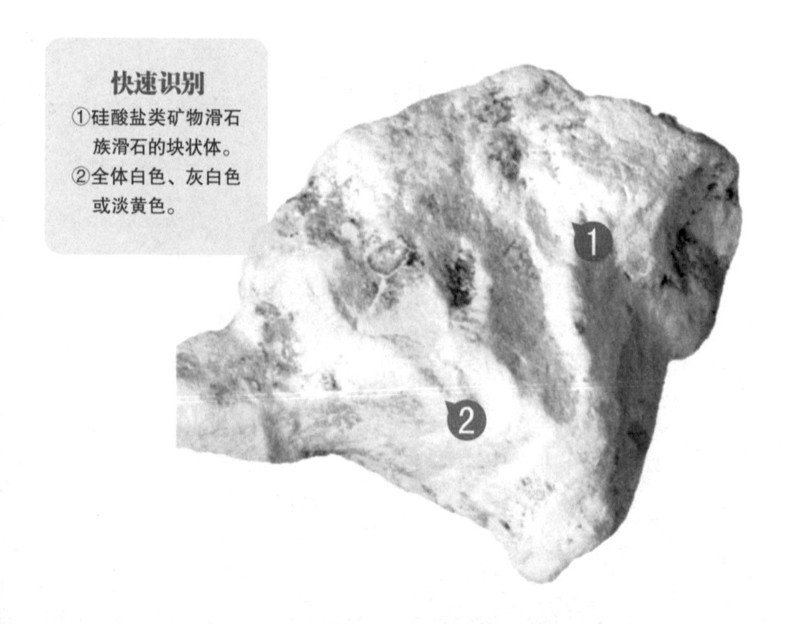

快速识别

①硅酸盐类矿物滑石族滑石的块状体。

②全体白色、灰白色或淡黄色。

川木通

别名 油木通、淮木通、白木通。

性味归经 苦，寒。归心、小肠、膀胱经。

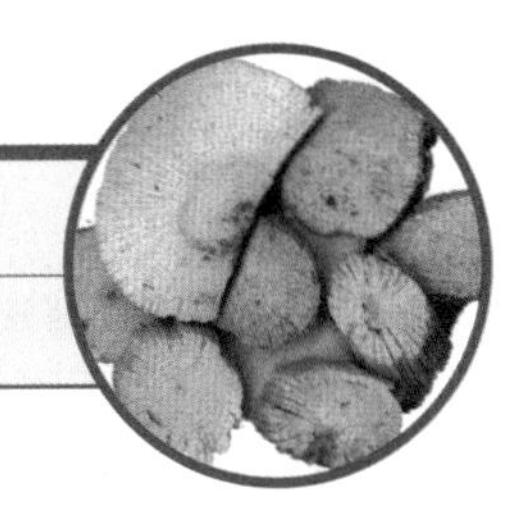

来源 为毛茛科植物小木通 *Clematis armandii* Franch. 等的干燥藤茎。

生境 生长于林边及半阴处。主产于四川、湖南、陕西、贵州、湖北等地。

采收 春、秋两季采收，除去粗皮，晒干，或趁鲜切薄片，晒干。生用。

功用 利尿通淋，清心除烦，通经下乳。用于淋证，水肿，心烦尿赤，口舌生疮，湿热痹痛，经闭乳少。煎服，3～6克。

验方 ①**痛风：**川木通60克。锉细，加水煎汁，取汁1次服下，约2小时后待周身发痒、出红色皮疹、汗出后，即会感到周身舒畅、身心轻松。②**尿血（热性病引起的）：**川木通、生地黄、牛膝、黄柏、天冬、五味子、麦冬、甘草各适量。水煎服。③**水气，小便涩，身体虚肿：**川木通（锉）、槟榔各50克，乌桕皮100克。捣细为散，以粥饮服，每次10克。

②
①
③
快速识别
①小枝有短柔毛,后脱落变无毛。
②3出复叶对生，小叶卵形，叶柄长。
③花2～5朵簇生，花梗细长，疏生短柔毛。

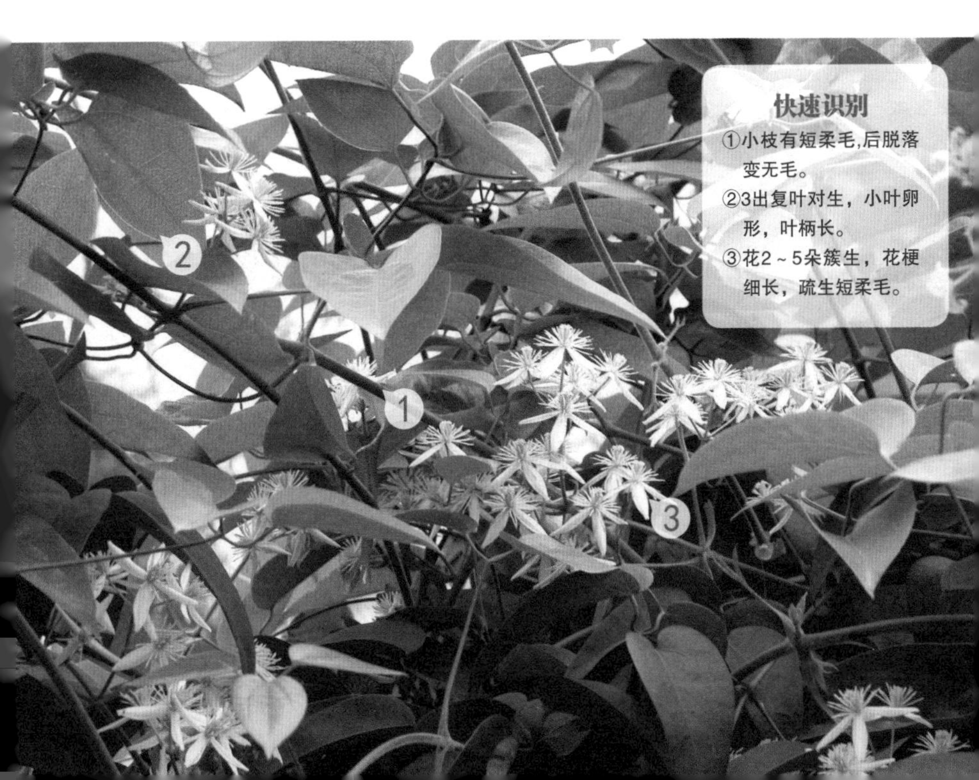

瞿麦

别名 大兰、大菊、巨句麦、麦句姜、竹节草。

性味归经 苦，寒。归心、小肠经。

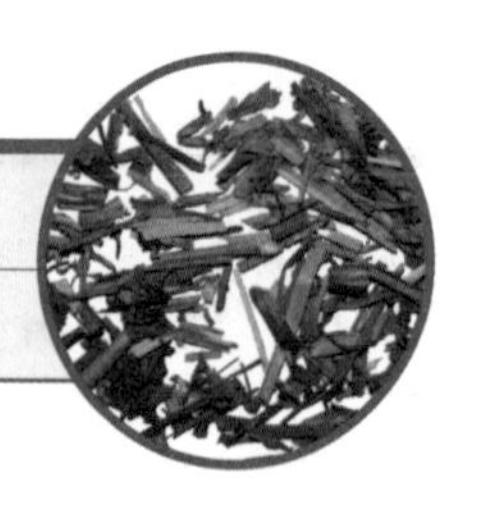

来源 为石竹科植物瞿麦 *Dianthus superbus* L. 等的干燥地上部分。

生境 生长于山坡、田野、林下。主产于河北、四川、重庆、湖北、湖南、浙江、江苏等地。

采收 夏、秋两季花果期采割，除去杂质，干燥，切段。生用。

功用 利尿通淋，破血通经。用于热淋，血淋，石淋，小便不通，淋沥涩痛，经闭瘀阻。煎服，9～15克。

验方 ①**尿血，尿急，尿痛（热性病引起的）**：瞿麦、白茅根、小蓟各15克，赤芍、生地黄各12克。水煎服。②**湿疹，阴痒**：鲜瞿麦60克。捣汁外涂或煎汤外洗。③**闭经，痛经**：瞿麦、丹参各15克，赤芍、桃仁各8克。水煎服。④**卵巢囊肿**：瞿麦50克。加水1升，开锅后文火煎20分钟，取汁当茶饮，连续用30～60日。

3
2
1
快速识别
①茎丛生，直立。
②叶互生，线形或线状披针形，全缘。
③花单生或数朵集成稀疏歧式分枝的圆锥花序。

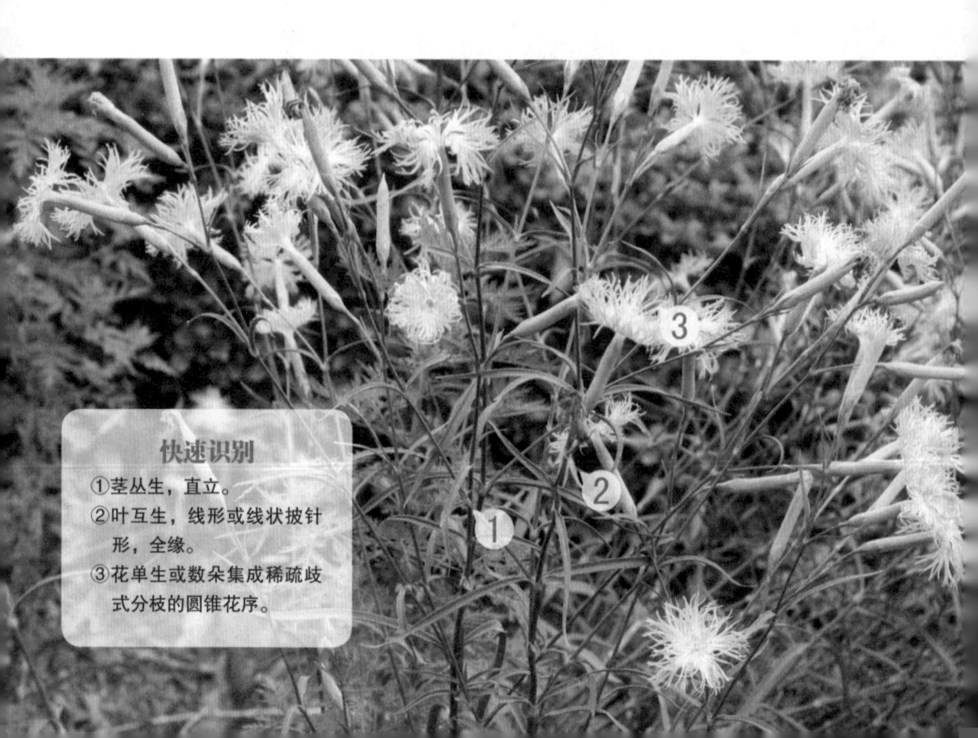

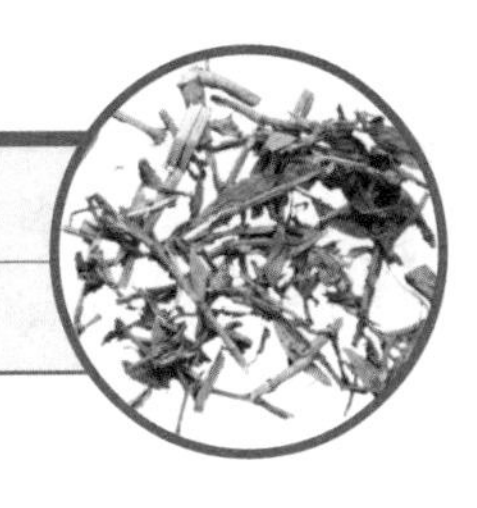

萹蓄

别名　萹竹、竹节草、地萹蓄、萹蓄蓼、大蓄片。

性味归经　苦，微寒。归膀胱经。

来源　为蓼科植物萹蓄 *Polygonum aviculare* L. 的干燥地上部分。

生境　生长于路旁、田野。全国各地均产。

采收　夏季叶茂盛时采收，除去根及杂质，晒干。生用。

功用　利尿通淋，杀虫，止痒。用于热淋涩痛，小便短赤，虫积腹痛，皮肤湿疹，阴痒带下。煎服，9～15克；外用适量，煎洗患处。

验方　①**牙痛：**萹蓄50～100克。水煎2次，混合后分2次服，每日1剂。②**热淋涩痛：**萹蓄适量。煎汤频饮。③**尿热尿黄：**萹蓄适量。取汁顿服。④**肛门湿痒或痔疮初起：**萹蓄100～150克。煎汤，趁热先熏后洗。⑤**湿性脚癣：**萹蓄、大黄各10克，蛇床子15克。水煎汤泡脚，每日1次。另外加用癣药水外涂患部，早、晚各1次。⑥**泌尿系统感染，尿频，尿急：**萹蓄、瞿麦各25克，大黄20克，滑石50克，木通、山栀子、车前子、甘草各15克，灯心草5克。水煎服。孕妇忌服。

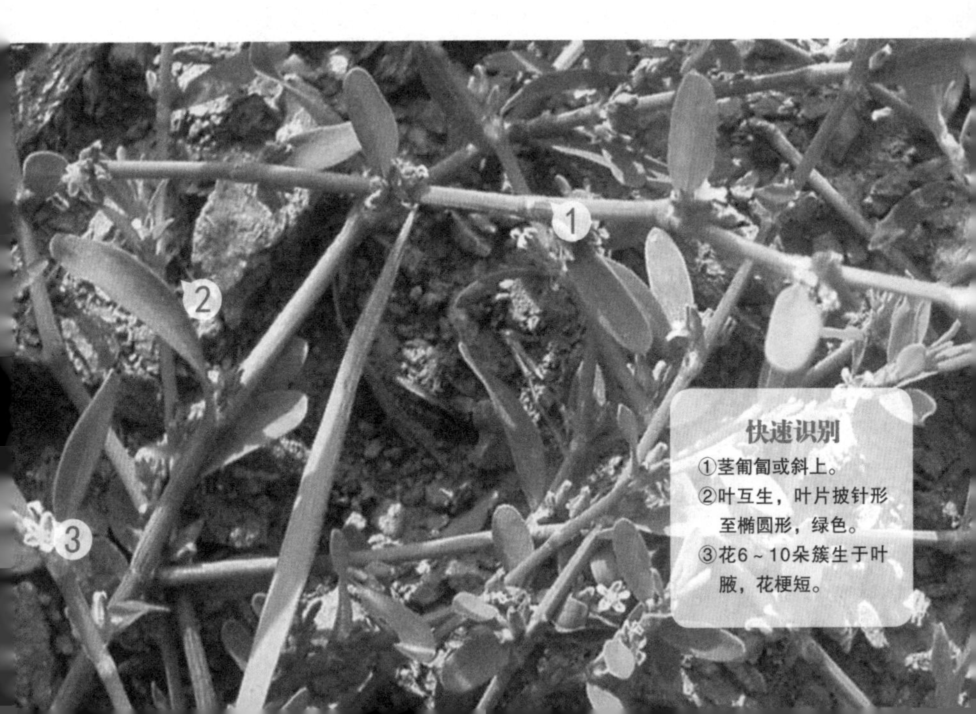

快速识别

①茎匍匐或斜上。
②叶互生，叶片披针形至椭圆形，绿色。
③花6～10朵簇生于叶腋，花梗短。

地肤子

别名 扫帚子、竹帚子、帚菜子、铁帚把子。

性味归经 辛、苦，寒。归肾、膀胱经。

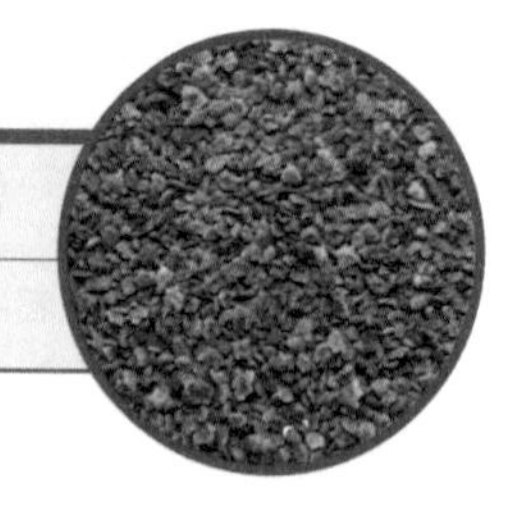

来源 为藜科植物地肤 *Kochia scoparia* (L.) Schrad. 的干燥成熟果实。

生境 生长于山野荒地、田野、路旁或庭园栽培。主产于江苏、山东、河南、河北等地。

采收 秋季果实成熟时采收植株，晒干，打下果实，除去杂质。生用。

功用 清热利湿，祛风止痒。用于小便涩痛，阴痒带下，风疹，湿疹，皮肤瘙痒。煎服，9～15克；外用适量，煎汤熏洗。

验方 ①**孕期尿路感染：**地肤子12克。水煎服。②**疝气：**地肤子适量。炒香，研末，每次3克，酒送服。③**风疹瘙痒：**地肤子、荆芥各15克，蝉蜕6克，生地黄20克。水煎服。④**急性乳腺炎：**地肤子50克，红糖适量。将地肤子水煎，加入红糖，趁热服下，取微汗，每日1剂。

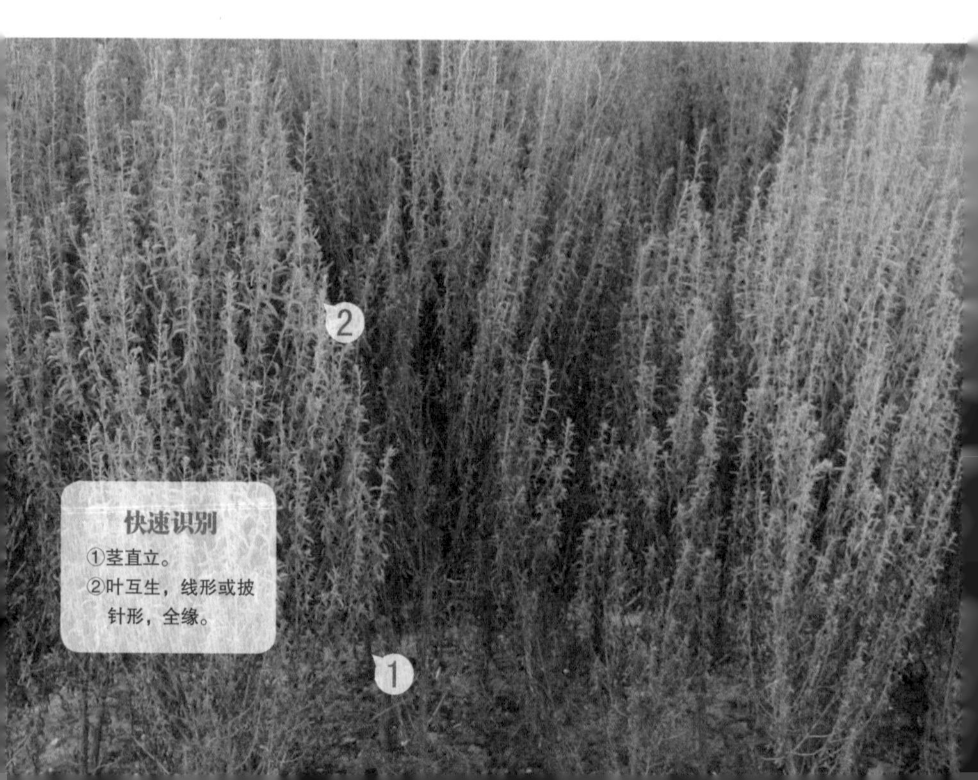

快速识别

①茎直立。

②叶互生，线形或披针形，全缘。

石韦

别名 石皮、石兰、石剑、七星剑、飞刀剑、金星草。

性味归经 甘、苦，微寒。归肺、膀胱经。

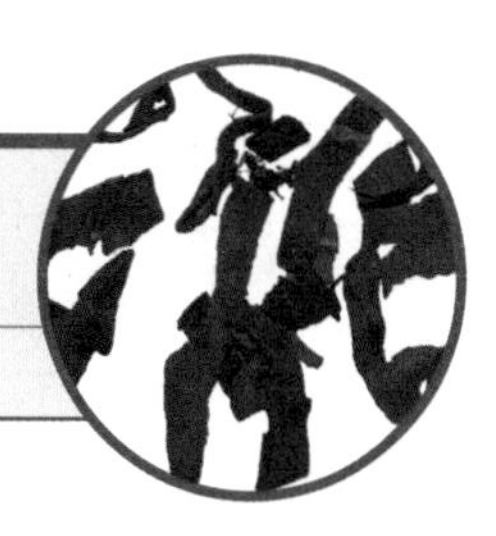

来源 为水龙骨科植物石韦 *Pyrrosia lingua* (Thunb.) Farwell 等的干燥叶。

生境 生长于山野的岩石上或树上。主产于长江以南各地。

采收 全年均可采收，除去根茎及根，晒干或阴干，切段。生用。

功用 利尿通淋，清肺止咳，凉血止血。用于热淋，血淋，石淋，小便不通，淋沥涩痛，吐血，衄血，尿血，崩漏，肺热喘咳。煎服，6～12克。

验方 ①**慢性支气管炎，支气管哮喘：**石韦、鱼腥草各15克，黄芩、浙贝母各8克。水煎服。②**急性膀胱炎，尿路感染：**石韦30克，车前草20克，滑石18克，甘草3克。水煎服。③**气热咳嗽：**石韦、槟榔各等份。为末，每次10克，姜汤送下。④**痢疾：**石韦全草50克，冰糖25克。煎水调冰糖，饭前服。

2
1
快速识别
①根茎横走。
②叶近二型，不育叶和能育叶同形，叶片对称。

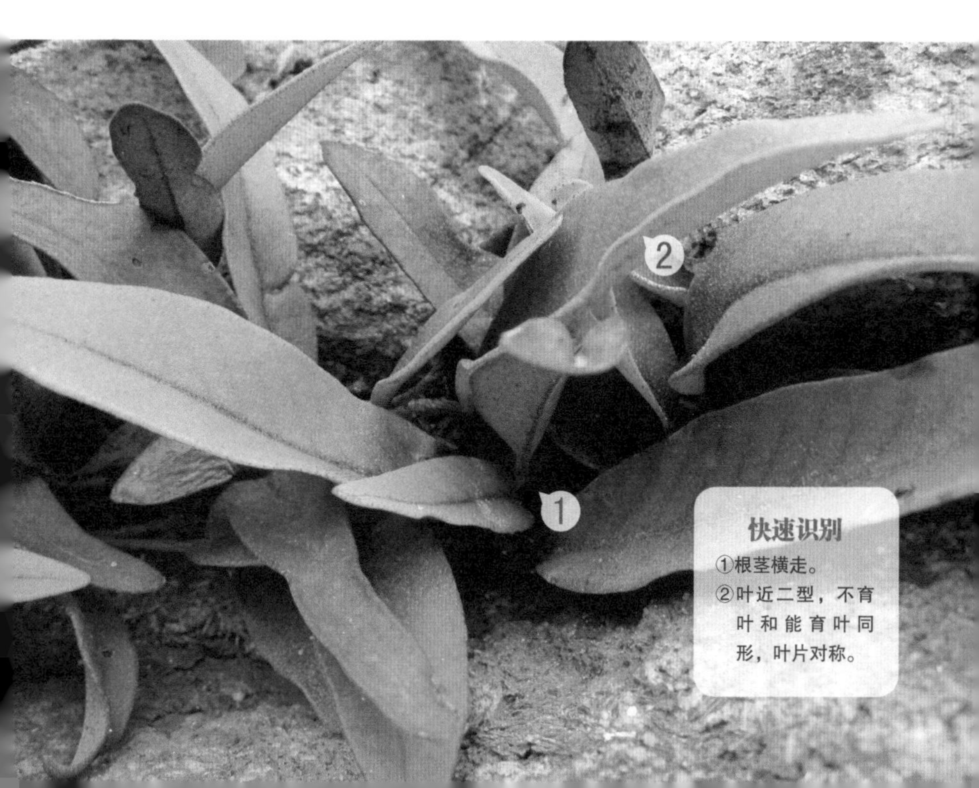

灯心草

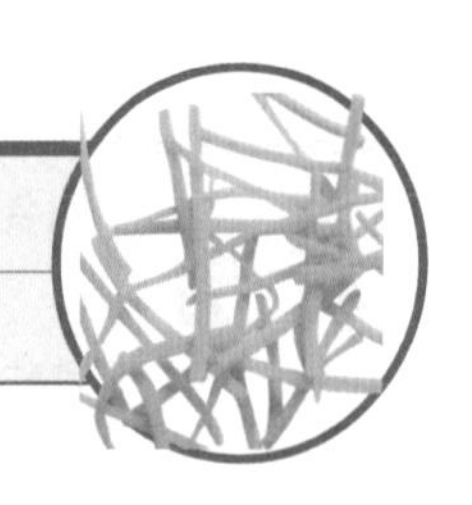

别名 赤须、灯心、灯草、碧玉草、虎须草。

性味归经 甘、淡，微寒。归心、肺、小肠经。

来源 为灯心草科植物灯心草 *Juncus effusus* L. 的干燥茎髓。

生境 生长于池旁、河边、稻田旁、水沟边、草地上或沼泽湿处。主产于江苏、湖南、四川、云南、贵州等地。

采收 夏末至秋季割取茎，晒干，取出茎髓，理直，扎成小把。生用或制用。

功用 清心火，利小便。用于心烦失眠，尿少涩痛，口舌生疮。煎服，1～3克。

验方 ①**水肿：**灯心草90克。水煎服。②**膀胱炎，尿道炎，肾炎水肿：**鲜灯心草30～60克，鲜车前草60克，海金沙、薏苡仁各30克。水煎服。③**小儿心烦夜啼：**灯心草15克。煎2次，分2次服。④**失眠：**灯心草适量。煎水代茶喝。⑤**急慢性咽炎：**灯心草、红花各适量。烧灰，酒送服5克。⑥**鼻血不止：**灯心草50克。为末，加丹砂5克，每次10克，米汤送下。

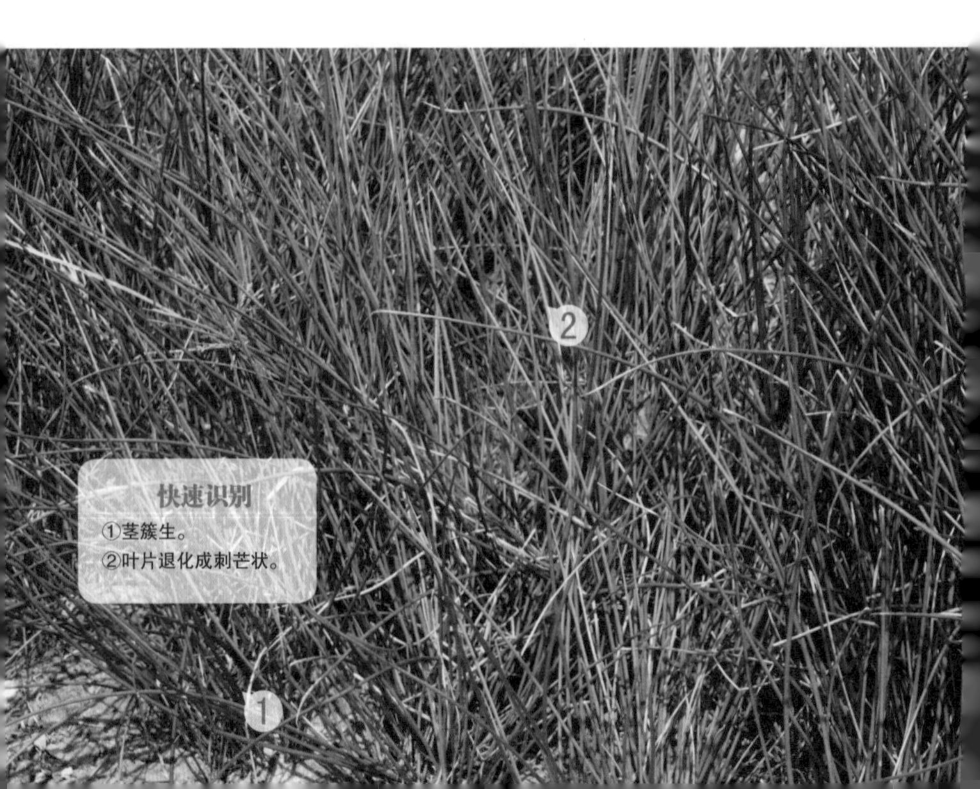

/ 利湿退黄 /

茵陈

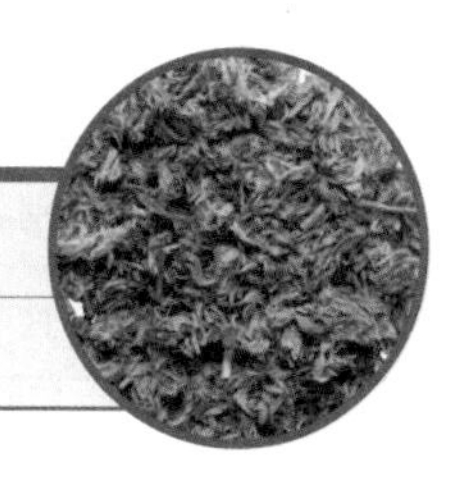

别名 臭蒿、绒蒿、茵陈蒿、婆婆蒿。

性味归经 苦、辛，微寒。归脾、胃、肝、胆经。

来源 为菊科植物茵陈蒿 *Artemisia capillaris* Thunb. 的干燥地上部分。

生境 生长于路边或山坡。主产于陕西、山西、安徽等地。

采收 春季幼苗高6～10厘米时采收或秋季花蕾长成时采割，除去杂质及老茎，晒干。春季采收的习称“绵茵陈”，秋季采割的称“花茵陈”，搓碎或切碎。生用。

功用 清湿热，退黄利疸。用于黄疸尿少，湿疮瘙痒，湿温暑湿，黄疸型肝炎。煎服，6～15克；外用适量，煎汤熏洗。

验方 ①**口腔溃疡：**茵陈30克。煎汤内服或漱口。②**预防和治疗感冒、流感：**茵陈6～10克。水煎服，每日1次，连服3～5日；或用醇浸剂。③**肝炎阴黄：**茵陈15克，生姜60克，大枣12克。水煎服。④**黄疸：**茵陈20克，郁金、佩兰各10克，板蓝根30克。水煎服。⑤**黄疸胁痛：**茵陈30克，大黄、栀子、厚朴各15克，川楝子10克。水煎服，每日1剂。

1
2
快速识别
①茎多分枝。
②叶1～3回羽头深裂。

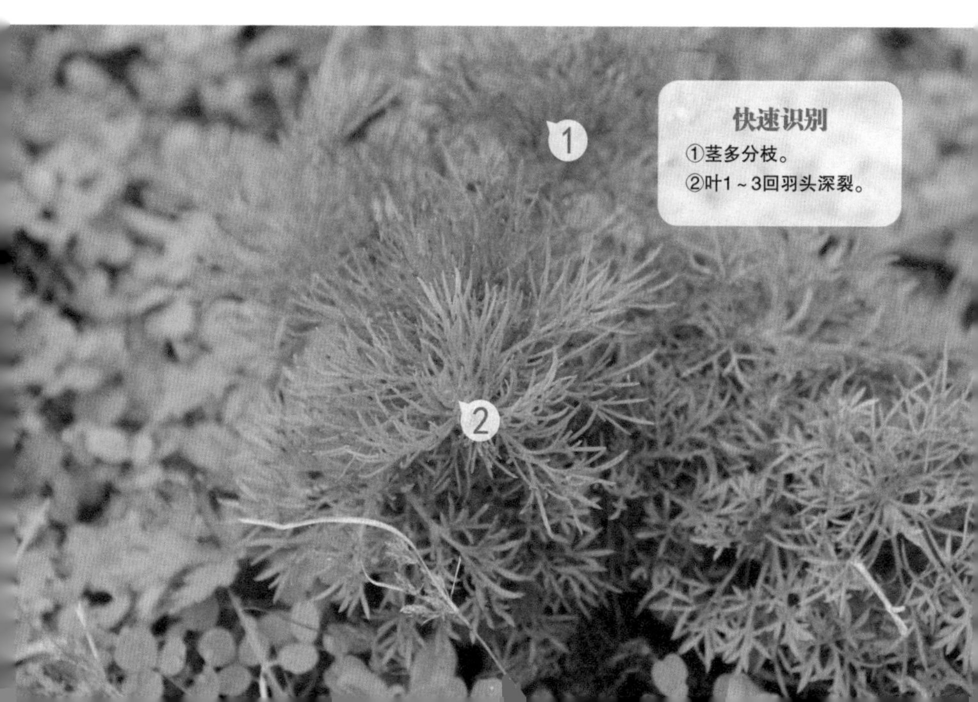

金钱草

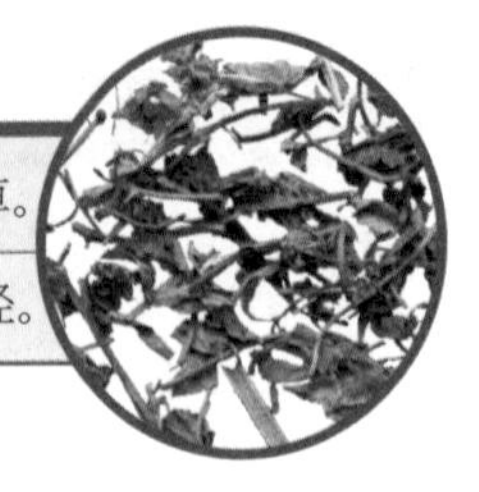

别名 对座草、过路黄、对叶金钱草、大叶金钱草。

性味归经 甘、咸，微寒。归肝、胆、肾、膀胱经。

来源 为报春花科植物过路黄 *Lysimachia christinae* Hance 的干燥全草。

生境 生长于山坡路旁、沟边以及林缘阴湿处。主产于四川、山西、陕西、云南、贵州等地。

采收 夏、秋两季采收，除去杂质，晒干，切段。生用。

功用 利湿退黄，利尿通淋，解毒消肿。用于湿热黄疸，胆胀胁痛，石淋，热淋，小便涩痛，痈肿疔疮，毒蛇咬伤，肝胆结石，尿路结石。煎服，15～60克，鲜品加倍。

验方 ①**小便不利**：金钱草、车前草、龙须草各25克。水煎服。②**热淋**：金钱草30克，黄芩、车前草各15克，甘草5克。水煎服，每日3次。③**黄疸型肝炎**：金钱草、夏枯草各30克，丹参18克。水煎分3次服，连服7～15日；未愈，再服7日。④**泌尿系统结石**：金钱草120克。水煎服。⑤**湿疹，稻田性皮炎，瘙痒**：金钱草60克。煎汤外洗。

快速识别
①茎细长。
②单叶对生，叶片心形或卵形，全缘。
③花单生叶腋，花冠黄色，基部合生。
1
2
3

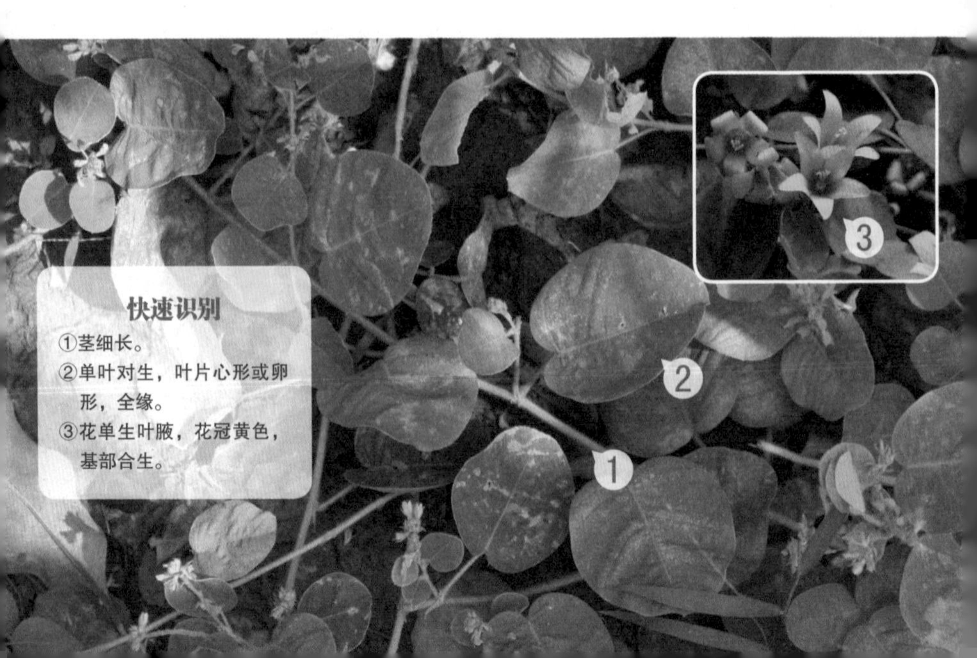

虎杖

别名 苦杖、斑杖、酸杖、蛇总管、阴阳莲、紫金龙。

性味归经 微苦，微寒。归肝、胆、肺经。

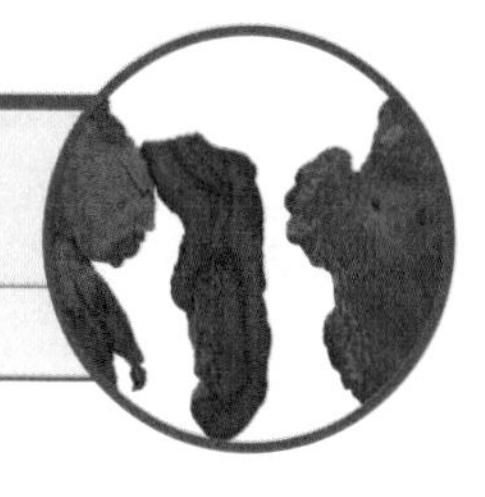

来源 为蓼科植物虎杖 *Polygonum cuspidatum* Sieb. et Zucc. 的干燥根茎及根。

生境 生长于疏松肥沃的土壤，喜温和湿润气候，耐寒、耐涝。我国大部分地区均产。

采收 春、秋两季采挖，除去须根，洗净，趁鲜切短段或厚片，晒干。生用或鲜用。

功用 利湿退黄，清热解毒，散瘀止痛，止咳化痰。用于湿热黄疸，淋浊，带下，风湿痹痛，经闭，癥瘕，水火烫伤，跌打损伤，痈肿疮毒，咳嗽痰多。煎服，9～15克；外用适量，制成煎液或油膏涂敷。

验方 ①**痈肿疮毒：**虎杖、野菊花、千里光各15克。水煎服。②**尿路感染：**虎杖、萹蓄、车前草各15克。水煎服。③**烧烫伤：**虎杖粉1000克。浸入5000毫升75％乙醇中1～2日，取浸液喷洒创面。④**阴道炎：**虎杖根10克。加水1500毫升，煎取1000毫升，过滤，待温，坐浴10～15分钟，每日1次，7日为1个疗程。⑤**带状疱疹：**虎杖、紫花地丁各15克。研末，浓茶调服。

快速识别
①茎直立。
②叶片宽卵状椭圆形或卵形，顶端急尖。
①
②

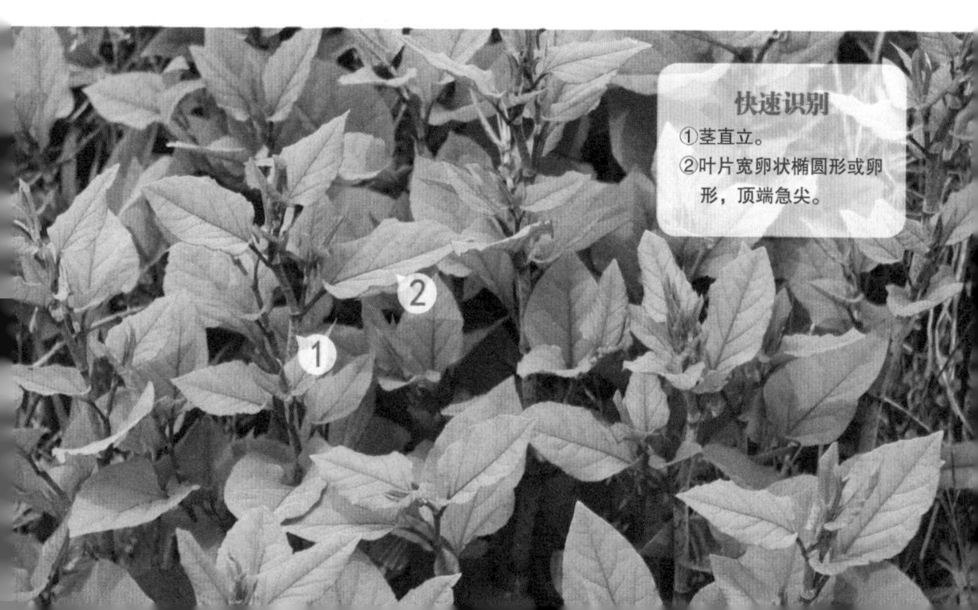

垂盆草

别名 狗牙齿、狗牙菜、半枝莲、三叶佛甲草。

性味归经 甘、淡，凉。归肝、胆、小肠经。

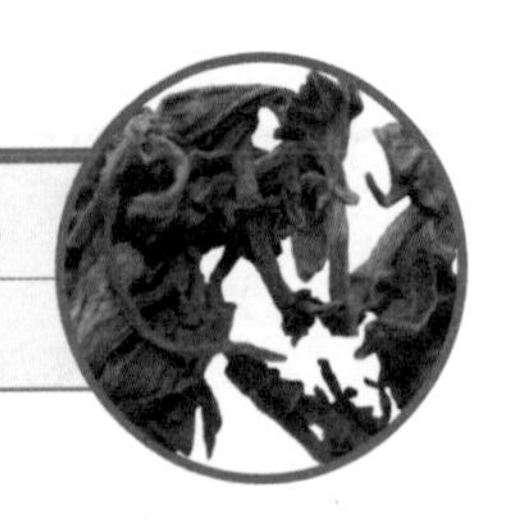

来源 为景天科植物垂盆草 *Sedum sarmentosum* Bunge 的新鲜或干燥全草。

生境 生长于海拔1600米以下的山坡阳处或石上。我国大部分地区均产。均为野生。

采收 夏、秋两季采收，切段，晒干。生用或用鲜品。

功用 利湿退黄，清热解毒。用于黄疸，痈肿疮痛，喉痛，烫伤，蛇伤。煎服，15～30克。鲜品加倍。

验方 ①**蜂窝织炎，乳腺炎，阑尾炎，肺脓肿，痈疖，蛇、虫咬伤：**鲜垂盆草全草100～200克。洗净捣烂，加面粉少许调成糊状（或晒干研末，加凡士林适量调成软膏）外敷患处，每日或隔日1次（如脓肿已溃，中间留一小孔排脓）。②**咽喉肿痛，口腔溃疡：**鲜垂盆草适量。捣烂绞汁1杯，含嗽5～10分钟，每日3～4次。

快速识别
①不育茎匍匐。全体无毛。
②叶3片轮生，倒披针形至长圆形。
2
1

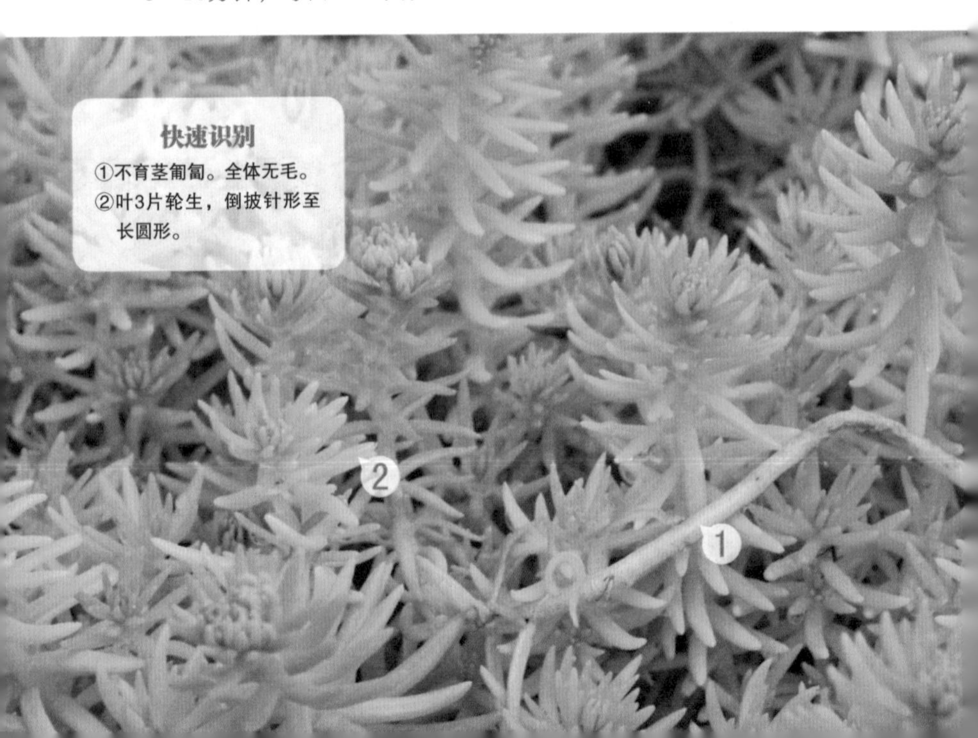

鸡骨草

别名 大黄草、黄食草、细叶龙鳞草、红母鸡草。

性味归经 甘、微苦，凉。归肝、胃经。

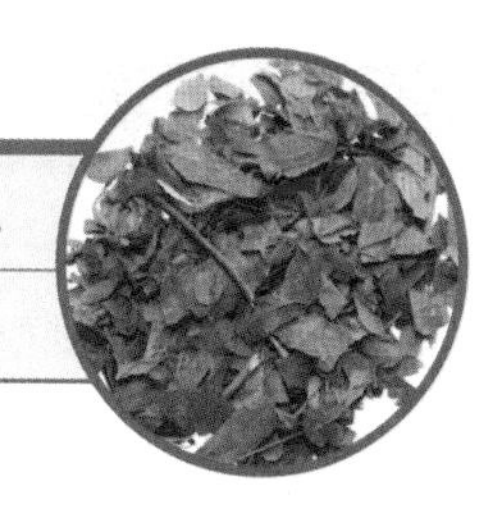

来源 为豆科植物广州相思子 *Abrus cantoniensis* Hance 的干燥全株。

生境 生长于丘陵地或山间、路旁灌丛中，常栽培于村边。主产于广西、广东等地。

采收 全年均可采挖，除去泥沙，干燥，切段。生用。

功用 利湿退黄，清热解毒，疏肝止痛。用于湿热黄疸，胁肋不舒，胃脘胀痛，急慢性肝炎，乳腺炎。煎服，15 ~ 30克。

验方 ①**外感风热：**鸡骨草60克。水煎服，每日2次。②**丹毒：**鸡骨草10克，白芍12克，牡丹皮9克，银柴胡、地骨皮各6克。水煎服。③**小儿疳积：**鸡骨草10克，独脚金6克。配猪肝少许煎服。④**湿热黄疸：**鸡骨草60克。水煎服，每日2次。⑤**肝硬化腹水，胃痛，风湿骨痛：**鸡骨草30 ~ 60克。水煎服。

快速识别
①茎细，深红紫色。
②偶数羽状复叶，小叶7 ~ 12对，膜质。
②
①

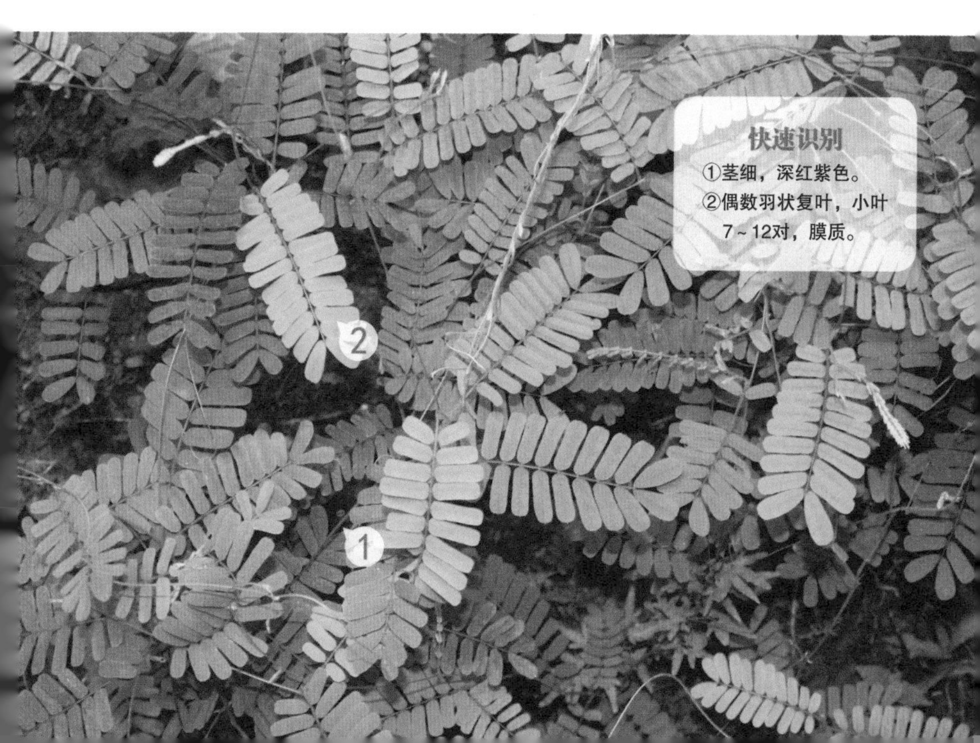

温里药

干姜

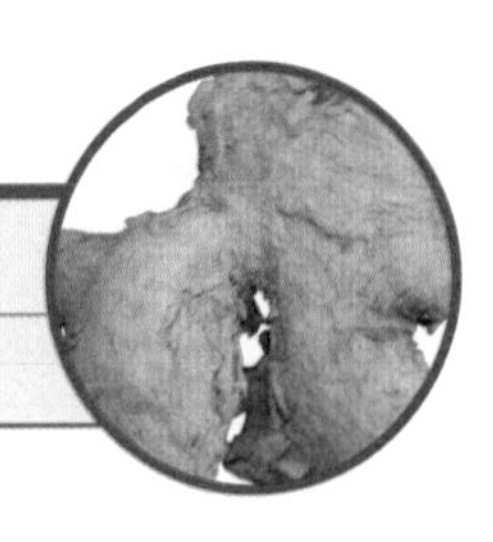

别名 白姜、均姜、干生姜。

性味归经 辛，热。归脾、胃、肾、心、肺经。

来源 为姜科植物姜 *Zingiber officinale* Rosc. 的干燥根茎。

生境 生长于阳光充足、排水良好的沙质地。我国大部分地区有栽培。主产于四川、贵州。

采收 冬季采挖，除去须根及泥沙，晒干或低温干燥。趁鲜切片晒干或低温干燥者称为“干姜片”。生用或制用。

功用 温中散寒，回阳通脉，温肺化饮。用于脘腹冷痛，呕吐泄泻，肢冷脉微，寒饮喘咳。煎服，3～10克。

验方 ①**风寒咳嗽：**干姜末1.5克。热酒调服。②**崩漏，月经过多：**干姜（炮）10克，艾叶15克，红糖适量。水煎服。③**过敏性鼻炎：**干姜（炮）、甘草各10克。水煎服，每日1剂，每日服2次，一般服药1～4剂即可获愈。④**消化不良：**干姜丝、绿茶各3克。将上药放入杯中，用开水150毫升冲泡，加盖闷泡10分钟，每日1剂，代茶饮用。⑤**痛经：**干姜、红糖、大枣各30克。将大枣去核洗净，干姜洗净切片，加红糖同煎，每日2次，温热服。

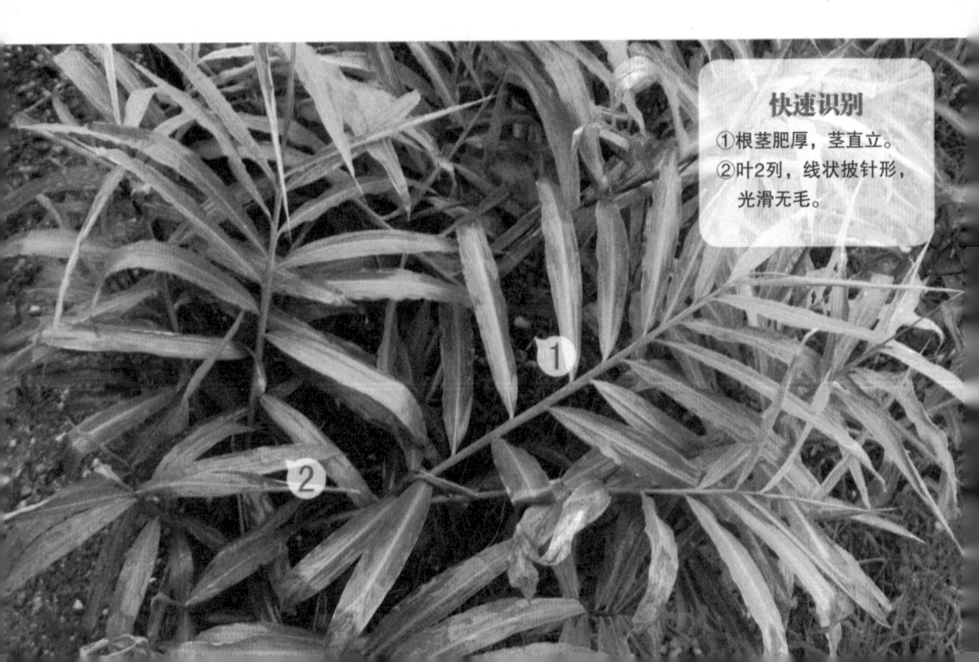

快速识别

①根茎肥厚，茎直立。

②叶2列，线状披针形，光滑无毛。

肉桂

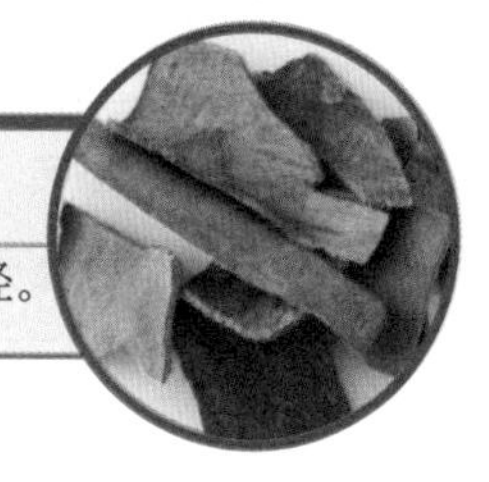

别名 玉桂、牡桂、菌桂、筒桂、大桂、辣桂。

性味归经 辛、甘，大热。归肾、脾、心、肝经。

来源 为樟科植物肉桂 *Cinnamomum cassia* Presl 的**干燥树皮**。

生境 多为栽培。主产于云南、广西、广东、福建等地。

采收 多于秋季剥取，阴干。生用。用时捣碎。

功用 补火助阳，引火归元，散寒止痛，温通经脉。用于阳痿宫冷，腰膝冷痛，肾虚作喘，虚阳上浮，眩晕目赤，心腹冷痛，虚寒吐泻，寒疝腹痛，经闭，痛经。煎服，1～5克。

验方 ①**小儿流涎：**肉桂10克（1次量）。研成细末，醋调至糊饼状，每晚临睡前贴敷于双侧涌泉穴上，胶布固定，次日早晨取下。②**急性附子中毒：**肉桂5～10克。用开水冲泡，服后5～15分钟即出现呕吐，使毒物吐出，15～30分钟后症状逐渐缓解；如仍不缓解，可再取肉桂3～5克，如法再服。③**腰痛：**肉桂5克，杜仲15克，牛膝12克。水煎服。④**胸痛，跌打损伤：**肉桂、三七各5克。研末酒冲服。⑤**冻疮：**肉桂、干姜、辣椒各适量。浸茶油，外涂。

快速识别
①树皮灰褐色，幼枝略呈四棱形。
②叶互生，叶片革质长椭圆形或近披针形，全缘。
2
1

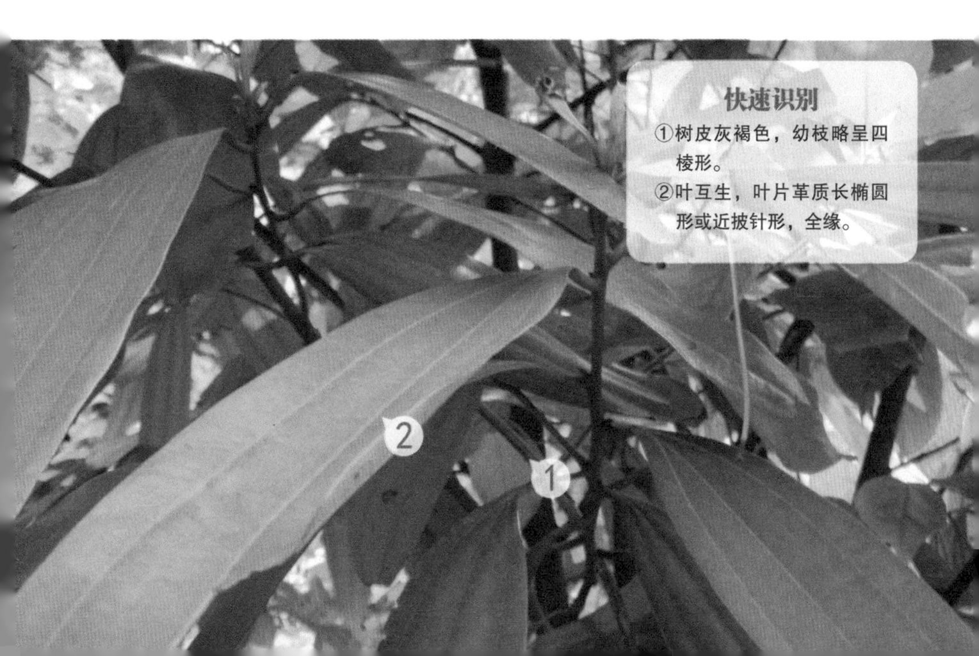

吴茱萸

别名 茶辣、曲药子、食茱萸、伏辣子、臭泡子。

性味归经 辛、苦，热；有小毒。归肝、脾、胃、肾经。

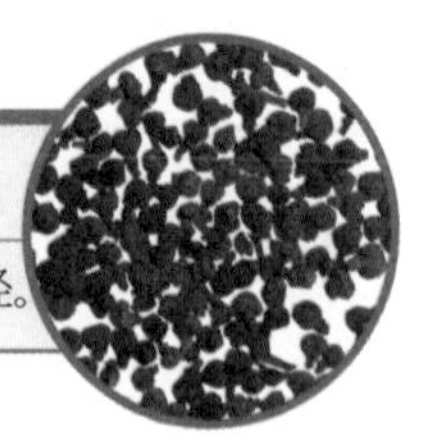

来源 为芸香科植物吴茱萸 *Euodia rutaecarpa* (Juss.) Benth. 的干燥近成熟果实。

生境 生长于温暖地带路旁、山地或疏林下。主产于长江流域以南各地。多为栽培。

采收 8～11月果实尚未开裂时，剪下果枝，晒干或低温干燥，除去枝、叶、果梗等杂质。用甘草汤制过应用。

功用 散寒止痛，降逆止呕，助阳止泻。用于厥阴头痛，寒疝腹痛，寒湿脚气，经行腹痛，脘腹胀痛，呕吐吞酸，五更泄泻；外治口疮，高血压。煎服，2～5克；外用适量。

验方 ①**呕吐，吞酸：**吴茱萸6克，黄连2克。水煎，少量频服。②**头痛（以下午及夜间剧烈）：**吴茱萸16克，生姜31克。将吴茱萸研末，生姜捣烂，共炒热，喷白酒一口在药上，包于足心涌泉穴处。③**肝火旺盛：**吴茱萸30克（或15克），黄连18克。上为末，水丸或蒸饼丸，白汤下50丸。④**口舌生疮，高血压：**吴茱萸10克。研末醋敷足心。

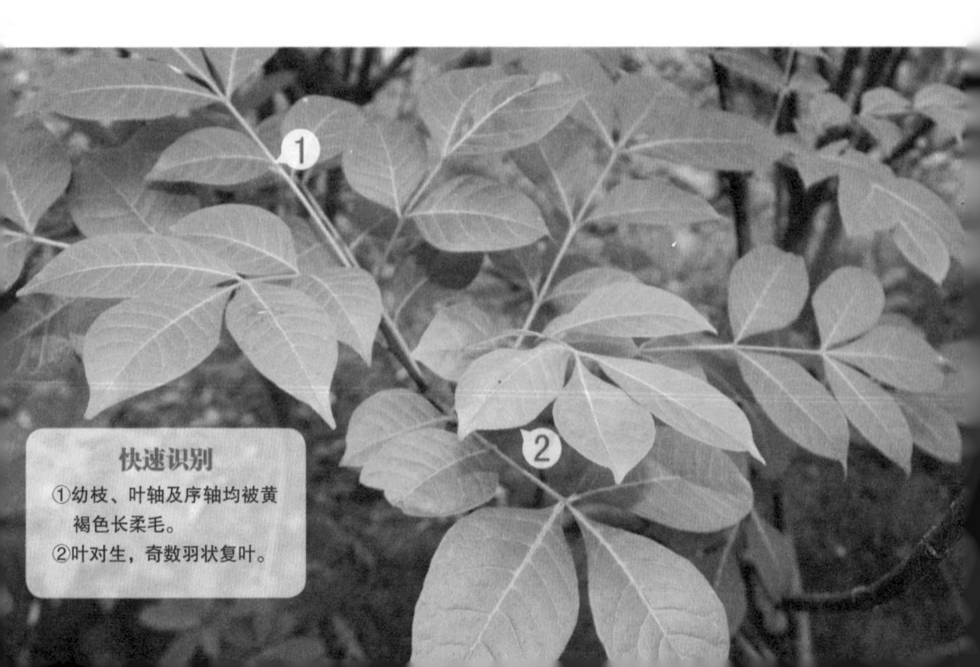

快速识别

①幼枝、叶轴及序轴均被黄褐色长柔毛。

②叶对生，奇数羽状复叶。

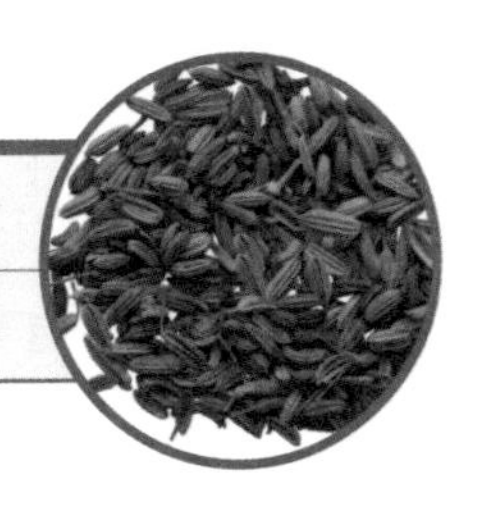

小茴香

别名 谷茴香、土茴香、野茴香、茴香子。

性味归经 辛，温。归肝、肾、脾、胃经。

来源 为伞形科植物茴香 *Foeniculum vulgare* Mill. 的干燥成熟果实。

生境 各地有栽培。主产于山西、内蒙古、甘肃、辽宁等地。

采收 秋季果实初熟时采割植株，晒干，打下果实，除去杂质。生用或盐水炙用。

功用 散寒止痛，理气和胃。用于寒疝腹痛，睾丸偏坠，痛经，睾丸鞘膜积液。煎服，3~6克。

验方 ①**疝气，小腹冷痛，胀满：**小茴香、胡椒各15克。研末，酒糊为丸，每次3克，温酒送下。②**肝胃气滞，脘腹胁下胀痛：**小茴香30克，枳壳15克。微炒研末，每次6克，温开水送下。③**痛经：**小茴香、当归、川芎、香附各10克，吴茱萸3克，姜半夏、白芍（炒）各12克，党参、延胡索各15克，炙甘草8克。加水煎成400毫升，温服，每日2次。④**闪挫腰痛：**小茴香适量。为末，酒服3~5克。

1
2
3
快速识别
①茎直立，有纵棱。
②叶互生，3~4回羽状全裂。
③复伞形花序顶生，花小，黄色。

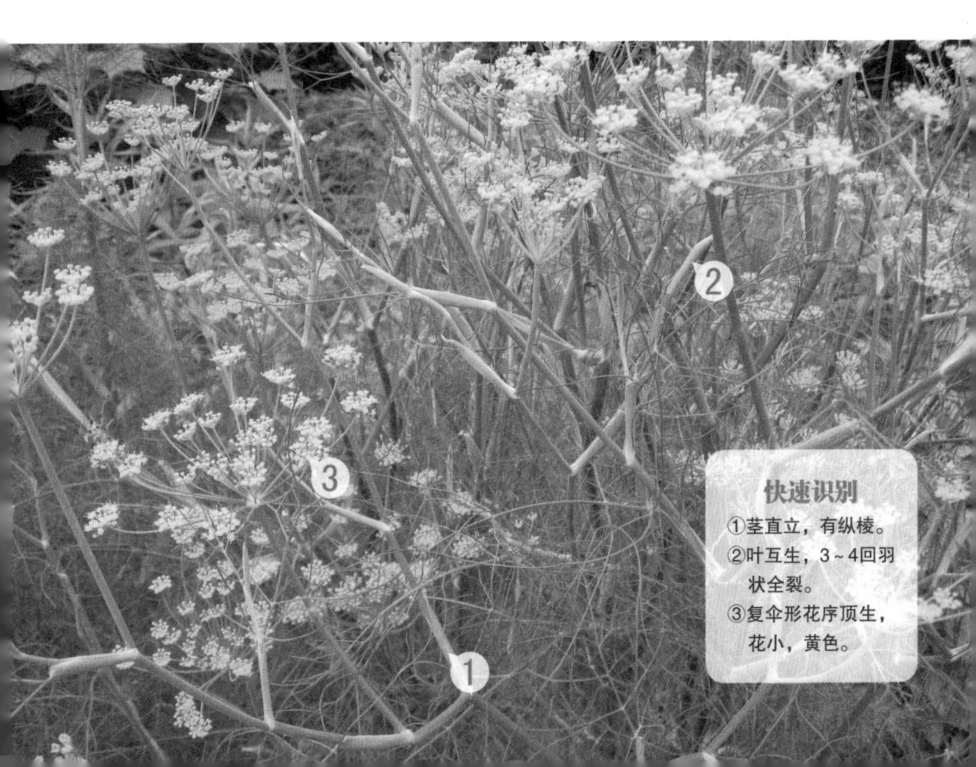

八角茴香

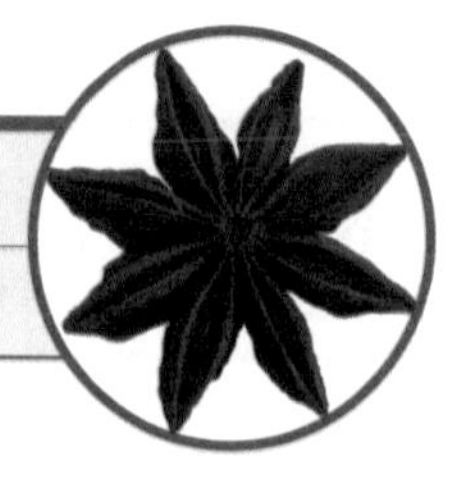

别名 八角、大茴香、八月珠、五香八角。

性味归经 辛，温。归肝、肾、脾、胃经。

来源 为木兰科植物八角茴香 *Illicium verum* Hook. f. 的干燥成熟果实。

生境 生长于阴湿、土壤疏松的山地。主产于广东、广西等地。

采收 秋、冬两季果实由绿变黄时采摘，置沸水中略烫后干燥或直接干燥。生用。

功用 温阳散寒，理气止痛。用于寒疝腹痛，肾虚腰痛，胃寒呕吐，脘腹冷痛。煎服，3～6克。

验方 ①**腰重刺胀：**八角茴香10克。炒后研为末，饭前酒调服。②**小肠气坠：**八角茴香50克，花椒25克。炒后研为末，每次5克，酒下。③**肩周炎：**八角茴香、花椒各3克，大枣10枚。水煎服，每日1～2次。④**风火牙痛：**八角茴香适量。烧灰，熬水一茶杯送下。⑤**乳腺囊性增生病：**八角茴香1枚，核桃1个（取仁）。饭前嚼烂，吞下，每日3次。

2
1
快速识别
①树皮灰色至红褐色。
②叶互生或螺旋状排列，革质，被疏毛。

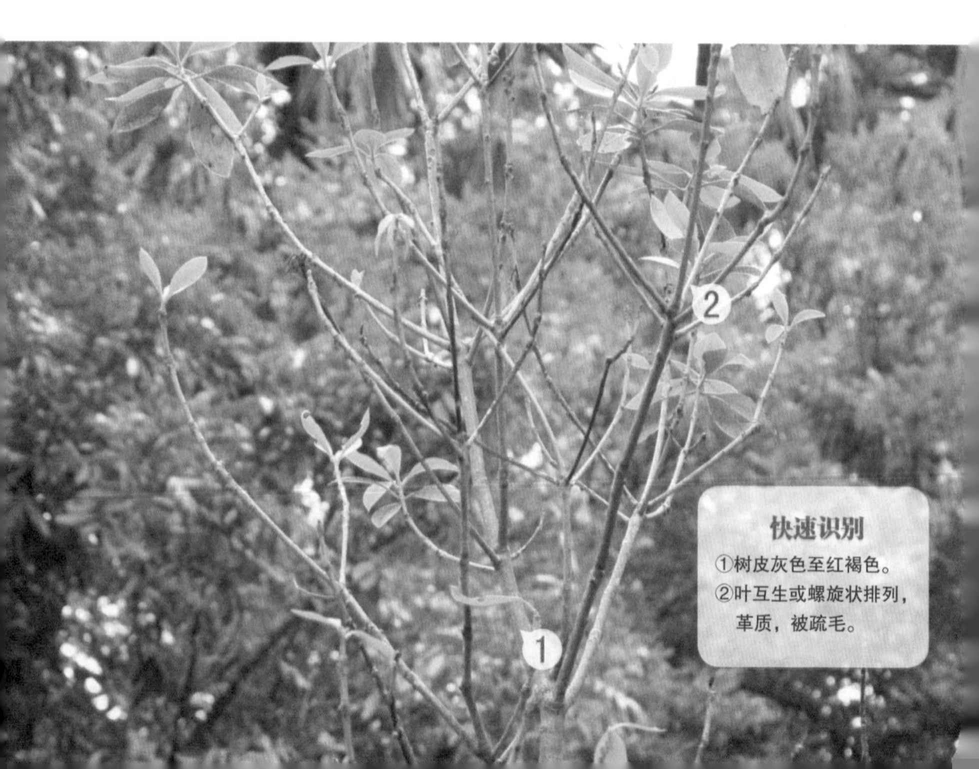

丁香

别名 丁子香、公丁香、支解香、雄丁香。

性味归经 辛，温。归脾、胃、肺、肾经。

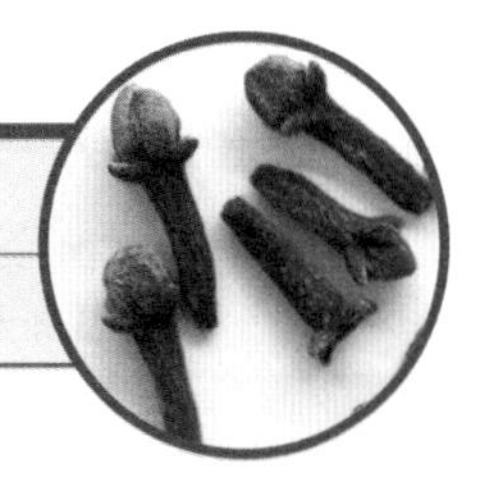

来源 为桃金娘科植物丁香 *Eugenia caryophyllata* Thunb. 的干燥花蕾。

生境 生长于路边、草坪或向阳坡地或与其他花木搭配栽植的林缘。主产于坦桑尼亚、马来西亚、印度尼西亚等地。我国海南省也有栽培。

采收 秋季至翌年春季花蕾由绿色转红时采摘，晒干。生用。

功用 温中降逆，补肾助阳。用于脾胃虚寒，呃逆呕吐，食少吐泻，心腹冷痛，肾虚阳痿。1～3克，内服或研末外敷。

验方 ①**胃寒呕吐：**丁香、陈皮各5克。水煎热服。②**牙疼：**丁香10粒。研末，牙疼时将药末纳入牙缝中，严重者连续用2～3次。③**呃逆：**丁香1克（10～15粒）。细嚼，嚼时有大量唾液分泌，切勿将其吐出，要徐徐咽下，待药味尽，将口内剩余药渣吞下。30分钟如不止，可连用3次。④**脚臭：**丁香、黄柏、木香各15克，麻黄根30克。水煎，每日用以洗脚3～4次。

快速识别
①单叶对生，革质，卵状长椭圆形至披针形，全缘。
②浆果椭圆形，红棕色。
1
2

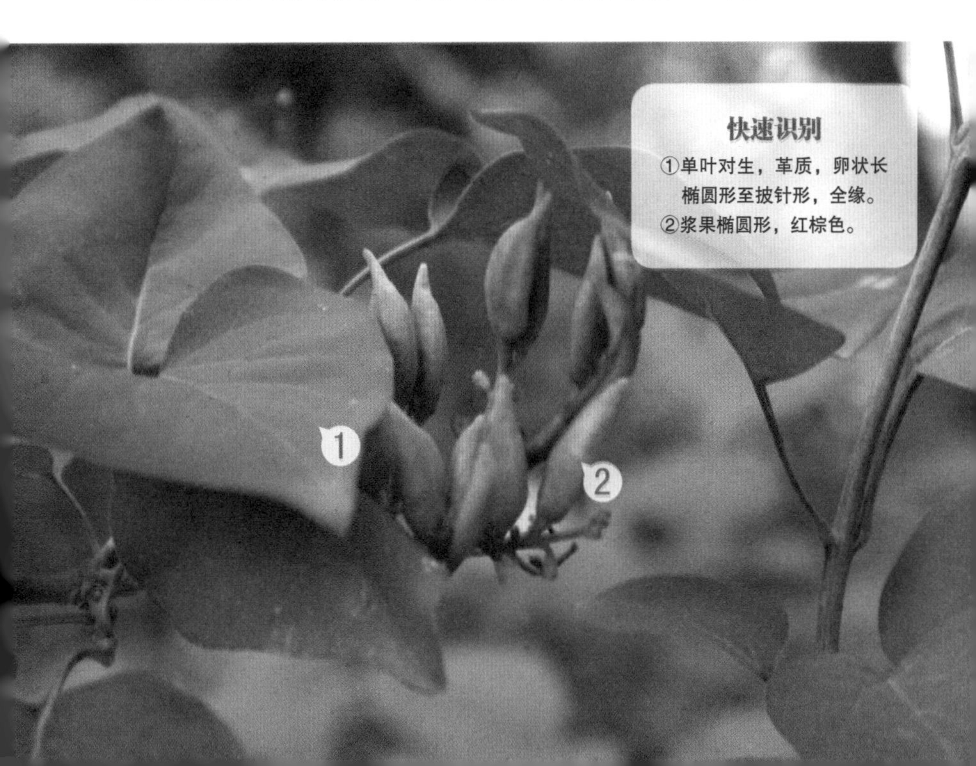

高良姜

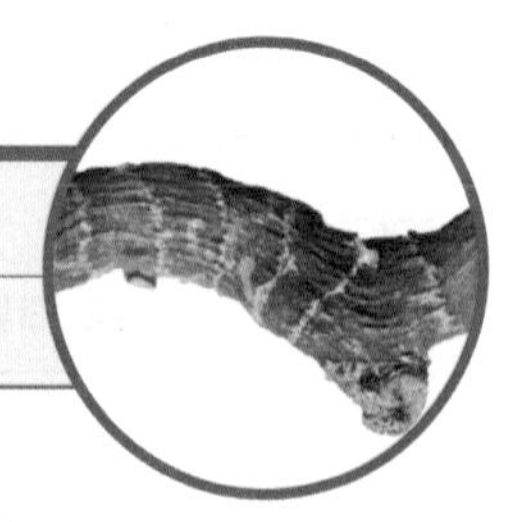

别名　良姜、小良姜、海良姜、膏良姜。

性味归经　辛，热。归脾、胃经。

来源　为姜科植物高良姜 *Alpinia officinarum* Hance 的干燥根茎。

生境　生长于山坡、旷野的草地或灌木丛中。主产于广东、海南、广西、云南等地。

采收　夏末秋初采挖，除去须根及残留的鳞片，洗净，切段，晒干。生用。

功用　温胃散寒，消食止痛。用于脘腹冷痛，胃寒呕吐，嗳气吞酸。煎服，3~6克；研末服，每次3克。

验方　①**霍乱吐泻：**高良姜（炙令焦香）250克。加酒1升，煮三四沸，一次服完。②**胸胁胀痛：**高良姜、厚朴、当归各15克，桂心5克，生姜10克。水煎服。③**牙痛：**高良姜9克，荜茇10克，细辛4克，冰片3克。共研细末，过筛装瓶备用。牙痛时取药粉少许，塞入鼻孔内用力吸入。④**胃寒病，吐清水：**高良姜、延胡索各15克。水煎服。⑤**花斑癣：**高良姜50克。75%的乙醇250毫升混合浸泡7日备用。用时涂擦患处，每日2次，涂擦后有隐刺痛，几分钟后自行消失。

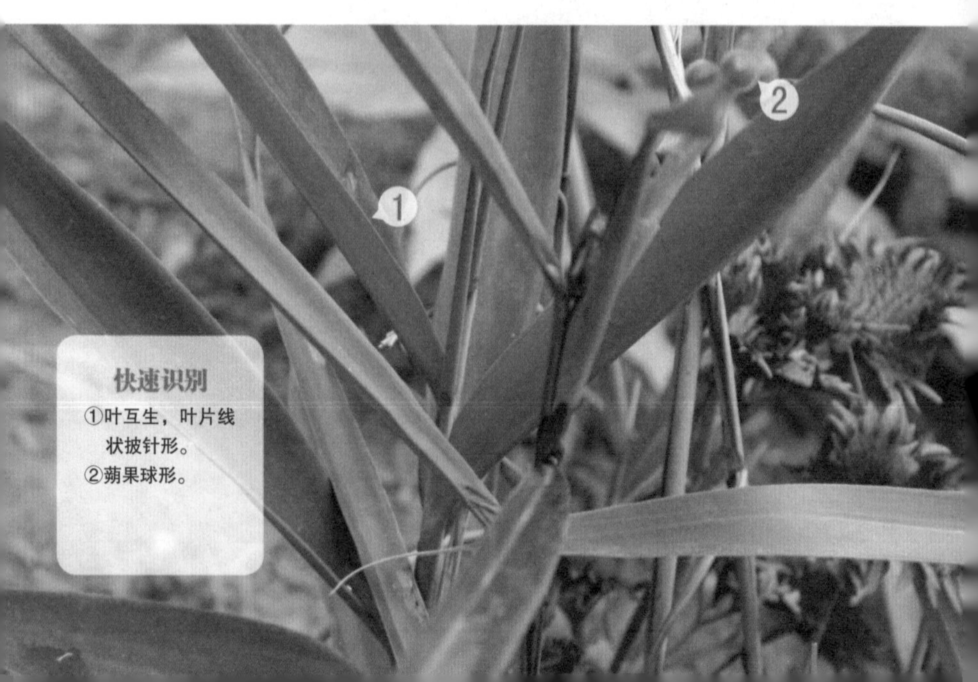

快速识别

①叶互生，叶片线状披针形。
②蒴果球形。

花椒

别名 大椒、川椒、秦椒、巴椒、蜀椒。

性味归经 辛，温。归脾、胃、肾经。

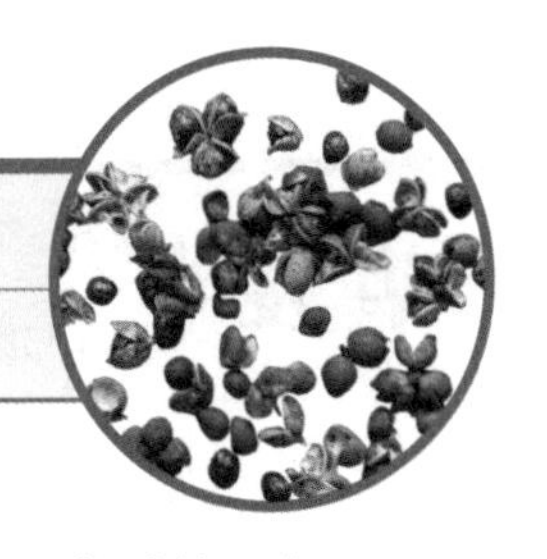

来源 为芸香科植物花椒 *Zanthoxylum bungeanum* Maxim. 等的干燥成熟果皮。

生境 生长于温暖湿润、土层深厚肥沃的壤土、沙壤土中。主产于四川、陕西及河北等地。

采收 秋季采收成熟果实，晒干，除去种子及杂质。生用或炒用。

功用 温中止痛，杀虫止痒。用于脘腹冷痛，呕吐泄泻，虫积腹痛，蛔虫病；外治湿疹，阴痒。煎服，3~6克；外用适量，煎汤熏洗。

验方 ①**寒凝气滞之痛经：**花椒10克，胡椒3克。2味共研细粉，用白酒调成糊状，敷于脐眼，外用伤湿止痛膏封闭，每日1次。②**蛀牙疼痛：**花椒9克，烧酒30毫升。浸泡10日，滤过去渣，用棉球蘸药酒，塞蛀孔内。③**痔疮：**花椒1把。装入小布袋中，扎口，用开水沏于盆中，先用热气熏洗患处，待水温降到不烫，再行坐浴，全过程约20分钟，每日早、晚各1次。④**中风半身不遂，日夜骨痛：**花椒60克，制草乌、制川乌、附子各100克。上药共研细末，酒糊为丸如绿豆大，备用。每次服9克，每日早、午、晚各服1次，空腹温水送下。

①
③
②
快速识别
①茎枝疏生皮刺。
②叶互生，奇数羽状复叶。
③果实红色至紫红色。

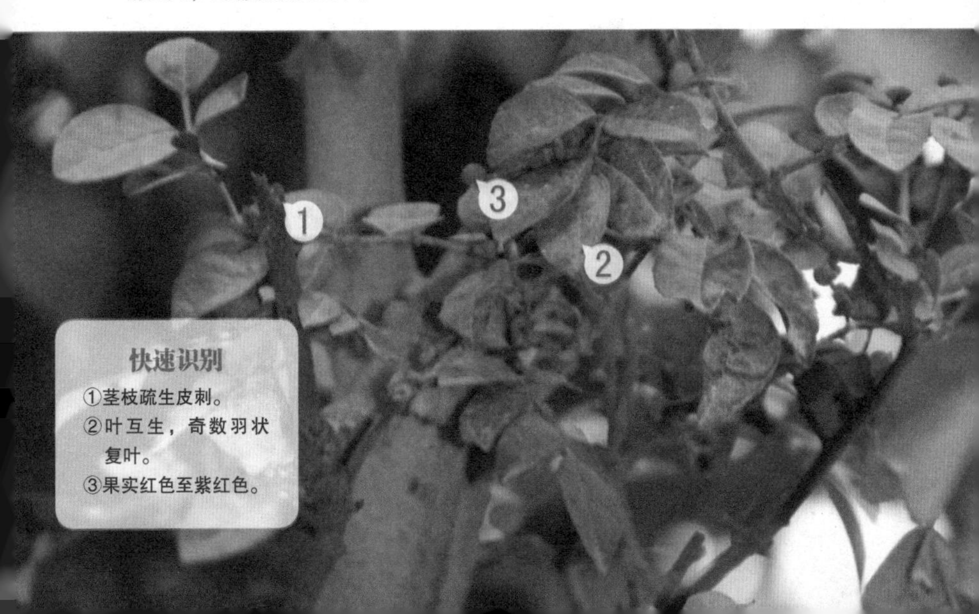

荜茇

别名 椹圣、鼠尾、荜拨、蛤蒌、荜拨梨。

性味归经 辛，热。归胃、大肠经。

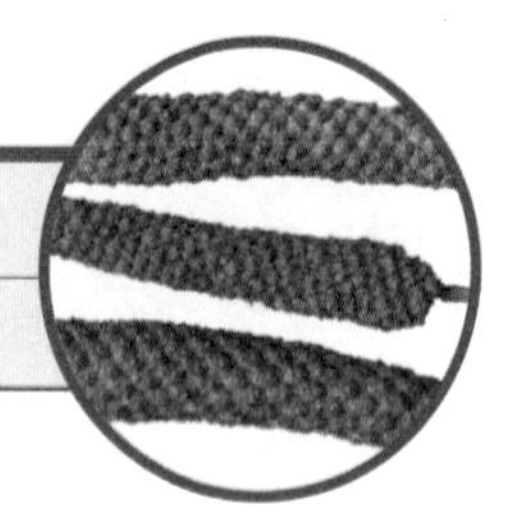

来源 为胡椒科植物荜茇 *Piper longum* L. 的干燥近成熟或成熟果穗。

生境 进口荜茇主产于印度尼西亚、菲律宾、越南等国。我国云南、海南等地也有产。

采收 秋季果穗由绿变黑时采收，除去杂质，晒干。生用。

功用 温中散寒，下气止痛。用于脘腹冷痛，呕吐，泄泻，寒凝气滞，胸痹心痛，头痛；外治牙痛。煎服，1～3克；外用适量，研末塞龋齿孔中。

验方 ①**牙痛：**荜茇、白芷、甘松各10克，生草乌4克，细辛5克，冰片3克，鹅不食草6克。共研细末，装瓶备用。每次0.3克，抹齿周围。②**遗尿：**荜茇9克。每晚临睡时，嚼服3克。③**头痛，鼻渊，流清涕：**荜茇适量。研细末吹鼻。④**呕吐（寒吐）：**荜茇、高良姜各9克。水煎服，每日1剂，每日服2次。

③
①
②
快速识别
①茎下部匍匐。
②单叶互生，叶片卵圆形或卵状长圆形。
③果穗圆柱状，有的略弯曲。

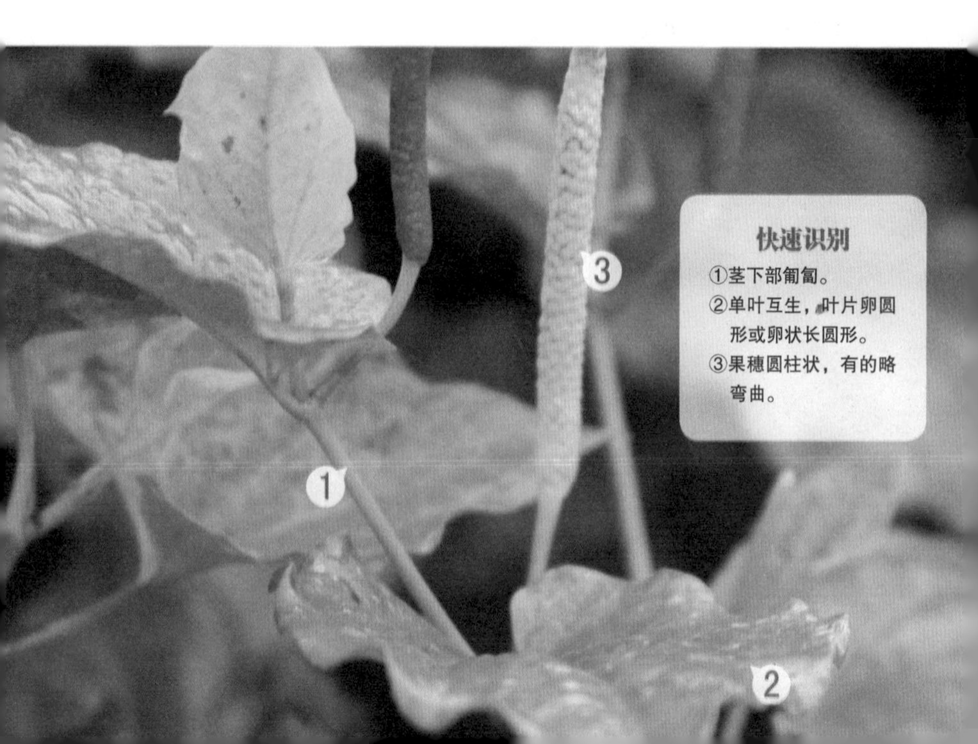

荜澄茄

别名 毕茄、澄茄、山苍子、毕澄茄、毗陵茄子。

性味归经 辛，温。归脾、胃、肾、膀胱经。

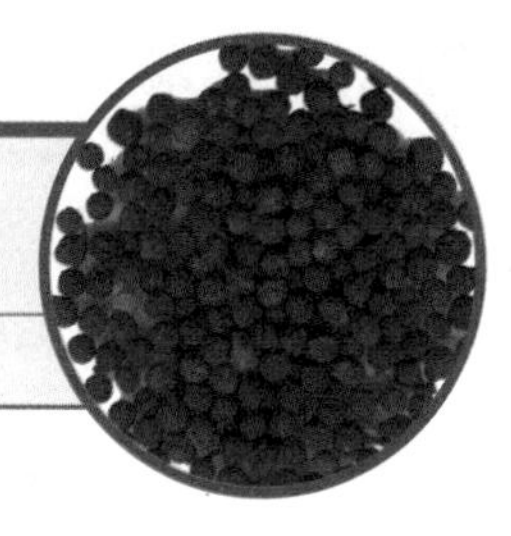

来源 为樟科植物山鸡椒 *Litsea cubeba* (Lour.) Pers. 的干燥成熟果实。

生境 生长于向阳丘陵和山地的灌木丛或疏林中。主产于广西、浙江、四川、广东、云南等地。多为野生。

采收 秋季果实成熟时采收，除去杂质，晒干。生用。

功用 温中散寒，行气止痛。用于胃寒呕逆，寒疝腹痛，寒湿郁滞，小便浑浊。煎服，1～3克。

验方 ①**中暑**：荜澄茄5～10克。水煎服。②**噎食不纳**：荜澄茄、白豆蔻各等份。为末，干食。③**脾胃虚弱，胸膈不快，不进饮食**：荜澄茄适量。研为细末，姜汁打神曲末煮糊为丸，如梧桐子大。每次70丸，食后淡姜汤下。④**支气管哮喘**：荜澄茄、胡颓子叶、地黄根（野生地黄）各25克。水煎服。⑤**无名肿毒**：荜澄茄鲜果实适量。捣烂外敷。

快速识别
①茎长约6米。
②叶互生，叶片椭圆状卵形或长卵形，光滑无毛。
③核果球形。
3
2
1

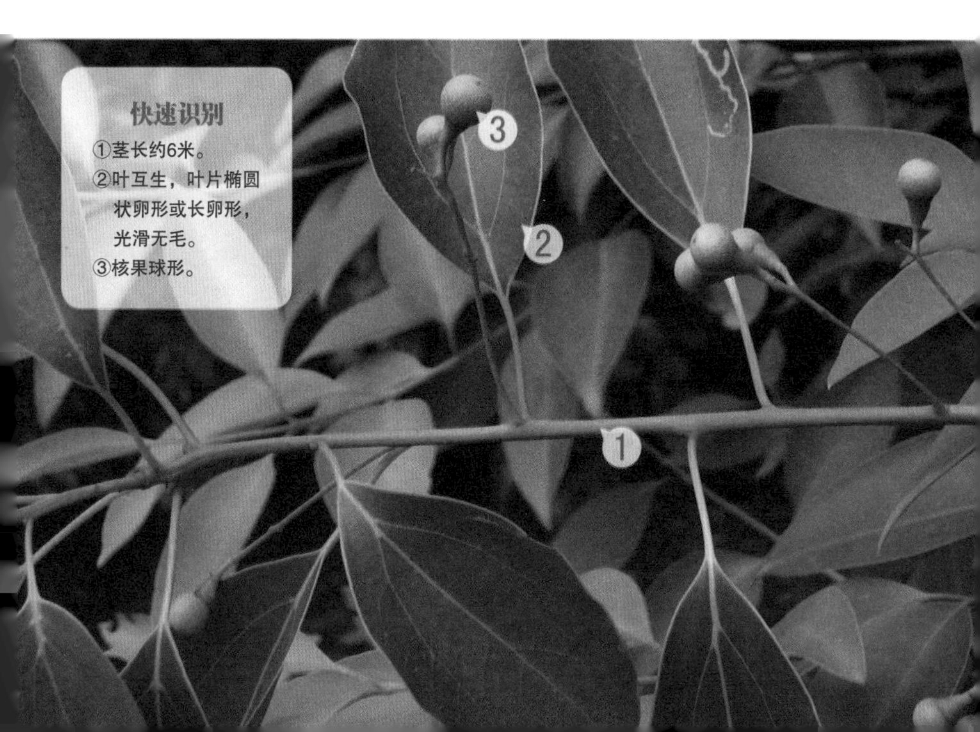

理气药

陈皮

别名　红皮、橘皮、橘子皮、广橘皮。

性味归经　苦、辛，温。归肺、脾经。

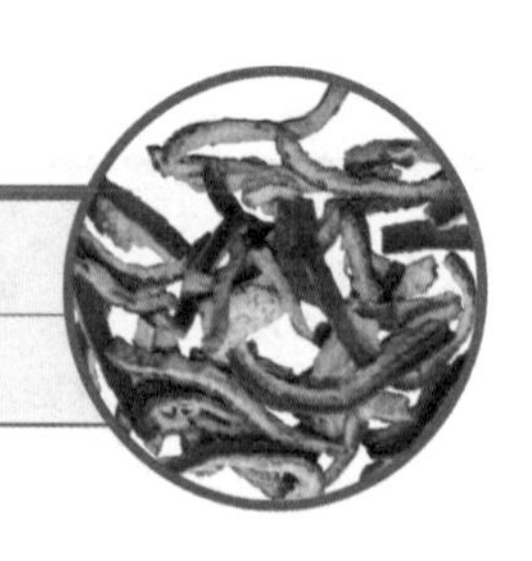

来源 为芸香科植物橘 *Citrus reticulata* Blanco 及其栽培变种的干燥成熟果皮。

生境 生长于丘陵、低山地带、江河湖泊沿岸或平原。全国均产。

采收 秋末冬初采摘成熟果实，剥取果皮，晒干或低温干燥，切丝。生用。

功用 理气健脾，燥湿化痰。用于脘腹胀满，食少吐泻，咳嗽痰多。煎服，3～10克。

验方 ①**霍乱呕吐：**陈皮15克，广藿香10克。因寒者，配干姜、砂仁各5克；因热者，配黄连、滑石、黄芩各5克。水煎服。②**萎缩性胃炎：**陈皮30克，炒小茴香12克，干姜3克。早、晚水煎服，每日2剂。③**风寒感冒：**陈皮15～20克，生姜数片，葱头适量。煎水，加少许白糖，早上空腹服用。④**急性乳腺炎肝郁证：**陈皮、青皮、麦芽各12克，蒲公英60克，乳香、没药各9克。水煎服。⑤**急性乳腺炎：**陈皮15克。水煎2次，早、晚分服，每日1剂，15日为1个疗程。

快速识别
①叶互生，革质，披针形或卵状披针形。
②柑果扁圆形或圆形。
①
②

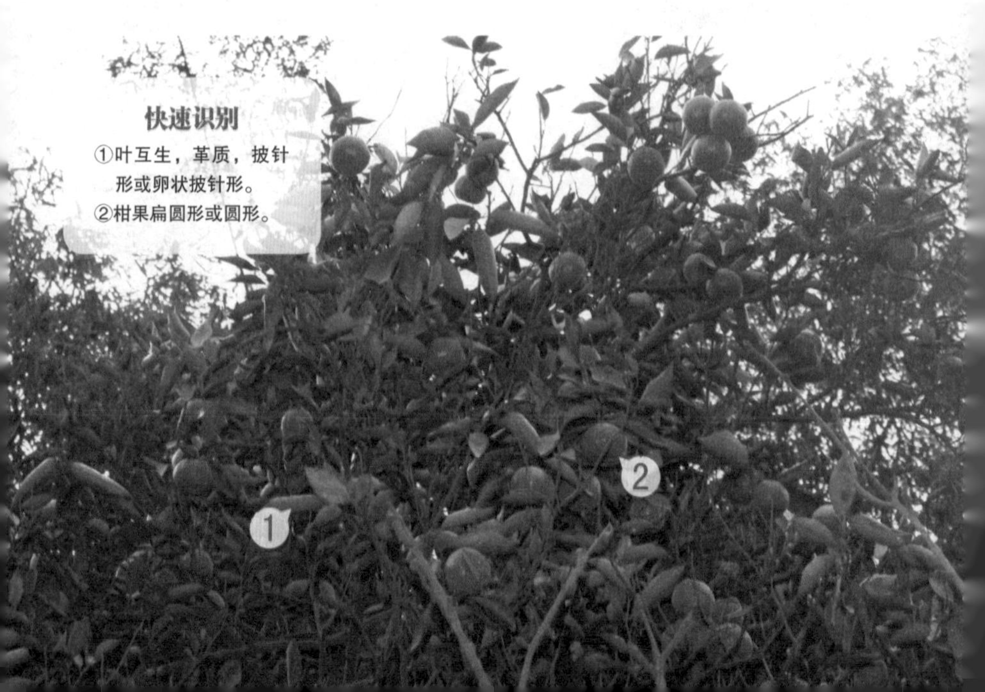

化橘红

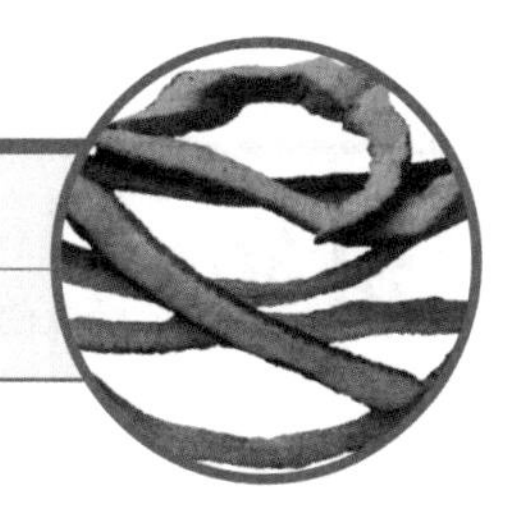

别名　化皮、柚皮、橘红、化州橘红。

性味归经　辛、苦，温。归肺、脾经。

来源 为芸香科植物化州柚 *Citrus grandis* ‘Tomentosa’ 等的未成熟或近成熟的干燥外层果皮。

生境 生长于丘陵地带。主产于广东、广西、四川、重庆、湖南、湖北、浙江等地。

采收 夏季果实未成熟时采收，置沸水中略烫后，将果皮割成5或7瓣，除去果瓤及部分中果皮，压制成形，干燥，切丝。生用。

功用 理气宽中，燥湿化痰。用于咳嗽痰多，食积伤酒，呕恶痞闷。煎服，3～6克。

验方 ①**风寒咳嗽**：化橘红60克，生姜30克，蜂蜜250毫升。先将化橘红、生姜2味用水煎煮，15分钟后取煎液1次，加水再煎，共取煎液3次，合并煎液，以小火煎熬浓缩，至黏稠时，兑入蜂蜜，至沸停火，装瓶备用。每日3次，每次3汤匙。②**痰喘**：化橘红、半夏各15克，川贝母9克。共研细末，每次6克，温开水送下。

快速识别
①小枝扁。
②单复叶互生，长椭圆形、卵状椭圆形或阔卵形。
③柑果。
2
1
3

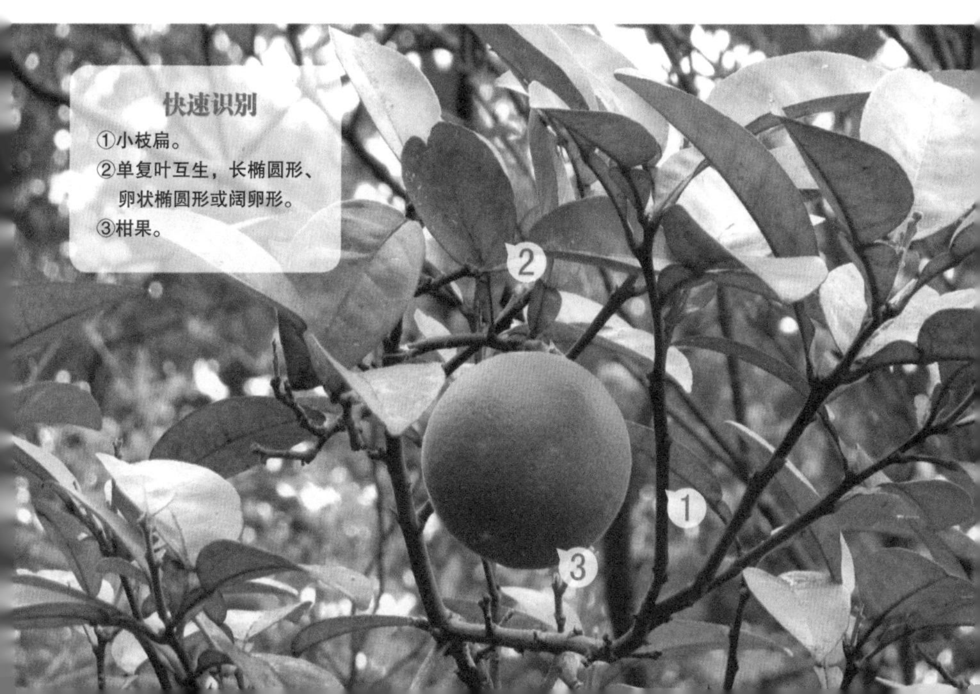

枳实

别名 臭橙、香橙、枸头橙。

性味归经 苦、辛、酸，微寒。归脾、胃经。

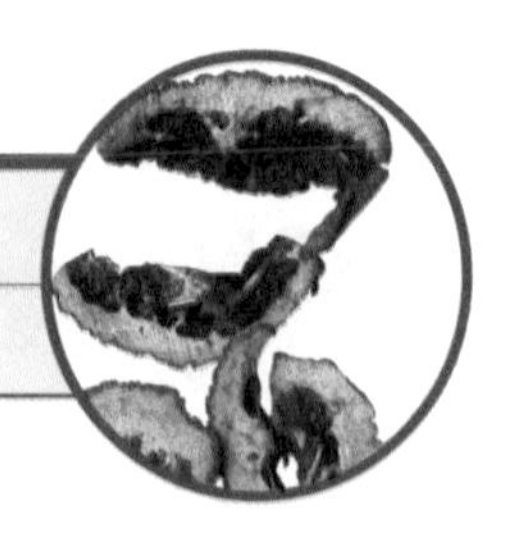

来源 为芸香科植物酸橙 *Citrus aurantium* L. 及其栽培变种等的**干燥幼果**。

生境 生长于丘陵、低山地带和江河湖泊的沿岸。主产于江苏、江西、福建、四川等地。

采收 5～6月收集自落的果实，除去杂质，自中部横切为两半，晒干或低温干燥，较小者直接晒干或低温干燥。用时洗净，闷透，切薄片，干燥。生用或麸炒用。

功用 破气消积，化痰散痞。用于积滞内停，痞满胀痛，泻痢后重，大便不通，痰滞气阻，胸痹，结胸，胃下垂，脱肛，子宫脱垂。煎服，3～10克。

验方 ①**麻痹性肠梗阻**：枳实、厚朴、砂仁、木香、柴胡各10克。水煎服，每日1～2剂。②**便秘**：枳实6～10克。水煎服。③**胃病**：枳实、白及各15克。水煎服，外加呋喃唑酮1片，每日3次。④**产后腹痛，烦满不得卧**：枳实（烧令黑，勿太过）、芍药各等份。杵为散，服1克，每日3服。⑤**屡患胸痹痛**：枳实适量。捣为末，宜服1克，每日3服，夜1服。

快速识别
①茎枝三棱形，有刺。
②叶互生，叶片革质，具半透明油点。
③柑果，味酸。
1
2
3

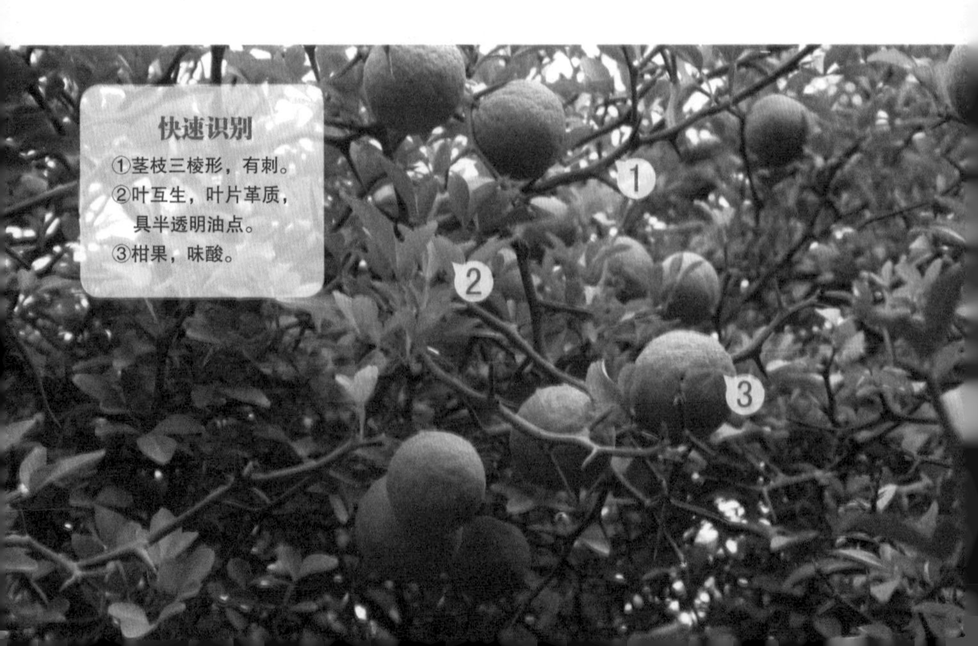

木香

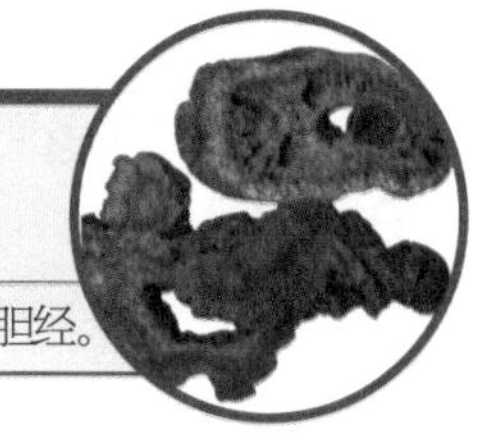

别名 蜜香、五木香、青木香、南木香、广木香、川木香。

性味归经 辛、苦，温。归脾、胃、大肠、三焦、胆经。

来源 为菊科植物木香 *Aucklandia lappa* Decne. 的干燥根。

生境 生长于高山草地和灌木丛中。主产于云南、四川等地。

采收 秋、冬两季采挖，除去泥沙及须根，切段，大的再纵剖成瓣，干燥后撞去粗皮。生用或煨用。

功用 行气止痛，健脾消食。用于胸胁、脘腹胀痛，泻痢后重，食积不消，不思饮食。煨木香实肠止泻，用于泄泻腹痛。煎服，3～6克。

验方 ①**一切气不和：** 木香适量。温水磨浓，热酒调下。②**肝炎：** 木香适量。研末，每日9～18克，分3～4次服用。③**慢性胃炎：** 木香3克，丁香、厚朴各3～6克。水煎服。④**小儿腹泻：** 木香、丁香各5～10克，肉桂4～6克。共研细末，置纱布袋内，用绷带固定小儿脐上1夜，连用1～3次。⑤**便秘：** 木香、厚朴、番泻叶各10克。用开水冲泡，当茶饮。

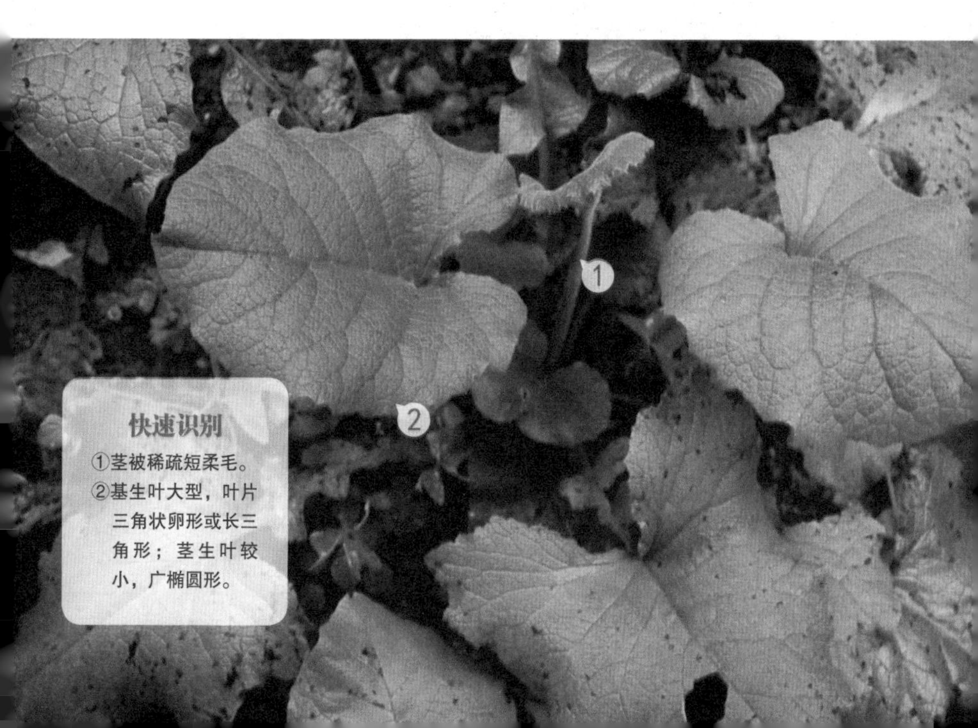

快速识别

①茎被稀疏短柔毛。
②基生叶大型，叶片三角状卵形或长三角形；茎生叶较小，广椭圆形。

沉香

别名 土沉香、沉水香、白木香、牙香树、奇南香。

性味归经 辛、苦，微温。归脾、胃、肾经。

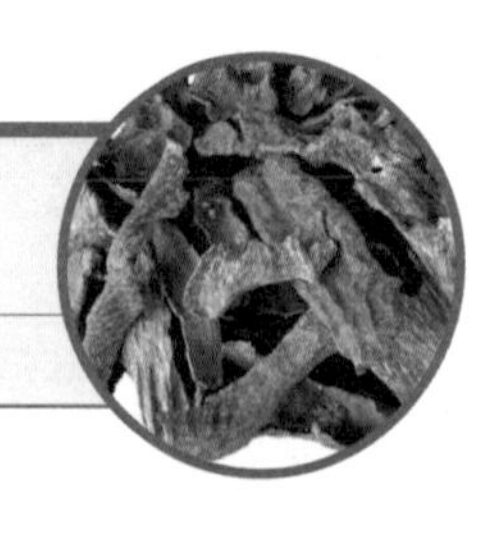

来源 为瑞香科植物白木香 *Aquilaria sinensis* (Lour.) Gilg 含有树脂的木材。

生境 生长于中海拔山地、丘陵地。主产于广东、广西、福建、台湾等地。

采收 全年均可采收，割取含树脂的木材，除去不含树脂的部分，阴干，打碎或锉末。生用。

功用 行气止痛，温中止呕，纳气平喘。用于胸腹胀闷疼痛，胃寒呕吐呃逆，肾虚气逆喘急。煎服，1~5克，入煎剂宜后下。

验方 ①**胃冷久呃：**沉香、紫苏叶、白豆蔻各3克。研为末，每服1.5~2.7克，柿蒂汤下。②**哮喘：**沉香100克，莱菔子（淘净，蒸熟，晒干）250克。研为细末，调生姜汁为细丸，每次3克，开水送下。③**哮喘气逆：**沉香1.5克，侧柏叶3克。共研为粉末，临睡前顿服。

①
②
快速识别
①树皮灰褐色，小枝被柔毛。
②叶互生，稍带革质，具短柄。

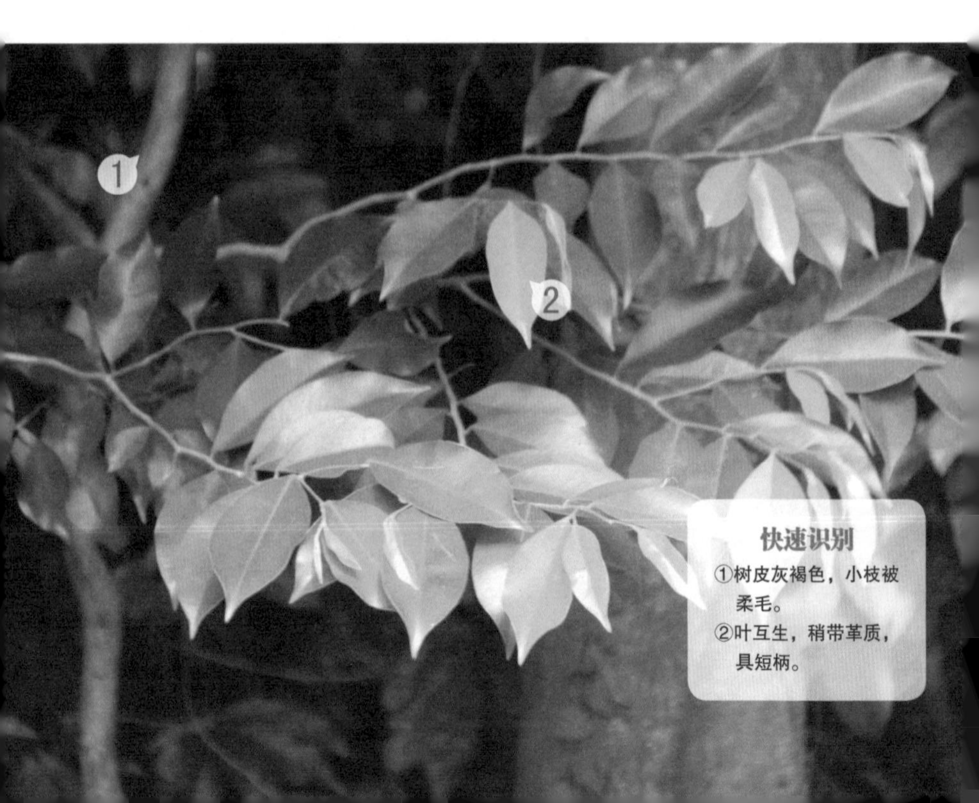

川楝子

别名 楝实、金铃子、川楝实。

性味归经 苦，寒；有小毒。归肝、小肠、膀胱经。

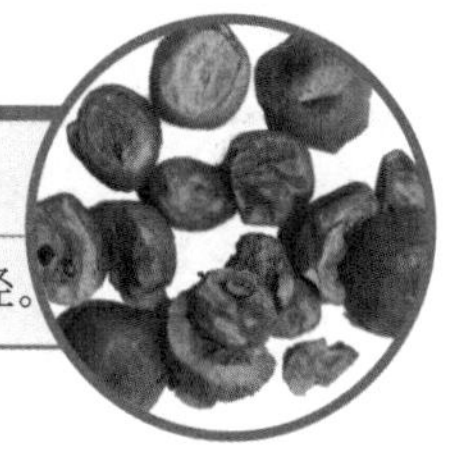

来源 为楝科植物川楝 *Melia toosendan* Sieb. et Zucc. 的干燥成熟果实。

生境 生长于丘陵、田边。有栽培。主产于四川、云南等地。

采收 冬季果实成熟时采收，除去杂质，干燥，用时打碎。生用或炒用。

功用 疏肝泄热，行气止痛，驱虫。用于肝郁化火，胸胁、脘腹胀痛，疝气疼痛，虫积腹痛。煎服，5～10克；外用适量，研末调涂。

验方 ①**慢性胃炎：**川楝子、枳实、木香、白芍、柴胡、延胡索各10克，大血藤15克，甘草5克。水煎2次，每日1剂，早、晚分服。②**头癣：**川楝子30克。研成粉，与70克凡士林（或熟猪油）混匀，每日擦患处，早、晚各1次。搽药前，应用食盐水将患处洗净，有脓或痂者应清除。③**郁热胃痛：**川楝子、延胡索、苦参各9克，木香6克。水煎服，每日1剂，每日服2次。

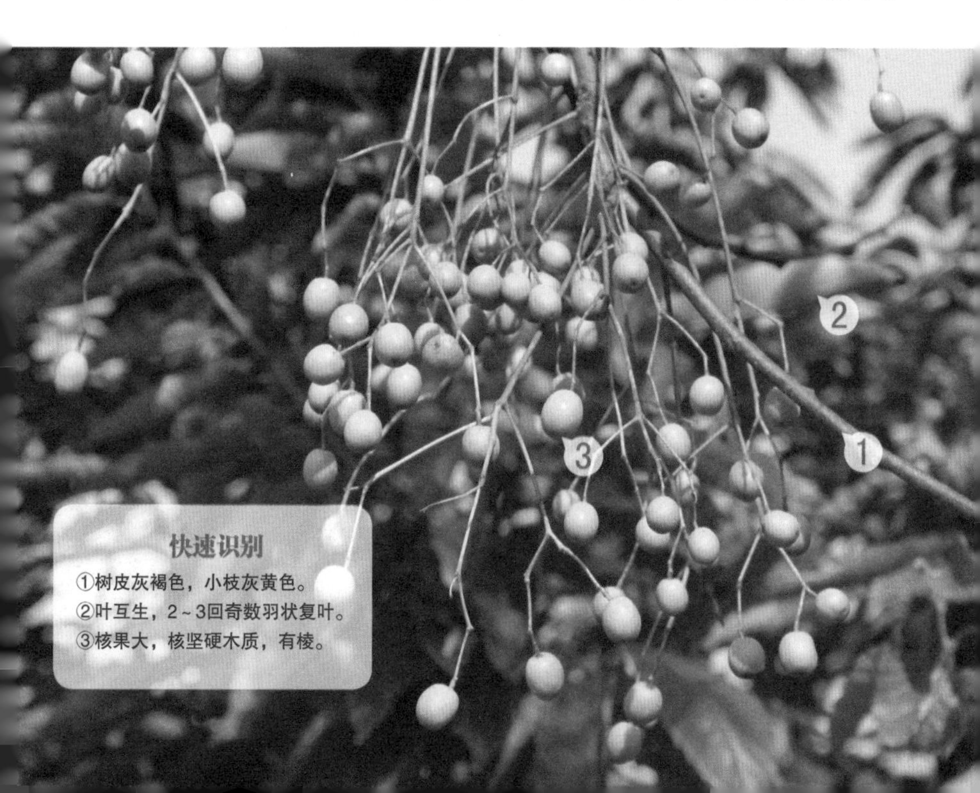

快速识别

①树皮灰褐色，小枝灰黄色。
②叶互生，2～3回奇数羽状复叶。
③核果大，核坚硬木质，有棱。

乌药

别名 旁其、矮樟根、土木香、天台乌药。

性味归经 辛，温。归肺、脾、肾、膀胱经。

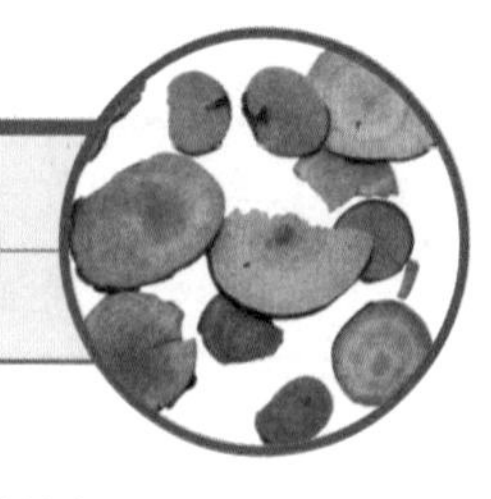

来源 为樟科植物乌药 *Lindera aggregata* (Sims) Kosterm. 的**干燥块根**。

生境 生长于向阳山谷、坡地或疏林灌木丛中。主产于浙江、湖南、湖北、安徽、广东、四川、重庆、云南等地。多为野生。

采收 全年均可采挖，除去细根，洗净，趁鲜切片，晒干，或直接晒干。生用或麸炒用。

功用 行气止痛，温肾散寒。用于寒凝气滞，胸腹胀痛，气逆喘急，膀胱虚冷，遗尿尿频，疝气疼痛，经寒腹痛。煎服，6~10克。

验方 ①**产后腹痛：**乌药、土当归各等份。为末，豆淋酒调下。②**产后逆气，食滞胀痛：**乌药、泽泻、香附各10克，广藿香、陈皮、枳壳、木香、厚朴各5克。水煎服。③**跌打损伤（背部伤尤宜）：**乌药30克，威灵仙15克，水煎服；或乌药叶捣烂酒炒，敷患处。④**胎前产后血气不和，腹胀痛：**乌药、香附、当归、川芎（俱酒炒）各15克。水煎服。⑤**气秘：**乌药、槟榔各9克，大黄、木香、枳实各6克。水煎服，每日2次。

2
1
快速识别
①茎枝坚韧。
②叶互生，先端长渐尖或尾尖，基部圆形。

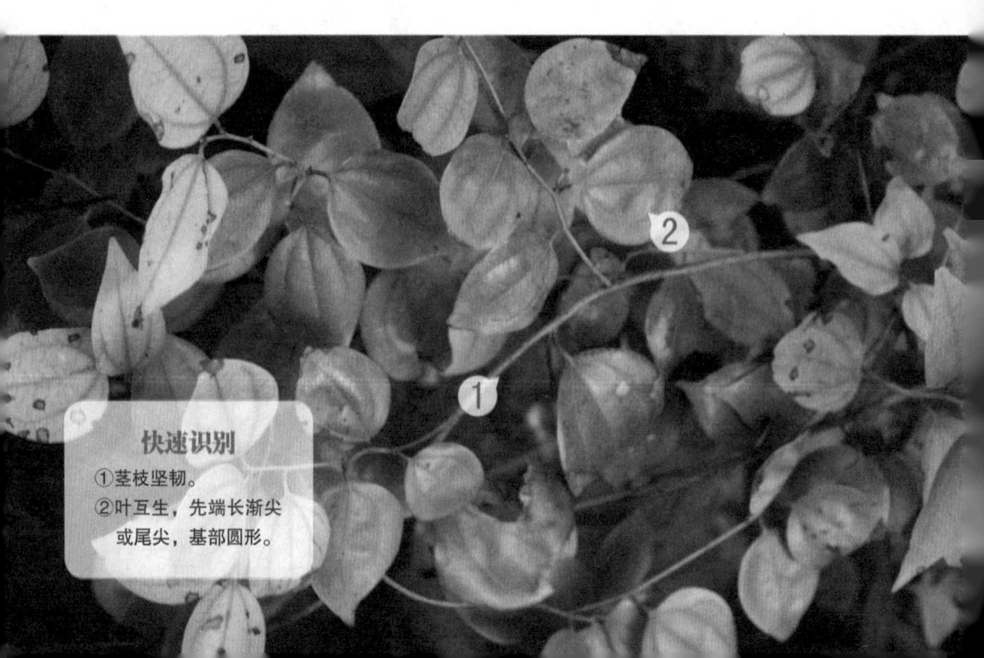

荔枝核

别名 荔核、枝核、荔仁、大荔核。

性味归经 甘、微苦，温。归肝、肾经。

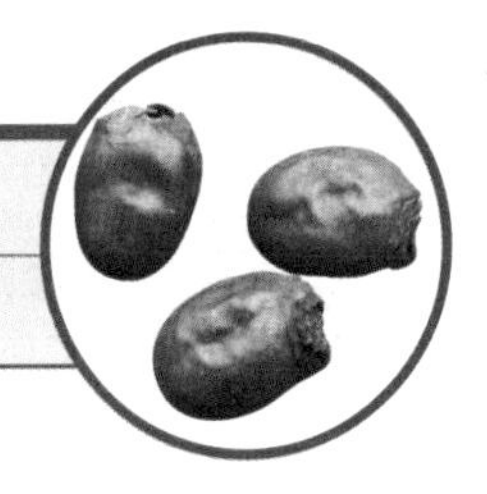

来源 为无患子科植物荔枝 *Litchi chinensis* Sonn. 的干燥成熟种子。

生境 多栽培于果园。主产于广东、广西、福建、台湾、四川等地。野生与栽培均有。

采收 夏季采摘成熟果实，除去果皮及肉质假种皮，洗净，晒干，用时打碎。生用或盐水炙用。

功用 行气散结，祛寒止痛。用于寒疝腹痛，睾丸肿痛。煎服，5~10克。

验方 ①**心腹胃脘久痛：**荔枝核5克，木香3克。共研为末，每次5克，清汤调服。②**血气刺痛：**荔枝核（烧存性）25克，香附50克。研末，每次10克，盐酒送下。③**肋间神经痛：**荔枝核（烧炭存性）捣碎，取6克，加广木香6克。水煎服。④**疝心痛及小肠气：**荔枝核1枚。煅存性，酒调服。⑤**癣：**荔枝核适量。研末，调醋搽患处。

快速识别
①枝多扭曲。
②羽状复叶，互生，小叶2~4对，革质而亮绿。
③核果，种子褐色而明亮。
2
3
1

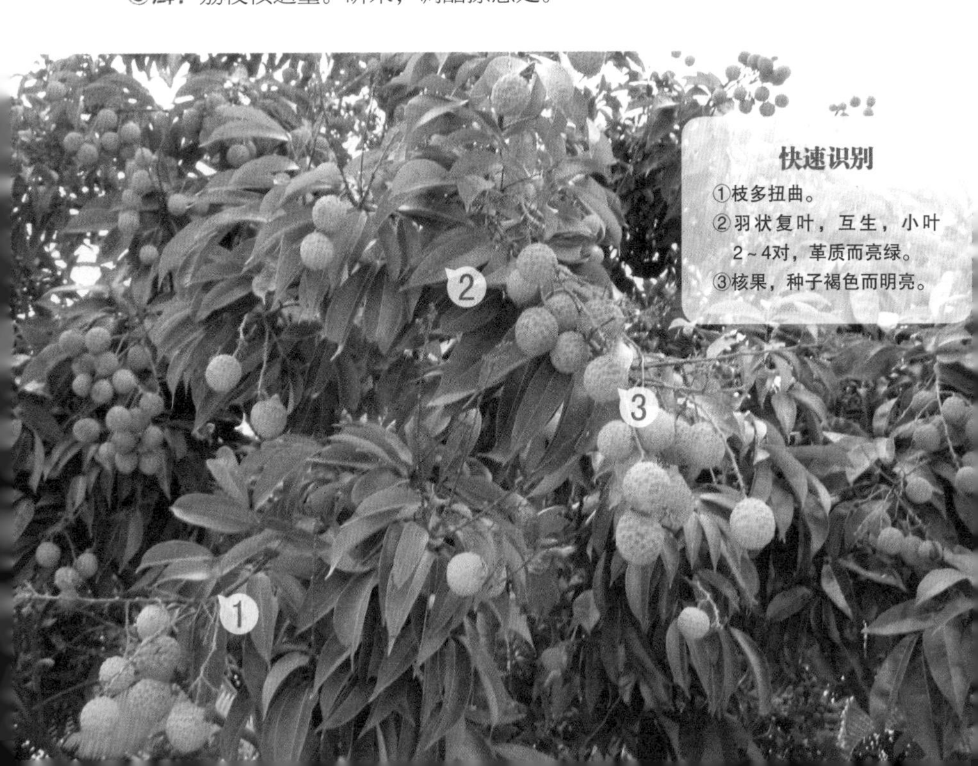

香附

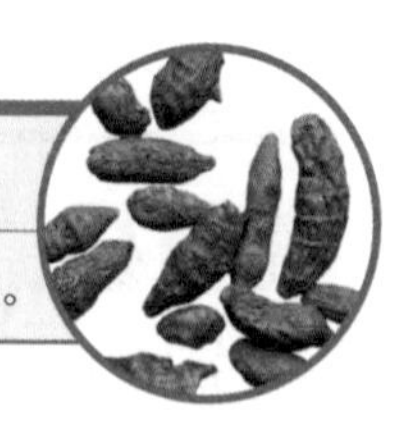

别名 蓑草、香附米、香附子、莎草根、三棱草根。

性味归经 辛、微苦、微甘，平。归肝、脾、三焦经。

来源 为莎草科植物莎草 *Cyperus rotundus* L. 的干燥根茎。

生境 生长于路边、荒地、沟边或田间向阳处。主产于山东、浙江、河南等地。

采收 秋季采挖，燎去毛须，置沸水中略煮或蒸透后晒干，或燎后直接晒干，用时碾碎。生用或醋炙用。

功用 疏肝解郁，理气宽中，调经止痛。用于肝郁气滞，胸胁胀痛，消化不良，胸脘痞闷，寒疝腹痛，乳房胀痛，月经不调，经闭痛经。煎服，6～10克。

验方 ①**跌打损伤**：香附（炒）20克，姜黄30克。共研细末，每日3次，每次5克。孕妇忌服。②**阴道出血不止**：香附（去皮毛，略炒）适量。为末，每次10克，清米饮调下。③**安胎**：香附适量。炒，去毛，为细末，浓煎紫苏汤调服5克。④**偏正头痛**：香附（炒）200克，川芎100克。研为末，以茶调服。⑤**跌打损伤**：香附（炒）120克，姜黄180克。共研细末，每日服3次，每次服3克。孕妇忌服。⑥**尿血（非器质性疾病引起的）**：香附、地榆各等份。煎汤服。

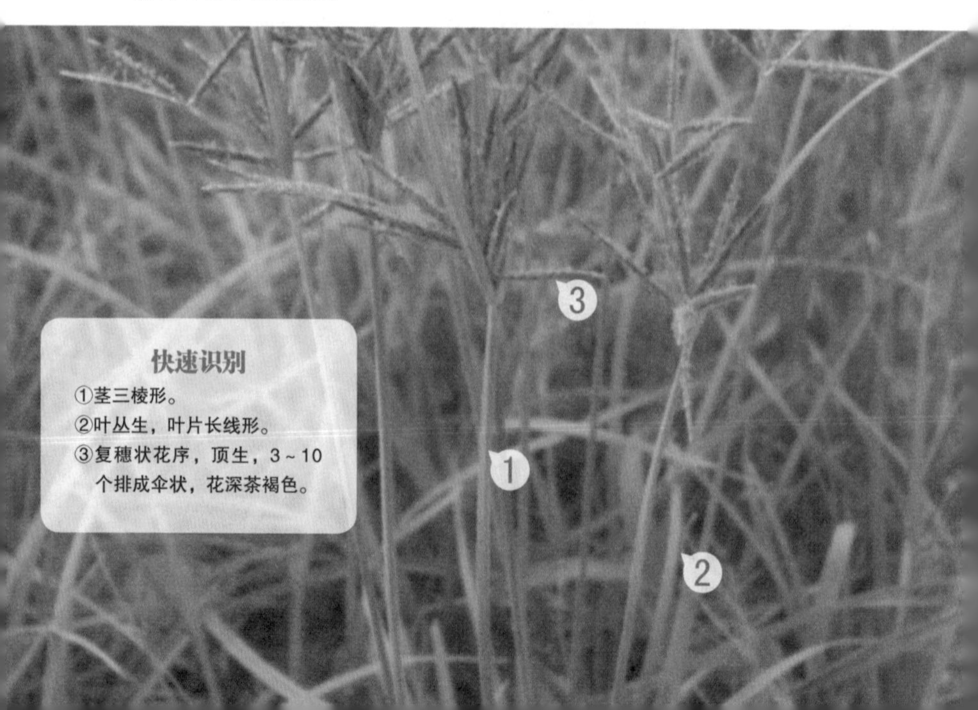

快速识别

①茎三棱形。
②叶丛生，叶片长线形。
③复穗状花序，顶生，3～10个排成伞状，花深茶褐色。

佛手

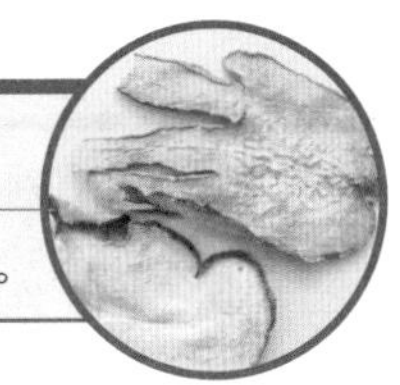

别名 手柑、香橼、五指柑。

性味归经 辛、苦、酸，温。归肝、脾、胃、肺经。

来源 为芸香科植物佛手 *Citrus medica* L. var. *sarcodactylis* Swingle 的干燥果实。

生境 生长于果园或庭院中。主产于广东、四川及福建，广西、云南、浙江及江西等地亦产。

采收 秋季果实尚未变黄或变黄时采收，纵切成薄片，晒干或低温干燥。生用。

功用 疏肝理气，和胃止痛，燥湿化痰。用于肝胃气滞，胸胁胀痛，胃脘痞满，食少呕吐，咳嗽痰多。煎服，3～10克。

验方 ①**白带过多：**佛手20克，猪小肠适量。共炖，食肉饮汤。②**老年胃弱，消化不良：**佛手30克，粳米100克。共煮粥，早、晚分食。③**恶心呕吐：**佛手15克，生姜3克，陈皮9克。水煎服。④**胆绞痛：**佛手酒浸剂。适量内服。本法对胆石症引起胆绞痛经常发作者，可起到长期缓解作用。⑤**食欲不振：**佛手、枳壳、生姜各5克，黄连0.9克。水煎服，每日1剂。⑥**肝气郁结，胃腹疼痛：**佛手10克，川楝子6克，青皮9克。水煎服。

快速识别
①单叶互生，叶柄短，叶片革质。
②柑果，种子数枚。
1
2

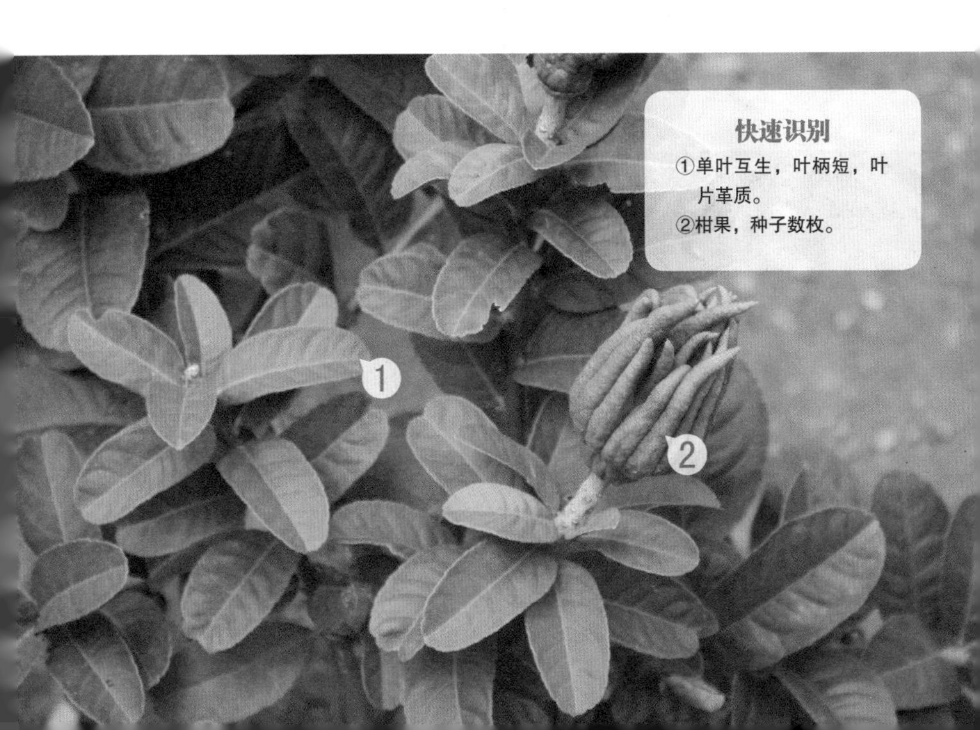

香橼

别名 枸橼、香圆、钩缘子、香泡树、香橼柑。

性味归经 辛、苦、酸，温。归肝、脾、肺经。

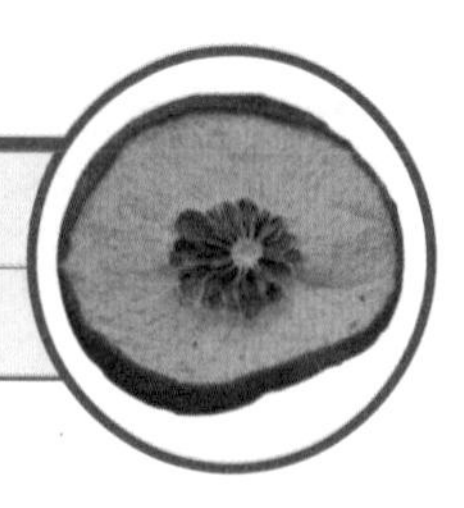

来源 为芸香科植物枸橼 *Citrus medica* L. 等的干燥成熟果实。

生境 生长于沙壤土，比较湿润的环境。长江流域及其以南地区均有分布，广东、广西栽培较多。

采收 秋季果实成熟时采收，趁鲜切片，晒干或低温干燥。生用。

功用 疏肝理气，宽中，化痰。用于肝胃气滞，胸胁胀痛，脘腹痞满，呕吐噫气，痰多咳嗽。煎服，3～10克。

验方 ①**喘咳痰多：**鲜香橼50克。切碎放在有盖的碗中，加入等量的麦芽糖，隔水蒸数小时，以香橼稀烂为度，每次1匙，早、晚各1次。②**肝痛，胃痛：**鲜香橼12～15克（干品6克）。开水冲泡代茶饮。③**胃痛胸闷，消化不良：**陈香橼（焙干）、花椒、小茴香各12克。共研细末，每次3克，每日2次，温开水送服。④**甲状腺肿肝郁气滞证：**香橼皮9克，海带120克。浸泡于米醋中，7日后服食，每日吃海带6～9克，连服半月。⑤**肝胃不和，脘胁胀痛，呕吐噫气，食少：**香橼、香附、陈皮各10克。水煎服，每日2～3次。

①
②
快速识别
①枝具短而硬的刺。
②叶互生，革质，叶片长圆形或长椭圆形。

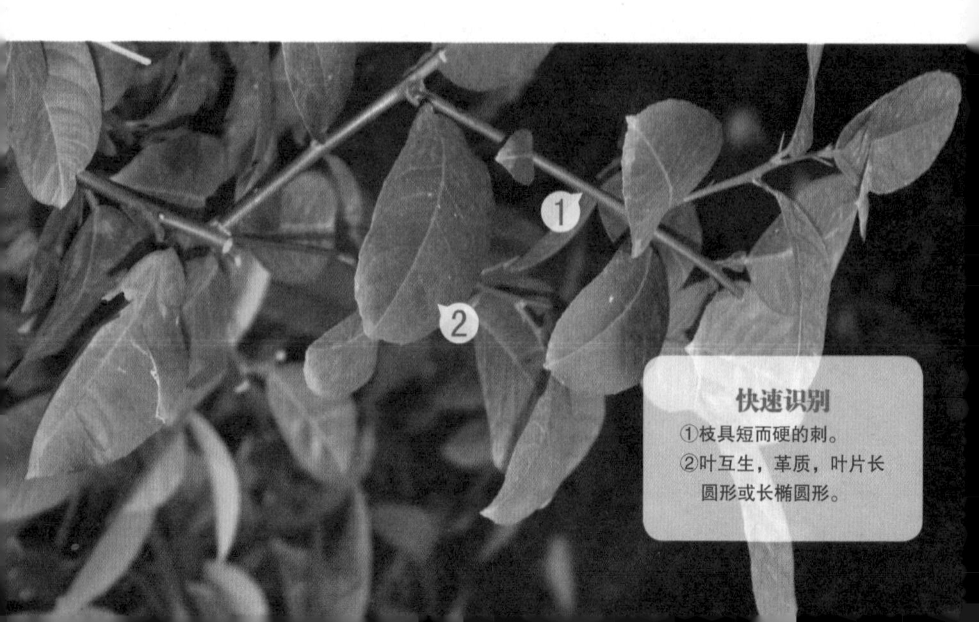

玫瑰花

别名 湖花、徘徊花、刺玫瑰、笔头花。

性味归经 甘、微苦，温。归肝、脾经。

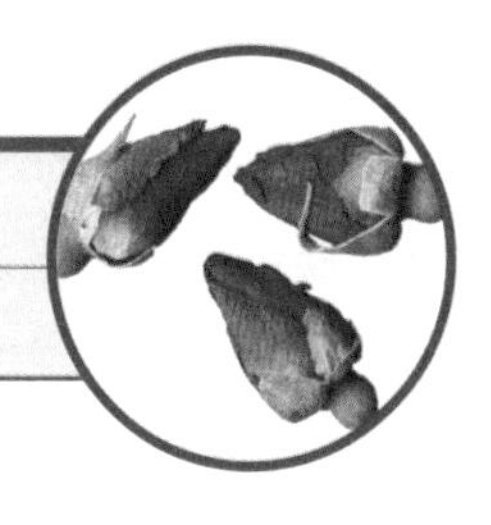

来源 为蔷薇科植物玫瑰 *Rosa rugosa* Thunb. 的干燥花蕾。

生境 均为栽培。全国各地均产，主产于江苏、浙江、山东等地。

采收 春末夏初花将开放时分批采收，及时低温干燥。生用。

功用 行气解郁，和血，止痛。用于肝胃气痛，食少呕恶，月经不调，跌打肿痛。煎服，3～6克。

验方 ①**急性乳腺炎：**玫瑰花7朵，母丁香7粒。加黄酒适量水煎服。②**肥胖症：**玫瑰花、茉莉花、玳玳花、川芎、荷叶各10克。水煎服。③**月经不调：**玫瑰花根6～9克。水煎后冲入黄酒及红糖，早、晚各服1次。④**跌打损伤，吐血：**玫瑰花根15克。用黄酒或水煎，每日2次。⑤**肝风头痛：**玫瑰花5朵，蚕豆花12克。开水冲泡代茶饮。⑥**急、慢性风湿痛：**玫瑰花9克，当归、红花各6克。水煎去渣，热黄酒冲服。⑦**月经过多：**玫瑰花根、鸡冠花各9克。水煎去渣，加红糖服。

快速识别
①茎粗壮。
②奇数羽状复叶互生，小叶5～9枚，被柔毛。
①
②

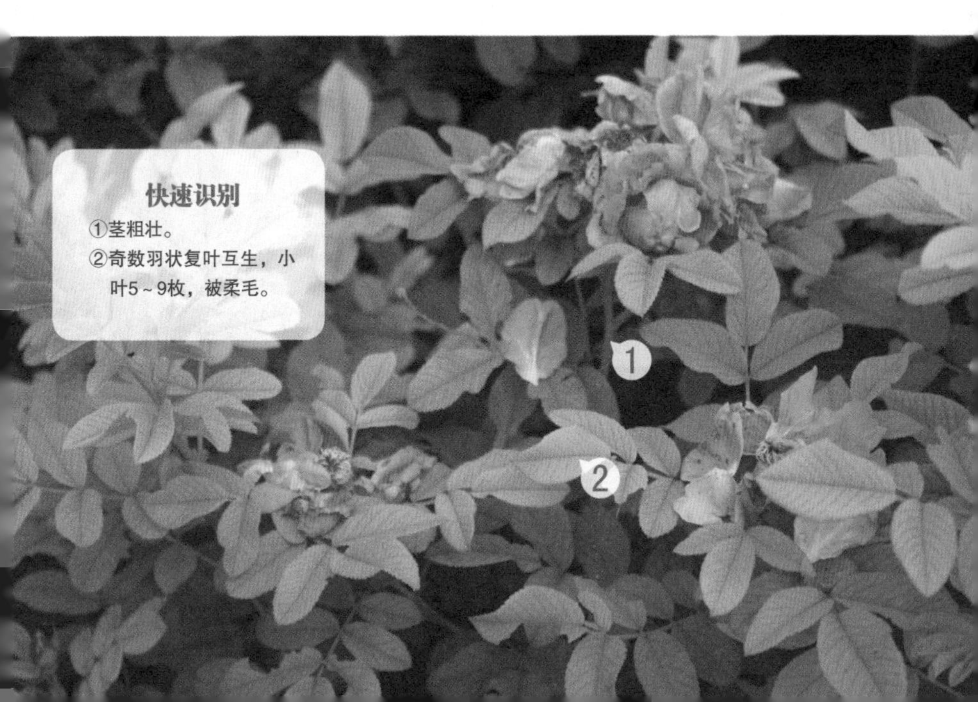

娑罗子

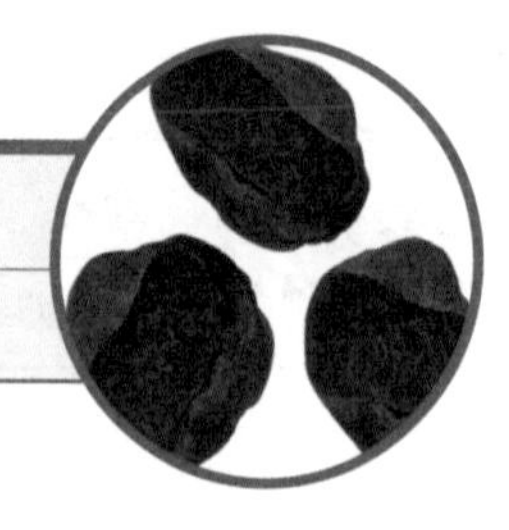

别名　开心果、苏罗子、梭椤子、索罗果。

性味归经　甘，温。归肝、胃经。

来源　为七叶树科植物七叶树 *Aesculus chinensis* Bge. 等的干燥成熟种子。

生境　生长于低海拔的丛林中，多为栽培，少有野生。主产于陕西、河南、浙江、江苏等地。

采收　秋季果实成熟时采收，除去果皮，晒干或低温干燥。生用。

功用　疏肝理气，和胃止痛。用于肝胃气滞，胸腹胀闷，胃脘疼痛。煎服，3~9克。

验方　①**心绞痛：**娑罗子适量。烧灰，冲酒服0.5克。②**寄生虫胃痛：**娑罗子1枚去壳。捣碎水煎服。③**肝胃气滞之胸闷胁痛、脘腹胀痛等：**娑罗子、八月札、佛手各适量。水煎服。④**经前乳房胀痛：**娑罗子、路路通、香附、郁金各适量。水煎服。

快速识别
①小枝圆柱形，具黄色皮孔。
②掌状复叶对生，小叶5~7枚，有小叶柄。
②
①

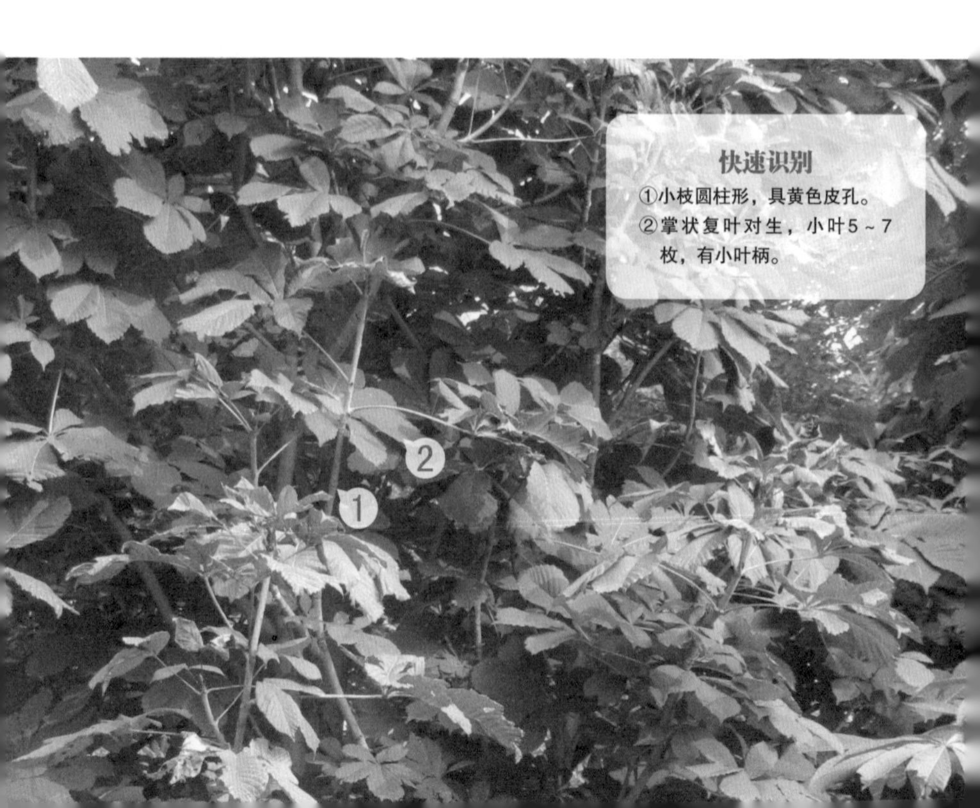

大腹皮

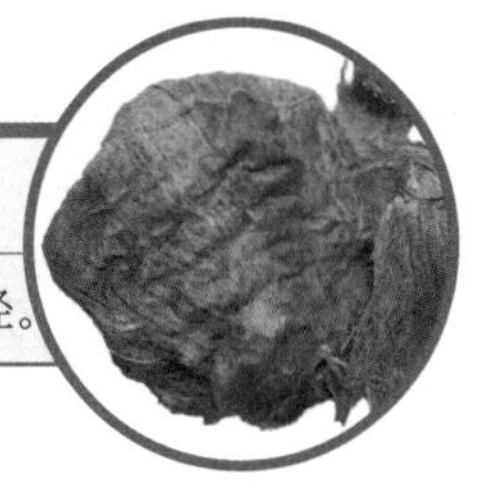

别名 槟榔皮、槟榔壳、大腹毛、大腹绒。

性味归经 辛，微温。归脾、胃、大肠、小肠经。

来源 为棕榈科植物槟榔 *Areca catechu* L. 的干燥果皮。

生境 生长于无低温地区和潮湿疏松肥沃的土壤、高环山梯田。主产于海南。

采收 冬季至翌年春季采收未成熟的果实，煮后干燥，纵剖两瓣，剥取果皮。生用。

功用 行气宽中，行水消肿。用于湿阻气滞，脘腹胀闷，大便不爽，水肿胀满，脚气浮肿，小便不利。煎服，5～10克。

验方 ①**全身浮肿：**大腹皮20克，陈皮、姜皮各1.25克，茯苓皮25克，桑白皮15克。水煎服。②**心中寒发痛甚：**大腹皮（锉）25克，高良姜、芍药各50克，吴茱萸（汤浸一宿，焙干，炒）0.5克。每服10克，温酒或生姜汤调下。

快速识别
①树干笔直，圆柱形，不分枝。
②叶簇生于茎顶，羽片多数，两面无毛，狭长披针形。
③果实橙黄色，种子卵形。
2
3
1

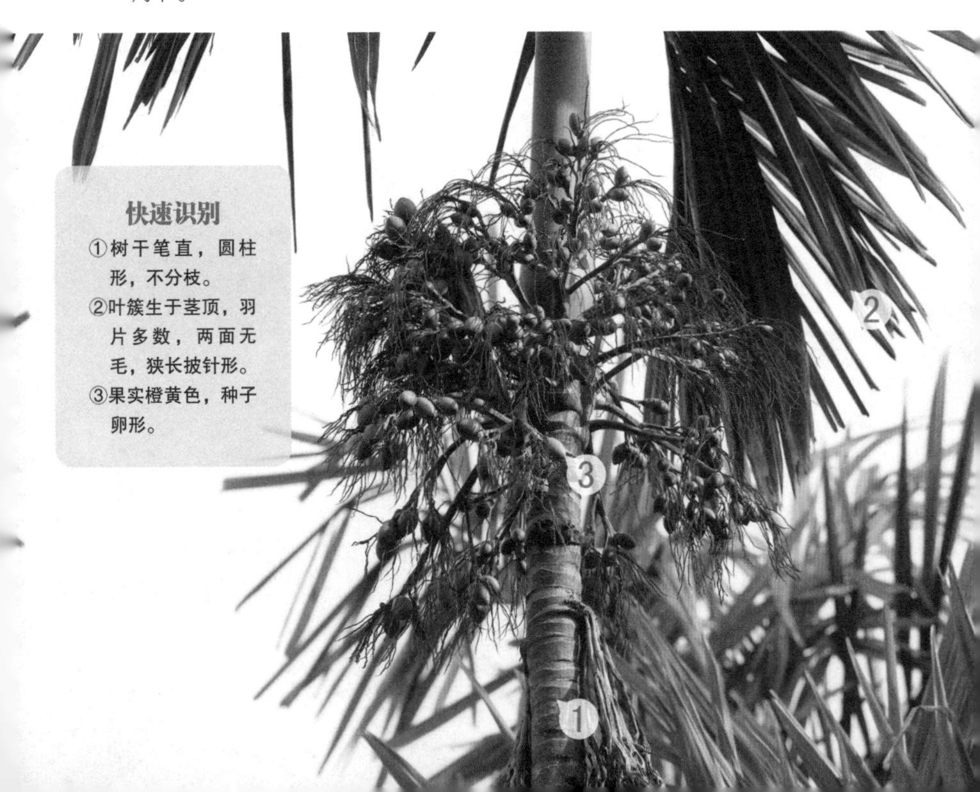

刀豆

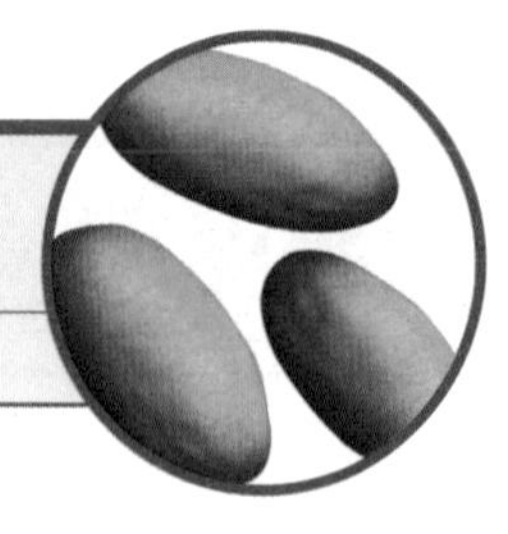

别名 刀豆子、关刀豆、马刀豆、挟剑豆、刀巴豆。

性味归经 甘，温。归胃、肾经。

来源 为豆科植物刀豆 *Canavalia gladiata* (Jacq.) DC. 的干燥成熟种子。

生境 生长于排水良好、肥沃疏松的土壤。主产于江苏、湖北、安徽、浙江、广西等地。

采收 秋季采收成熟果实，剥取种子，晒干。生用。

功用 温中，下气，止呃。用于虚寒呃逆，呕吐。煎服，6～9克。

验方 ①**脾胃虚弱，呕逆上气：**刀豆适量。研为细末，温开水送下，每次6～9克。②**久痢，久泻，饮食减少：**嫩刀豆120克。蒸熟，蘸白糖细细嚼食。③**胃寒呕吐：**刀豆、柿蒂各10克，半夏、砂仁各6克。水煎服。④**肾虚腰痛：**大刀豆子1对，小茴香、青盐各6克，补骨脂、吴茱萸各3克。打成粉，蒸猪腰子吃。

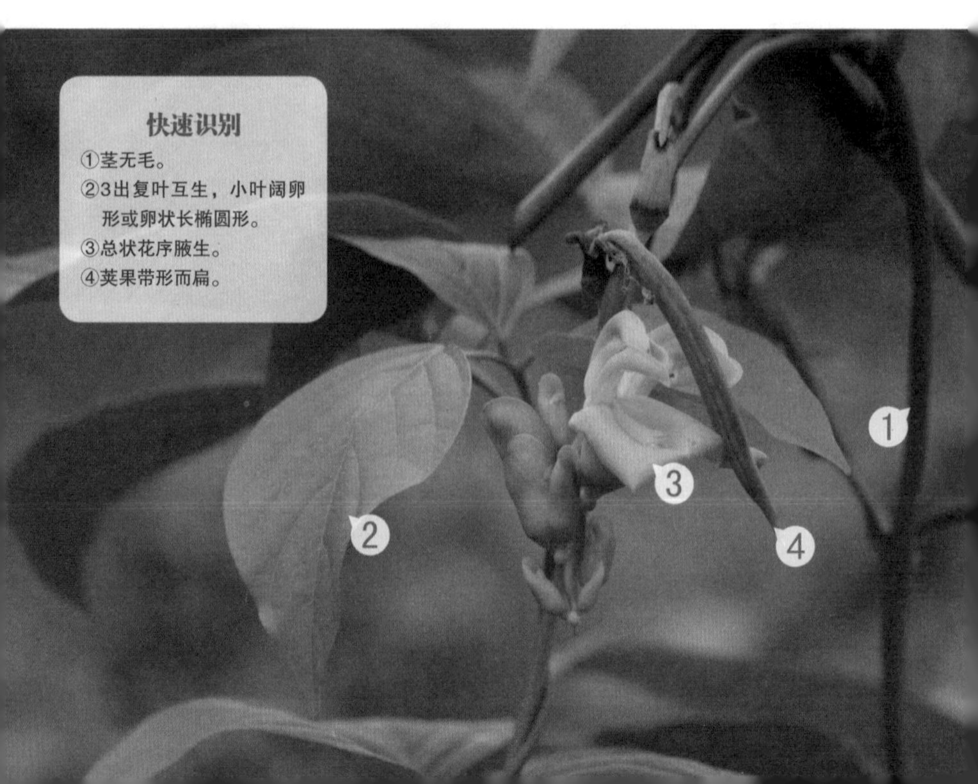

柿蒂

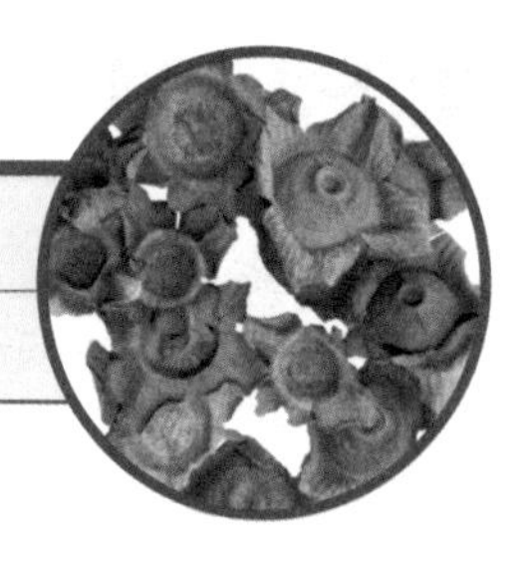

别名 柿钱、柿萼、柿丁、柿子把。

性味归经 苦、涩，平。归胃经。

来源 为柿树科植物柿 *Diospyros kaki* Thunb. 的干燥宿萼。

生境 全国大部分地区均产，主产于河南、山东、福建、河北、山西等地。

采收 冬季果实成熟时采摘，食用时收集，洗净，晒干。生用。

功用 降逆止呃。用于呃逆。煎服，5～10克。

验方 ①**血淋**：柿蒂（烧灰存性）。为末，每次10克，空心米饮调服。②**百日咳**：柿蒂（阴干）20克，乌梅核中之白仁10个（细切）。加白糖15克，用水2杯，煎至1杯，1日数回分服，连服数日。③**呃逆**：柿蒂、丁香、人参各等份。为细末，水煎，食后服。④**呃逆不止**：柿蒂（烧灰存性）适量。为末，黄酒调服；或与姜汁、砂糖各等份，和匀，炖热徐服。

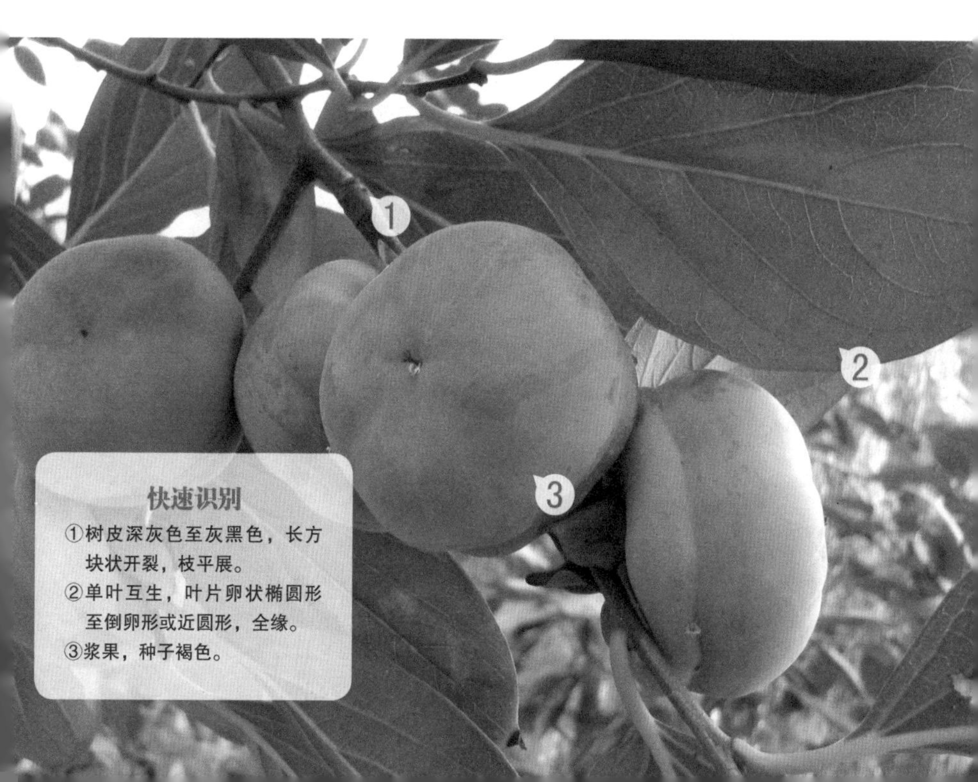

快速识别

①树皮深灰色至灰黑色，长方块状开裂，枝平展。
②单叶互生，叶片卵状椭圆形至倒卵形或近圆形，全缘。
③浆果，种子褐色。

消食药

山楂

别名 酸枣、赤瓜实、棠梨子、山里红果。

性味归经 酸、甘，微温。归脾、胃、肝经。

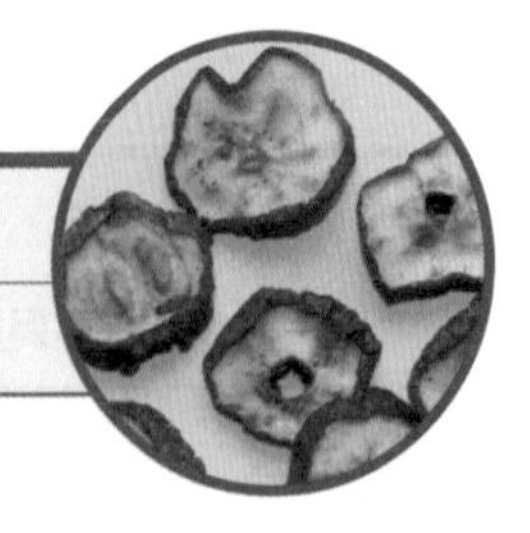

来源 为蔷薇科植物山楂 *Crataegus pinnatifida* Bge. 等的干燥成熟果实。

生境 生长于山谷或山地灌木丛中。主产于山西、河北、山东、辽宁、河南等地。

采收 秋季果实成熟时采收，切片，干燥。生用、炒用或焦用。

功用 消食健胃，行气散瘀。用于肉食积滞，胃脘胀满，泻痢腹痛，瘀血经闭，产后瘀阻，心腹刺痛，疝气疼痛，高脂血症。焦山楂消食导滞作用强，用于肉食积滞，泻痢不爽。煎服，9～12克。

验方 ①**消化不良**：焦山楂10克。研末，加适量红糖，开水冲服，每日3次。②**痢疾初起**：山楂30克，红、白蔗糖各15克。水煎，冲细茶5克饮服。③**产后腹痛**：山楂30克，香附15克。浓煎顿服，每日2次。④**闭经**：山楂60克，鸡内金、红花各10克，红糖30克。水煎服，每日1剂。⑤**泄泻**：山楂炒焦适量。研细末，白糖水送服，每次10克，每日3次。⑥**小儿脾虚久泻**：鲜山楂、山药各等量。加白糖调匀蒸服。⑦**顽固性呃逆**：鲜山楂适量。捣烂挤汁，成人每次15毫升，每日3次，口服。

快速识别
①小枝紫褐色，老枝灰褐色。
②单叶互生，叶片阔卵形、三角卵形至菱状卵形。
③梨果，深红色，具多数白色斑点。
③
②
①

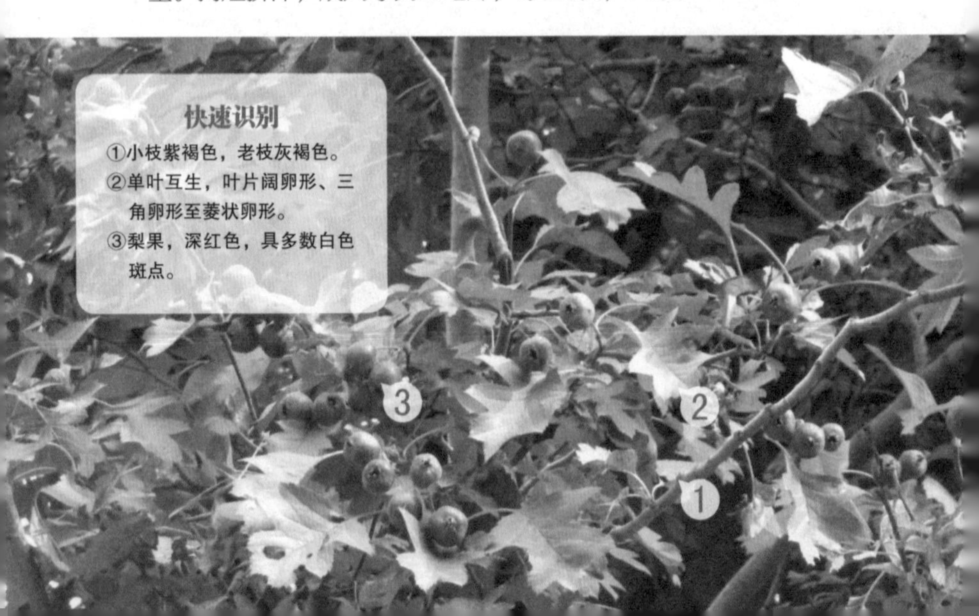

莱菔子

别名　萝卜子、萝白子、芦菔子。

性味归经　辛、甘，平。归肺、脾、胃经。

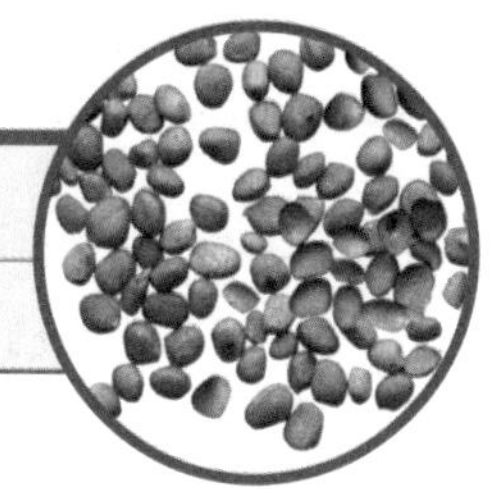

来源　为十字花科植物萝卜 *Raphanus sativus* L. 的干燥成熟种子。

生境　全国均有栽培。

采收　夏季果实成熟时采割植株，晒干，搓出种子，除去杂质，再晒干，用时捣碎。生用或炒用。

功用　消食除胀，降气化痰。用于饮食停滞，脘腹胀痛，大便秘结，积滞泻痢，痰壅喘咳。煎服，5～12克。

验方　①**食积口臭，脘腹饱胀：**莱菔子（炒）、焦山楂、神曲（炒）各9克，陈皮6克。水煎服。②**支气管哮喘：**莱菔子、芥子、紫苏子各9克。水煎服，每日3次。③**食滞腹满：**莱菔子适量。炒微黄，研末冲服，每次5克，每日3次。④**小儿肺炎风温证：**莱菔子8克，白前、紫苏子、款冬花、苦杏仁各10克，炙麻黄6克。水煎服，3岁者每日1剂，随年龄增减剂量。

②
①
快速识别
①根肉质。
②基生叶和下部茎生叶大头羽状半裂；上部叶长圆形。

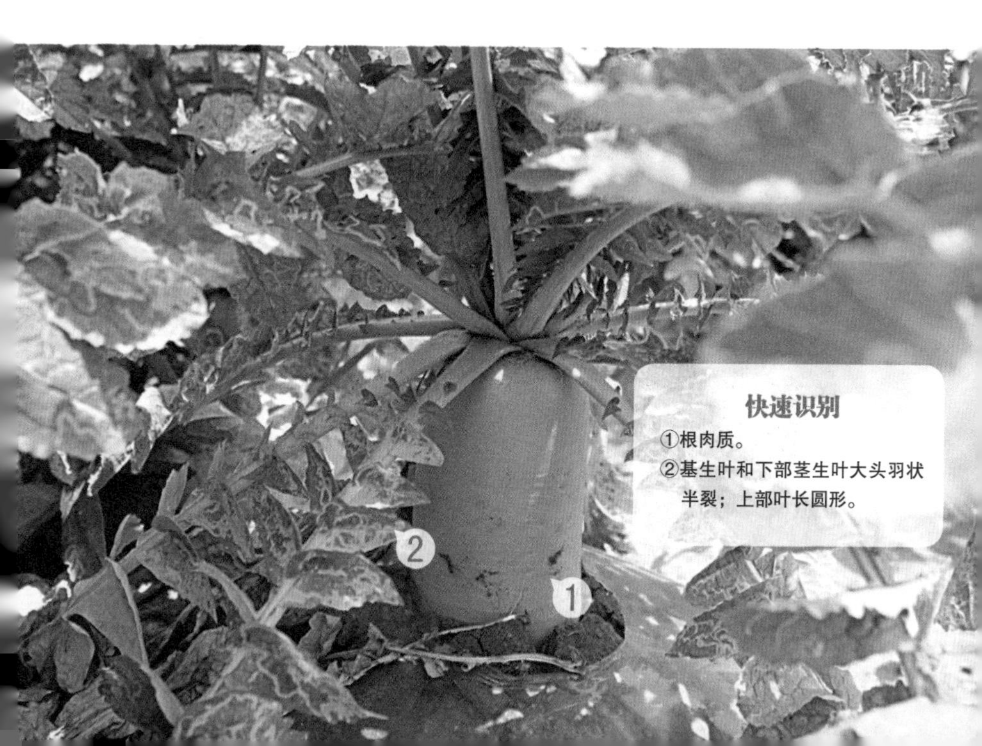

鸡内金

别名 鸡食皮、化骨胆、鸡中金、鸡肫皮、鸡黄皮。

性味归经 甘，平。归脾、胃、小肠、膀胱经。

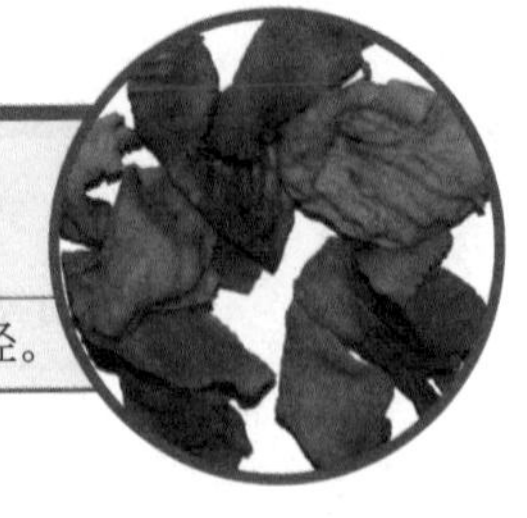

来源 为雉科动物家鸡 *Gallus gallus domesticus* Brisson 的干燥沙囊内壁。

生境 全国各地均产。

采收 杀鸡后，取出鸡肫，立即剥下内壁，洗净，干燥。生用、炒用或醋制入药。

功用 健胃消食，涩精止遗，通淋化石。用于食积不消，呕吐泻痢，小儿疳积，遗尿，遗精，石淋涩痛，胆胀胁痛。煎服，3～10克。

验方 ①**疳积：**鸡内金30克。烘干研细末，每次3克，温开水送服，每日2次，连服5～7日。②**夜梦遗精：**鸡内金50克。焙干研为细末，每日早、晚空腹各3克，用白酒或黄酒送下。③**扁平疣：**鸡内金100克。浸泡于装有300毫升米醋的广口瓶内，浸泡30小时，用消毒棉球蘸药液涂擦患处，每日3次，10日为1个疗程。④**食欲不振，食积腹胀：**鸡内金、麦芽、六神曲、山楂各9克。水煎服。

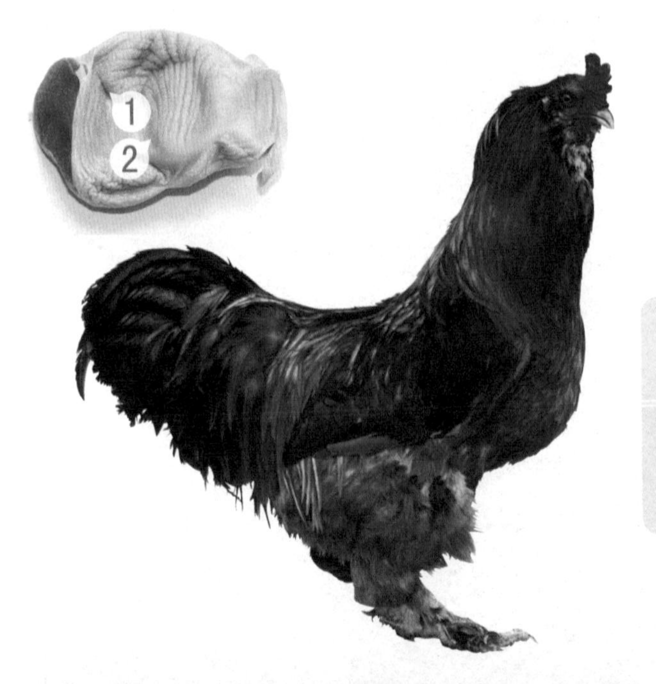

快速识别

①呈不规则卷片，厚约2毫米。

②黄绿色或黄褐色，薄而半透明，具明显的条状皱纹。

驱虫药

使君子

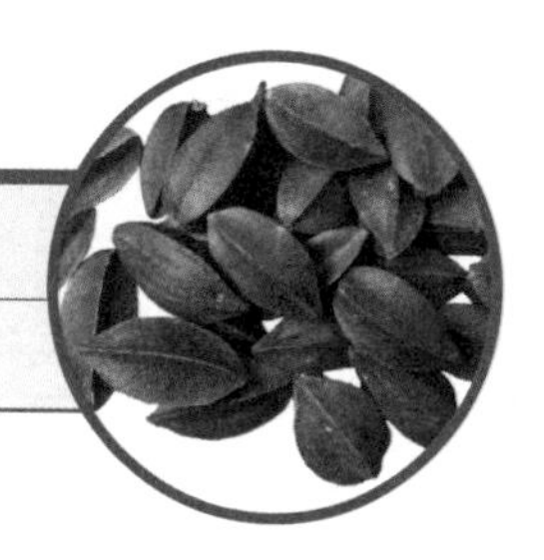

别名 留球子、索子果、君子仁、五棱子。

性味归经 甘，温。归脾、胃经。

来源 为使君子科植物使君子 *Quisqualis indica* L. 的干燥成熟果实。

生境 生长于山坡、平地、路旁等向阳灌木丛中，亦有栽培。主产于四川、福建、广东、广西等地。

采收 秋季果皮变紫黑色时采收，除去杂质，干燥，去壳。取种仁生用或炒香用。

功用 杀虫消积。用于蛔虫、蛲虫病，虫积腹痛，小儿疳积。使君子9～12克，捣碎入煎剂；使君子仁6～9克，多入丸、散用或单用，作1～2次分服。小儿每岁1～1.5粒，炒香嚼服，1日总量不超过20粒。

验方 ①**肠道蛔虫：**使君子仁适量。文火炒黄嚼服，每日每岁2～3粒，早晨空腹服用，连用2～3日。②**小儿蛲虫：**使君子仁适量。研细，百部等量研粉，每次3克，空腹时服。③**小儿虫积腹痛：**使君子适量。炒熟去壳，小儿按年龄每岁1粒，10岁以上用10粒，早晨空腹1次嚼食，连用7日。④**胆道蛔虫腹痛：**使君子7～10粒。研粉，乌梅、川椒各3克，水煎送服，每日2～3次。

2
1
快速识别
①叶对生，长椭圆形至椭圆状披针形。
②穗状花顶生，花芳香，两性。

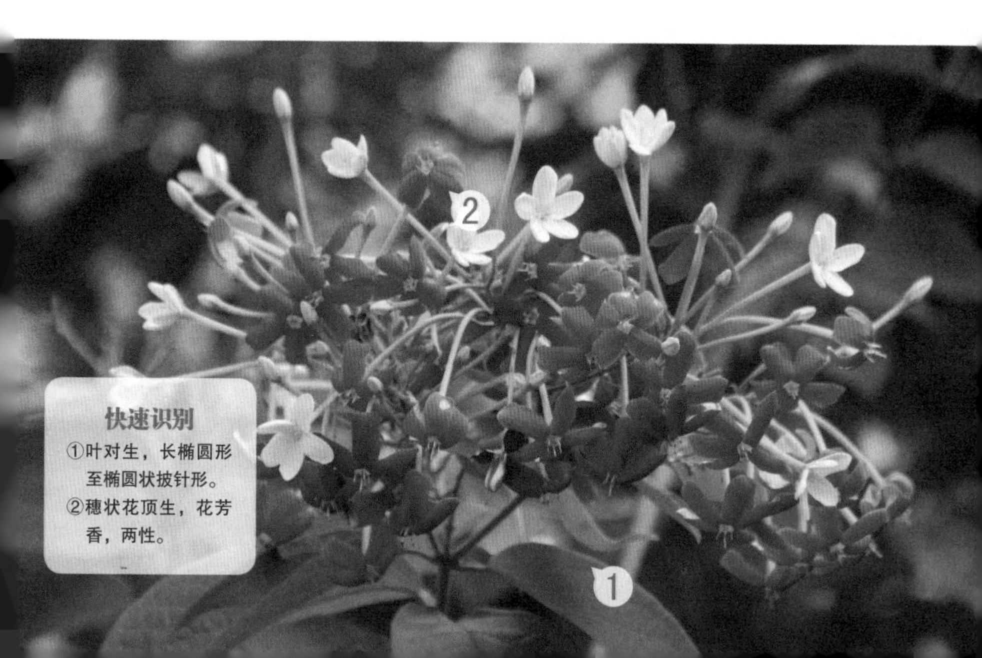

苦楝皮

别名 楝皮、楝木皮、楝根皮、楝根木皮。

性味归经 苦，寒；有毒。归肝、脾、胃经。

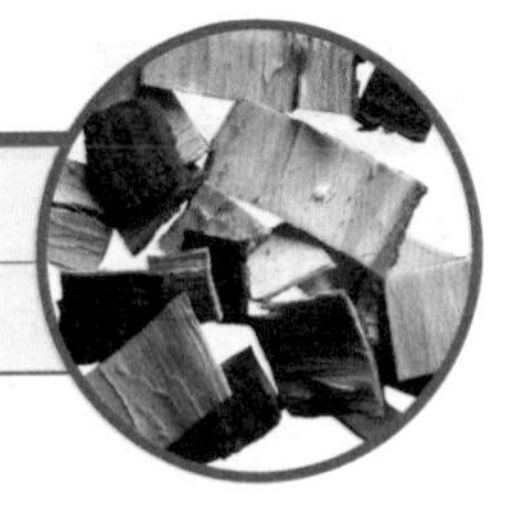

来源 为楝科植物苦楝 *Melia azedarach* L. 等的干燥树皮及根皮。

生境 生长于土壤湿润、肥沃的杂木林和疏林内，栽培于村旁附近或公路边。主产于四川、甘肃、云南、贵州、湖北等地。

采收 春、秋两季剥取，晒干，或除去粗皮，晒干。鲜用或切片生用。

功用 驱虫，疗癣。用于蛔虫病，蛲虫病，虫积腹痛；外治疥癣瘙痒。煎服，3～6克；外用适量，研末，用猪脂调敷患处。

验方 ①**龋齿牙痛：**苦楝皮适量。煎汤，漱口。②**痢疾：**苦楝皮12克，骨碎补、椪木花各9克，荆芥、青木香各6克。水煎服。③**疥疮风虫：**苦楝皮、皂角（去皮子）各等份。为末，猪脂调涂。④**钩虫：**苦楝皮30克，槟榔20克，白糖适量。将苦楝皮、槟榔入砂锅内，加水适量，浓煎取汁，加入白糖拌匀，睡前空腹服完。儿童可按年龄酌减用量，连服2日。此方不宜久服。⑤**虫牙痛：**苦楝皮适量。煎汤漱口。

快速识别
①幼枝有星状毛。
②2回羽状复叶，互生，长20～80厘米。
③圆锥花序腋生，花淡紫色。
④核果圆卵形或近球形，淡黄色。
1
2
3
4

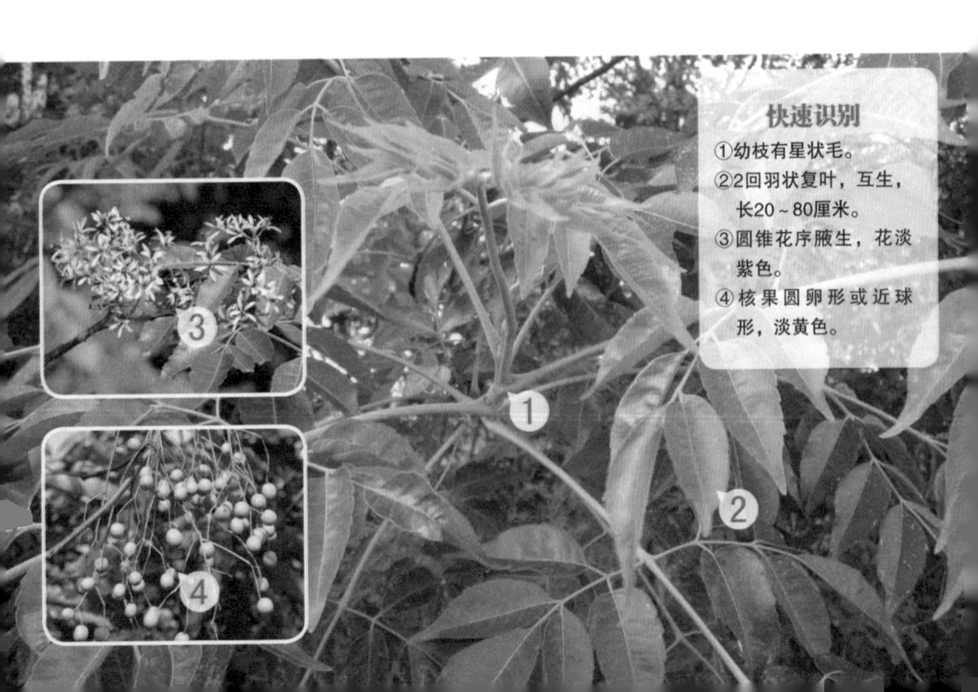

槟榔

别名 槨玉、宾门、橄榄子、大腹子、槟榔子。

性味归经 苦、辛，温。归胃、大肠经。

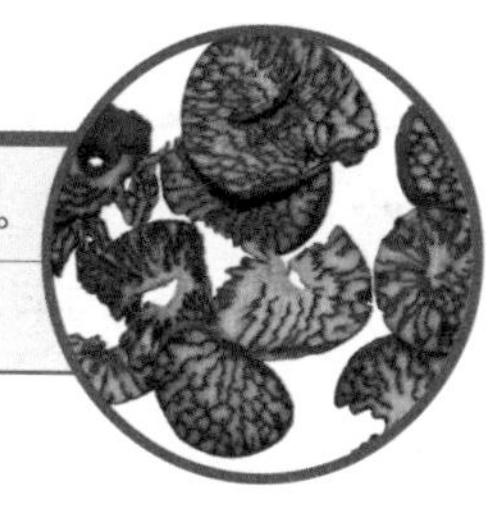

来源 为棕榈科植物槟榔 *Areca catechu* L. 的干燥成熟种子。

生境 生长于阳光较充足的林间或林边。主产于海南，广西、云南、福建、台湾也有栽培。

采收 春末至秋初采收成熟果实，用水煮后干燥，除去果皮，取出种子，干燥，浸透切片或捣碎用。生用或炒用。

功用 杀虫消积，行气利水，截疟。用于绦虫、蛔虫、姜片虫病，虫积腹痛，积滞泻痢，里急后重，水肿脚气，疟疾。煎服，3～10克；驱绦虫、姜片虫时用量30～60克。

验方 ①**腰痛：**槟榔适量。为末，酒服5克。②**肠道蛔虫：**槟榔（炮）25克。为末，每次10克，以葱、蜜煎汤调服5克。③**小儿营养不良：**槟榔炭、白术、荷叶、贯众各10克，鸡内金、水红花子各15克，党参25克，山药20克，木香、芜荑各7.5克。水煎服，每日1剂，每日3次。④**流行性感冒：**槟榔、黄芩各15克。水煎服。

快速识别
①树干笔直，圆柱形不分枝。
②叶在顶端丛生，羽状复叶。
③坚果卵圆形或长圆形。
③
②
①

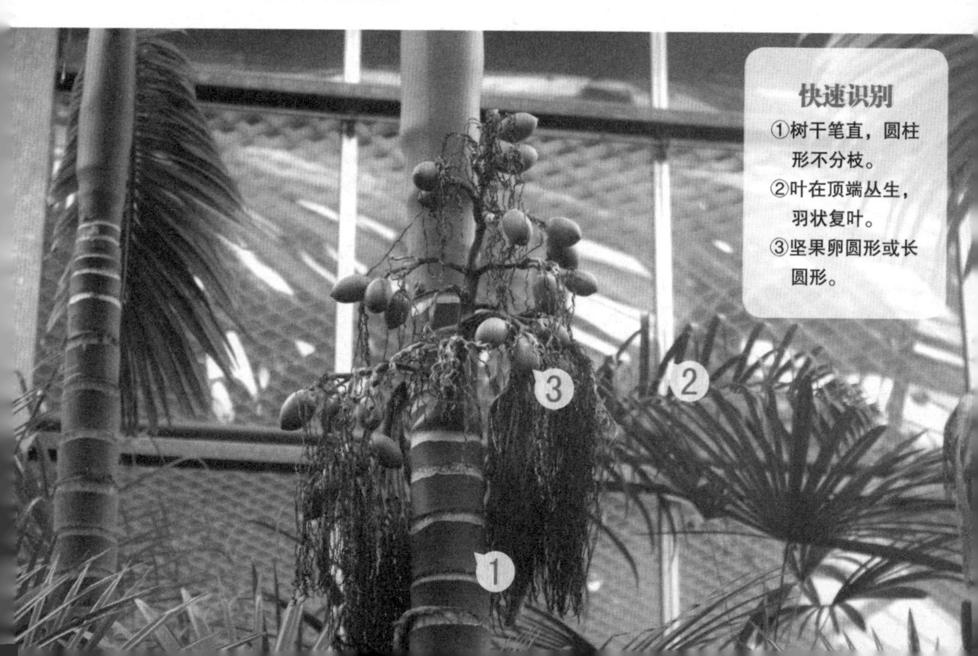

鹤虱

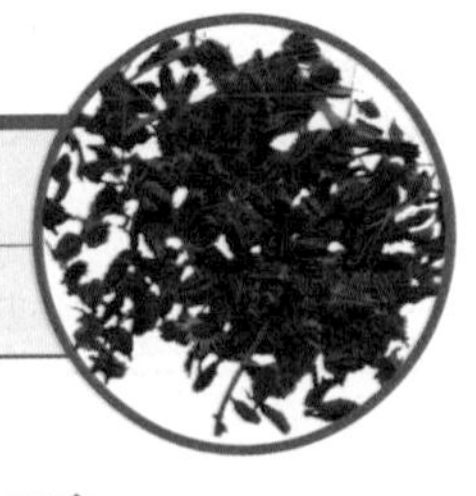

别名 鬼虱、野烟、鹄虱、北鹤虱、野叶子烟。

性味归经 苦、辛，平；有小毒。归脾、胃经。

来源 为菊科植物天名精 *Carpesium abrotanoides* L. 的干燥成熟果实。

生境 生长于沙性土壤上，田边、路旁常见。主产于东北、华北和河南、陕西、甘肃等地。

采收 秋季果实成熟时采收，晒干，除去杂质。生用或炒用。

功用 杀虫消积。用于蛔虫、蛲虫、绦虫病，虫积腹痛，小儿疳积。煎服，3～9克。

验方 ①**小儿多吐蛔虫：**鹤虱、大黄各0.3克，朴硝15克。水煎，每日1剂，分2次服。②**肠道蛔虫病：**鹤虱500克。捣筛，蜜和丸如梧桐子大，以蜜汤空腹吞40丸，日增至50丸。慎酒肉。③**蛔虫心痛：**鹤虱0.6克。为末，温水一盏，和服之。④**齿痛：**鹤虱适量。煎米醋漱口。⑤**大肠虫出不断，断之复生，行坐不得：**鹤虱末适量。以水调服。

快速识别
①茎直立。
②叶互生，下部叶片宽椭圆形或长圆形；上部叶片渐小，长圆形。
①
②

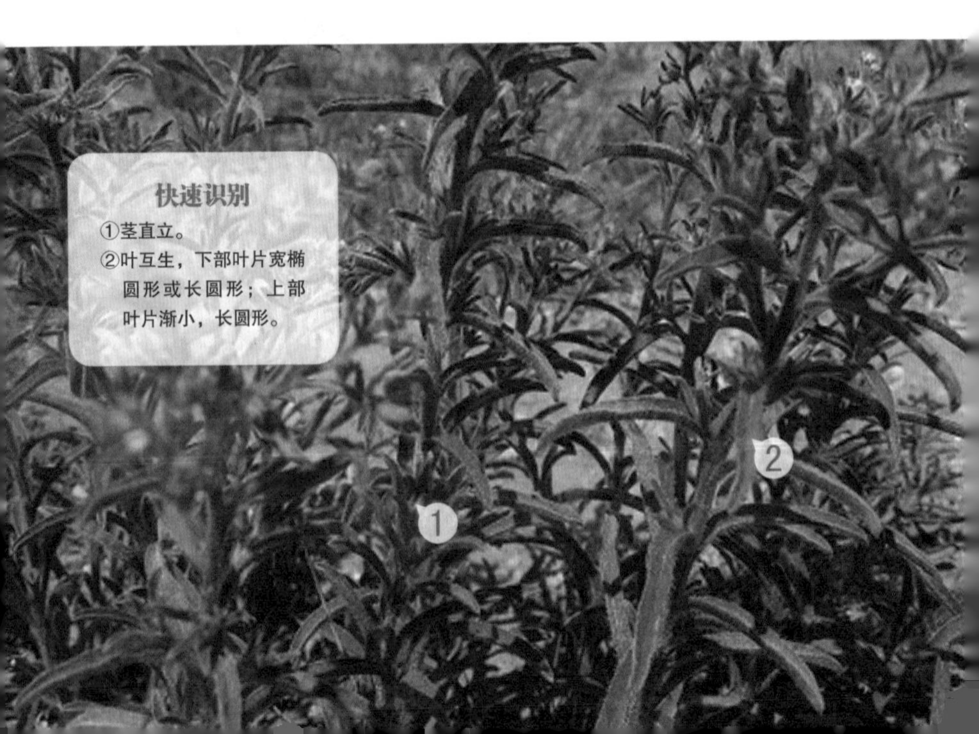

榧子

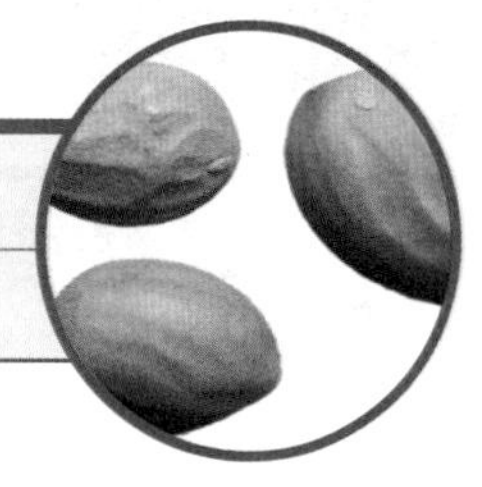

别名 赤果、榧实、香榧、玉山果、木榧子。

性味归经 甘，平。归肺、胃、大肠经。

来源 为红豆杉科植物榧 *Torreya grandis* Fort. 的干燥成熟种子。

生境 生长于山坡，野生或栽培。主产于浙江，江苏、安徽、江西、福建及湖南也有产。

采收 秋季种子成熟时采收，除去肉质假种皮，洗净，晒干。生用或炒用。

功用 杀虫消积，润肺止咳，润燥通便。用于钩虫、蛔虫、绦虫病，虫积腹痛，小儿疳积，肺燥咳嗽，大便秘结。煎服，9～15克；炒熟嚼服，一次用15克。

验方 ①**丝虫病：**榧子肉250克，头发炭（血余炭）50克。研末混合调蜜搓成150丸，每次2丸，每日3次。②**蛲虫病：**榧子适量。每日服7颗，连服7日。③**钩虫病：**每日吃炒榧子150～250克，直至确保大便中虫卵消失为止。④**肠道寄生虫病：**榧子（切碎）、使君子仁（切细）、大蒜瓣（切细）各50克。水煎去滓，每日3次，饭前空腹服。

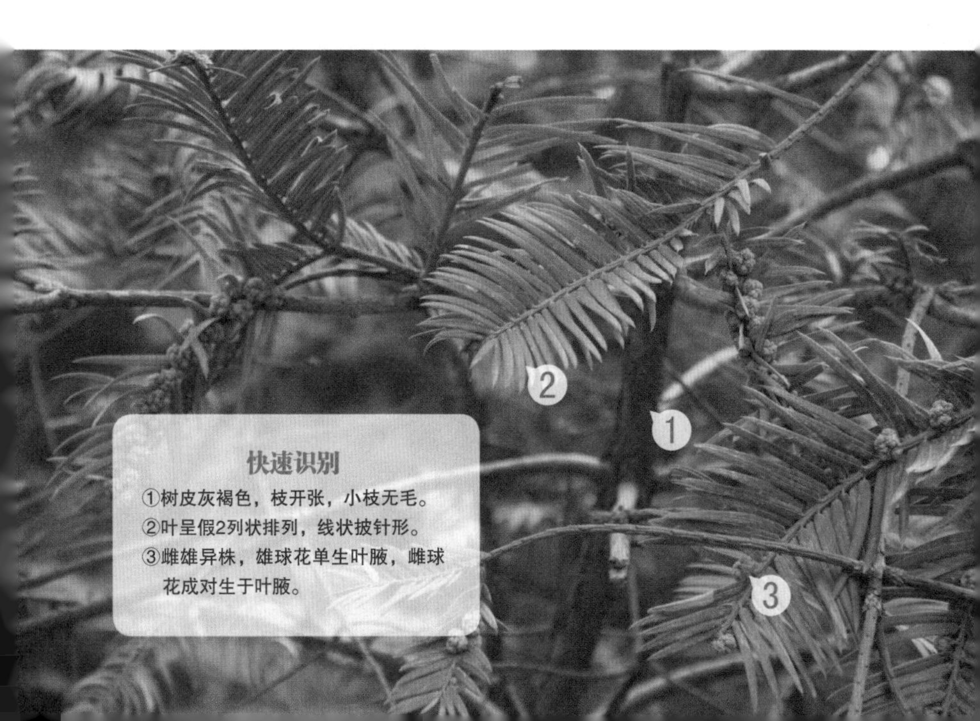

快速识别

①树皮灰褐色，枝开张，小枝无毛。
②叶呈假2列状排列，线状披针形。
③雌雄异株，雄球花单生叶腋，雌球花成对生于叶腋。

止血药
/ 凉血止血 /

大蓟

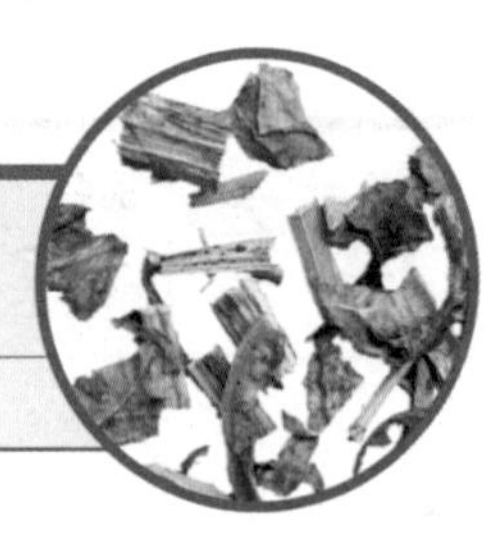

别名 虎蓟、刺蓟、山牛蒡、鸡脚刺、大刺盖、大刺儿菜。

性味归经 甘、苦，凉。归心、肝经。

来源 为菊科植物蓟 *Cirsium japonicum* Fisch. ex DC. 的干燥地上部分。

生境 生长于山野、路旁、荒地。产于全国大部分地区。

采收 夏、秋两季花开时采割地上部分，除去杂质，晒干，切段。生用或炒炭用。

功用 凉血止血，散瘀解毒消痈。用于衄血，吐血，尿血，便血，崩漏下血，外伤出血，痈肿疮毒。煎服，9~15克；外用鲜品适量，捣烂敷患处。

验方 ①**传染性肝炎：**鲜大、小蓟适量，捣烂绞汁，温水和服，每次服1小杯；或大蓟根每日30克，分2次水煎服。②**功能性子宫出血，月经过多：**大蓟、小蓟、茜草、蒲黄（炒）各9克，女贞子、旱莲草各12克。水煎服。③**崩漏：**大、小蓟连根苗30克，益母草15克。水煎，每日2次。④**荨麻疹：**鲜大蓟100克。水煎分2~3次服，每日1剂。⑤**上消化道出血：**大蓟根（研细粉）250克，白糖50克，香料适量。混匀，每服3克，每日3次。

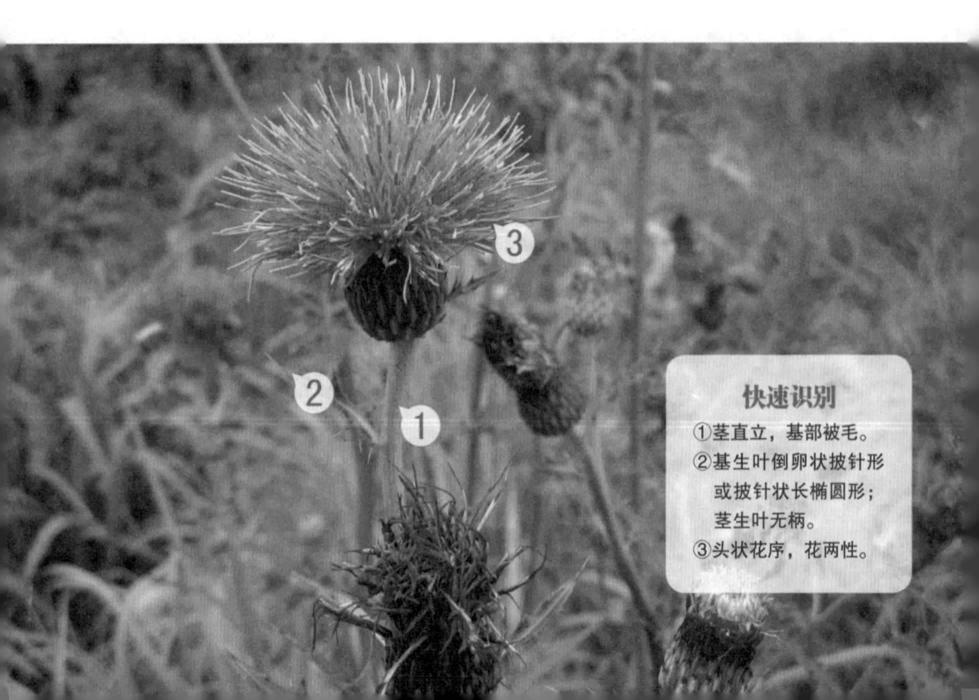

快速识别

①茎直立，基部被毛。
②基生叶倒卵状披针形或披针状长椭圆形；茎生叶无柄。
③头状花序，花两性。

地榆

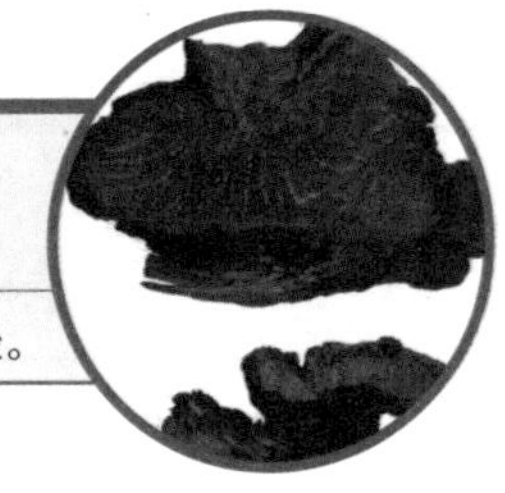

别名 山枣、红地榆、赤地榆、白地榆、紫地榆、线形地榆。

性味归经 苦、酸、涩，微寒。归肝、大肠经。

来源 为蔷薇科植物地榆 *Sanguisorba officinalis* L. 的干燥根。

生境 生长于山地的灌木丛、山坡、草原或田岸边。我国多数地区均产，主产于东北及西北地区。

采收 春季将发芽时或秋季植株枯萎后采挖，除去须根，洗净，干燥，或趁鲜切片，干燥。生用或炒炭用。

功用 凉血止血，解毒敛疮。用于便血，痔血，血痢，崩漏，水火烫伤，痈肿疮毒。煎服，9～15克；外用适量，研末涂敷患处。止血多炒炭用，解毒敛疮多生用。

验方 ①**湿疹：**地榆50克。加水2碗，煎成半碗，用纱布沾药液湿敷。②**红白痢，噤口痢：**地榆10克，乌梅（炒）5枚，山楂5克。水煎服。③**特发性血小板减少性紫癜：**地榆、太子参各50克。水煎服，连服2个月。④**十二指肠溃疡：**地榆、白芍各30克，甘草15克，黄连6克。水煎服（宜久煎），每日1剂，1日服2次。⑤**烧烫伤：**地榆适量。炒炭存性，磨粉，用麻油调成50%软膏，涂于创面，每日数次。

快速识别
①茎有细棱。
②奇数羽状复叶，基生叶丛生；茎生叶有短柄。
2
1

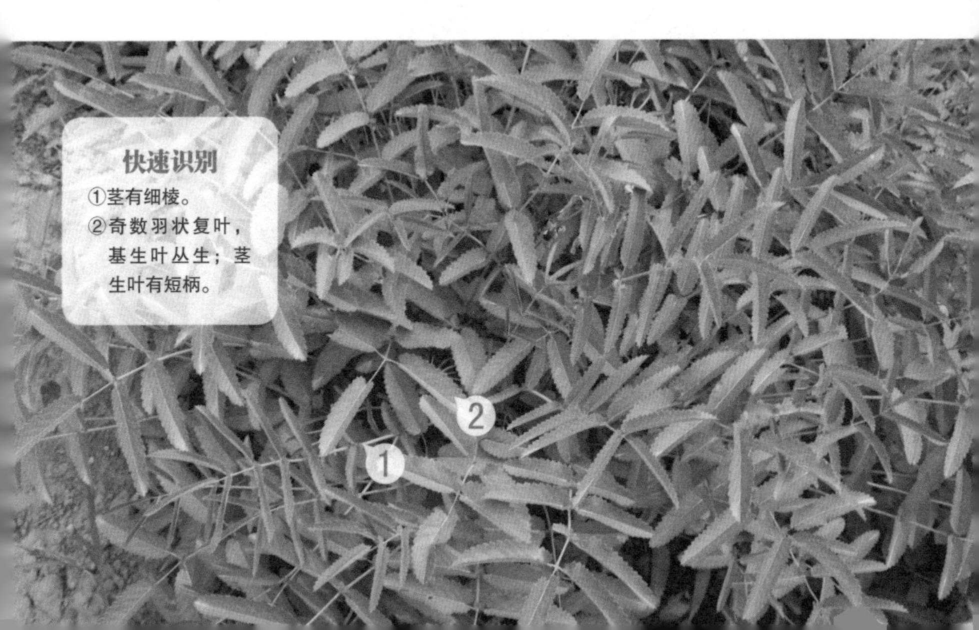

槐花

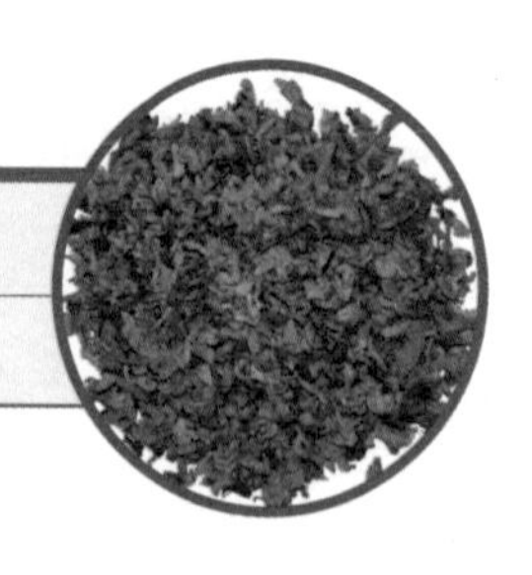

别名 槐蕊。

性味归经 苦，微寒。归肝、大肠经。

来源 为豆科植物槐 *Sophora japonica* L. 的干燥花及花蕾。

生境 生长于向阳、疏松、肥沃、排水良好的地方。我国大部分地区有产。

采收 夏季花开放或花蕾形成时采收，及时干燥，除去枝、梗及杂质。前者习称“槐花”，后者习称“槐米”。生用、炒用或炒炭用。

功用 凉血止血，清肝泻火。用于便血，痔血，血痢，崩漏，吐血，衄血，肝热目赤，头痛眩晕。煎服，5～10克。止血多炒炭用，清热泻火宜生用。

验方 ①**尿血（热性病引起的）：**槐花（炒）、郁金（煨）各50克。共研为末，每次10克，淡豉汤送下。②**风热内扰引起的便血、目赤、痔血：**陈槐花10克，粳米30克，红糖适量。先煮米取米汤，将槐花研末调入米汤中，加红糖适量调服。③**衄血不止：**槐花、乌贼鱼骨各等份。半生半炒，为末，吹鼻。④**痔疮出血：**槐花、侧柏叶、地榆各15克。水煎服。

快速识别
①奇数线状复叶，互生。
②圆锥花序顶生，萼钟状。
②
①

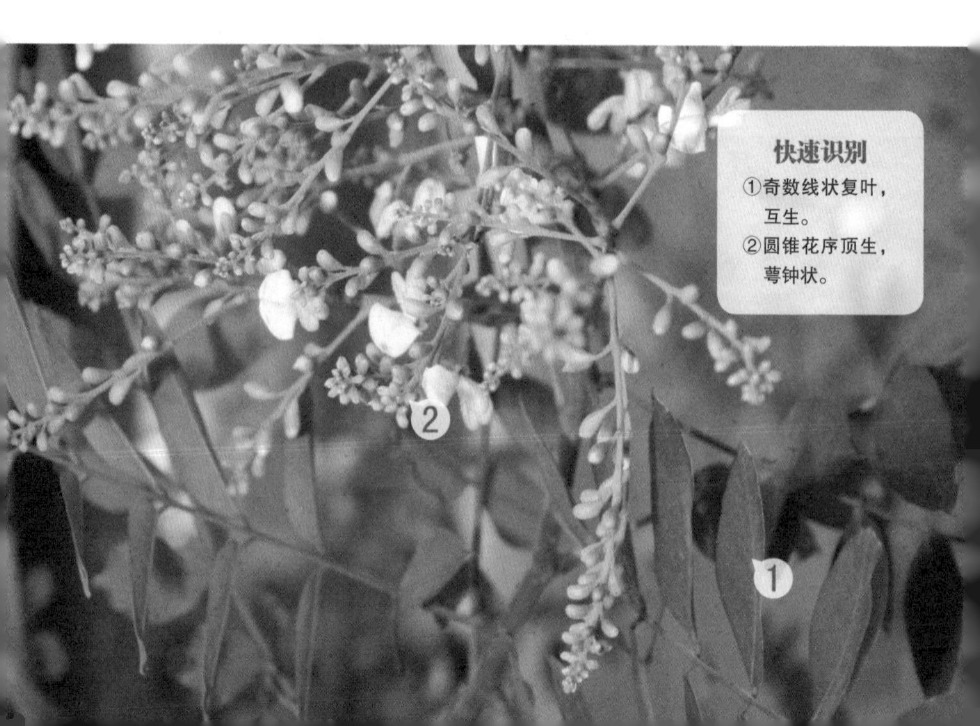

侧柏叶

别名 柏叶、丛柏叶、扁柏叶。

性味归经 苦、涩，寒。归肺、肝、脾经。

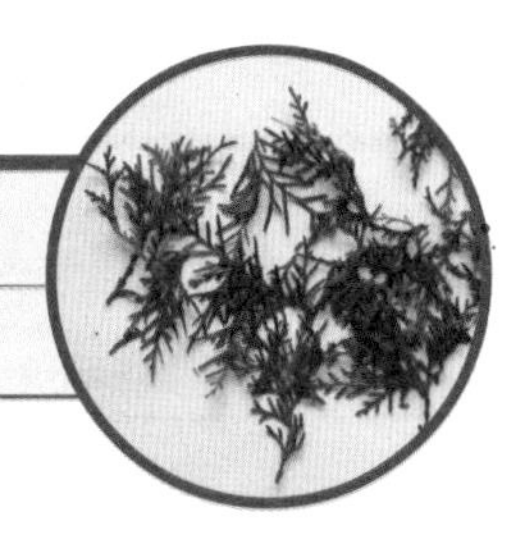

来源 为柏科植物侧柏 *Platycladus orientalis* (L.) Franco 的干燥枝梢及叶。

生境 生长于山地阳地、半阳坡，以及轻盐碱地和沙地。全国大部分地区有产。

采收 多在夏、秋两季采收，阴干，除去硬梗及杂质。生用或炒炭用。

功用 凉血止血，化痰止咳，生发乌发。用于吐血，衄血，咯血，便血，崩漏下血，血热脱发，须发早白。煎服，6～12克；外用适量。止血多炒炭用，化痰止咳宜生用。

验方 ①**哮喘气逆：**侧柏叶3克，沉香1.5克。共研为粉末，临睡前顿服。②**尿血（热性病引起的）：**侧柏叶、黄连各适量。研末，每次5克，温水冲服。③**呕血：**侧柏叶100克，生藕节500克。捣烂取汁，加白糖或冰糖10克，凉开水冲服。④**老年慢性支气管炎：**鲜侧柏叶、鲜垂柳叶、鲜栗叶各60克。水煎1小时以上，取药汁，每日1剂，分2次服用，10日为1个疗程，间隔2～3日，再服1个疗程。

快速识别
①树皮薄，淡红褐色，常易条状剥落。
②叶鳞形，质厚，紧贴在小枝上交互对生，正面的一对通常扁平。
③球果卵状椭圆形。
②
③
①

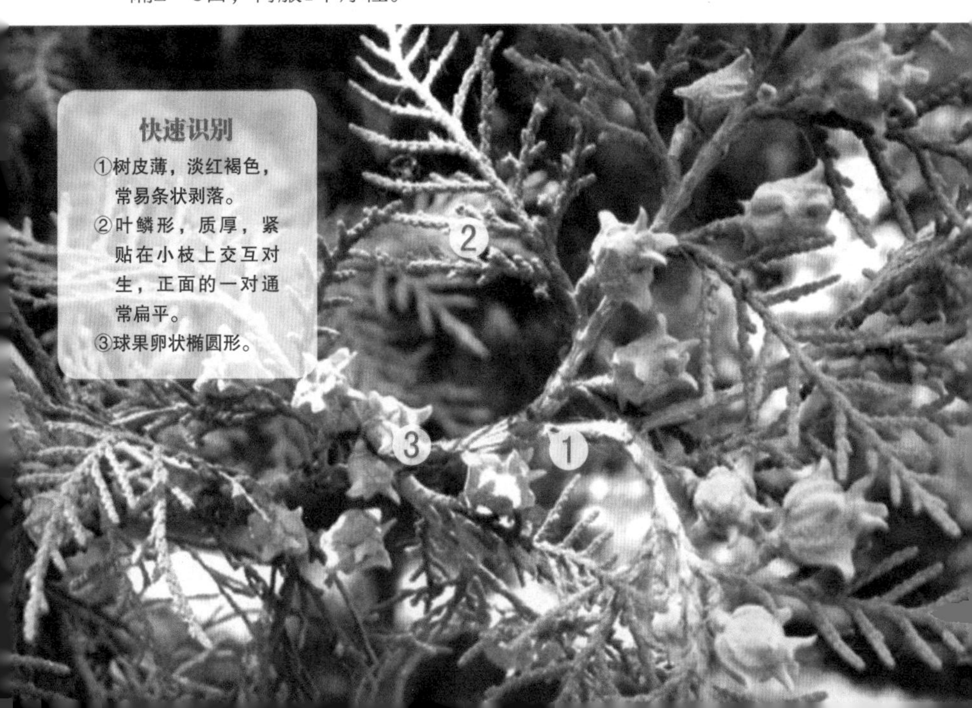

白茅根

别名 茅根、兰根、地筋、甜草根、茅草根、地节根。

性味归经 甘，寒。归肺、胃、膀胱经。

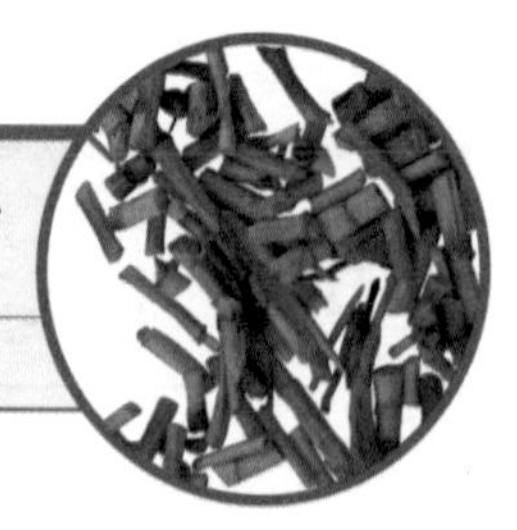

来源 为禾本科植物白茅 *Imperata cylindrica* Beauv. var. *major* (Nees) C. E. Hubb. 的干燥根茎。

生境 生长于低山带沙质草甸、平原河岸草地、荒漠与海滨。全国各地均有产，以华北地区较多。

采收 春、秋两季采挖，洗净，晒干，除去须根及膜质叶鞘，捆成小把，切段。生用或炒炭用。

功用 凉血止血，清热利尿。用于血热吐血，衄血，尿血，热病烦渴，湿热黄疸，水肿尿少，热淋涩痛，急性肾炎水肿。煎服，干品9～30克，鲜品30～60克。多生用，止血亦可炒炭用。

验方 ①**跌打内伤出血：**白茅根60克，板蓝根30克。水煎，加白糖15克调服。②**尿血（热性病引起的）：**鲜白茅根60克，车前草、小蓟各30克。水煎服。③**肺热咯血：**鲜白茅根90克，仙鹤草15克。水煎服。④**高热后口渴多饮：**鲜白茅根100克，葛根30克。水煎当茶饮。⑤**病毒性肝炎：**白茅根60克。水煎2次，分2次服，每日1剂。

快速识别
①叶多丛集生基部，叶片线形或线状披针形，先端渐尖，基部渐狭。
②圆锥花序穗状。
②
①

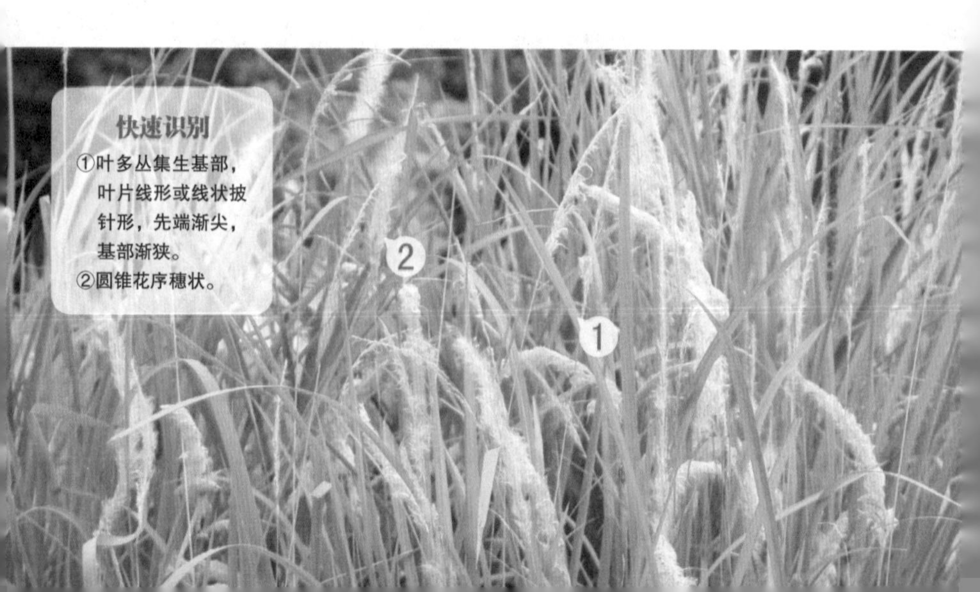

/ 化瘀止血 /

三七

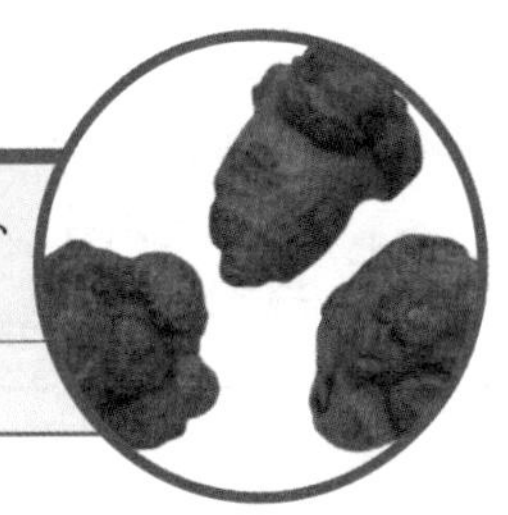

别名 田三七、金不换、盘龙七、开化三七、人参三七。

性味归经 甘、微苦，温。归肝、胃经。

来源 为五加科植物三七 *Panax notoginseng* (Burk.) F. H. Chen 的干燥根及根茎。

生境 生长于山坡丛林下。主产于云南、广西、贵州、四川等地。

采收 秋季花开前采挖，洗净，分开主根、支根及根茎，干燥。支根习称“筋条”，根茎习称“剪口”。生用或研细粉用。

功用 散瘀止血，消肿定痛。用于咯血，吐血，衄血，便血，崩漏，外伤出血，胸腹刺痛，跌打肿痛。煎服，3～9克；研粉吞服，一次1～3克；外用适量，研末外掺或调敷。

验方 ①**咯血：**三七粉0.5～1克。每日2～3次。②**外伤出血：**三七适量。研极细末外敷，加压包扎。③**胃寒胃痛：**三七10克，延胡索5克，干姜3克。水煎代茶饮。④**慢性前列腺炎，阴部刺痛：**三七粉3克。水煎服，每日2次。⑤**冠心病：**三七粉适量。每日3次，每次1克，30日为1个疗程。⑥**心绞痛：**三七粉末适量。每日2次，每次6克，温开水冲服。⑦**寻常疣：**三七粉适量。每日3次，每次0.5～1克，连服20～30日。

快速识别
①茎直立。
②掌状复叶，具长柄，3～4片轮生于茎顶。
②
①

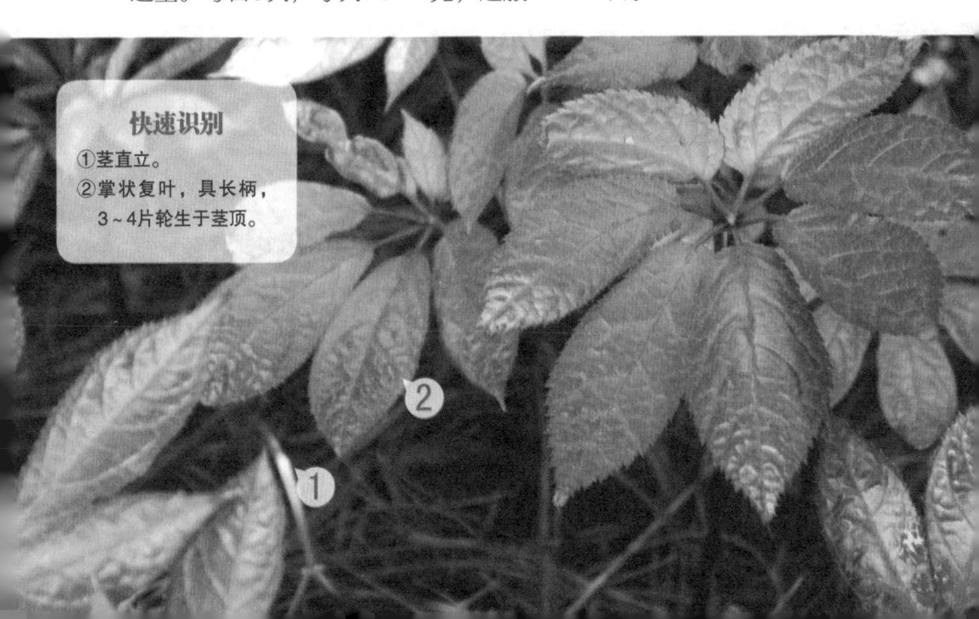

茜草

别名 金草、地血、茜根、四轮草、血见愁。

性味归经 苦，寒。归肝经。

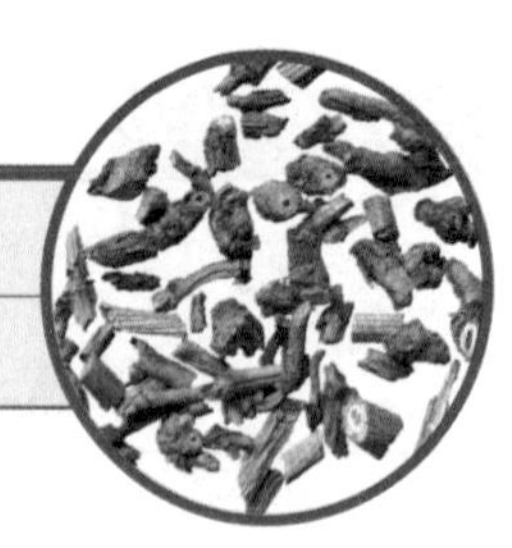

来源 为茜草科植物茜草 *Rubia cordifolia* L. 的干燥根及根茎。

生境 生长于山坡岩石旁或沟边草丛中。主产于安徽、河北、陕西、河南、山东等地。

采收 春、秋两季采挖，除去泥沙，干燥，切厚片或段。生用或炒用。

功用 凉血止血，祛瘀通经。用于吐血，衄血，崩漏，外伤出血，经闭瘀阻，关节痹痛，跌打肿痛。煎服，6～10克。止血炒炭用，活血通经生用或酒炒用。

验方 ①**荨麻疹：**茜草25克，阴地蕨15克。水煎，加黄酒100克冲服。②**痛经，经期不准：**茜草15克，益母草和红枣各适量。水煎服。③**软组织损伤：**茜草200克，虎杖120克。用白布包煮20分钟，先浸洗，温后敷局部，冷后再加热使用，连续用药5～7日。④**外伤出血：**茜草适量。研细末，外敷伤处。⑤**跌打损伤：**茜草120克，白酒750毫升。将茜草置白酒中浸泡7日，每次服30毫升，每日2次。⑥**关节痛：**茜草60克，猪蹄1节。水和黄酒各半，炖2小时，吃猪蹄喝汤。

快速识别
①茎四棱形，棱及叶柄上有倒刺。
②叶4片轮生，叶片卵形或卵状披针形。
③聚伞花序顶生或腋生，排成圆锥状。
①
②
③

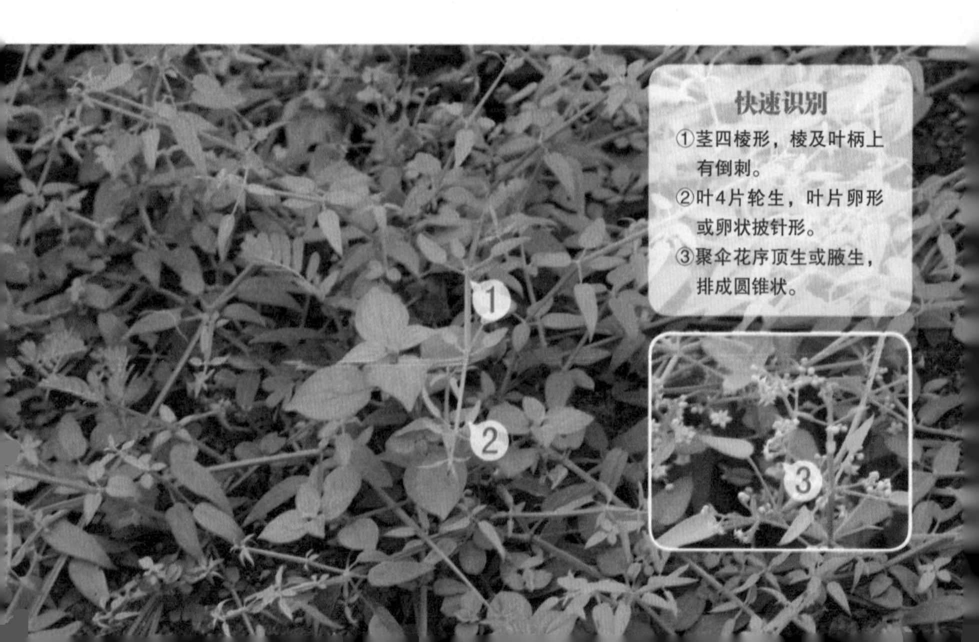

蒲黄

别名 蒲花、蒲棒、蒲草黄、毛蜡烛、蒲厘花粉。

性味归经 甘，平。归肝、心包经。

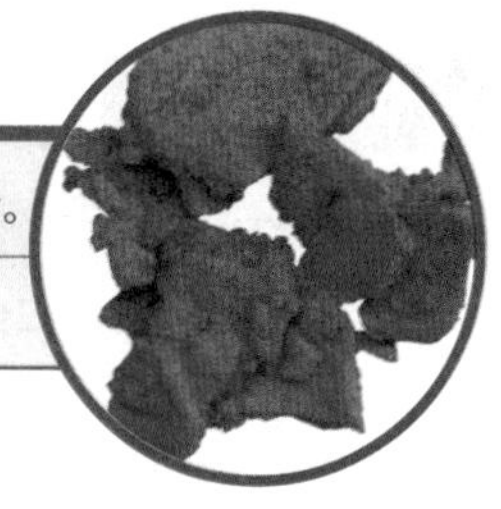

来源 为香蒲科植物水烛香蒲 *Typha angustifolia* L. 或同属植物的干燥花粉。

生境 生长于池、沼、浅水中。全国大部分地区有产。

采收 夏季采收蒲棒上部的黄色雄花序，晒干后碾轧，筛取花粉。剪取雄花后，晒干，成为带有雄花的花粉，即为草蒲黄。生用或炒用。

功用 止血，化瘀，通淋。用于吐血，衄血，咯血，崩漏，外伤出血，经闭痛经，脘腹刺痛，跌打肿痛，血淋涩痛。煎服，5～10克，包煎；外用适量，敷患处。止血多炒用，化瘀、利尿多生用。

验方 ①**产后胸闷昏厥、恶露不下：**蒲黄100克，红茶6克。用水煎，去渣用汁，每日1剂。②**婴儿湿疹：**蒲黄适量。研末，鸡蛋黄油调敷。③**尿血（非器质性疾病引起的）：**蒲黄（炒）15克，旱莲草、白茅根各30克。水煎服。④**经期腰痛：**蒲黄、桃仁、五灵脂、赤芍、红花各9克，当归12克，炮姜炭1.5克，炙甘草3克。水煎服，每日1剂。

快速识别
①根茎匍匐。
②叶线形，质稍厚而柔。
②
①

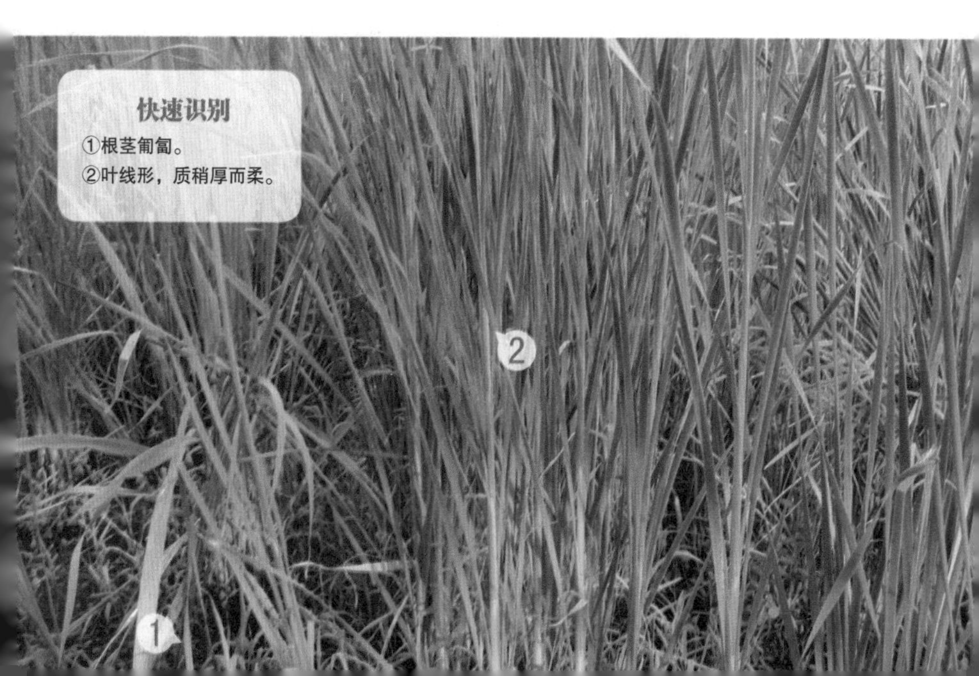

/ 收敛止血 /

白及

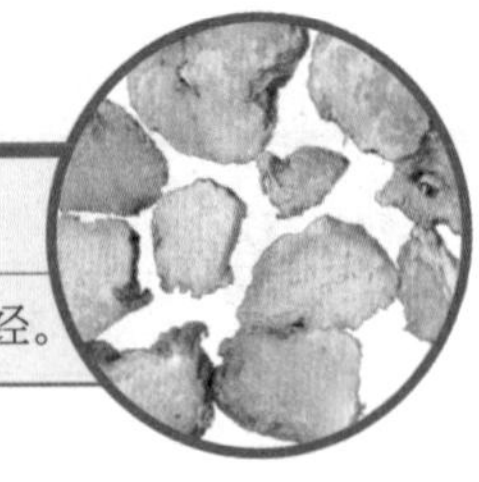

别名 白芨、甘根、白给、白根、地螺丝。

性味归经 苦、甘、涩，微寒。归肺、肝、胃经。

来源 为兰科植物白及 *Bletilla striata* (Thunb.) Reichb. f. 的干燥块茎。

生境 生长于林下阴湿处或山坡草丛中。主产于贵州、四川、重庆、湖南、湖北、安徽、河南、浙江、陕西、云南、江西、甘肃、江苏、广东等地。

采收 夏、秋两季采挖，除去须根，洗净，置沸水中煮或蒸至无白心，晒至半干，除去外皮，晒干，切片。生用。

功用 收敛止血，消肿生肌。用于咯血，吐血，外伤出血，疮疡肿毒，皮肤皲裂，肺结核咯血，溃疡病出血。6～15克煎服，或研粉吞服3～6克；外用适量。

验方 ①**心气疼痛：**白及、石榴皮各5克。为末，炼蜜丸如黄豆大，每次3丸，艾醋汤下。②**手足皲裂：**白及适量。研末，水调覆盖皲裂处，勿进水。③**跌打骨折：**白及末10克。酒调服。④**胃肠道出血：**白及适量。研粉，每次服10克，每日3次。⑤**上消化道出血：**白及适量。研成细末，每次3克，每日3次，温开水送下。

快速识别
①根茎肥厚。
②叶3～5片，宽披针形，基部下延成长鞘状。
③总状花序，花紫色或淡红色。
①
②
③

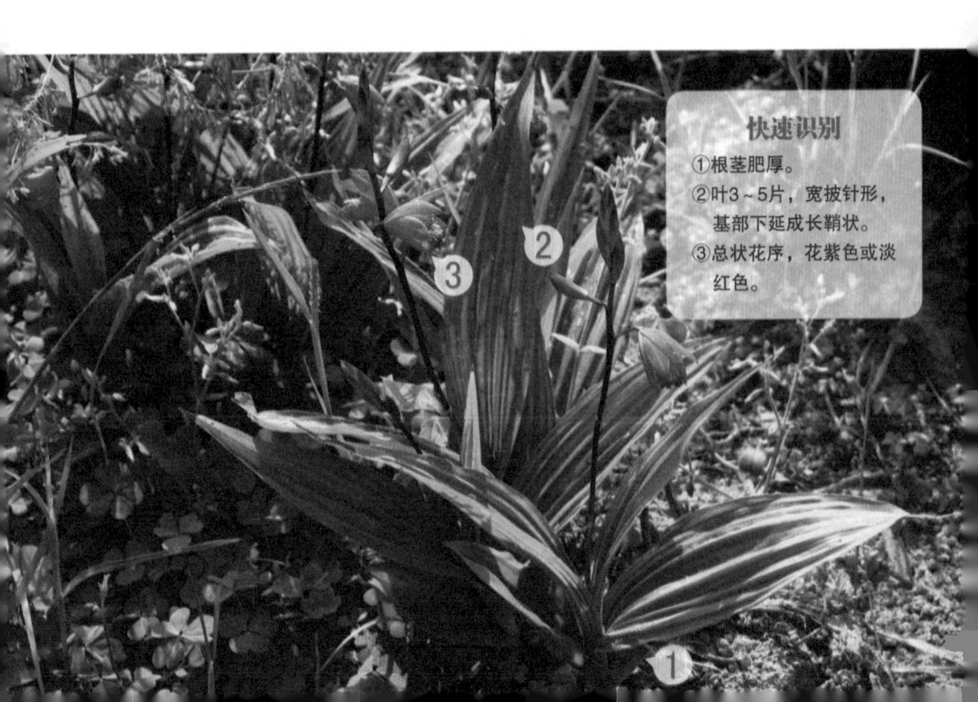

仙鹤草

别名 龙头草、刀口药、狼牙草、黄龙草、龙芽草。

性味归经 苦、涩，平。归心、肝经。

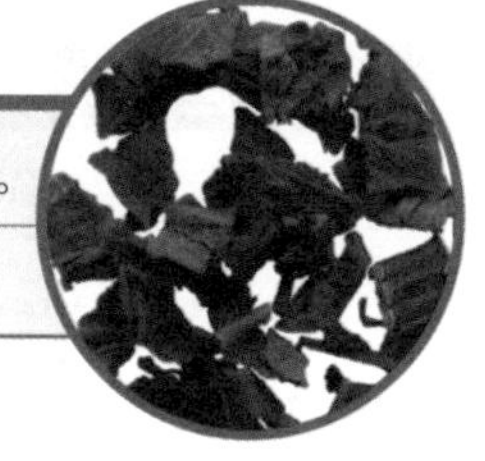

来源 为蔷薇科植物龙芽草 *Agrimonia pilosa* Ledeb. 的干燥地上部分。

生境 生长于路旁、山坡或水边，也有栽培。我国南北各地均产。

采收 夏、秋两季茎叶茂盛时采割，除去杂质，干燥，切段。生用或炒炭用。

功用 收敛止血，截疟，止痢，解毒。用于咯血，吐血，崩漏下血，疟疾，血痢，脱力劳伤，痈肿疮毒，阴痒带下。煎服，6～12克；外用适量。

验方 ①**吐血：**仙鹤草、鹿衔草、麦瓶草各适量。熬水服。②**妇女阴痒：**仙鹤草60克，苦参30克，蛇床子10克，枯矾6克。每日1剂，煎汤外洗2次。③**小儿多汗症：**仙鹤草30～50克，大枣5～10枚。水煎，取煎液频饮，每日1剂，7日为1个疗程。④**鼻出血或齿龈出血：**仙鹤草、白茅根各15克，焦山栀9克。水煎服。⑤**滴虫阴道炎：**仙鹤草鲜品200克（干品100克）。煎汁外洗，每晚1次。

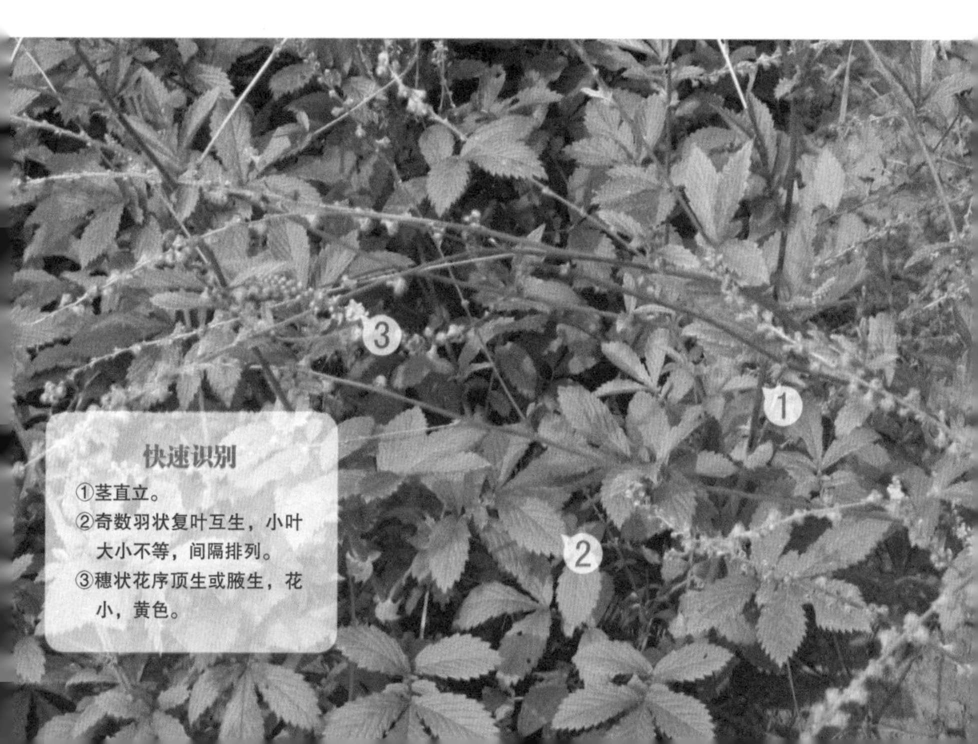

快速识别

①茎直立。

②奇数羽状复叶互生，小叶大小不等，间隔排列。

③穗状花序顶生或腋生，花小，黄色。

/ 温经止血 /

艾叶

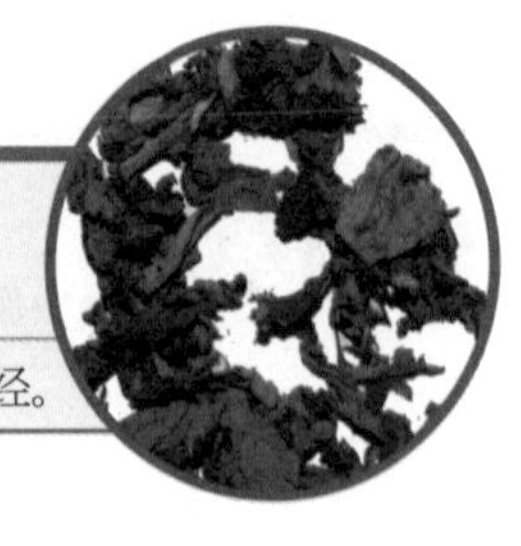

别名 艾蒿、灸草、蕲艾、香艾、艾蒿叶、家艾叶、野莲头。

性味归经 辛、苦，温；有小毒。归肝、脾、肾经。

来源 为菊科植物艾 *Artemisia argyi* Lévl. et Vant. 的干燥叶。

生境 生长于荒地、林缘，有栽培。主产于东北、华北、华东、西南各地。

采收 夏季花未开时采摘，除去杂质，晒干。生用、捣绒用或制炭用。

功用 散寒止痛，温经止血；外用祛湿止痒。用于少腹冷痛，经寒不调，宫冷不孕，吐血，衄血，崩漏经多，妊娠下血；外治皮肤瘙痒。醋艾炭温经止血，用于虚寒性出血。煎服，3~9克；外用适量，供灸治或熏洗用。

验方 ①**脾胃冷痛：**艾叶10克。研为末，水煎服。②**鼻血不止：**艾叶适量。水煎服。③**风寒感冒咳嗽（轻症）：**艾叶、葱白、生姜各10克。水煎后温服。④**皮肤湿疹瘙痒：**艾叶30克。煎煮后用水洗患处。⑤**皮肤溃疡：**艾叶、茶叶、女贞子叶、皂角各15克。水煎外洗或湿敷患部，每日3次。⑥**荨麻疹：**生艾叶10克，白酒100毫升。共煎至50毫升左右，顿服，每日1次，连用3日。

快速识别
①茎上部分枝。
②单叶，互生。茎中部叶卵状三角形或椭圆形；茎顶部叶全缘或3裂。
1
2

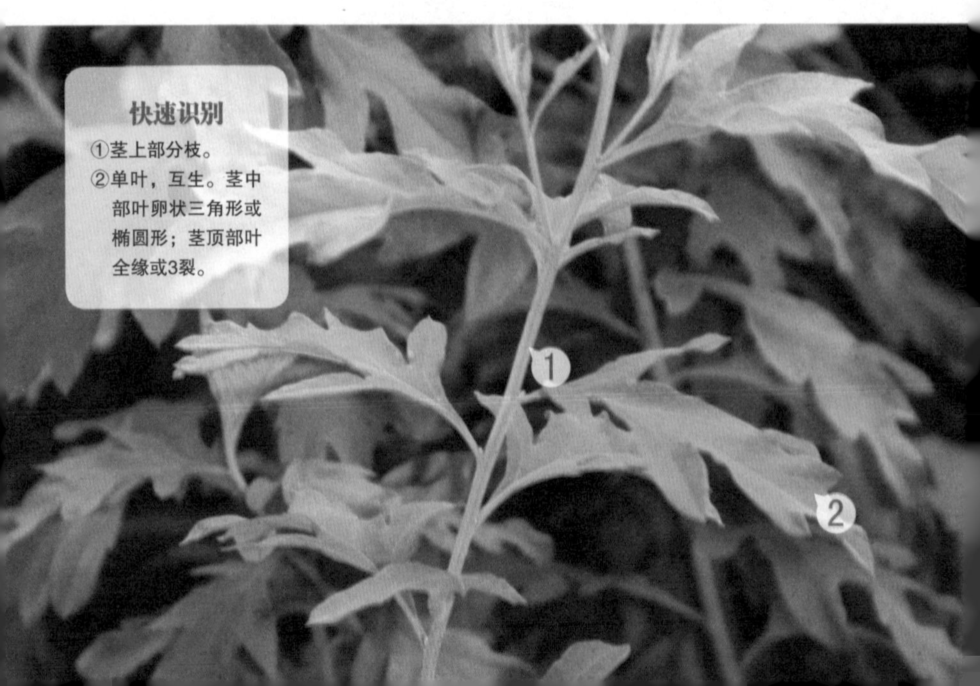

活血化瘀药

/ 活血止痛 /

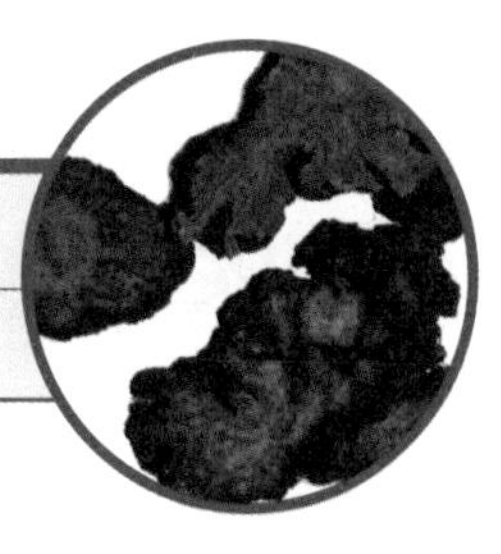

川芎

别名 香果、台芎、西芎、杜芎。

性味归经 辛，温。归肝、胆、心包经。

来源 为伞形科植物川芎 *Ligusticum chuanxiong* Hort. 的干燥根茎。

生境 生长于向阳山坡或半阳山的荒地或水地，以及土质肥沃、排水良好的沙壤土。主产于四川。

采收 夏季当茎上的节盘显著突出，并略带紫色时采挖，除去泥沙，晒后烘干，再去须根，切片。生用或酒炙用。

功用 活血行气，祛风止痛。用于月经不调，经闭痛经，癥瘕腹痛，胸胁刺痛，跌打肿痛，头痛，风湿痹痛。煎服，3～10克。

验方 ①**月经不调：**川芎10克，当归、白芍各15克，熟地黄、香附、丹参各20克。水煎服。②**晚期宫颈癌：**川芎、柴胡、当归、白果、白芍、椿皮、熟地黄各6克。水煎服，每日1剂。③**急性乳腺炎：**川芎、麻黄、甘草各9克。加水400毫升，煎至200毫升，每日4次，1～2剂为1个疗程，切不可一次服完，以免发汗过多。④**化脓性副鼻窦炎：**川芎25克，白芷、细辛、薄荷各10克，辛夷、黄连各15克，黄芩20克。水煎服，每日1剂。⑤**偏头痛：**川芎15克，加水煎煮取汁，以药汁煎鸡蛋2个，顿服，每日1次，5～7日为1个疗程。

2
1
快速识别
①茎圆柱形。
②叶为2～3回奇数羽状复叶，叶柄基部成鞘状抱茎。

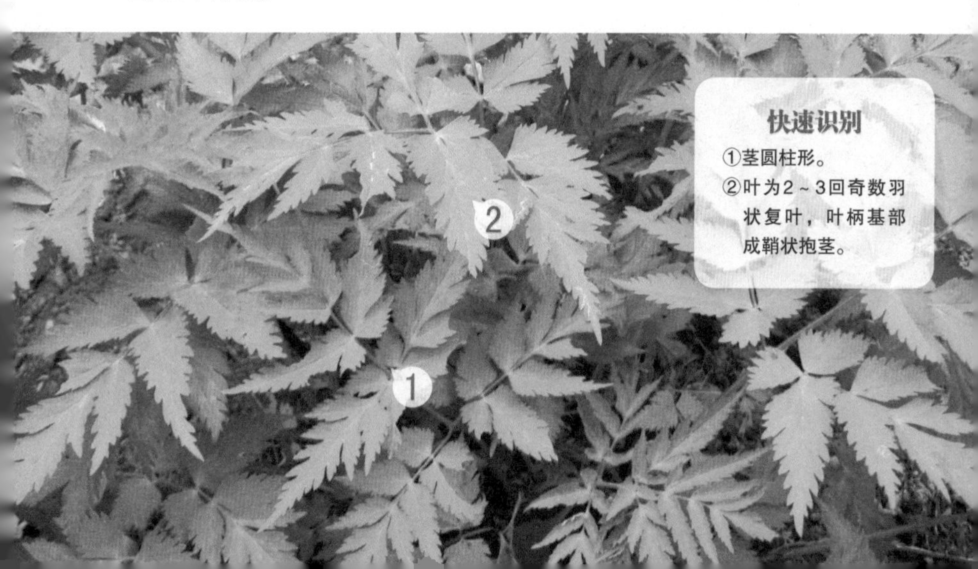

延胡索

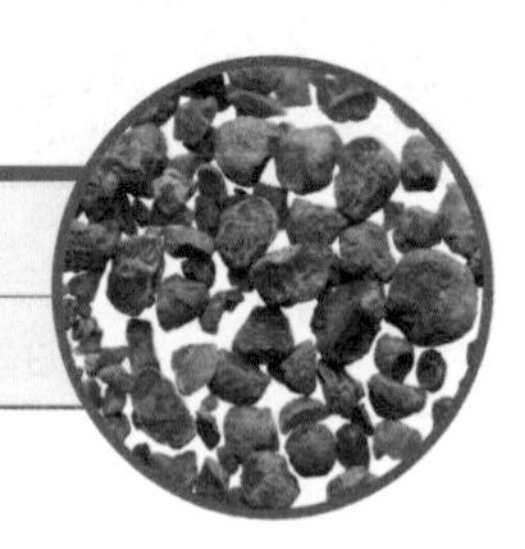

别名 延胡、元胡、玄胡索、元胡索。

性味归经 辛、苦，温。归肝、脾经。

来源 为罂粟科植物延胡索 *Corydalis yanhusuo* W. T. Wang 的干燥块茎。

生境 生长于稀疏林、山地、树林边缘的草丛中。主产于浙江、江苏、湖北、湖南等地。多为栽培。

采收 夏初茎叶枯萎时采挖，除去须根，洗净，置沸水中煮至恰无白心时，取出，晒干，切厚片或捣碎。生用或醋炙用。

功用 活血，行气，止痛。用于胸胁、脘腹疼痛，胸痹心痛，经闭痛经，产后瘀阻，跌打肿痛。煎服，3～10克；研末吞服，每次1.5～3克。

验方 ①**尿血（非器质性疾病引起的）：**延胡索50克，朴硝37.5克。共研为末，每次20克，水煎服。②**产后恶露不净、腹内痛：**延胡索末适量。以温酒调下5克。③**跌打损伤：**延胡索适量。炒黄研细，每次5～10克，开水送服，也可加黄酒适量同服。④**胃病，肝区痛：**延胡索、川楝子各等量。研细粉，每服5～15克，每日2～3次，水煎服。

快速识别
①基生叶和茎生叶同形，有柄。
②总状花序，顶生或对叶生。
②
①

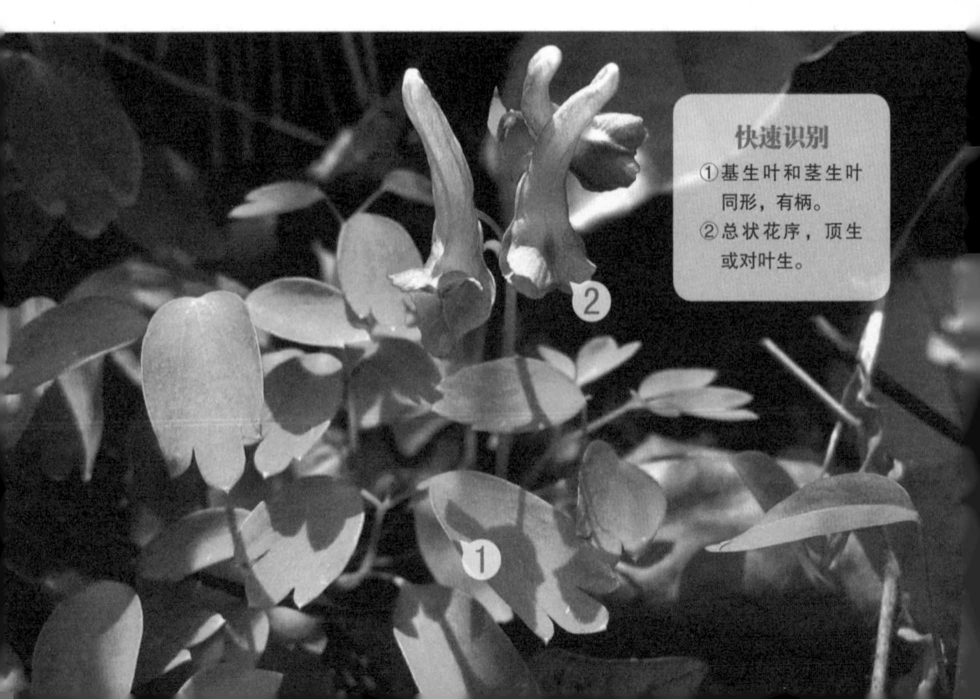

郁金

别名 黄郁、黄姜、玉金、温郁金、广郁金、白丝郁金、黄丝郁金。

性味归经 辛、苦，寒。归肝、心、肺经。

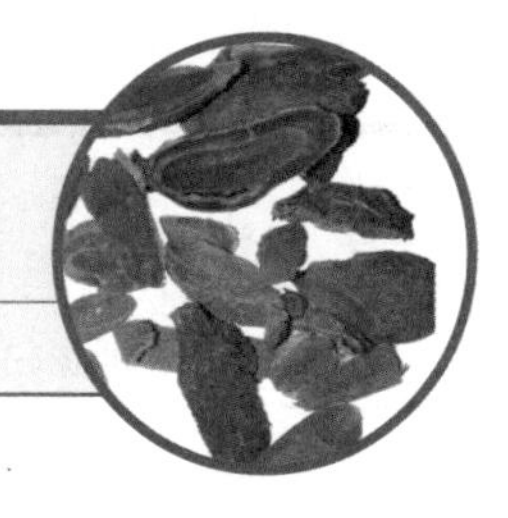

来源 为姜科植物温郁金 *Curcuma wenyujin* Y. H. Chen et C. Ling 等的干燥块根。

生境 生长于林下。多为人工栽培。主产于浙江、四川、江苏、福建、广西、广东、云南等地。

采收 冬季茎叶枯萎后采挖，除去泥沙及细根，蒸或煮至透心，干燥，切片或打碎。生用或明矾水炙用。

功用 活血止痛，行气化瘀，清心解郁，利胆退黄。用于经闭痛经，胸腹胀痛、刺痛，热病神昏，癫痫发狂，黄疸尿赤，血热尿赤，乳房胀痛。煎服，3~10克。

验方 ①**鼻出血，吐血：**郁金10克。研为细末，水冲服。②**尿血（非器质性疾病引起的）：**郁金50克，葱白1把。水煎温服，每日3次。③**肠梗阻：**郁金、桃仁、瓜蒌各15克。水煎后加麻油250毫升，1次温服。④**痔疮肿痛：**郁金末适量。水调涂之。⑤**病毒性肝炎：**郁金适量。研为细粉，每次5克，每日3次，口服，连服1个月以上。⑥**泌尿系统结石：**郁金适量。水煎，每次50克，每日2次，口服。

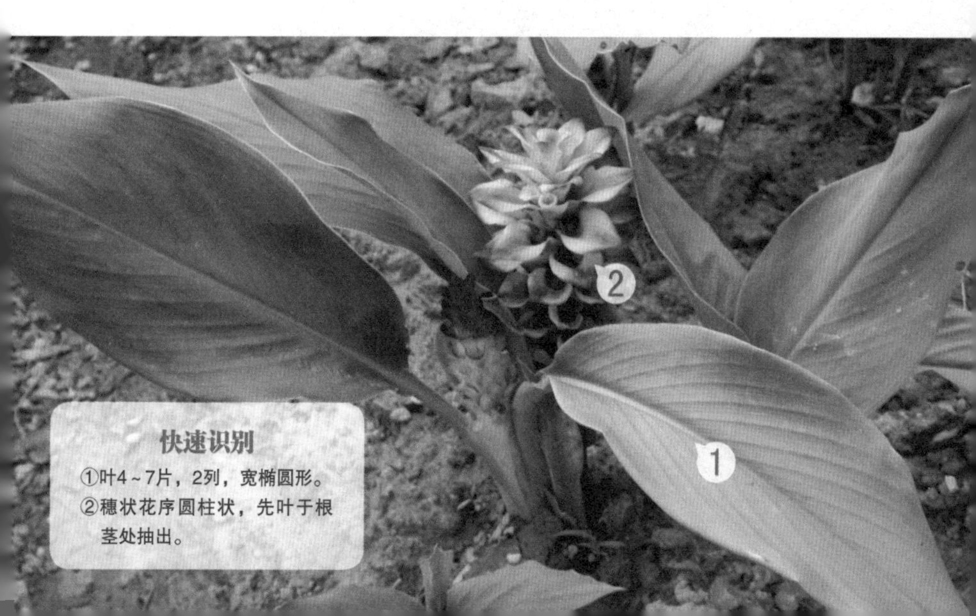

快速识别

①叶4~7片，2列，宽椭圆形。
②穗状花序圆柱状，先叶于根茎处抽出。

姜黄

别名 黄姜、宝鼎香、毛姜黄、片姜黄、黄丝玉金。

性味归经 辛、苦，温。归脾、肝经。

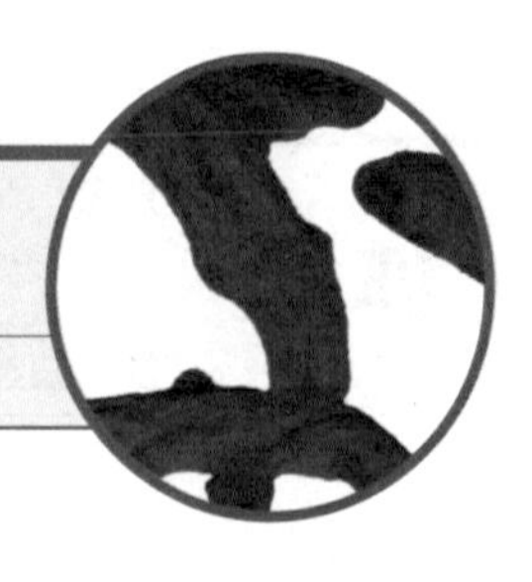

来源 为姜科植物姜黄 *Curcuma longa* L. 的干燥根茎。

生境 生长于排水良好、土层深厚、疏松肥沃的沙质壤土。主产于四川、福建、广东、广西、云南等地。

采收 冬季茎叶枯萎时采挖，洗净，煮或蒸至透心，晒干，除去须根，切厚片。生用。

功用 破血行气，通经止痛。用于胸胁刺痛，胸痹心痛，痛经闭经，癥瘕，风湿肩臂疼痛，跌打肿痛。煎服，3~10克；外用适量。

验方 ①**诸疮癣初生时痛痒：**姜黄适量。外敷。②**胃炎，胆道炎症，腹胀闷、疼痛，呕吐，黄疸：**姜黄、郁金、茵陈各7.5克，黄连0.6克，肉桂0.3克，延胡索6克。水煎服。③**经水先期而至、量少：**姜黄、当归、赤芍、熟地黄、川芎、黄芩、牡丹皮、延胡索、香附（制）各等份。水煎服。

1
2
快速识别
①叶根生，叶片椭圆形或较狭。
②穗状花序稠密。

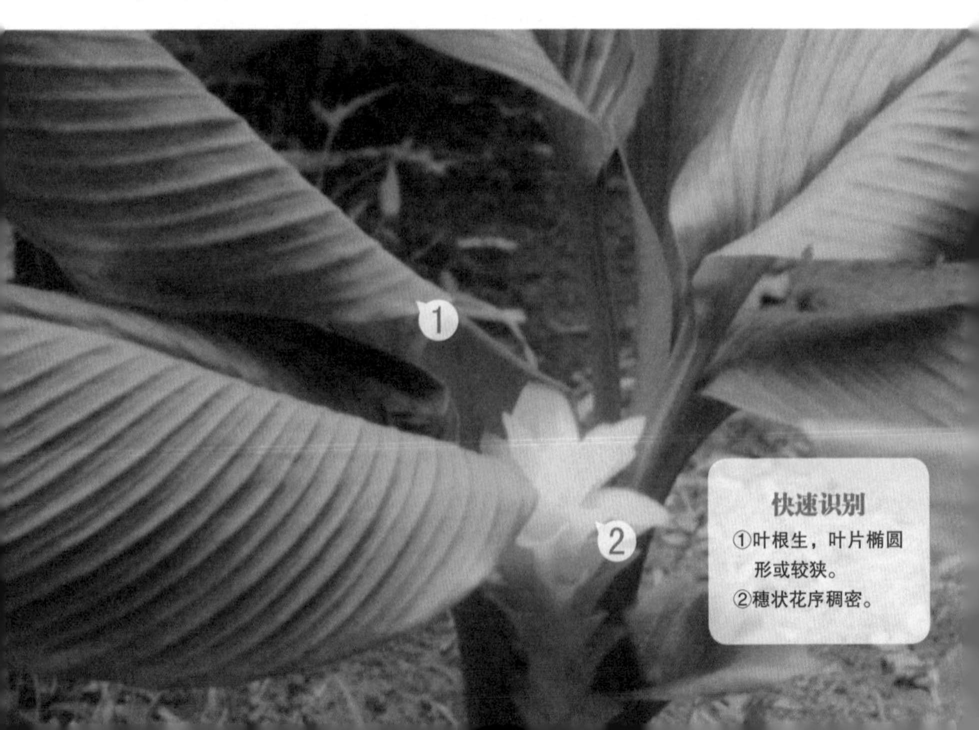

夏天无

别名 落水珠、夏无踪、野延胡、一粒金丹、伏地延胡索。

性味归经 苦、微辛，温。归肝经。

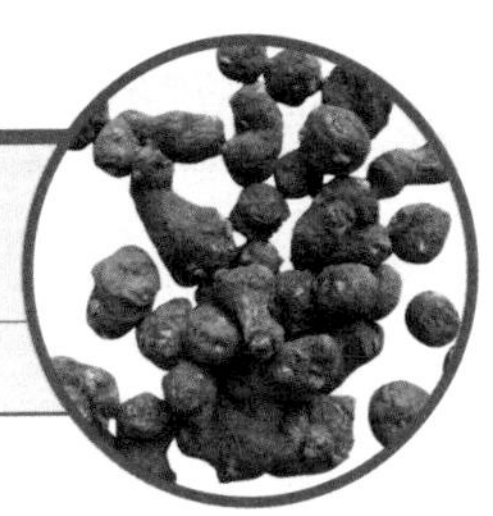

来源 为罂粟科植物伏生紫堇 *Corydalis decumbens* (Thunb.) Pers. 的干燥块茎。

生境 生长于土层疏松肥沃、富含腐殖质、排水良好的壤土。主产于江西、浙江等地。

采收 春季或初夏出苗后采挖，除去茎、叶及须根，洗净，鲜用或晒干。

功用 活血止痛，舒筋活络，祛风除湿。用于中风偏瘫，头痛，跌打损伤，风湿性关节炎，坐骨神经痛，腰腿疼痛。煎服，6~12克。

验方 ①**腰肌劳损：**夏天无全草25克。水煎服。②**风湿性关节炎：**夏天无适量。研为末，每次服15克，每日2次。③**高血压：**夏天无、钩藤、桑白皮、夏枯草各等份，水煎服；或夏天无研末冲服，每次2~4克，水煎服。④**高血压、脑瘤或脑栓塞所致偏瘫：**鲜夏天无适量。捣烂，每次大粒4~5粒，小粒8~9粒，每日1~3次，米酒或开水送服，连服3~12个月。

快速识别
①茎细弱。
②基生叶常1枚，叶片轮廓三角形；茎生叶3~4枚，互生或对生。
①
②

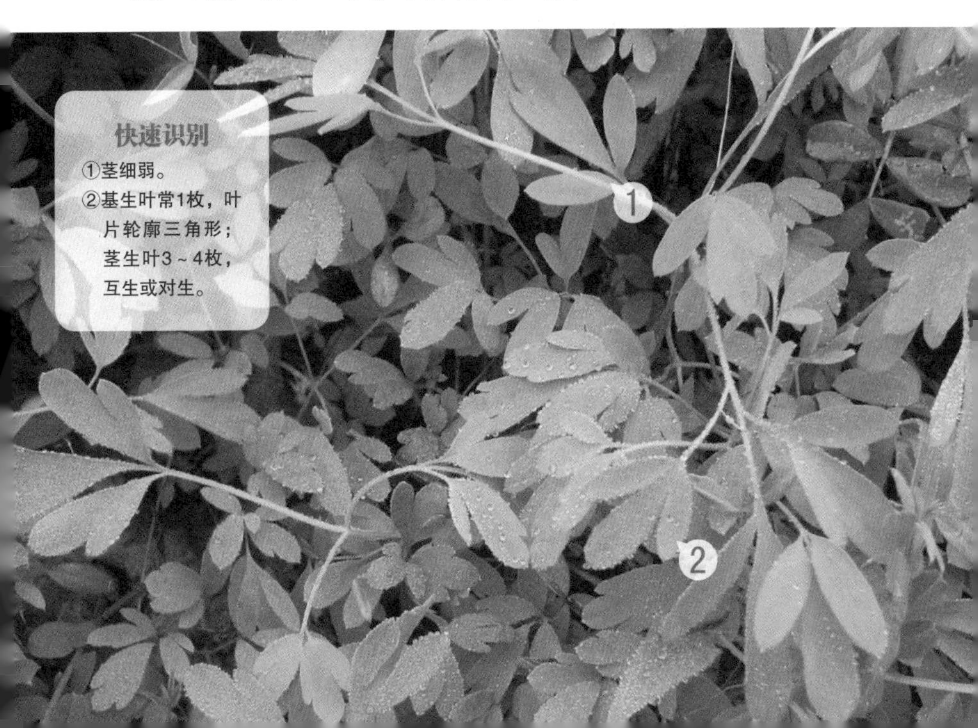

/ 活血调经 /

丹参

别名 山参、赤参、红根、活血根、紫丹参。

性味归经 苦，微寒。归心、肝经。

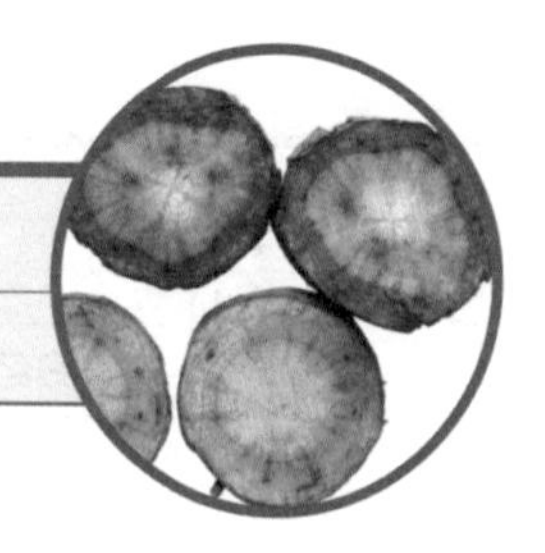

来源 为唇形科植物丹参 *Salvia miltiorrhiza* Bge. 的干燥根及根茎。

生境 生长于气候温暖湿润、日照充足的地方。主产于安徽、江苏、山东、河北、四川等地。

采收 春、秋两季采挖，除去泥沙，干燥，切厚片。生用或酒炙用。

功用 活血祛瘀，通经止痛，清心除烦，凉血消痈。用于胸痹心痛，脘腹胁痛，月经不调，痛经经闭，癥瘕积聚，热痹疼痛，疮疡肿痛，心烦不眠。煎服，10～15克。

验方 ①**月经不调：**丹参适量。研粉，每次6克。②**血瘀经闭、痛经：**丹参60克，月季花、红花各15克。以白酒500毫升浸渍，每次饮1～2小杯。③**胃痛：**丹参、甘草、乌贼骨各30克，三七9克。共为末，每次1～1.5克，每日3次。④**冠心病心绞痛：**丹参15克，三七100克。共研细末，每次10克，加糖适量，泡茶饮。⑤**急、慢性肝炎：**丹参、板蓝根、郁金各9克，茵陈15克。水煎服。⑥**血瘀经闭、腹痛：**丹参25克，赤芍、香附各20克，延胡索、红花各15克，三棱10克。水煎服。

2
3
1
快速识别
①茎四棱形。
②叶对生，奇数羽状复叶。
③轮伞花序组成顶生或腋生的总状花序，每轮有花3～10朵。

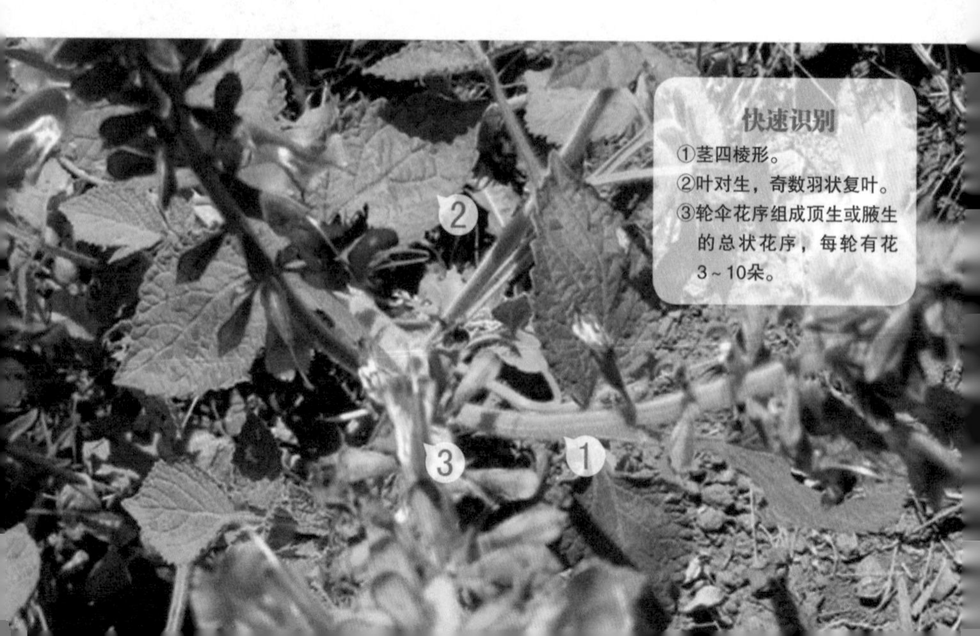

红花

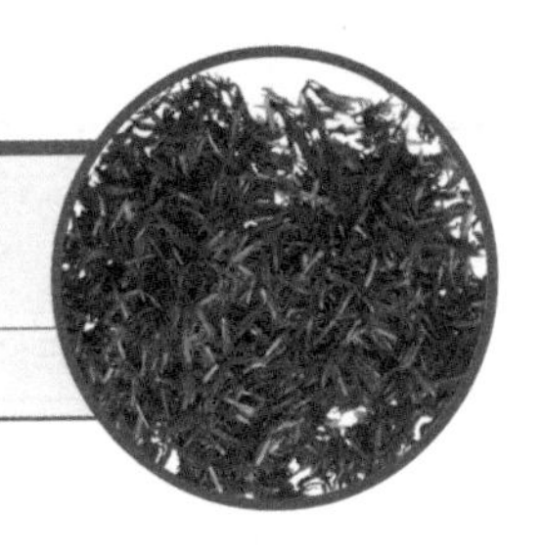

别名 红蓝花、草红花、刺红花、杜红花、金红花。

性味归经 辛，温。归心、肝经。

来源 为菊科植物红花 *Carthamus tinctorius* L. 的干燥花。

生境 生长于向阳、地热高燥、土层深厚、中等肥力、排水良好的沙质土壤。全国各地均有栽培。

采收 夏季花由黄变红时采摘，阴干或晒干。生用。

功用 活血通经，散瘀止痛。用于经闭，痛经，恶露不行，癥瘕痞块，胸痹心痛，瘀滞腹痛，胸胁刺痛，跌打损伤，疮疡肿痛。煎服，3～10克。

验方 ①**痛经：**红花6克，鸡血藤24克。水煎，调黄酒适量服。②**关节炎肿痛：**红花炒后研末适量。加入等量的地瓜粉，盐水或烧酒调敷患处。③**产后腹痛：**红花、川芎、炙甘草、炮姜各10克，桃仁、蒲黄（包煎）各15克，五灵脂（包煎）20克。水煎服。④**喉痛，音哑：**红花、枳壳、柴胡各5克，桃仁、桔梗、甘草、赤芍各10克，生地黄20克，当归、玄参各15克。水煎服。⑤**痛经，经闭：**红花、桃仁、当归、白芍各15克，川芎10克，熟地黄20克。水煎服。

快速识别
①叶互生，质硬，近于无柄而抱茎，卵形或卵状披针形。
②花序大，顶生。
2
1

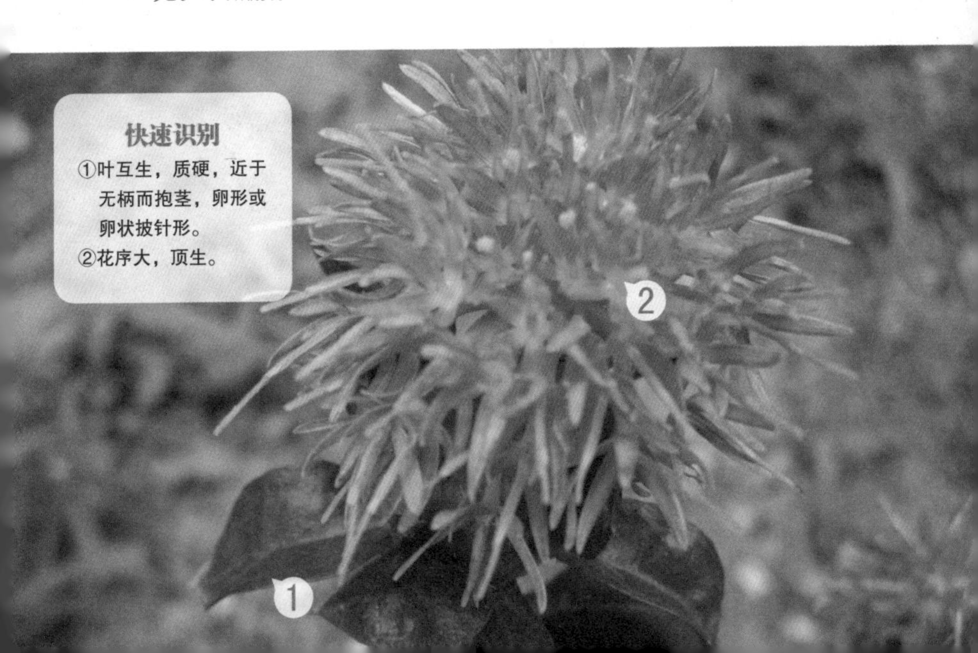

益母草

别名 益母、坤草、茺蔚、野天麻、益母蒿、地母草。

性味归经 苦、辛，微寒。归肝、心包、膀胱经。

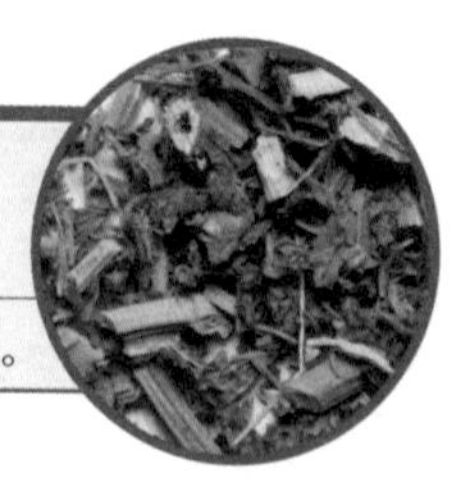

来源 为唇形科植物益母草 *Leonurus japonicus* Houtt. 的新鲜或干燥地上部分。

生境 生长于山野荒地、田埂、草地等。产于全国大部分地区。

采收 鲜品春季幼苗期至初夏花前期采割；干品夏季茎叶茂盛、花未开或初开时采割，晒干，或切段晒干。生用或熬膏用。

功用 活血调经，利尿消肿，清热解毒。用于月经不调，痛经经闭，恶露不净，水肿尿少，急性肾炎水肿。煎服，干品9～30克，鲜品12～40克。

验方 ①**痛经：**益母草30克，香附9克。水煎，冲酒服。②**闭经：**益母草90克，橙子30克，红糖50克。水煎服。③**瘀血块结：**益母草50克。水、酒各半煎服。④**产后腹痛：**益母草50克，生姜30克，大枣20克，红糖15克。水煎服。

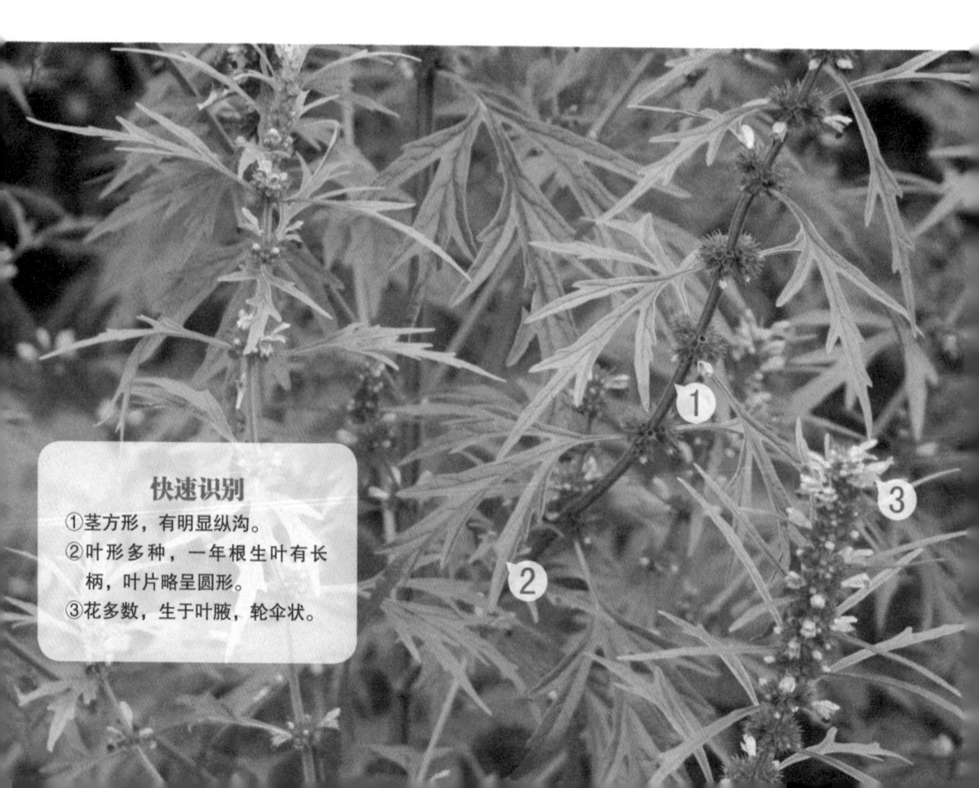

快速识别

①茎方形，有明显纵沟。
②叶形多种，一年根生叶有长柄，叶片略呈圆形。
③花多数，生于叶腋，轮伞状。

泽兰

别名 虎兰、虎蒲、风药、地石蚕、蛇王草、地瓜儿苗。

性味归经 苦、辛，微温。归肝、脾经。

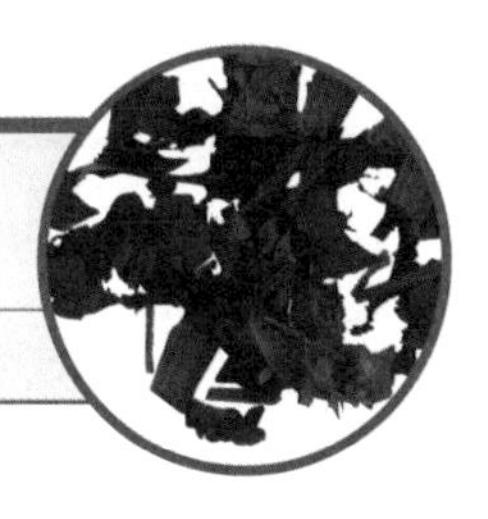

来源 为唇形科植物毛叶地瓜儿苗*Lycopus lucidus* Turcz. var. *hirtus* Regel 的干燥地上部分。

生境 生长于沼泽地、水边。多为野生，也有栽培。全国大部分地区均产，分布于黑龙江、辽宁、浙江、湖北等地。

采收 夏、秋两季当茎叶生长茂盛时采收，割取全草，去净泥杂，晒干，切段。生用。

功用 活血调经，祛瘀消痈，利水消肿。用于月经不调，经闭，痛经，产后瘀血腹痛，疮痈肿毒，水肿腹水。煎服，6～12克；外用适量。

验方 ①**经闭腹痛：**泽兰、铁刺菱各15克，马鞭草、益母草各25克，土牛膝5克。水煎服。②**小儿褥疮：**泽兰心适量。嚼生敷之。③**疮肿初起，损伤瘀肿：**泽兰适量。捣敷之。④**痈疽发背，蛇咬伤：**泽兰全草100～200克，煎服。另取鲜叶1握，调冬蜜捣烂敷患处，每日2换。

快速识别
①茎通常单一。
②叶交互对生，长圆状披针形，边缘具锐尖粗牙齿状锯齿。
①
②

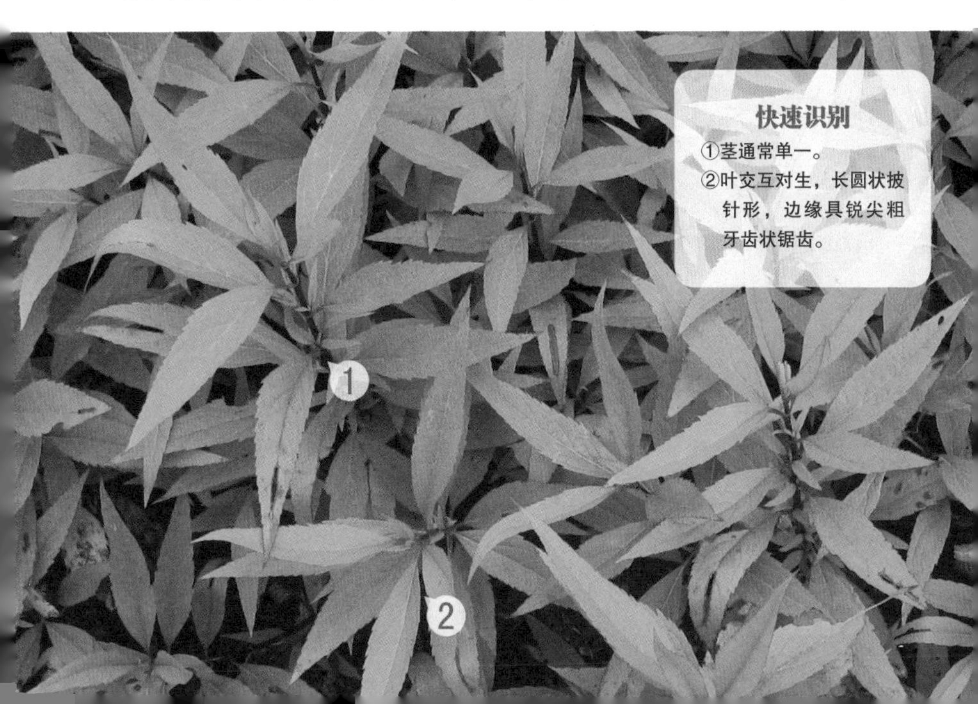

川牛膝

别名 牛膝、甜牛膝、大牛膝、拐牛膝、白牛膝、天全牛膝。

性味归经 甘、微苦，平。归肝、肾经。

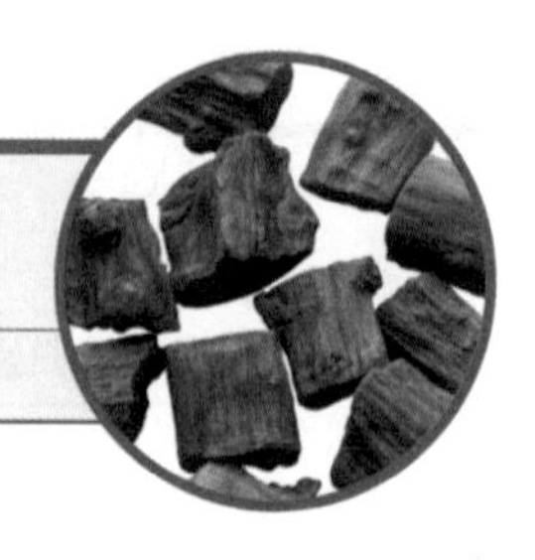

来源 为苋科植物川牛膝 *Cyathula officinalis* Kuan 的干燥根。

生境 生长于林缘、草丛中或栽培。主产于四川、云南、贵州等地。

采收 秋、冬两季采挖，除去芦头、须根及泥沙，烘或晒至半干，堆放回润，再烘干或晒干，切薄片。生用或酒炙用。

功用 逐瘀通经，通利关节，利尿通淋。用于关节痹痛，尿血血淋，跌打损伤。煎服，5～10克。

验方 ①**高血压：**川牛膝20克，牡丹皮、桃仁、当归、川芎、龙骨、牡蛎各15克，车前子10克。煎汤服用。②**腰腿痛：**川牛膝、续断、杜仲各10克。水煎服，每日1剂。③**功能失调性子宫出血：**川牛膝30～45克。水煎，顿服或分2次服，一般连服2～4日后出血停止；病程较长者，血止后减量，连服5～10日。④**牙痛：**川牛膝、生石膏、生地黄、赭石各50克，甘草10克。水煎2次，混合后分上、下午服，每日1剂。

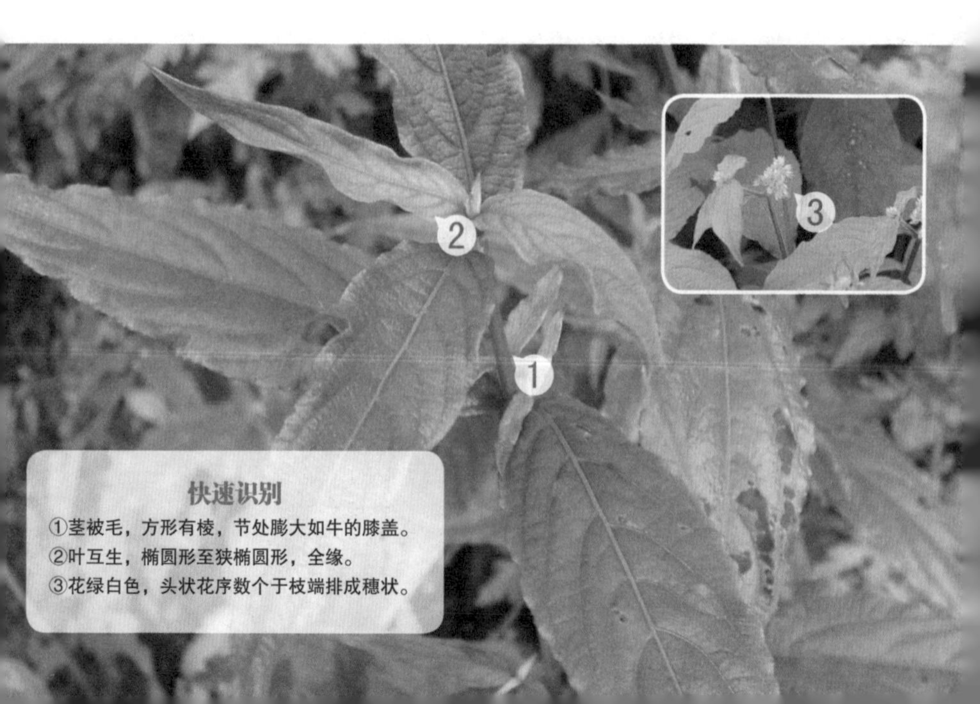

快速识别

①茎被毛，方形有棱，节处膨大如牛的膝盖。
②叶互生，椭圆形至狭椭圆形，全缘。
③花绿白色，头状花序数个于枝端排成穗状。

鸡血藤

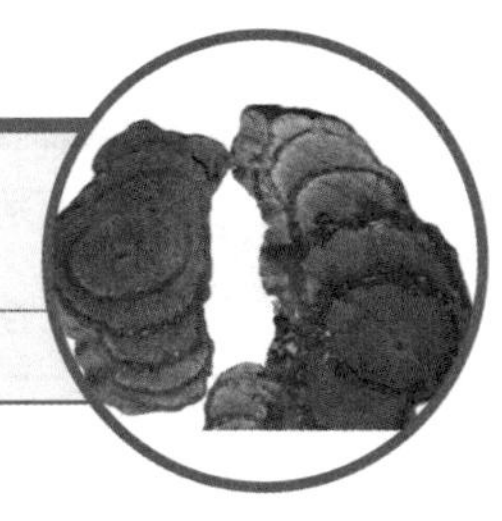

别名 红藤、血风藤、大血藤、活血藤、血龙藤。

性味归经 苦、甘，温。归肝、肾经。

来源 为豆科植物密花豆 *Spatholobus suberectus* Dunn 的干燥藤茎。

生境 生长于灌木丛中或山野间。主产于广西等地。

采收 秋、冬两季采收，除去枝叶，切片，晒干。生用或熬膏用。

功用 补血活血，调经止痛，舒筋活络。用于月经不调，痛经，经闭，血虚萎黄，麻木瘫痪，风湿痹痛。煎服，9～15克。

验方 ①**手脚痛**：鸡血藤100克。水煎服。②**贫血**：鸡血藤、土党参各30克。水煎服。③**风湿性关节炎**：鸡血藤、老鹳草各15克，忍冬藤30克，豨莶草、白薇各12克。水煎服。④**腰痛**：鸡血藤、伸筋草各9克。水煎服。⑤**月经失调**：鸡血藤30克，月季花20克。每日1剂，水煎，分3次服。⑥**痛经**：鸡血藤30克，茄子根20克。水煎，每日1剂，分2次服。⑦**闭经**：鸡血藤30克。水煎，每日1剂，分2次服。⑧**中风后遗症手足痿弱、偏瘫**：鸡血藤30克，黄芪15克，丹参、地龙、赤芍各12克。水煎服。

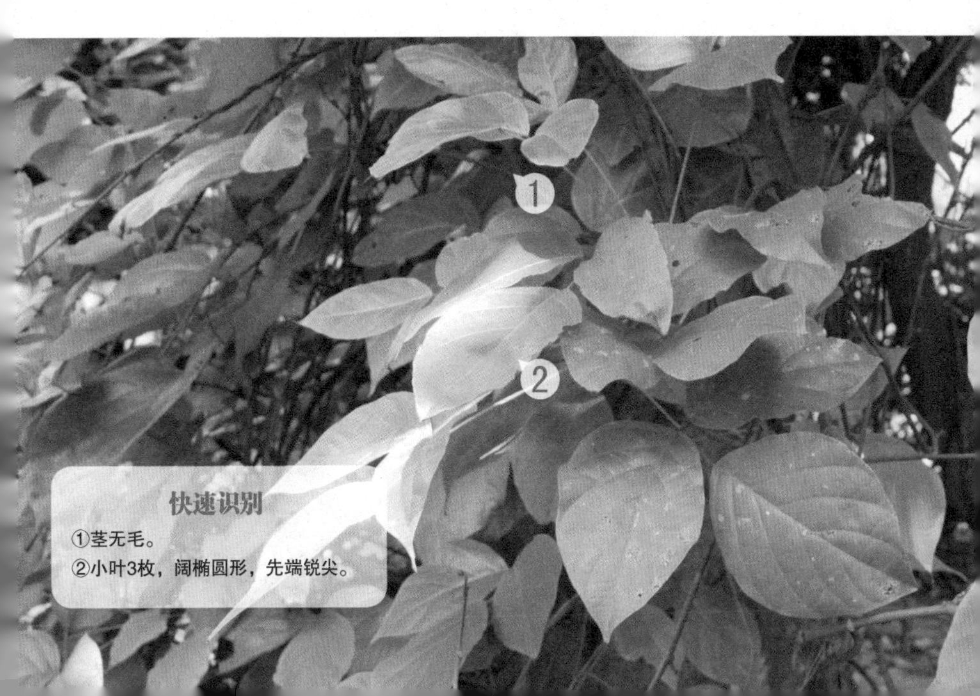

快速识别

①茎无毛。

②小叶3枚，阔椭圆形，先端锐尖。

王不留行

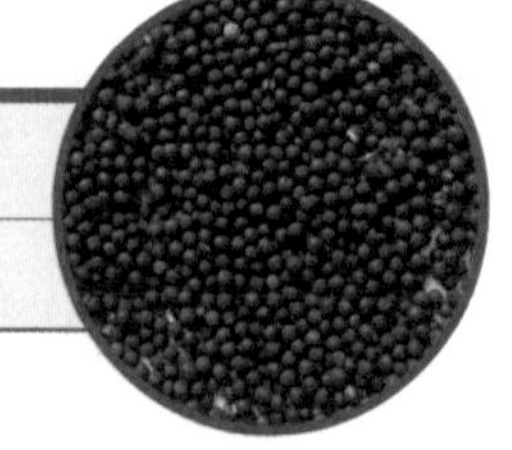

别名 奶米、大麦牛、不母留、王母牛。

性味归经 苦，平。归肝、胃经。

来源 为石竹科植物麦蓝菜 *Vaccaria segetalis* (Neck.) Garcke 的干燥成熟种子。

生境 生长于山地、路旁及田间。主产于河北。

采收 夏季果实成熟、果皮尚未开裂时采割植株，晒干，打下种子，除去杂质，再晒干。生用或炒用。

功用 活血通经，下乳消肿，利尿通淋。用于乳汁不下，经闭，痛经，乳痈肿痛，淋证涩痛。煎服，5～10克。

验方 ①**急性乳腺炎：**王不留行25克，蒲公英50克。每日1剂，水煎分2次服。②**血栓性脉管炎：**王不留行、茯苓、茜草、丹参各12克，黄柏、土鳖虫各6克，木瓜、清风藤、川牛膝各9克，薏苡仁20克。水煎服，每日1剂，每日2次。③**缺乳：**王不留行15克，猪蹄1只，穿山甲9克，通草10克。加水炖服。

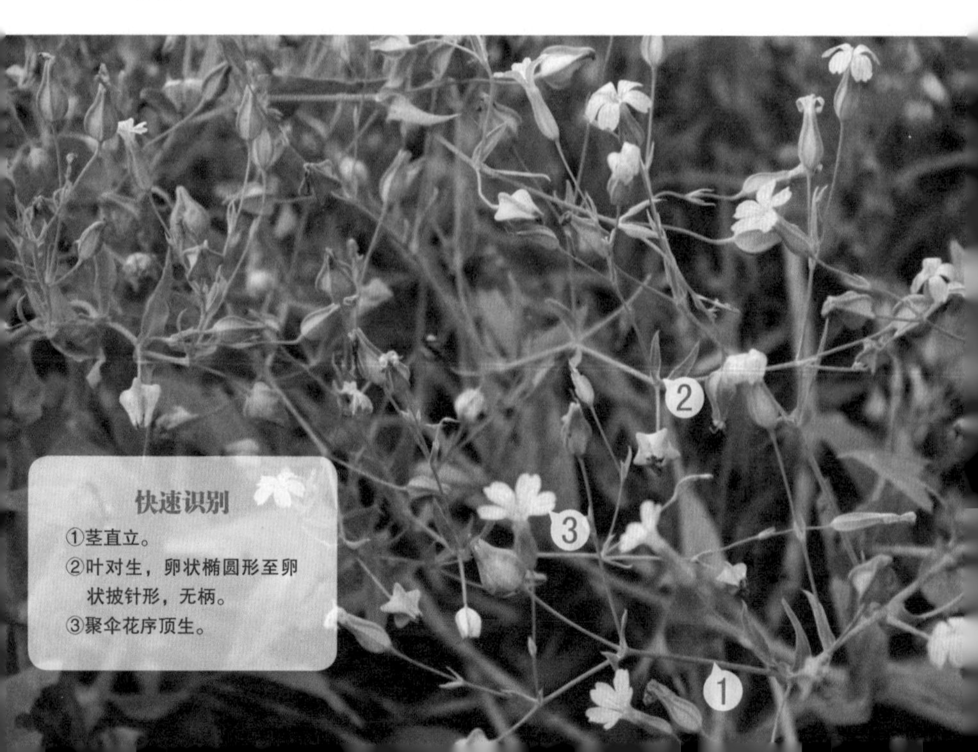

快速识别

①茎直立。
②叶对生，卵状椭圆形至卵状披针形，无柄。
③聚伞花序顶生。

凌霄花

别名 追罗、紫葳花、堕胎花、吊墙花、藤萝草、上树龙。

性味归经 甘、酸，寒。归肝、心包经。

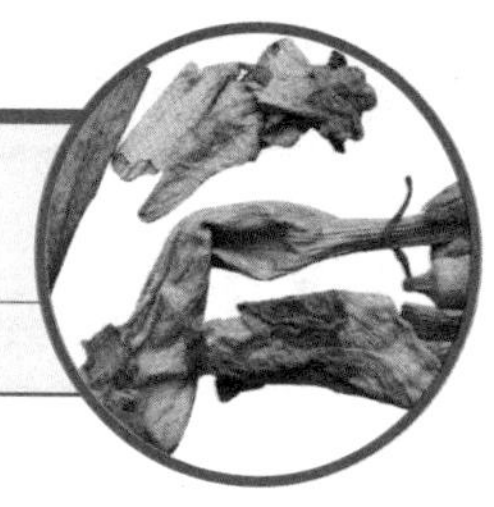

来源 为紫葳科植物美洲凌霄 *Campsis radicans* (L.) Seem. 的干燥花。

生境 生长于墙根、树旁、竹篱边。多为野生，也有栽培。主产于江苏、浙江、江西、湖北等地。

采收 夏、秋两季花盛开时采收，干燥。生用。

功用 活血通经，凉血祛风。用于月经不调，经闭癥瘕，产后乳肿，风疹发红，皮肤瘙痒，痤疮。煎服，5～9克。

验方 ①**皮肤湿癣**：凌霄花、白矾、雄黄各9克，黄连、天南星、羊蹄根各10克。研细末，用水调匀外擦患处，每日3次。②**月经不调，瘀血闭经**：凌霄花、月季花各15克，益母草、丹参各25克，红花10克。水煎服。③**血热风盛的周身痒症**：凌霄花9克。水煎服。④**闭经**：凌霄花适量。为末，每次10克，饭前温酒下。⑤**便血**：凌霄花适量。浸酒饮服。

快速识别
①茎黄褐色。
②叶对生，羽状复叶。
③圆锥花序顶生，花大。
3
1
2

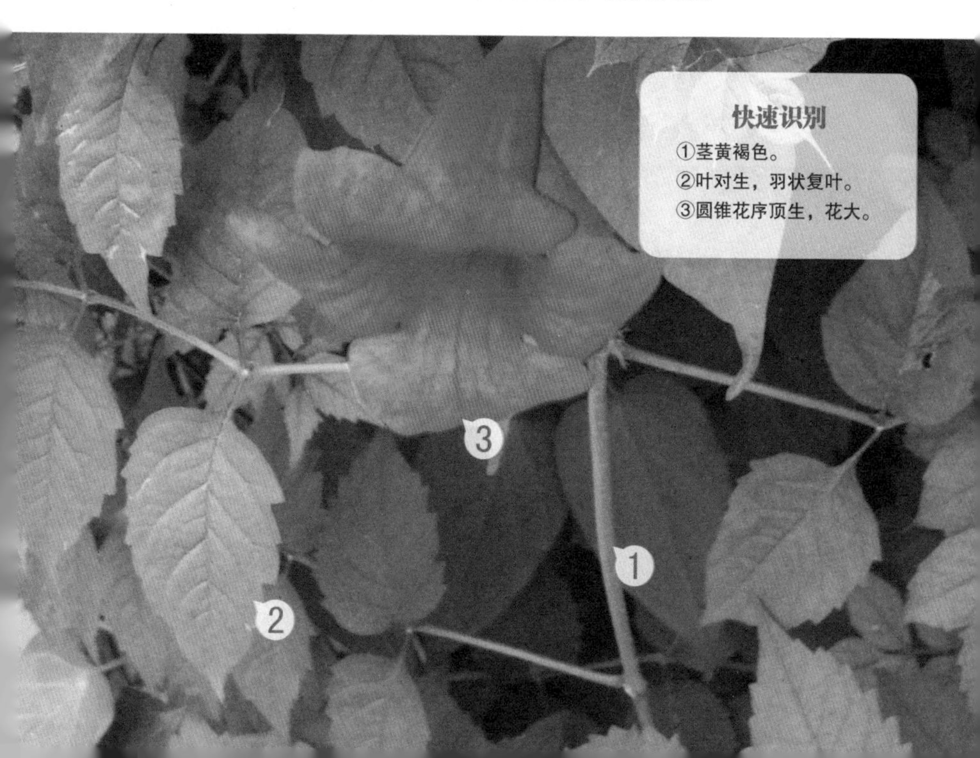

/ 活血疗伤 /

马钱子

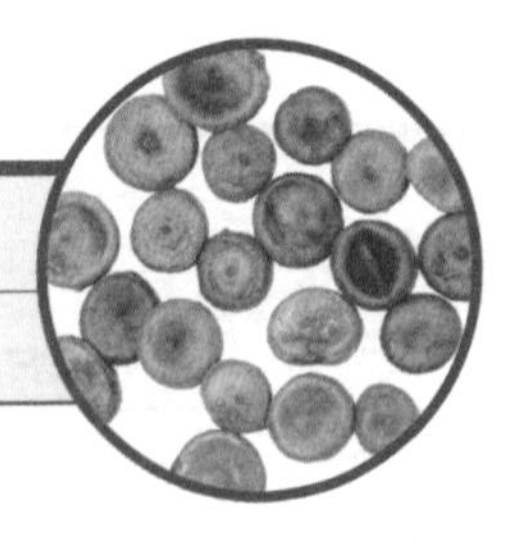

别名 苦实、马前子、番木鳖。

性味归经 苦，温；有大毒。归肝、脾经。

来源 为马钱科植物马钱 *Strychnos nux-vomica* L. 的干燥成熟种子。

生境 生长于山地林中。主产于福建、台湾、广东、广西、云南等地。

采收 冬季采收成熟果实，取出种子，晒干。炮制后入药。

功用 通络止痛，散结消肿。用于风湿顽痹，骨折肿痛，麻木瘫痪，跌打损伤，痈疽疮毒，小儿麻痹后遗症，类风湿关节痛。0.3～0.6克，炮制后入丸、散用；外用适量，研末涂敷。

验方 ①**喉炎肿痛：**马钱子、青木香、山豆根各等份。为末，吹入喉中。②**面神经麻痹：**马钱子适量。润湿后切成薄片，6克可切18～24片，排列于橡皮膏上，贴敷于患侧面部（向左歪贴右，向右歪贴左），7～10日调换1张，至恢复正常为止。③**风湿性关节炎：**马钱子60克，老鹳草、透骨草、穿山甲（炮）、骨碎补各30克。先将马钱子加温水泡至皮软，剥去皮，破为两半，晾干后放香油炸至酥焦为度，与其他几味药共研极细末，贮瓶备用。每晚服0.3～0.4克，用黄酒或白开水冲服。④**狂犬病：**马钱子1粒。酒磨成粉末，开水吞服。

1
2
3
快速识别
①树皮灰色。
②叶对生，叶片革质，广卵形或近于圆形。
③浆果球形。

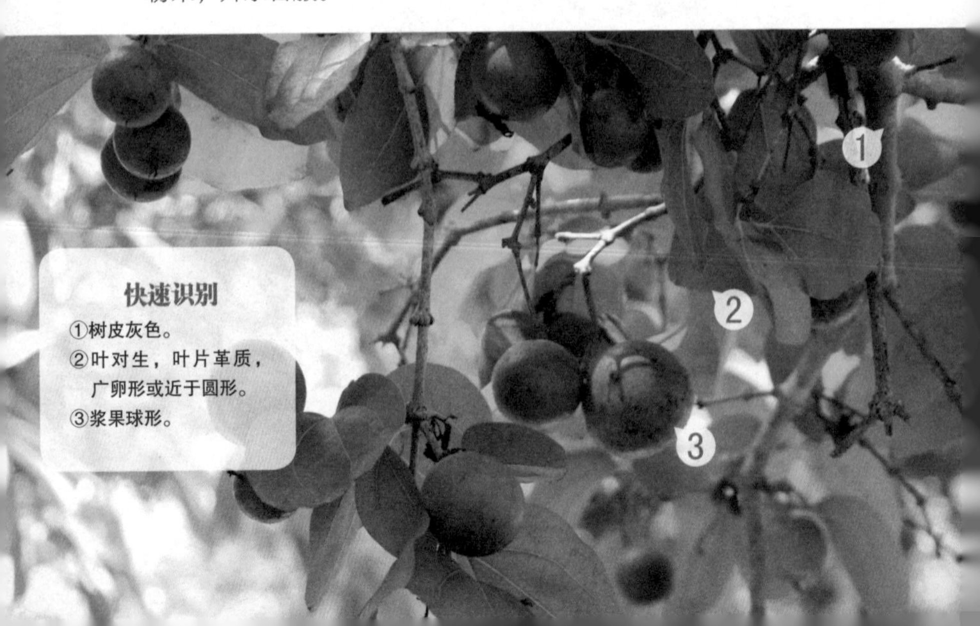

自然铜

别名 石髓铅、方块铜。

性味归经 辛，平。归肝经。

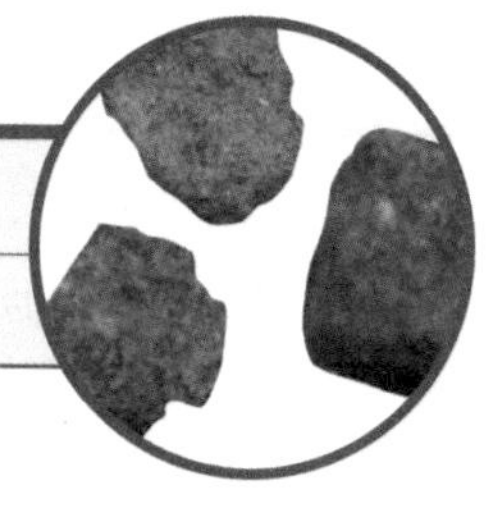

来源 为硫化物类矿物黄铁矿族黄铁矿，主含二硫化铁 (FeS_2)。

生境 主产于四川、广东、江苏、云南等地。

采收 全年均可挖采，除去杂质，砸碎，以火煅透，醋淬。研末或水飞用。

功用 散瘀止痛，续筋接骨。用于跌打肿痛，筋骨折伤，瘀阻疼痛。3~9克，多入丸、散服，若入煎剂宜先煎；外用适量。

验方 ①**闪腰岔气，腰痛：**煅自然铜、土鳖虫各50克。研末，每次2克，开水送下，每日2次。②**跌打肿痛：**自然铜（研极细，水飞过）、没药、当归各0.25克。以酒调频服，以手摩痛处。③**恶疮及火烧汤烫：**自然铜、密陀僧各50克（并煅研），甘草、黄柏各100克(并为末)。上4味，一并研细，收密器中，水调涂或干敷。④**跌打损伤，骨折：**自然铜、骨碎补各50克，红花、当归各24克，土鳖虫15克。共研细粉，每服6克，黄酒送服。

1
2
快速识别
①药用品多呈方块形，表面亮铜黄色，有的表面显棕褐色。
②立方体相邻晶面上的条纹相互垂直。

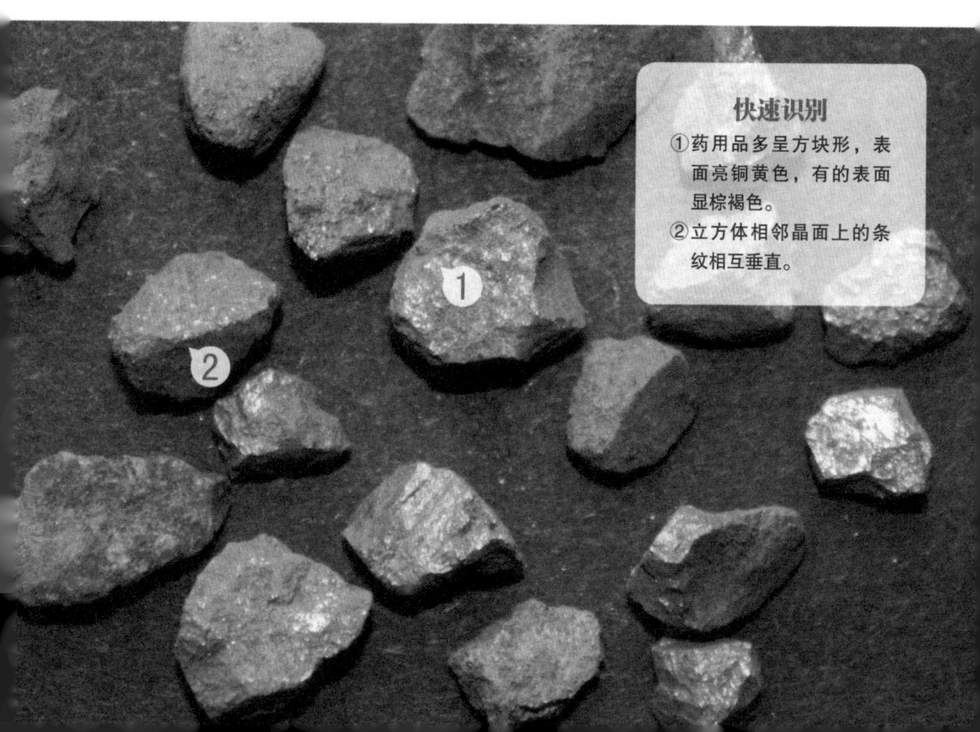

儿茶

别名 孩儿茶、儿茶膏、方儿茶、乌丁泥。

性味归经 苦、涩，微寒。归肺、心经。

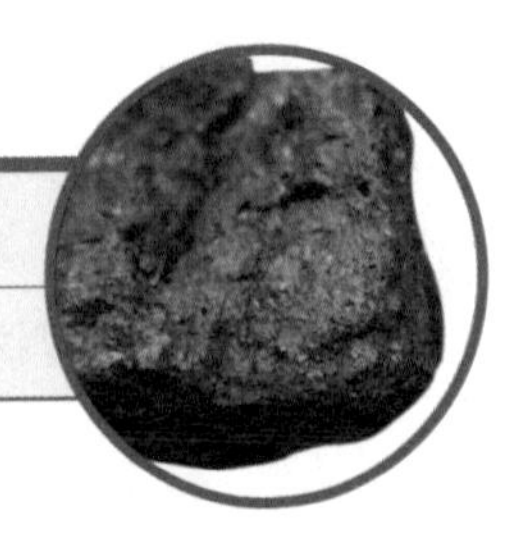

来源 为豆科植物儿茶 *Acacia catechu* (L. f.) Willd. 的去皮枝、干的干燥煎膏。

生境 生长于向阳坡地。主产于云南、广西等地。

采收 冬季采收枝、干，除去外皮，砍成大块，加水煎煮，浓缩，干燥，打碎。生用。

功用 活血止痛，止血生肌，收湿敛疮，清肺化痰。用于溃疡不敛，湿疹，口疮，跌打肿痛，外伤出血。1～3克，多入丸、散服，煎服宜包煎；外用适量。

验方 ①**萎缩性鼻炎：**儿茶20克。研成细粉面，每取少许吹入鼻内。②**口疮糜烂：**儿茶5克，硼砂2.5克。研粉，敷患处。③**疮疡久不收口，湿疹：**儿茶、龙骨各5克，冰片0.5克。共研细粉，敷患处。④**肺结核咯血：**儿茶50克，明矾40克。共研细末，水煎服，每次0.1～0.2克，每日3次。

快速识别
①树皮棕色或灰棕色，常条状薄片开裂。
②叶为2回偶数羽状复叶，互生。
①
②

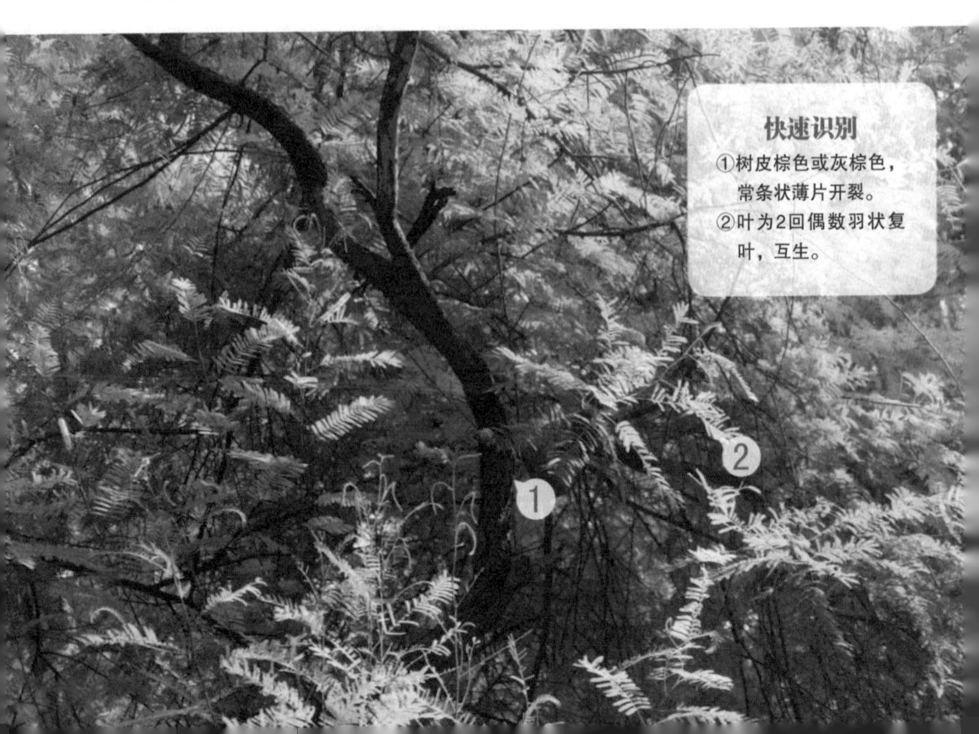

没药

别名 末药、明没药、生没药、生明没药。

性味归经 辛、苦，平。归心、肝、脾经。

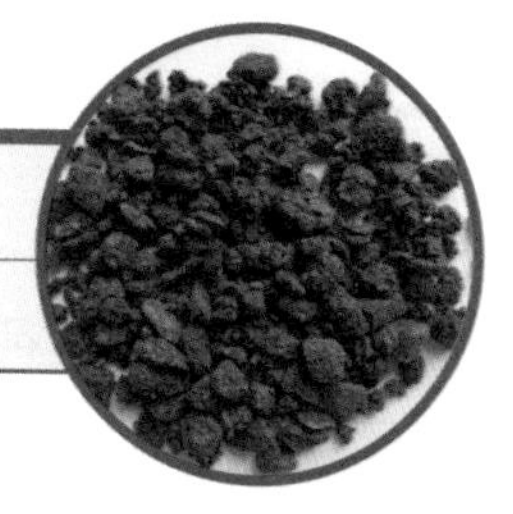

来源 为橄榄科植物地丁树 *Commiphora myrrha* Engl. 等的干燥树脂。

生境 生长于海拔500～1500米的山坡地。主产于非洲索马里、埃塞俄比亚以及印度等地。

采收 每年11月至次年2月，采集由树皮裂缝处渗出于空气中变成红棕色坚块的油胶树脂，去净树皮及杂质，打碎后炒用。

功用 散瘀定痛，消肿生肌。用于胸痹心痛，胃脘疼痛，痛经经闭，产后瘀阻，癥瘕腹痛，风湿痹痛，跌打损伤，痈肿疮疡。3～5克，炮制去油，多入丸、散用，一般不用煎剂。

验方 ①**血栓性外痔：**没药、乳香各20克，大枣20枚。将上3味药捣碎成膏并完全融合为一体，备用。用时取上药适量做成饼状，敷贴于外痔表面，再外敷纱布，用胶布固定，每日换药1次。②**肩周炎：**没药、乳香各10克，生姜30克。将生姜捣烂，与乳香、没药同为糊状，摊成薄饼，外贴在肩部压痛明显部位，用胶布固定，每日1次，连用5日。③**药物性唇周炎：**制没药、枯矾、滑石、赤石脂各6克，冰片1克。将前4味药研成细面后，和冰片研匀，装瓶密封备用。用生理盐水先清洗患部，再用上述药粉干扑，敷料外贴，早、晚各换药1次。④**睾丸肿痛：**没药、乳香各9克，当归、延胡索、赤芍、桃仁、川牛膝、穿山甲各10克，甘草3克。水煎分2次服。

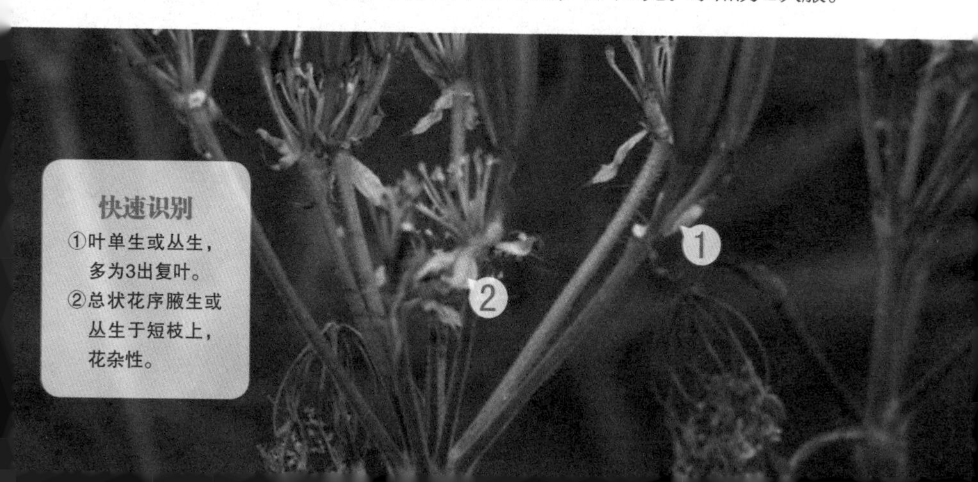

快速识别

①叶单生或丛生，多为3出复叶。

②总状花序腋生或丛生于短枝上，花杂性。

三棱

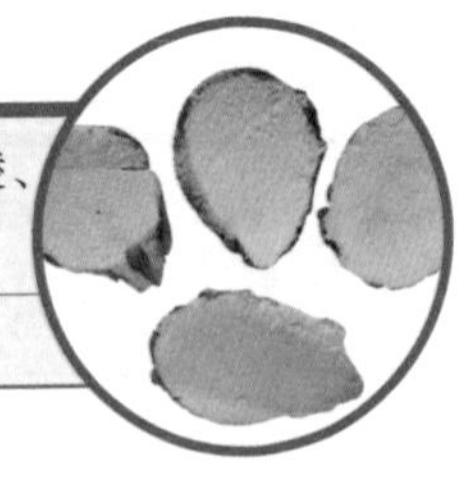

别名 芩根、芩草、京三棱、红蒲根、光三棱、黑三棱、三棱草。

性味归经 辛、苦，平。归肝、脾经。

来源 为黑三棱科植物黑三棱 *Sparganium stoloniferum* Buch. -Ham. 的干燥块茎。

生境 生长于池沼或水沟等处。主要产于河北、辽宁、江西、江苏等地。

采收 冬季至次年春季采挖，洗净泥土，除去茎叶，削去外皮，晒干或烘干，切片。生用或醋炙后用。

功用 破血行气，消积止痛。用于癥瘕痞块，胸痹心痛，痛经，瘀血经闭，食积胀痛。煎服，5～10克。

验方 ①**食积腹胀：**三棱、莱菔子各9克。水煎服。②**反胃恶心，药食不下：**三棱（炮）50克，丁香1.5克。共研为末，每服5克，开水送下。③**肝脾肿大：**三棱、红花各15克，莪术10克，赤芍、香附各20克。水煎服。

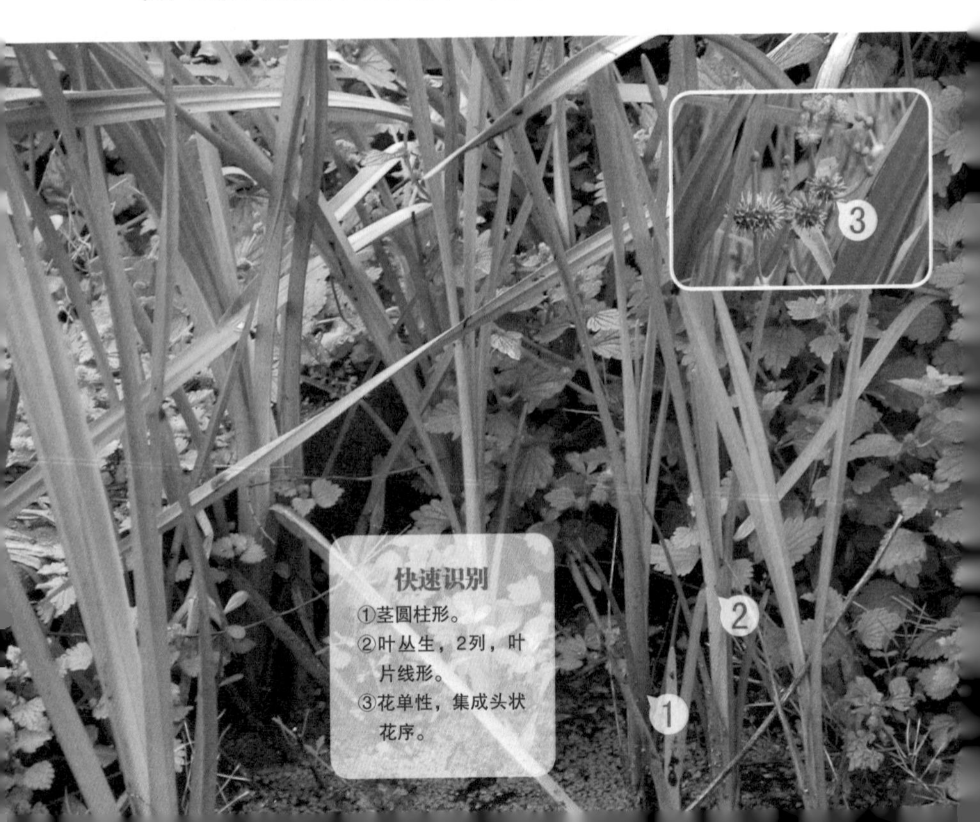

快速识别

①茎圆柱形。
②叶丛生，2列，叶片线形。
③花单性，集成头状花序。

/ 破血消癥 /

水蛭

别名 马蜞、马蛭、蚂蟥、马黄、肉钻子。

性味归经 咸、苦，平；有小毒。归肝经。

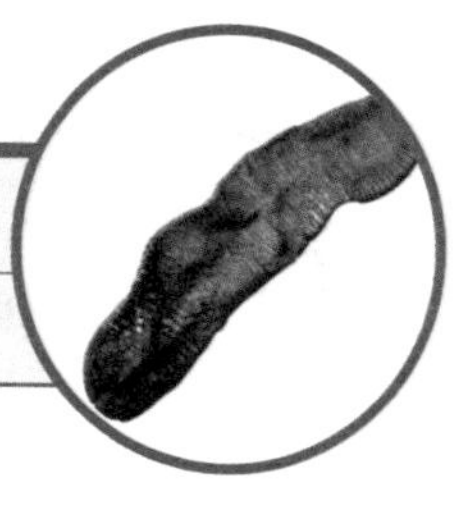

来源 为水蛭科动物蚂蟥 *Whitmania pigra* Whitman 等的干燥全体。

生境 生长于湖泊、池塘以及水田中。分布于全国各地。

采收 夏、秋两季捕捉，用沸水烫死，晒干或低温干燥。生用，或用滑石粉烫后用。

功用 破血通经，逐瘀消癥。用于癥瘕痞块，血瘀经闭，中风偏瘫，跌打损伤。煎服，1～3克。

验方 ①**骨折：**水蛭适量。新瓦上焙干，为细末，热酒调下5克，并及时固定骨折处。②**肝癌：**水蛭、虻虫、土鳖虫、壁虎、蟾皮各等量。炼蜜为丸，每丸4.5克，每次9克，每日2次。③**慢性前列腺炎：**水蛭、黄柏、知母、穿山甲、沙苑子各10克，蒲公英、白茅根各30克，败酱草、王不留行各20克。水煎2次，分2次服，每日1剂。④**中风后遗症：**水蛭50克，郁金20克，川芎30克。共研粉，温水冲服，每次10克，每日3次。

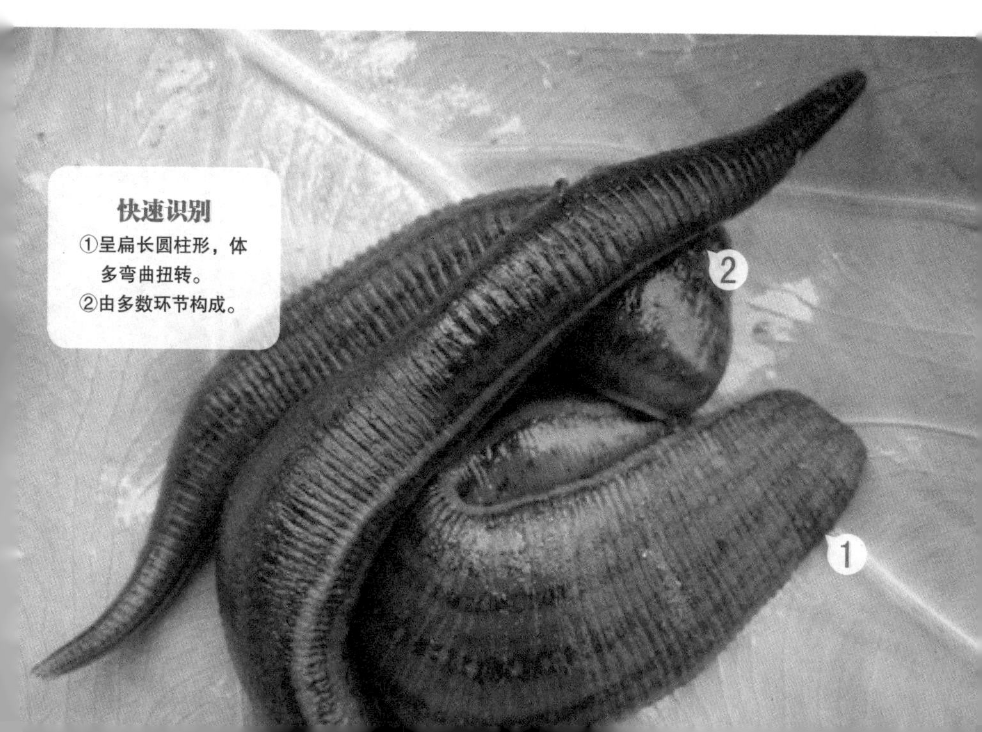

马鞭草

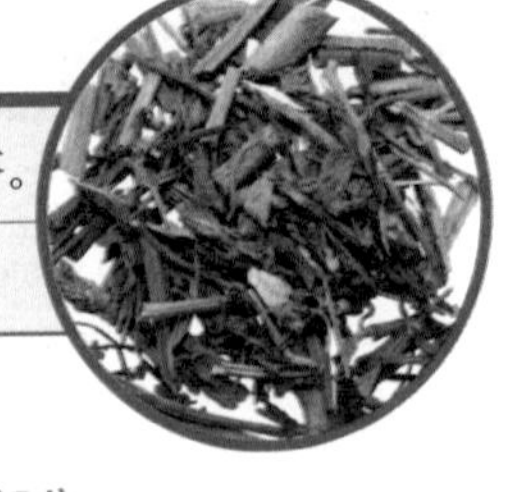

别名 马鞭、白马鞭、龙芽草、铁马鞭、野荆芥。

性味归经 苦，凉。归肝、脾经。

来源 为马鞭草科植物马鞭草 *Verbena officinalis* L. 的干燥地上部分。

生境 生长于山坡、路旁和村旁荒地上。我国大部分地区有分布。

采收 6~8月花开时采割，除去杂质，晒干，切段。生用。

功用 活血散瘀，截疟，解毒，利水消肿。用于癥瘕积聚，经闭痛经，疟疾，喉痹，痈肿，水肿，热淋。煎服，5~10克。

验方 ①**痢疾，急性胃肠炎：**马鞭草适量。研末，每次3克，每日2~3次，连服1个星期。②**疟疾：**鲜马鞭草100~200克（干草减半）。水煎浓缩至300毫升，于疟发前4小时、2小时各服1次，连服5~7日。③**骨结核：**马鞭草、猪排骨各250克。隔日煮服1次，连用3~6个月。④**口腔溃疡：**鲜马鞭草30克（干品用15克）。水煎2次，混合后分早、晚服，每日1剂。⑤**感冒发热：**马鞭草、板蓝根各18克。水煎服，每日2次，必要时可口服2剂。

快速识别
①茎四方形。
②单叶对生，卵形至长卵形，3~5深裂。
③花蓝紫色，排成穗状花序。
3
2
1

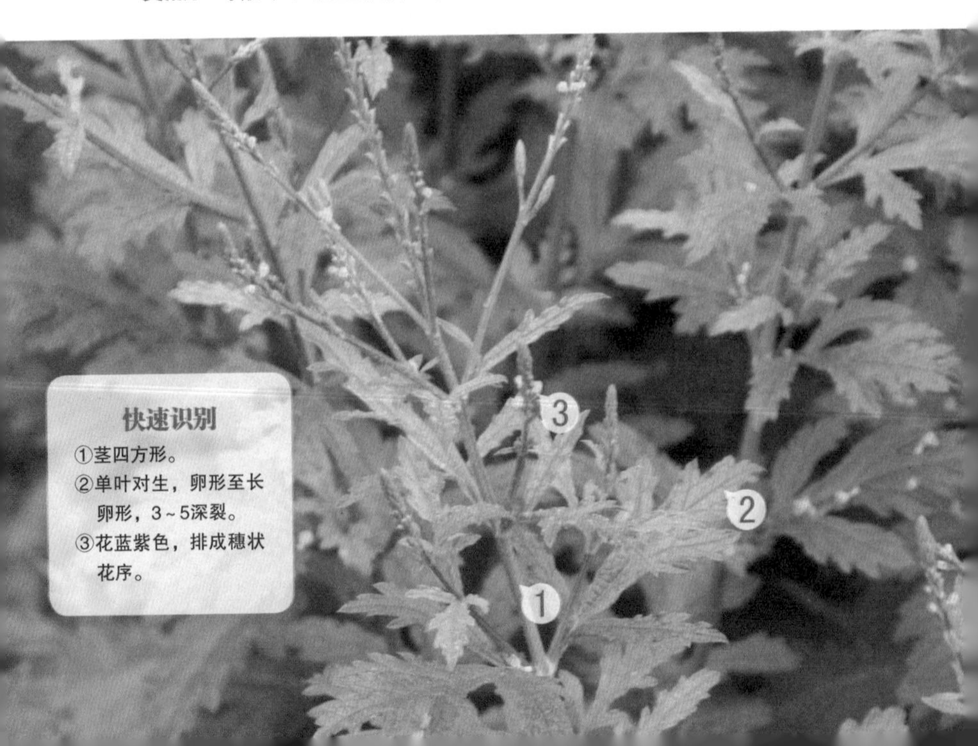

化痰止咳平喘药

/ 温化寒痰 /

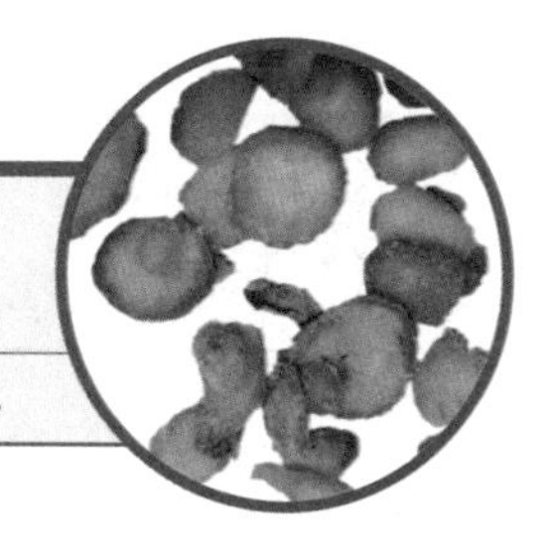

半夏

别名 示姑、地茨菇、老鸹头、羊眼半夏、地珠半夏。

性味归经 辛、温；有毒。归脾、胃、肺经。

来源 为天南星科植物半夏 *Pinellia ternata* (Thunb.) Breit. 的干燥块茎。

生境 生长于山坡、溪边阴湿的草丛中或林下。我国大部分地区有分布。

采收 夏、秋两季采挖，洗净，除去外皮及须根，晒干。生用，一般用姜汁、明矾制过入煎剂。用时捣碎。

功用 燥湿化痰，降逆止呕，消痞散结。用于湿痰寒痰，咳喘痰多，痰饮眩悸，风痰眩晕，痰厥头痛，呕吐反胃，胸脘痞闷，梅核气；生用外治痈肿痰核。姜半夏多用于降逆止呕。煎服，3～9克；外用适量，磨汁涂或研末，以酒调敷患处。

验方 ①**眉棱角痛：**生半夏30～60克，鲜生姜30～50克。用沸水泡后频频饮服，或武火煎30分钟后频服，每日1剂。②**时气呕逆不下，呕吐：**半夏15克，生姜、茯苓各10克。水煎服。③**顽癣：**鲜半夏适量。剥去外皮，用醋3～4滴，置碗内磨取汁，涂患处，每日3次，完后两手洗净，以免入口中毒。④**肝风化火生痰引起眩晕：**半夏、茯苓、陈皮各15克，干姜、天南星各10克。水煎服。

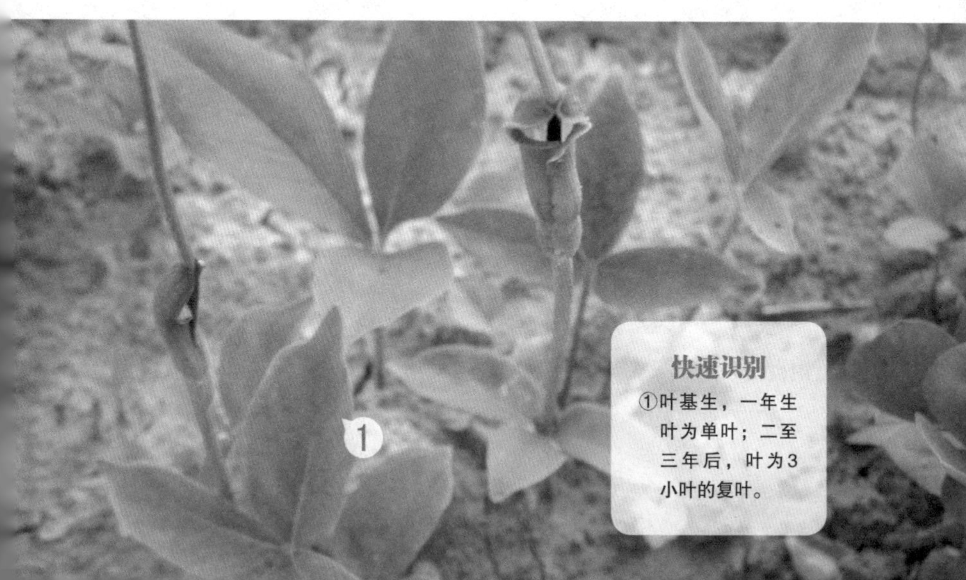

快速识别

①叶基生，一年生叶为单叶；二至三年后，叶为3小叶的复叶。

天南星

别名 南星、虎掌、独角莲、野芋头、虎掌南星。

性味归经 苦、辛，温；有毒。归肺、肝、脾经。

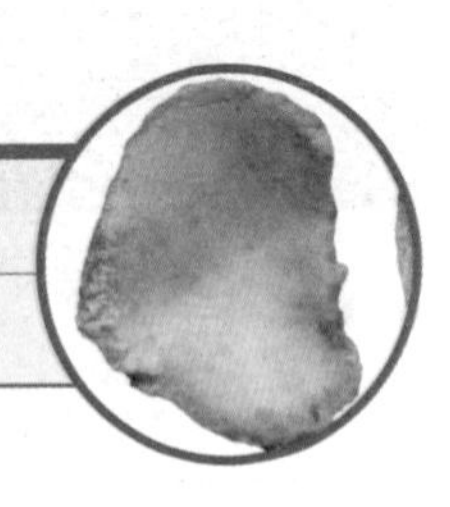

来源 为天南星科植物天南星 *Arisaema erubescens* (Wall.) Schott 的干燥块茎。

生境 生长于丛林之下或山野阴湿处。主产于河南、河北、四川等地。

采收 秋、冬两季茎叶枯萎时采挖，除去须根及外皮，干燥。生用或用姜汁、明矾制过用。

功用 燥湿化痰，祛风止痉，散结消肿。用于顽痰咳嗽，风痰眩晕，中风痰壅，口眼歪斜，半身不遂，癫痫，惊风，破伤风。生用外治痈肿，蛇虫咬伤。一般炮制后用，煎服，3～9克；外用生品适量，研末，以醋或酒调敷患处。

验方 ①**中风：**天南星3克，冰片1.5克，乌梅6克。共研细末，搽牙齿。②**腮腺炎：**生天南星适量。研为细粉，加入食醋中，5日后外擦患处，每日3～4次。③**诸风口噤：**天南星（炮，锉），大人15克，小儿5克，生姜5片，紫苏叶5克。水煎减半，入雄猪胆汁少许，温服。④**身面疣：**天南星末适量。醋调涂患处。

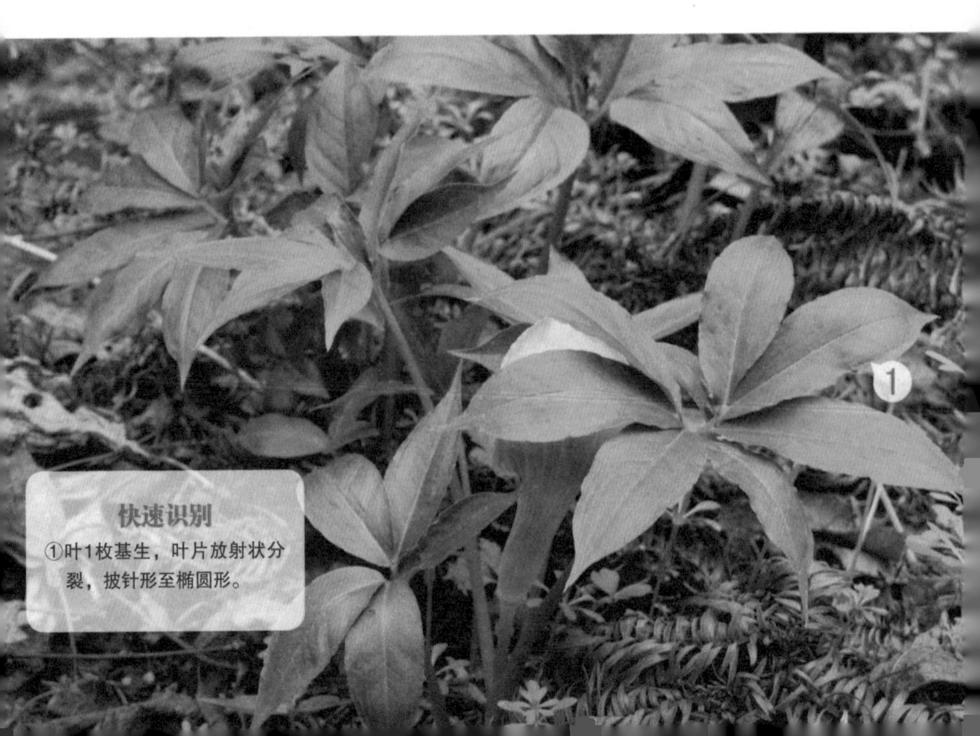

快速识别

①叶1枚基生，叶片放射状分裂，披针形至椭圆形。

芥子

别名 青菜子、芥菜子。

性味归经 辛，温。归肺经。

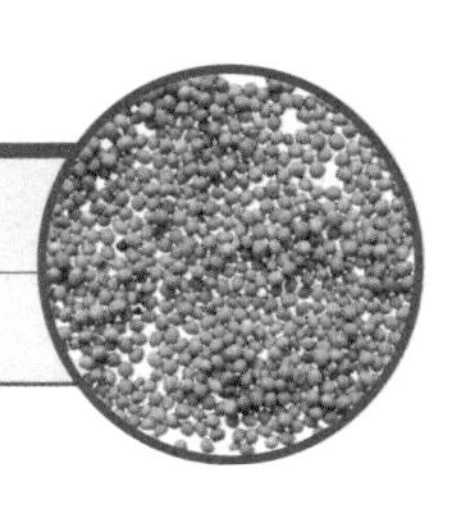

来源 为十字花科植物芥 *Brassica juncea* (L.) Czern. et Coss. 的干燥成熟种子。

生境 全国各地有栽培。

采收 夏末秋初果实成熟时采割植株，晒干，打下种子，除去杂质。生用或炒用。

功用 温肺豁痰利气，散结通络止痛。用于寒痰喘咳，胸胁胀痛，痰滞经络，关节麻木、疼痛，痰湿流注，阴疽肿毒。煎服，3～9克；外用适量。

验方 ①**感寒无汗：**水调芥子末适量。填脐内，以热物隔衣熨取汗。②**痈肿：**芥子末适量。汤和敷纸上贴患处。③**淋巴结结核：**芥子、葱头各3克。捣烂，敷患处，隔日1次，每次4～5小时。④**跟骨骨刺：**生芥子适量。研末备用。洗净足跟部，取芥子粉适量，醋调成糊膏状，敷于患部，外以蜡纸敷盖，绷带包扎固定，每2日换药1次。

快速识别
①茎有分枝。
②基生叶叶柄有小裂片，叶片宽卵形至倒卵形，先端圆钝。
③总状花序花后延长，花淡黄色。
3
2
1

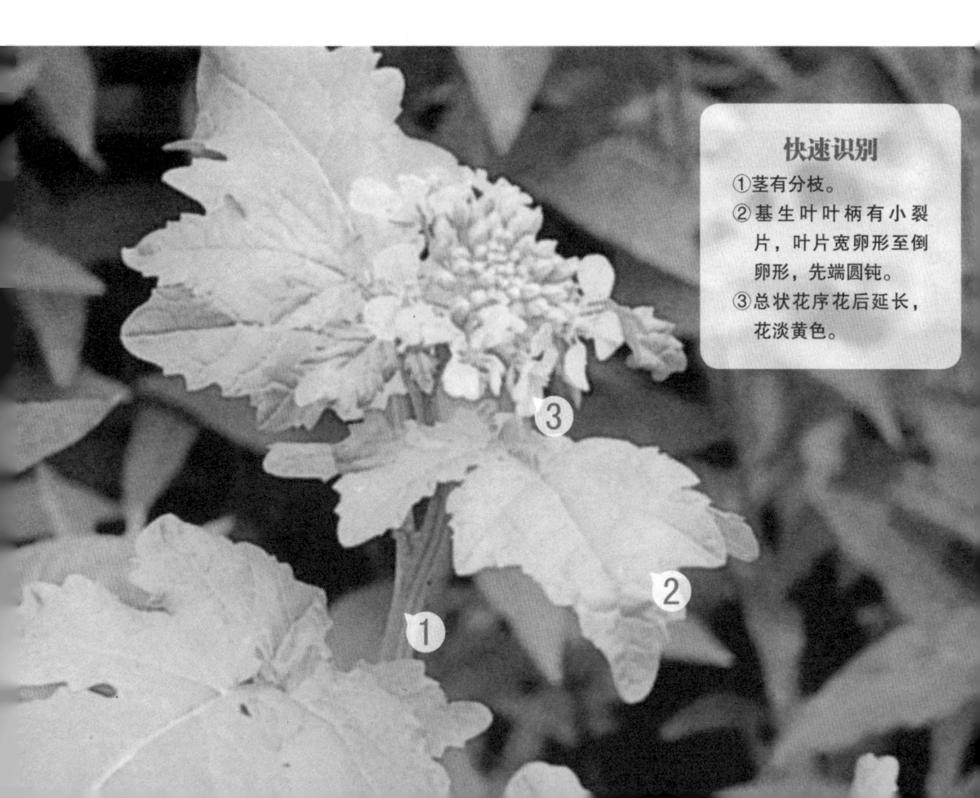

旋覆花

别名 金钱花、金沸花、满天星、全福花、金盏花、猫耳朵花。

性味归经 苦、辛、咸，微温。归肺、脾、胃、大肠经。

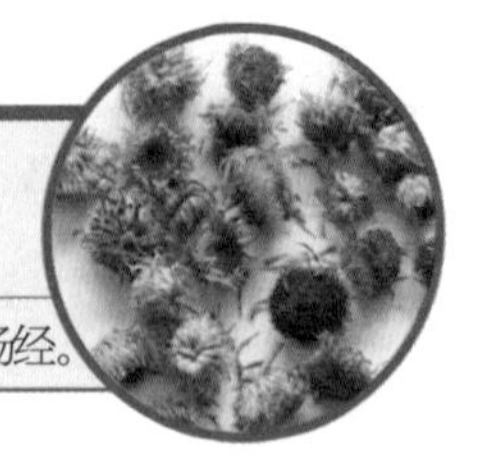

来源 为菊科植物旋覆花 *Inula japonica* Thunb. 等的干燥头状花序。

生境 生长于山坡路旁、湿润草地、河岸和田埂上。主产于东北、华北、华东、华中及广西等地。

采收 夏、秋两季花开放时采收，除去杂质，阴干或晒干。生用或蜜炙用。

功用 降气，消痰，行水，止呕。用于风寒咳嗽，痰饮蓄结，胸膈痞满，喘咳痰多，呕吐噫气，心下痞硬。煎服，3～9克，包煎。

验方 ①**肝炎：**旋覆花15克，葱14茎。以水3升，煮取1升，顿服。②**风火牙痛：**旋覆花适量。为末，搽牙根上。③**呕吐（肝气犯胃型）：**旋覆花、赭石、柿蒂、竹茹各9克，水煎服；或用灶心土60克，煎汤代水饮。④**慢性支气管炎兼气喘：**旋覆花、百部各10克，黄芪24克，地龙6克。水煎服，每日1剂，分2次服。

快速识别
①茎单生或簇生。
②基部叶花期枯萎；中部叶长圆形或长圆状披针形；上部叶渐小。
③头状花序，多数或少数排列成伞房花序。
1
2
3

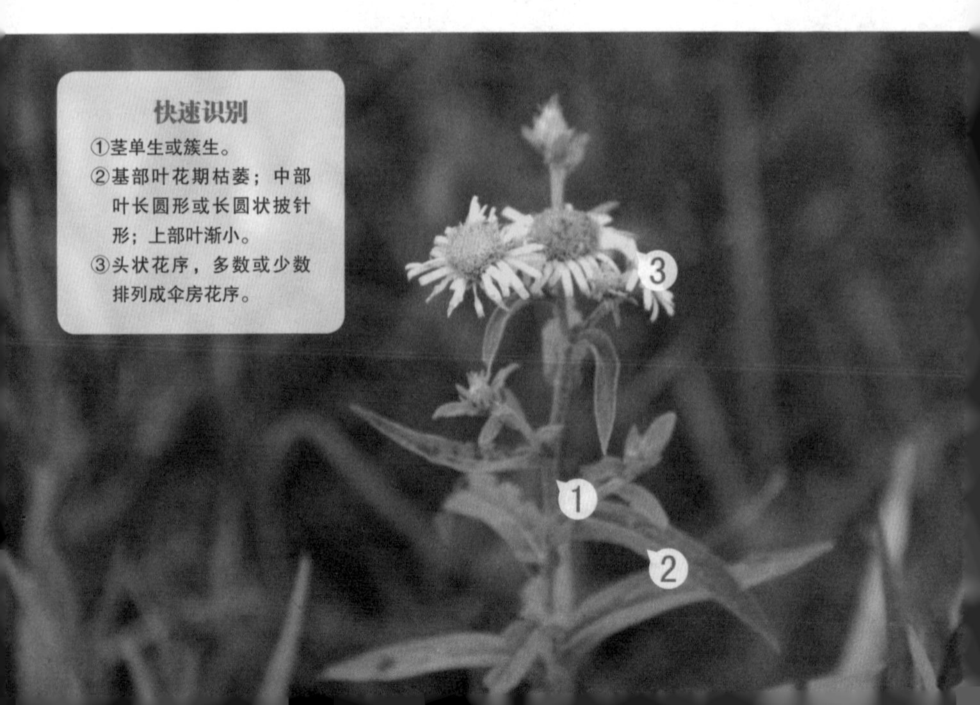

白前

别名 嗽药、石蓝、草白前、空白前、鹅管白前、竹叶白前。

性味归经 辛、苦，微温。归肺经。

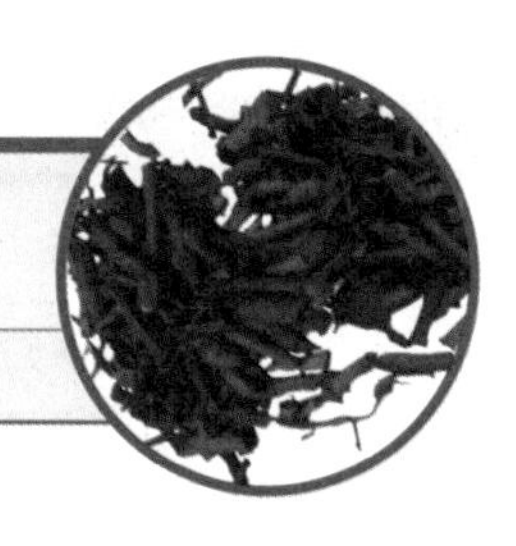

来源 为萝藦科植物柳叶白前 *Cynanchum stauntonii* (Decne.) Schltr. ex Lévl. 等的干燥根茎及根。

生境 生长于山谷中阴湿处、江边沙碛之上或溪滩。主产于浙江、安徽、福建、江西、湖北、湖南、广西等地。

采收 秋季采收，除去地上部分及泥土，晒干，即为白前；如将节部的根除去而留根茎则为鹅管白前。生用或蜜炙用。

功用 降气，消痰，止咳。用于肺气壅实，咳嗽痰多，胸满喘急。煎服，3～10克。

验方 ①**跌打胁痛：**白前25克，香附15克，青皮5克。水煎服。②**胃脘痛，虚热痛：**白前、重阳木根各25克。水煎服。③**疟疾脾肿大：**白前25克。水煎服。④**小儿疳积：**白前、重阳木或兖州卷柏全草各15克。水煎服。⑤**百日咳：**白前6克，百部、川贝母、沙参各10克。水煎服，每日1剂，水煎2次，早、晚各服1次。

2
3
1
快速识别
①茎单一。
②单叶对生，叶片披针形至线状披针形。
③聚伞花序腋生。

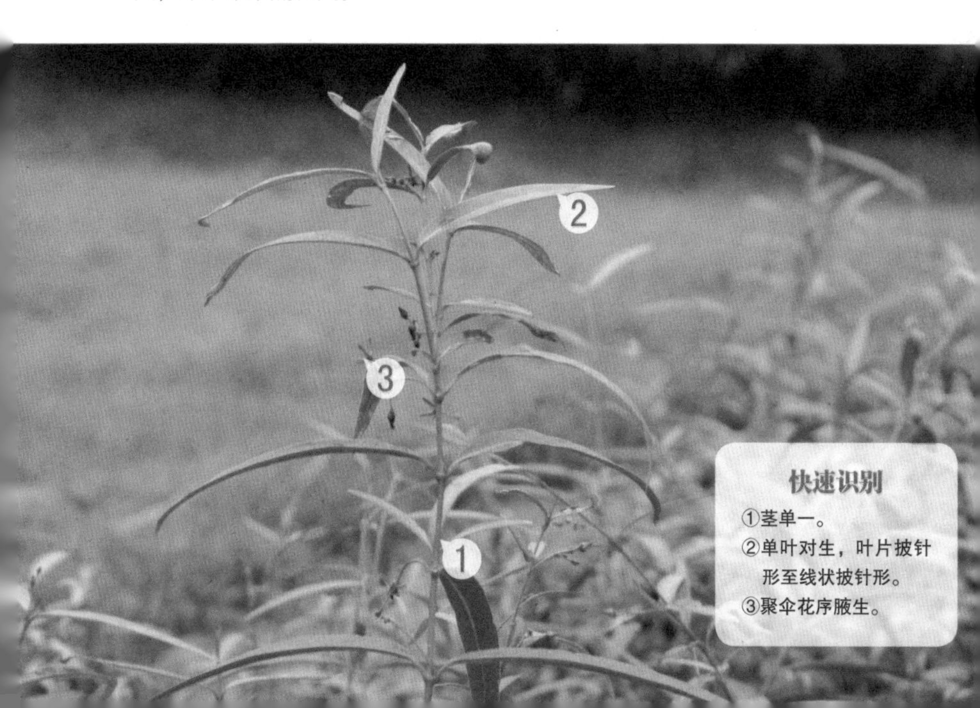

/ 清化热痰 /

川贝母

别名 贝母、川贝、贝壳母、京川贝。

性味归经 苦、甘，微寒。归肺、心经。

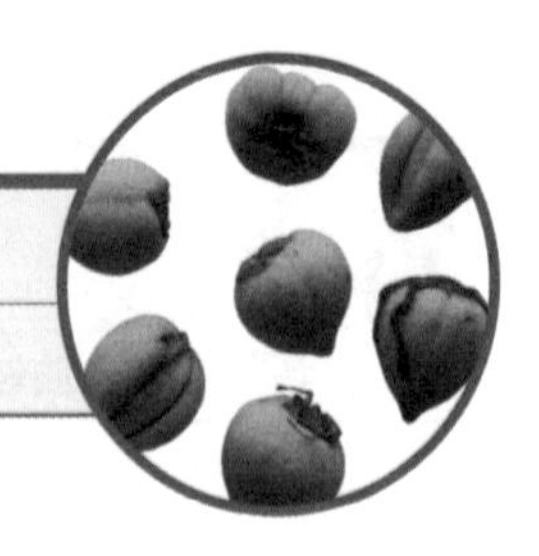

来源 为百合科植物川贝母 *Fritillaria cirrhosa* D. Don 等的干燥鳞茎。

生境 生长于高寒地区、土壤比较湿润的向阳山坡。主产于四川、西藏、云南等地。

采收 夏、秋两季或积雪融化时采挖，除去须根、粗皮及泥沙，晒干或低温干燥。生用。

功用 清热润肺，化痰止咳，散结消痈。用于肺热燥咳，干咳少痰，阴虚劳嗽，痰中带血，乳痈，瘰疬。煎服，3～10克；研粉冲服，每次1～2克。

验方 ①**肺阴虚咳嗽：**川贝母3克，冰糖6克，梨1个。将川贝母、冰糖置于去核梨中，文火炖服。②**缺乳：**川贝母、牡蛎、知母各适量。共为细末，同猪蹄汤调下。③**乳腺炎：**川贝母、金银花各10克。共为细末，每次10克，好酒调，饭后服。④**支气管炎：**川贝母5克。研末，用梨一个切开去核，将川贝母粉填入梨空处合紧，蒸或煎水服均可。⑤**婴幼儿消化不良：**川贝母适量。研成细末备用。按每日每千克体重0.1克计量，每日3次，一般情况下2～4日可愈。

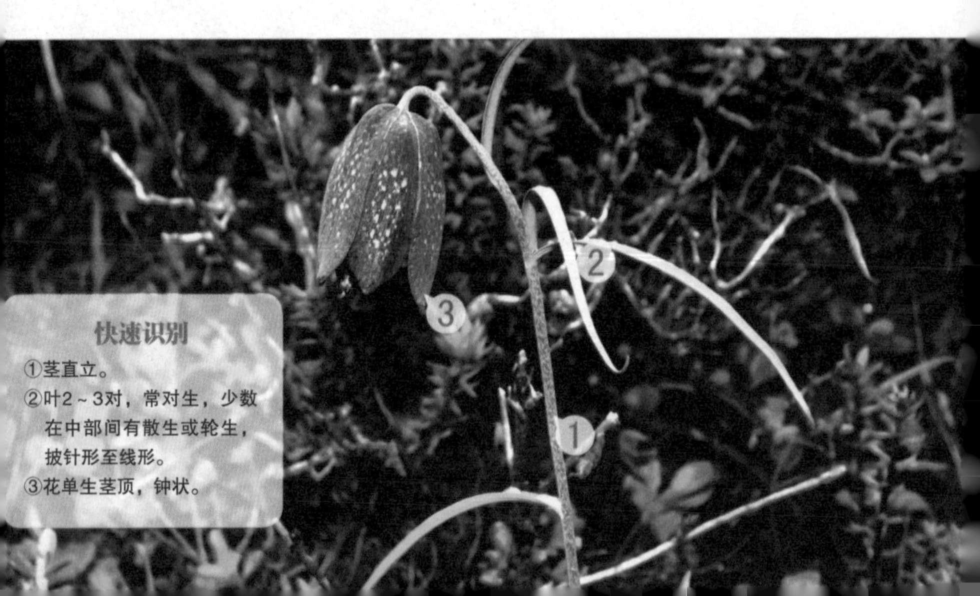

快速识别

①茎直立。
②叶2～3对，常对生，少数在中部间有散生或轮生，披针形至线形。
③花单生茎顶，钟状。

浙贝母

别名 浙贝、珠贝、大贝母、象贝母、元宝贝。

性味归经 苦，寒。归肺、心经。

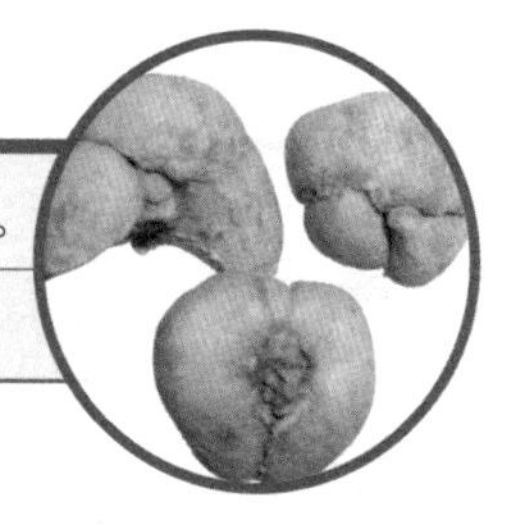

来源 为百合科植物浙贝母 *Fritillaria thunbergii* Miq. 的干燥鳞茎。

生境 生长于湿润的山脊、山坡、沟边及村边草丛中。主产于浙江、江苏、安徽、湖南等地。

采收 初夏植株枯萎时采挖，洗净。大小分开，大者除去芯芽，习称“大贝”；小者不去芯芽，习称“珠贝”。分别撞擦，除去外皮，拌以煅过的贝壳粉，吸去擦出的浆汁，干燥；或取鳞茎，大小分开，洗净，除去芯芽，趁鲜切成厚片，洗净，干燥，习称“浙贝片”。切厚片或打成碎块。生用。

功用 清热化痰止咳，解毒散结消痈。用于风热咳嗽，痰火咳嗽，肺痈，乳痈，瘰疬，疮毒。煎服，5～10克。

验方 ①**感冒咳嗽：**浙贝母、桑叶、知母、苦杏仁各15克，紫苏叶10克。水煎服。②**痈毒肿痛：**浙贝母、连翘各15克，金银花30克，蒲公英40克。水煎服。③**反流性食管炎：**浙贝母、乌贼骨各20克。研末吞服。④**溃疡性口腔炎：**浙贝母4.5克，乌贼骨25.5克，上药研细，每次6克，每日3次；或浙贝母60克，白及30克，各为末和匀备用，每次4克，冷开水冲服或含化咽服，每日3次，儿童和老年人用量减半。

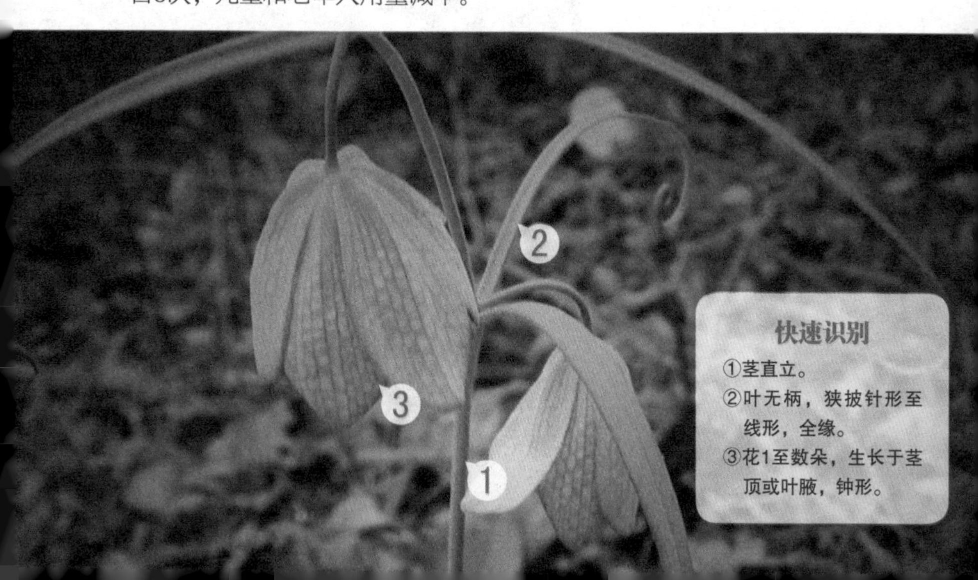

快速识别

①茎直立。

②叶无柄，狭披针形至线形，全缘。

③花1至数朵，生长于茎顶或叶腋，钟形。

瓜蒌

别名 吊瓜、药瓜、栝楼、药瓜皮、栝楼实。

性味归经 甘、微苦，寒。归肺、胃、大肠经。

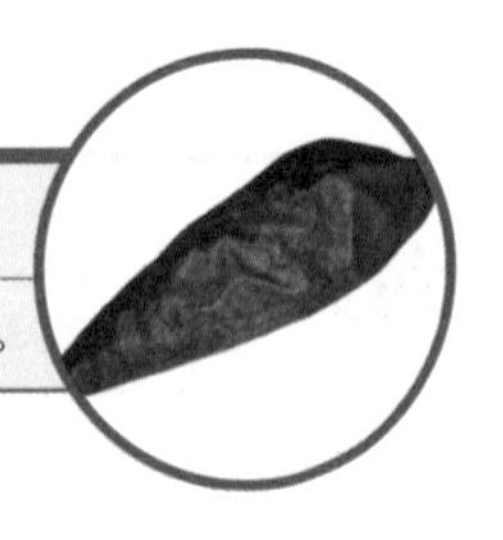

来源 为葫芦科植物栝楼 *Trichosanthes kirilowii* Maxim. 等的干燥成熟果实。

生境 生长于山坡、草丛、林缘半阴处。主产于山东、河南、河北等地。

采收 秋季果实成熟时，连果梗剪下，置通风处阴干，切丝或切块。生用，或以仁制霜用。

功用 清热涤痰，宽胸散结，润燥滑肠。用于肺热咳嗽，痰浊黄稠，胸痹心痛，结胸痞满，乳痈，肺痈，肠痈肿痛，大便秘结。煎服，9～15克。

验方 ①**发热头痛：**瓜蒌1枚。取瓤细锉，置瓷碗中，加热水浸泡，去滓服。②**小便不通，腹胀：**瓜蒌适量。焙研，每次10克，热酒下，频服，以通为度。③**化痰通腑：**全瓜蒌30～40克，胆南星6～10克，生大黄、芒硝（熔化）各10～15克。水煎服。④**冠心病心绞痛：**瓜蒌适量。焙干研细末，每次10克，每日3次分服。

快速识别
①茎有棱线。
②叶互生，叶片宽卵状心形。
③雄花生长于上端1/3处，3～8朵成总状花序；雌花单生。
1
3
2

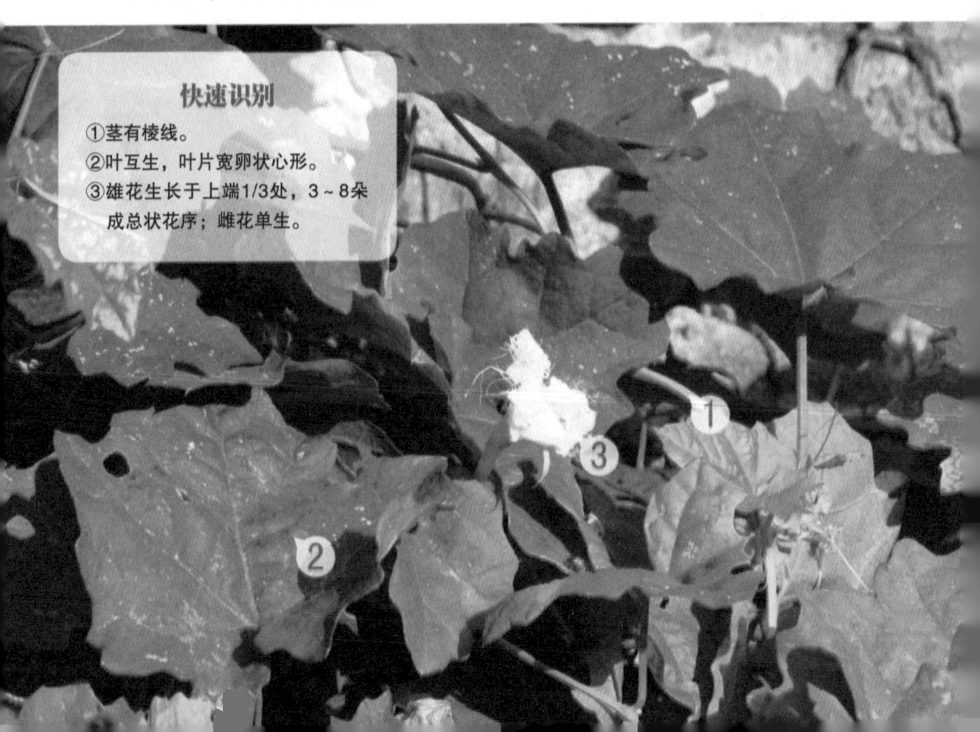

竹茹

别名 麻巴、竹皮、青竹茹、竹二青、淡竹茹、淡竹皮茹。

性味归经 甘，微寒。归肺、胃、心、胆经。

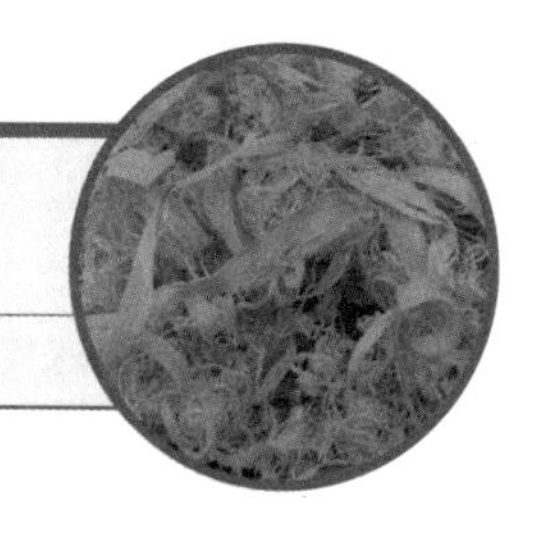

来源 为禾本科植物青秆竹 *Bambusa tuldoides* Munro 等的茎秆的干燥中间层。

生境 生长于路旁、山坡，也有栽培。主产于长江流域和南方各地。

采收 全年均可采制，取新鲜茎，除去外皮，将稍带绿色的中间层刮成丝条；或削成薄片，捆扎成束，阴干。前者称“散竹茹”，后者称“齐竹茹”。生用、炒用或姜汁炙用。

功用 清热化痰，除烦，止呕。用于痰热咳嗽，胆火挟痰，惊悸不宁，心烦失眠，中风痰迷，舌强不语，胃热呕吐，妊娠恶阻，胎动不安。煎服，5～10克。

验方 ①**肺热痰咳**：竹茹、苦杏仁、枇杷叶各9克，桑白皮12克，瓜蒌10克，甘草、黄芩各6克。水煎服。②**胃热呕哕**：竹茹12克，半夏9克，橘皮、黄连各6克。水煎服。③**心气不足，痰热内扰之虚烦不眠，胆怯易惊，惊悸自汗**：竹茹、枳实、半夏各6克，橘皮9克，炙甘草3克，茯苓5克，生姜5片，大枣1枚。水煎服。

快速识别
①单茎丛生。
②节间壁厚，节稍隆起，秆箨早落，箨鞘背面无毛。
③叶披针形至狭披针形。
②
①
③

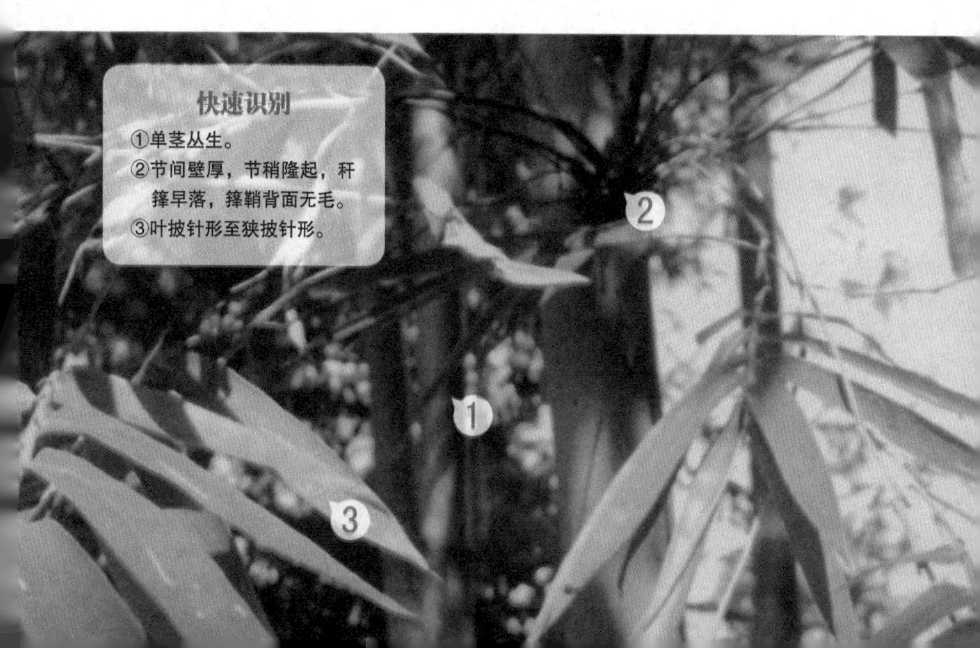

前胡

别名 土当归、水前胡、野当归、野芹菜、鸡脚前胡。

性味归经 苦、辛，微寒。归肺经。

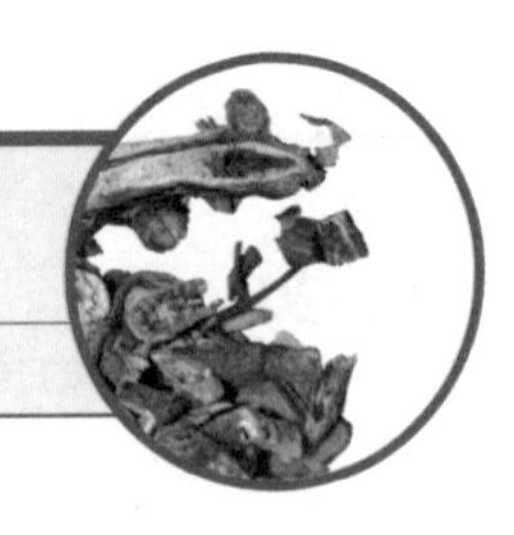

来源 为伞形科植物白花前胡 *Peucedanum praeruptorum* Dunn 的干燥根。

生境 生长于向阳山坡草丛中。主产于浙江、江西、四川等地。

采收 冬季至翌年春季茎叶枯萎或未抽花茎时采挖，除去须根，洗净，晒干或低温干燥，切片。生用或蜜炙用。

功用 散风清热，降气化痰。用于风热咳嗽痰多，痰热喘满，咯痰黄稠。煎服，3～10克。

验方 ①**小儿泄泻：**前胡4～8克，麻黄2～4克。用水煎取300毫升左右，加白糖适量频服，每日1剂。②**细菌性痢疾：**前胡粉适量。每次6克，水煎服，每日3次。③**白癜风：**前胡20克，防风10克，补骨脂30克。研为细末，加入75％乙醇100毫升中浸泡7日，过滤取汁，用棉签蘸药液涂擦患处，每次5～15分钟，每日早、晚各1次。④**风寒感冒：**前胡、防风、桔梗、荆芥、羌活、柴胡各10克，枳壳5克，川芎3克。水煎服。

快速识别
①茎直立。
②基生叶为2～3回3出式羽状分裂，茎生叶较小。
③复伞形花序，花瓣白色。
3
1
2

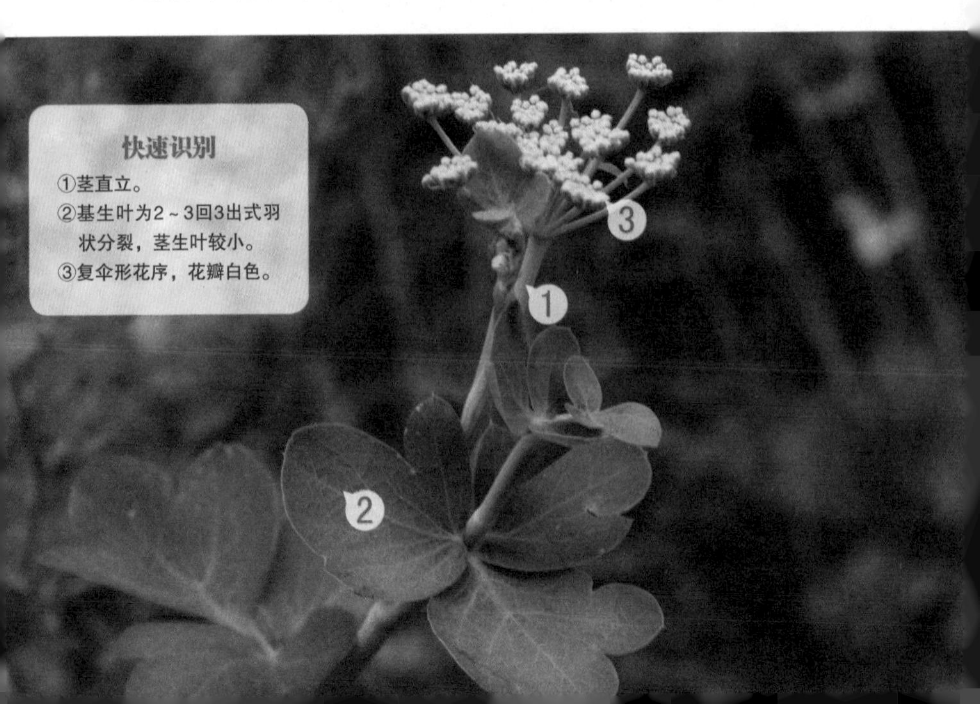

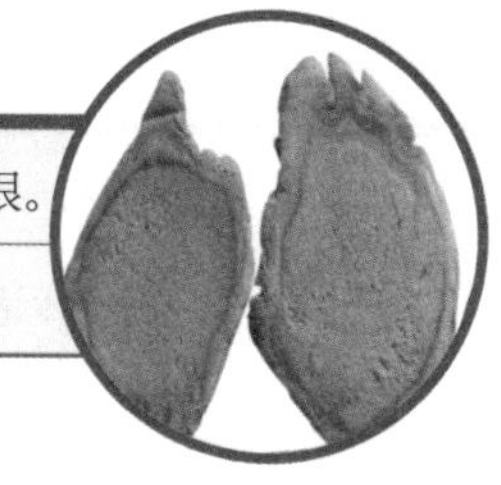

桔梗

别名 白药、梗草、卢茹、苦梗、大药、苦菜根。

性味归经 苦、辛，平。归肺经。

来源 为桔梗科植物桔梗 *Platycodon grandiflorum* (Jacq.) A. DC. 的干燥根。

生境 生长于山地草坡、林缘，或有栽培。全国大部分地区均有，以东北、华北地区产量较大，华东地区质量较优。

采收 春、秋两季采挖，洗净，除去须根，趁鲜剥去外皮或不去外皮，干燥，切厚片。生用或炒用。

功用 宣肺利咽，祛痰排脓。用于咳嗽痰多，胸闷不畅，咽痛音哑，肺痈吐脓，疮疡脓成不溃。煎服，3～10克。

验方 ①**小儿喘息性肺炎：**桔梗、枳壳、半夏、陈皮各4克，神曲、茯苓各5克，甘草1.5克。以上为3岁小儿用量，每日服1～2剂。②**急性腰扭伤：**桔梗30克。研为末，分为2份，每日黄酒冲服1份；重症者每日服2次，服后卧床休息，使局部微出汗。③**咽喉肿痛：**桔梗、甘草各6克，薄荷、牛蒡子各9克。水煎服。④**月经过少：**桔梗10克，红糖15克，鲜橘叶20克。将上3味放入保温杯中，冲入沸水，加盖闷15分钟，每日1剂，不拘时，代茶饮用。⑤**热咳痰稠：**桔梗6克，桔梗叶、桑叶各9克，甘草3克。水煎服，每日1剂，连服2～4日。⑥**过敏性鼻炎：**桔梗、前胡、甘草各6克，苦杏仁、紫苏叶各9克。水煎服，每日1剂，每日服2次。

快速识别
①茎直立。
②叶多为互生，长卵形。
③花大型，单生于茎顶或数朵成疏生的总状花序。
③
②
①

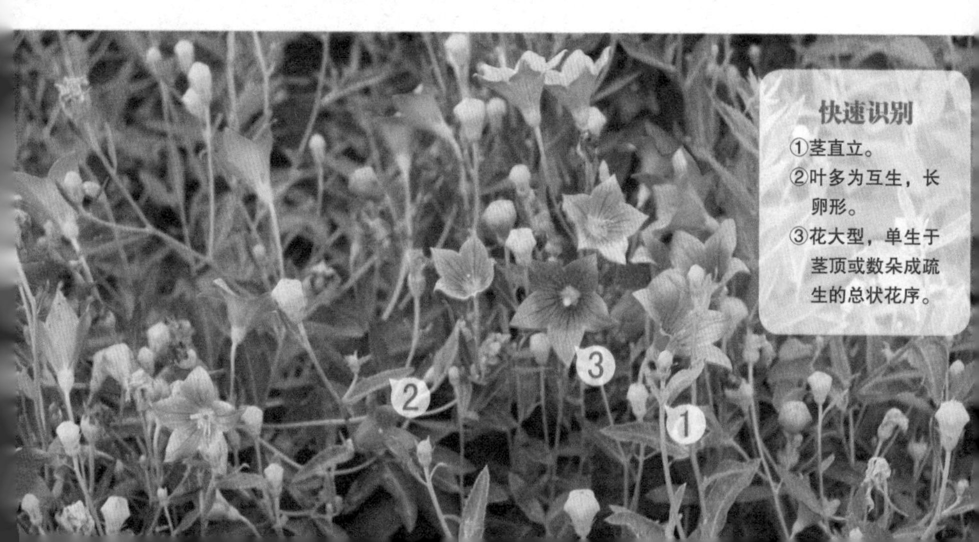

胖大海

别名 大海榄、大海子、大洞果、安南子。

性味归经 甘，寒。归肺、大肠经。

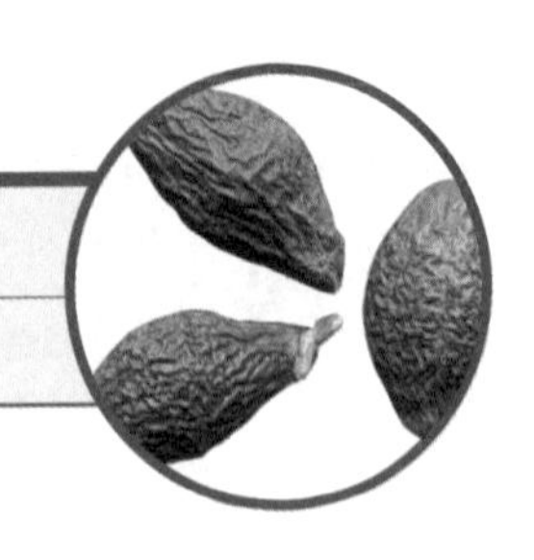

来源 为梧桐科植物胖大海 *Sterculia lychnophora* Hance 的干燥成熟种子。

生境 生长于热带地区。产于泰国、柬埔寨、马来西亚等国，我国海南、广西有引种。

采收 4～6月果实成熟开裂时，采收种子，晒干用。

功用 清热润肺，利咽开音，润肠通便。用于肺热声哑，干咳无痰，咽喉干痛，热结便闭，头痛目赤。2～3枚，沸水泡服或煎服。

验方 ①**肺热咳嗽，咽痛音哑**：胖大海2个，桔梗10克，甘草6克。煎汤饮。②**肠道燥热，大便秘结**：胖大海4个，蜂蜜适量。沸水浸泡饮。③**急性扁桃体炎**：胖大海4～8枚。放入碗内，开水冲泡，闷盖半小时左右，慢慢服完，间隔4小时，如法再泡服1次。④**慢性咽炎**：胖大海5克，杭菊花、甘草各15克。水煎服。

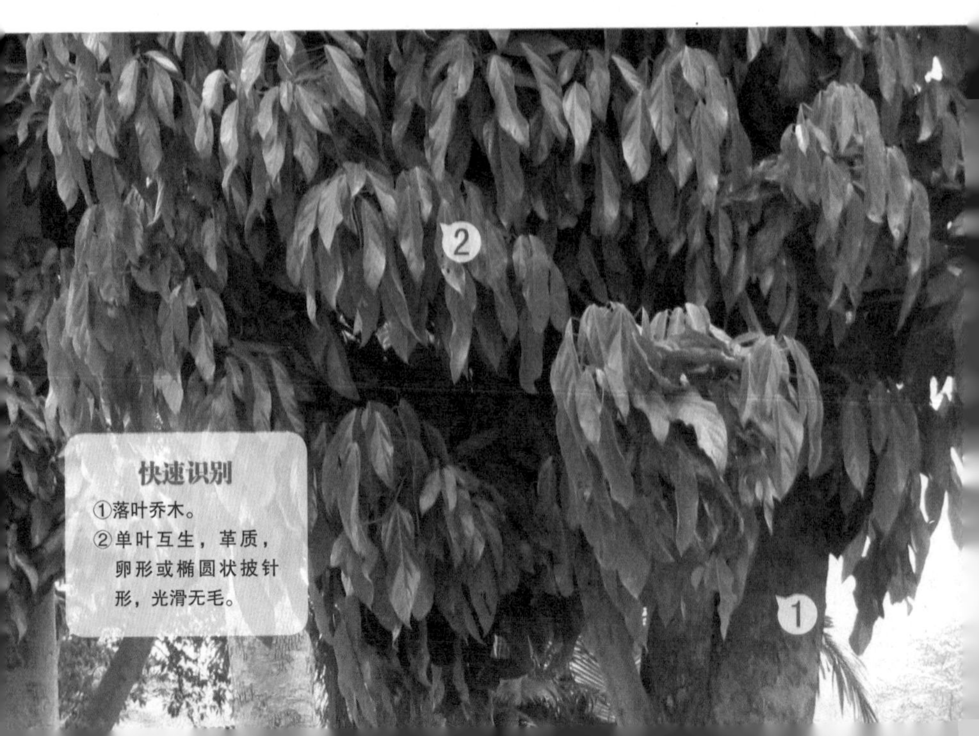

快速识别

①落叶乔木。

②单叶互生，革质，卵形或椭圆状披针形，光滑无毛。

海藻

别名 海萝、落首、乌菜、海带龙、海藻菜。

性味归经 苦、咸，寒。归肝、胃、肾经。

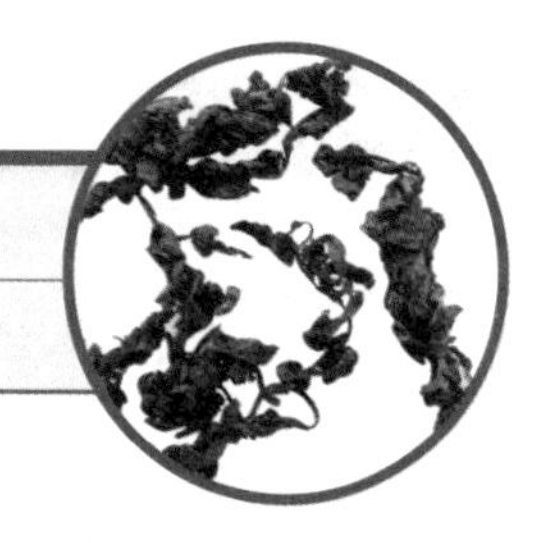

来源 为马尾藻科植物羊栖菜 *Sargassum fusiforme* (Harv.) Setch. 的干燥藻体。

生境 生长于低潮线以下的浅海区域——海洋与陆地交接的地方。主产于浙江、福建、广东、广西等地。

采收 夏、秋两季采捞，除去杂质，洗净，切段，晒干用。

功用 软坚散结，消痰，利水消肿。用于瘿瘤，瘰疬，睾丸肿痛，痰饮水肿。煎服，6~12克。

验方 ①**甲状腺肿：**海藻、海带各15克，黄药子、柴胡各10克，夏枯草18克，牡蛎30克。水煎服。②**淋巴结肿大：**海藻、牡蛎各30克，玄参15克，夏枯草10克，水煎服；或海藻、香附、夏枯草、浙贝母各10克，水煎服。③**疝气，睾丸肿大：**海藻30克，橘核（炒）12克，小茴香10克。水煎或制丸服。④**疝气：**海藻、海带各15克，小茴香30克。水煎服。

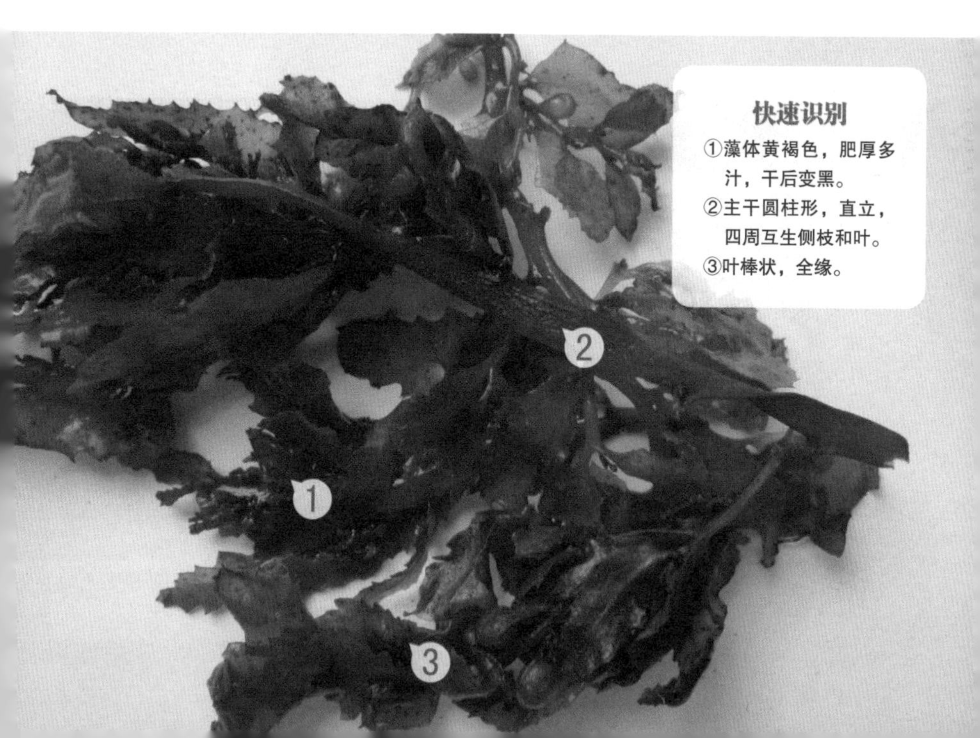

/ 止咳平喘 /

苦杏仁

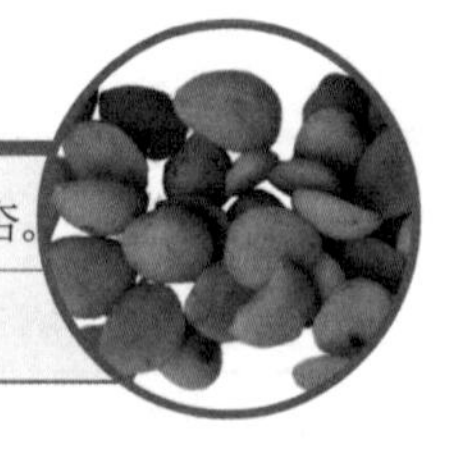

别名 杏仁、北杏、杏子、光北杏、木落子、光中杏。

性味归经 苦，微温；有小毒。归肺、大肠经。

来源 为蔷薇科植物山杏 *Prunus armeniaca* L. var. *ansu* Maxim. 的干燥成熟种子。

生境 多栽培于低山地或丘陵山地。主产于华北、东北、西北 ，以内蒙古、吉林、辽宁、河北、山西、陕西为多。

采收 夏季采收成熟果实，除去果肉及核壳，取出种子，晒干。生用。

功用 降气止咳平喘，润肠通便。用于咳嗽气喘，胸满痰多，血虚津枯，肠燥便秘。煎服，5～10克，生品入煎剂宜后下。

验方 ①**气喘咳嗽：**苦杏仁、冰糖各3克。共研为细面，每日3次，每次1.5～3克，白开水送下。②**慢性咽炎：**苦杏仁、红糖各适量。苦杏仁炒干粉碎，加红糖搅匀，口服，每次6克，每日3次。③**胃痛：**苦杏仁10粒，胡椒、大枣各7粒。捣碎，再用黄酒送服。④**便秘：**生苦杏仁（去皮、尖）20～30粒。捣烂，加入10毫升蜂蜜，食用。⑤**风寒咳嗽：**苦杏仁6～10克，生姜3片，白萝卜100克。加水400毫升，文火煎至100毫升，每日1剂，早、晚分服。

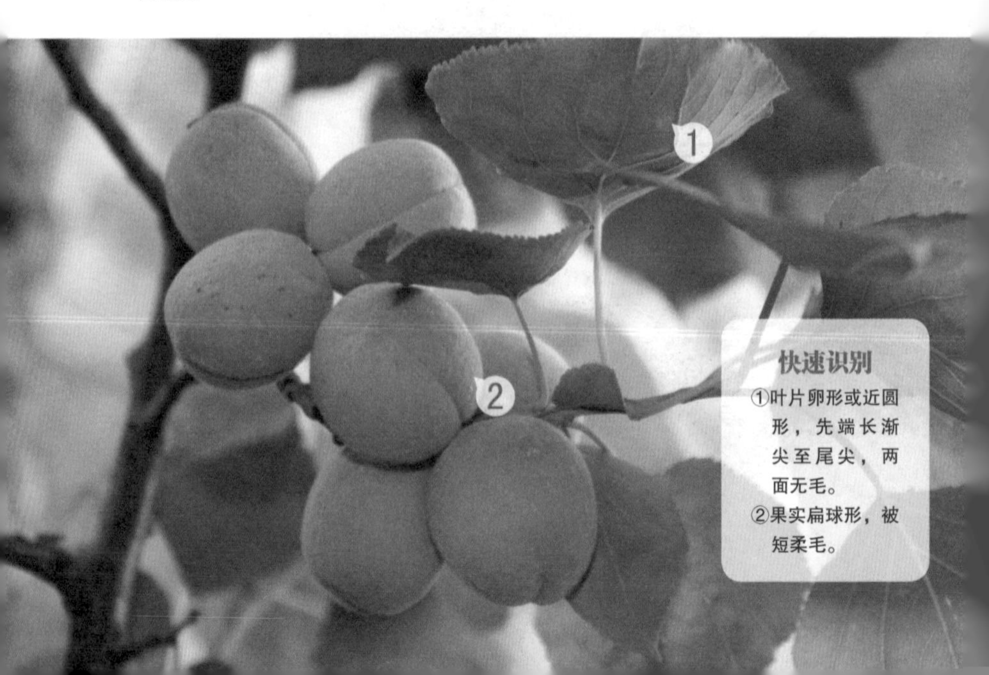

快速识别

①叶片卵形或近圆形，先端长渐尖至尾尖，两面无毛。

②果实扁球形，被短柔毛。

百部

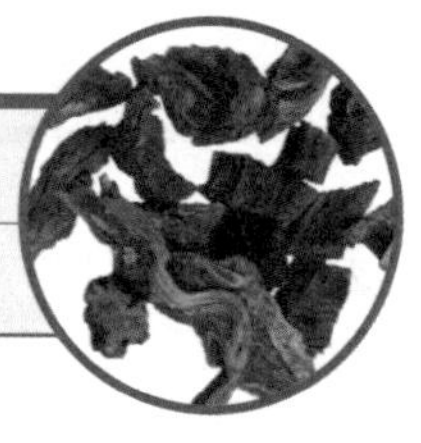

别名 嗽药、百条根、山百根、药虱药、野天门冬。

性味归经 甘、苦，微温。归肺经。

来源 为百部科植物蔓生百部 *Stemona japonica* (Bl.) Miq. 的干燥块根。

生境 生长于阳坡灌木林下或竹林下。主产于安徽、江苏、浙江、湖北、山东等地。

采收 春、秋两季采挖，除去须根，洗净，置沸水中略烫或蒸至无白心，取出，晒干，切厚片。生用或蜜炙用。

功用 润肺下气止咳，杀虫灭虱。用于新久咳嗽，肺痨咳嗽，百日咳；外用于头虱，体虱，蛲虫病，阴痒。蜜百部润肺止咳，用于阴虚劳嗽。煎服，3～9克；外用适量，水煎或酒浸。

验方 ①**剧烈咳嗽：**百部适量。浸酒，温服，每日3次。②**慢性支气管炎：**百部20克。水煎2次，合并煎液约60毫升，每次口服20毫升，每日3次。③**手癣（鹅掌风）：**百部、皂角、威灵仙各9克，土槿皮、白鲜皮各9克，醋60毫升。加水1000毫升煎，先熏后洗，每日5次。④**小儿百日咳：**蜜炙百部、夏枯草各9克。水煎服。⑤**蛲虫病：**百部30克。放入55%乙醇150毫升中浸泡3日，收集药液备用。用棉球蘸药液擦肛门附近皱褶，每晚1次，7日为1个疗程。

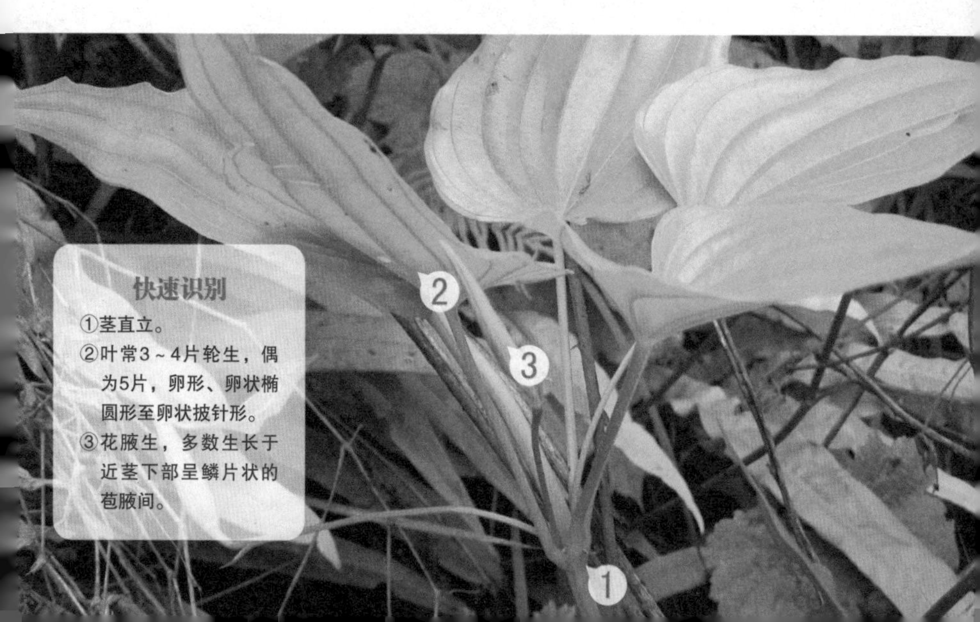

快速识别

①茎直立。
②叶常3～4片轮生，偶为5片，卵形、卵状椭圆形至卵状披针形。
③花腋生，多数生长于近茎下部呈鳞片状的苞腋间。

款冬花

别名 冬花、款花、看灯花、九九花、艾冬花。

性味归经 辛、微苦，温。归肺经。

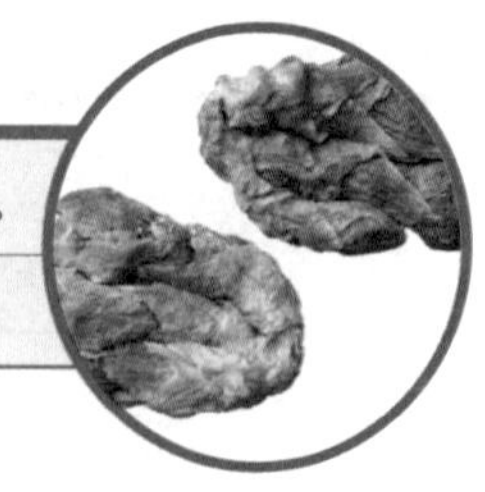

来源 为菊科植物款冬 *Tussilago farfara* L. 的干燥花蕾。

生境 栽培与野生均有。主产于河南、甘肃、山西、内蒙古、陕西等地，湖北、青海、新疆、西藏等地也产。

采收 12月或地冻前花尚未出土时采挖，除去花梗及泥沙，阴干。生用或蜜炙用。

功用 润肺下气，止咳化痰。用于新久咳嗽，喘咳痰多，劳嗽咯血。煎服，5～10克。外感暴咳宜生用，内伤久咳宜炙用。

验方 ①**肺痈：**款冬花、薏苡仁各10克，桔梗15克，炙甘草6克。水煎服。②**感冒咳嗽：**款冬花10克，冰糖适量。款冬花放入茶杯中，加冰糖，沸水冲泡，代茶频饮。③**肺结核久咳不已，咳唾痰血：**款冬花12克，百合30克。水煎服。④**声音嘶哑：**款冬花、知母、厚朴各6～9克。每日1剂，水煎，分2～3次服。

①
快速识别
①花冬季先于叶开放，
头状花序单一顶生。

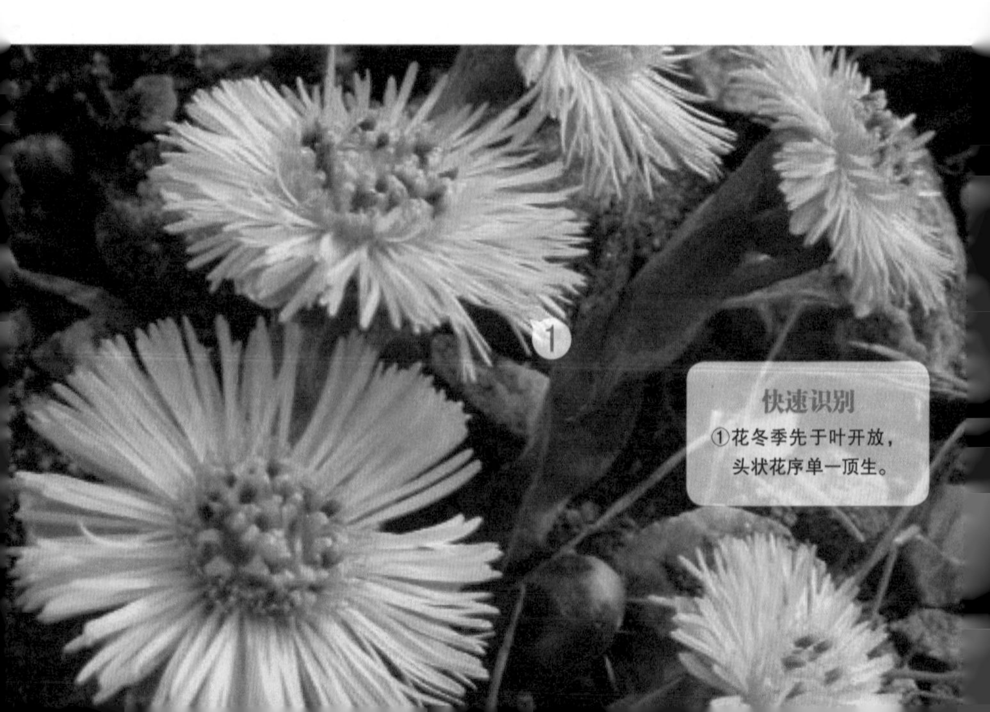

马兜铃

别名 兜苓、臭铃铛、都淋藤、水马香果。

性味归经 苦，微寒。归肺、大肠经。

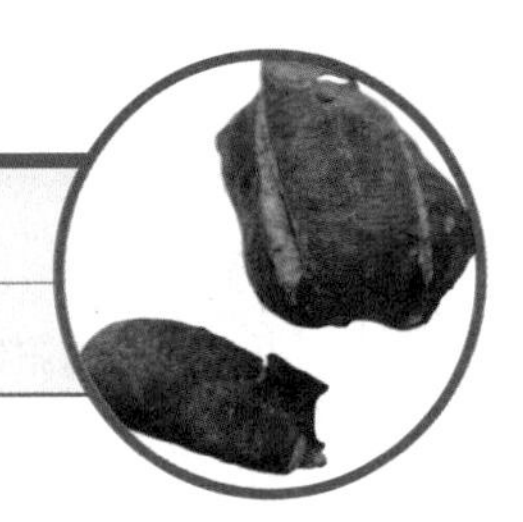

来源 为马兜铃科植物北马兜铃 *Aristolochia contorta* Bge. 等的干燥成熟果实。

生境 生长于郊野林缘、路边、灌丛中散生。主产于黑龙江、吉林、河北等地。

采收 秋季果实由绿变黄时采收，干燥。生用、炒用或蜜炙用。

功用 清肺降气，止咳平喘，清肠消痔。用于肺热喘咳，痰中带血，肠热痔血，痔疮肿痛。煎服，3~9克；外用适量，煎汤熏洗。一般生用，肺虚久咳者炙用。

验方 ①**肺热咳嗽，咳痰壅盛：**马兜铃、甘草各6克，苦杏仁、黄芩、桑白皮、陈皮各10克。水煎服。②**肠热痔疮肿痛、出血：**马兜铃6克，白术、生地黄各12克，甘草3克。水煎服；并以马兜铃适量水煎，熏洗患处。③**高血压：**马兜铃15克。加水500毫升，煎至250毫升，分3次食后服。④**梅核气：**马兜铃12克。水煎服。⑤**慢性咽炎，咽中有异物感：**马兜铃9克。加水煎汤，含咽。

1
2
3
快速识别
①茎缠绕成团。
②叶互生，叶片三角状心形，长宽近相等。
③蒴果。

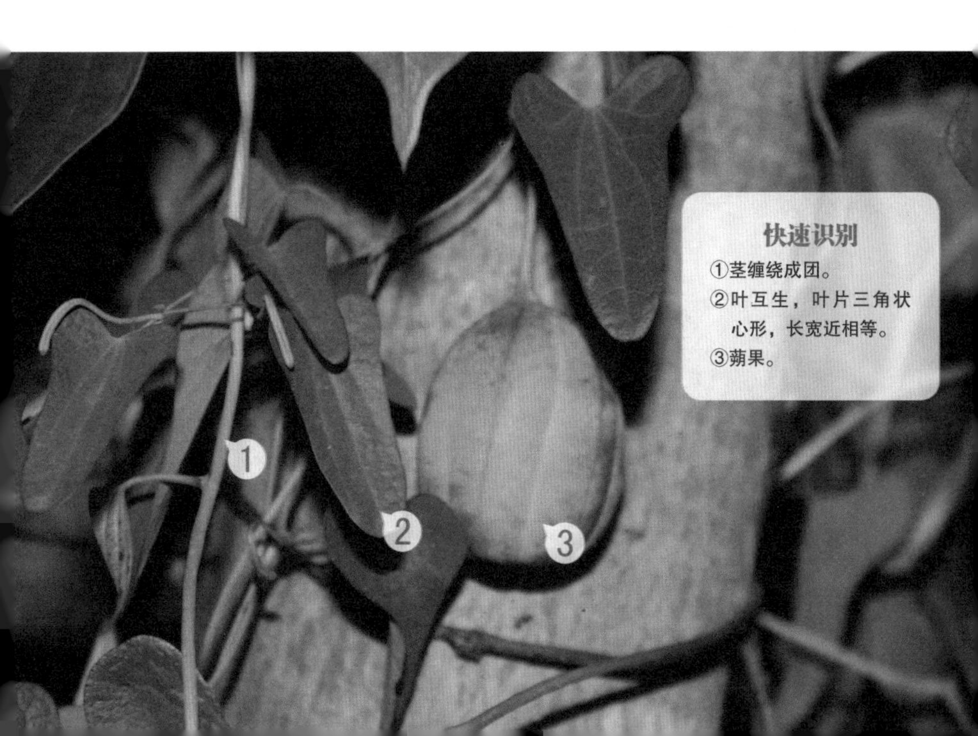

桑白皮

别名　桑皮、桑根皮、白桑皮、桑根白皮。

性味归经　甘，寒。归肺经。

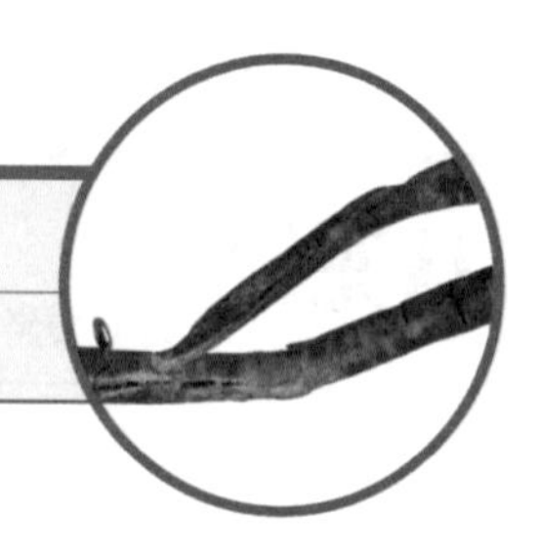

来源 为桑科植物桑 *Morus alba* L. 的干燥根皮。

生境 全国大部分地区有产。

采收 秋末叶落时至翌年春季发芽前采挖根部，刮去黄棕色粗皮，纵向削开，剥取根皮，晒干，切丝。生用或蜜炙用。

功用 泻肺平喘，利水消肿。用于肺热喘咳，水肿胀满尿少，面目肌肤浮肿。煎服，6～12克。泻肺利水、平肝清火宜生用，肺虚咳嗽宜蜜炙用。

验方 ①**蜈蚣、蜘蛛咬伤**：桑白皮适量。捣汁敷。②**咳嗽**：桑白皮12克，蜂蜜12毫升。每日1剂，水煎，分2次服。③**齿龈出血**：桑白皮20克，白茅根30克。水煎2次，混合后早、晚分服，每日1剂。④**脱发**：桑白皮120克。用水煎，去渣取汁洗发。⑤**白发**：桑白皮30克，五倍子15克，青葙子60克。水煎取汁，外洗。⑥**顽固性鼻出血**：桑白皮30～100克。加水煎2次，每次20分钟左右，取2次煎汁500～800毫升混匀，装入保温瓶内，每次服100～200毫升，1日服完。

快速识别
①树皮灰黄色或黄褐色，幼枝有毛。
②单叶互生，叶片卵形或宽卵形。
③瘦果多数密集成一聚合果。
1
2
3

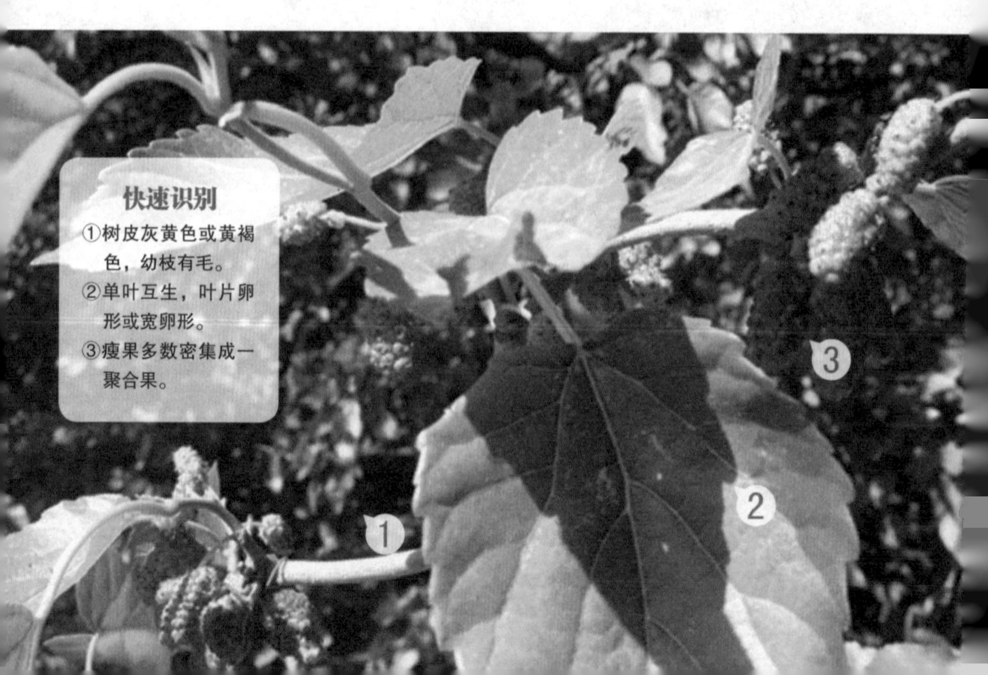

葶苈子

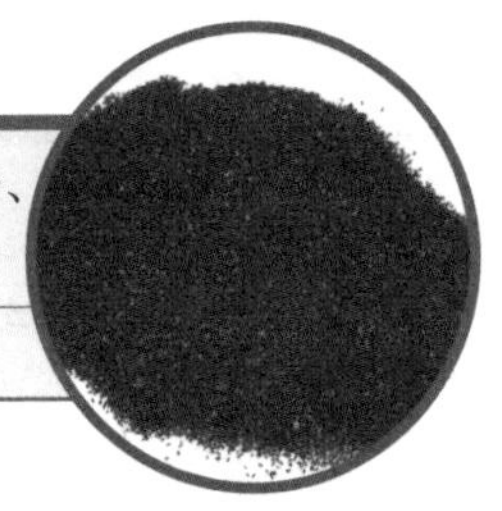

别名 丁历、大适、大室、辣辣菜、北葶苈子、甜葶苈子。

性味归经 辛、苦，大寒。归肺、膀胱经。

来源 为十字花科植物独行菜 *Lepidium apetalum* Willd. 等的干燥成熟种子。

生境 生长于路旁、沟边或山坡、田野。主产于华北、东北等地。

采收 夏季果实成熟时采割植株，晒干，搓出种子，除去杂质。生用或炒用。

功用 泻肺平喘，行水消肿。用于痰涎壅肺，喘咳痰多，胸胁胀满，不得平卧，胸腹水肿，小便不利，肺源性心脏病水肿。煎服，3～10克，包煎。

验方 ①**腹水**：葶苈子50克，苦杏仁20枚。熬黄，捣细，分10次服。②**寒痰咳喘**：葶苈子、芥子、紫苏子各10克，川贝母15克。水煎服。③**支原体肺炎**：葶苈子、沙参各10克，百部、紫菀、麦冬、桔梗、天冬、百合、款冬花各20克，甘草5克。水煎服，每日1剂。④**小便不通**：葶苈子、马蔺花、小茴香各等份（俱炒）。共研为细末，每次服6克，黄酒送服，每日3次。

快速识别
①茎直立。
②叶不分裂，边缘有稀疏齿状缺裂。
③总状花序，花小。
2
1
3

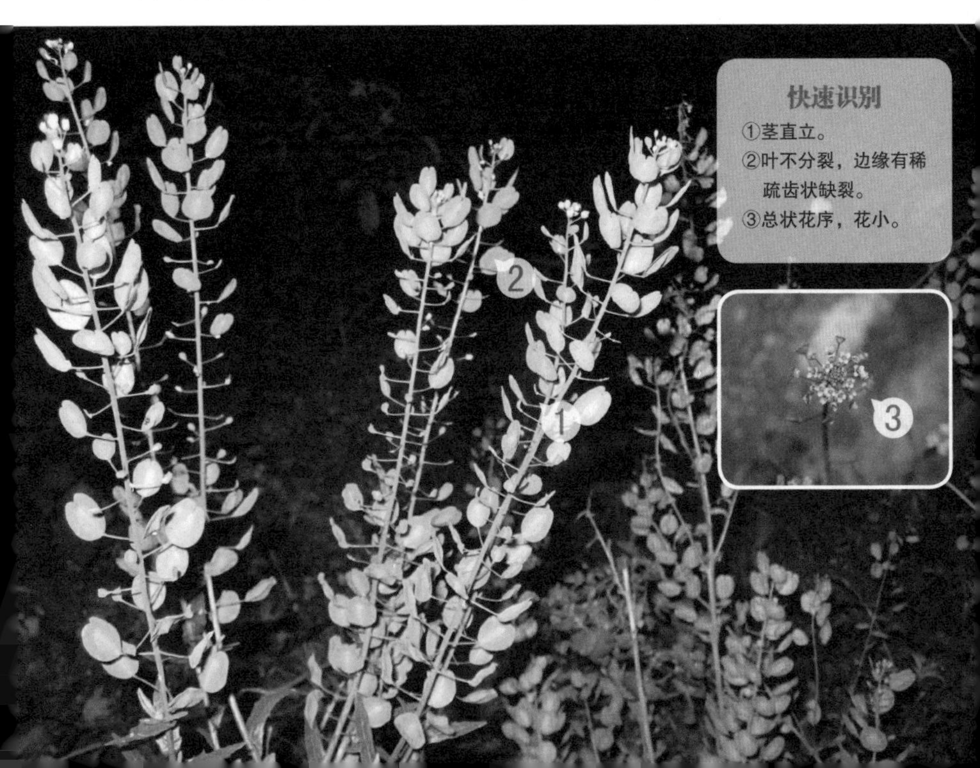

银杏叶

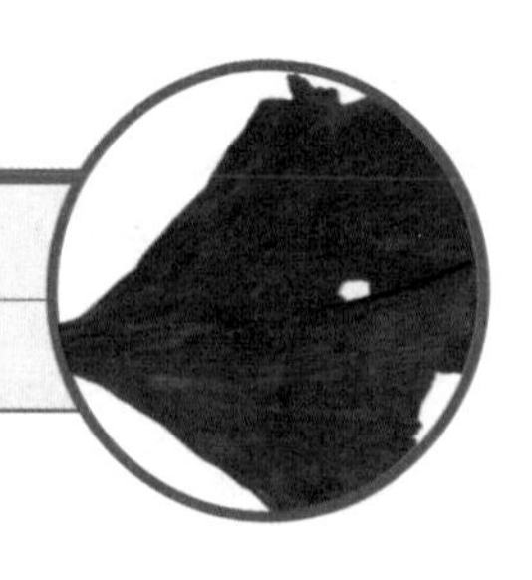

别名 白果叶、飞蛾叶、鸭脚子。

性味归经 甘、苦、涩，平。归心、肺经。

来源 为银杏科植物银杏 *Ginkgo biloba* L. 的干燥叶。

生境 生长于公园、园林、住宅小区、行道两旁等地。全国各地均有分布。

采收 秋季叶尚绿时采收，及时干燥。生用。

功用 敛肺平喘，活血化瘀，通络止痛。用于瘀血阻络，胸痹心痛，中风偏瘫，肺虚咳喘，冠心病，心绞痛，高脂血症。煎服，9～12克。

验方 ①**冠心病心绞痛：**银杏叶、丹参、瓜蒌各15克，薤白12克，郁金9克，甘草5克。水煎服。②**灰指甲：**银杏叶适量。煎水洗。③**鸡眼：**鲜银杏叶10片。捣烂，包贴患处，2日后呈白腐状，用小刀将硬丁剔出。④**老年痴呆：**银杏叶适量。每次15～20克，开水冲泡当茶饮用，30日为1个疗程。⑤**漆疮肿痒：**银杏叶、忍冬藤各等量，煎水洗；或单用银杏叶煎洗。

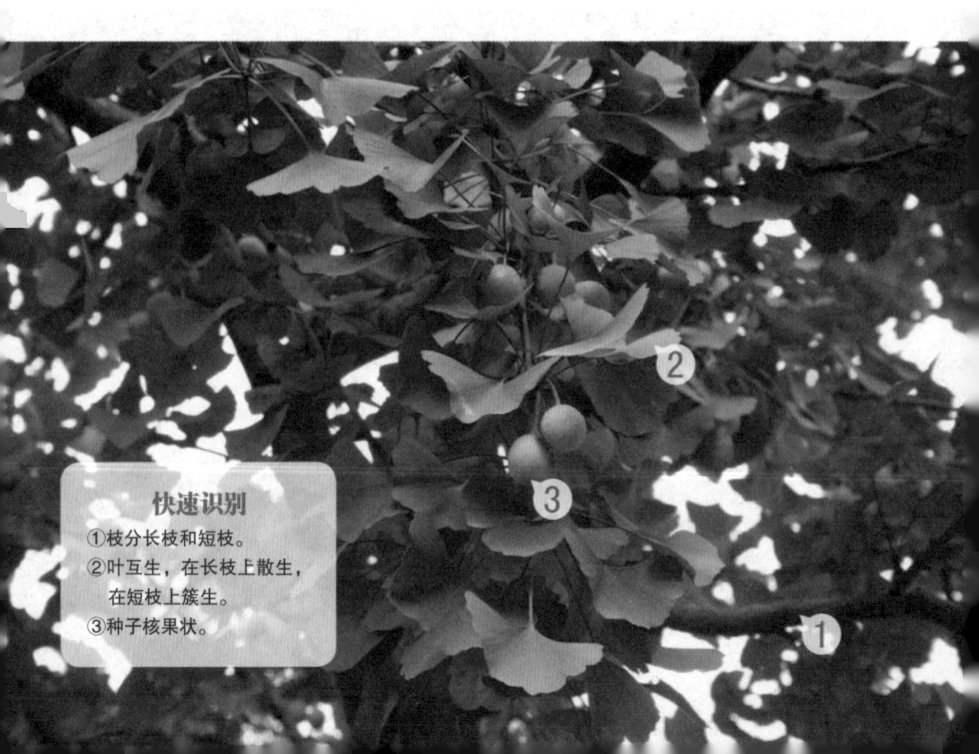

快速识别

①枝分长枝和短枝。

②叶互生，在长枝上散生，在短枝上簇生。

③种子核果状。

矮地茶

别名 紫金牛、平地木、不出林、老勿大、叶底珠。

性味归经 辛、微苦，平。归肺、肝经。

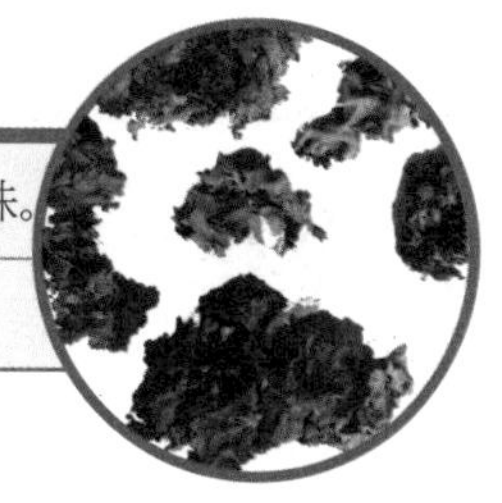

来源 为紫金牛科植物紫金牛 *Ardisia Japonica* (Thunb.) Blume 的干燥全草。

生境 生长于谷地、林下、溪旁阴湿处。主产于福建、江西、湖南、四川、江苏、浙江、贵州、广西、云南等地。

采收 夏、秋两季茎叶茂盛时采挖，除去泥沙，干燥，切段。生用。

功用 化痰止咳，清利湿热，活血化瘀。用于新久咳嗽，喘满痰多，痰中带血，湿热黄疸，风湿痹痛，跌打损伤。煎服，15~30克。

验方 ①**肺痈：**矮地茶、鱼腥草各50克。水煎，分2次服。②**血痢：**矮地茶茎、叶适量。水煎服。③**小儿脱肛：**矮地茶10克，鸡蛋1个。煮透，服汤食蛋。④**黄疸型肝炎：**矮地茶、车前草、阴行草各30克，白茅根15克。水煎服。⑤**筋骨痛：**矮地茶根、茜草根、羊蹄根各30克，威灵仙10克。黄酒与水各半煎服。⑥**白带过多：**矮地茶30克，公鸡1只。同炖，服汤食鸡。

快速识别
①茎单一。
②叶互生，通常3~4叶集生于茎梢，叶片椭圆形。
③花着生于茎梢或顶端叶腋，花两性。
2
3
1

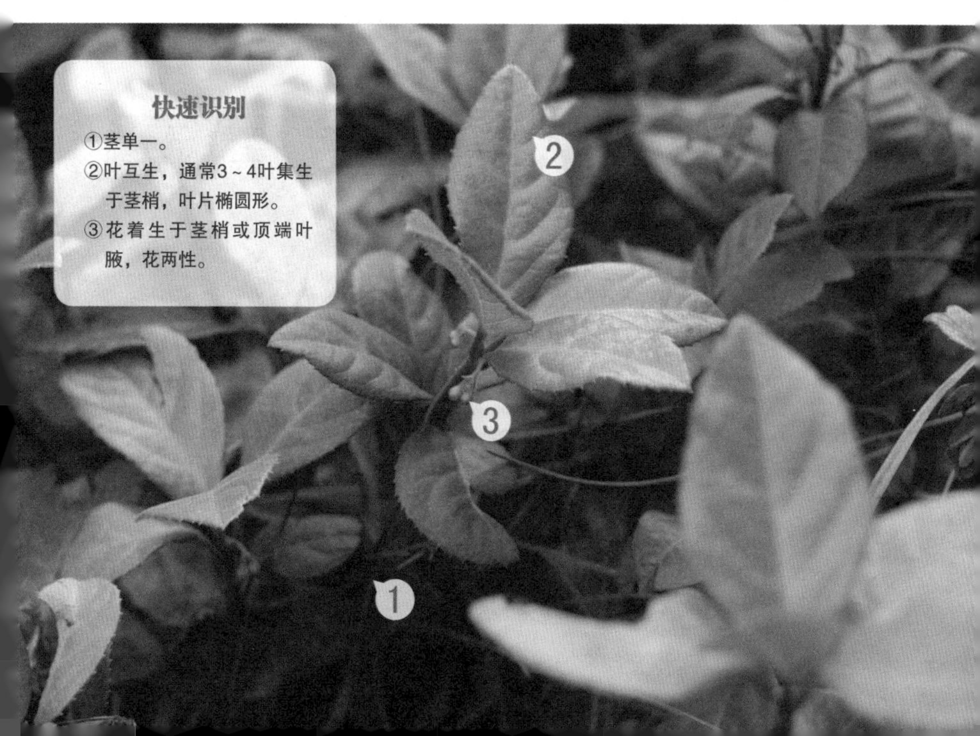

洋金花

别名 虎茄花、胡茄花、风茄花、洋喇叭花、曼陀罗花。

性味归经 辛，温；有毒。归肺、肝经。

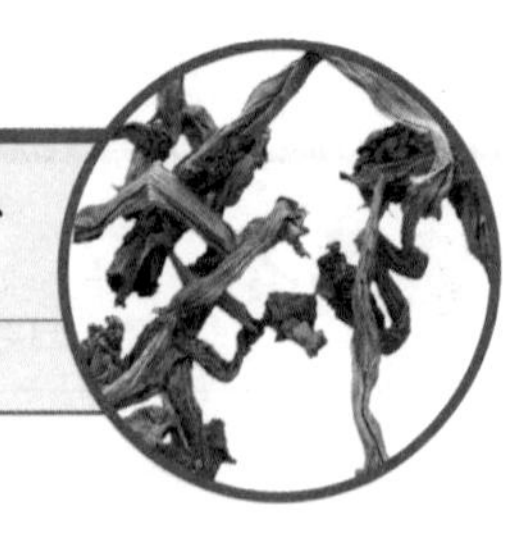

来源 为茄科植物白花曼陀罗 *Datura metel* L. 的干燥花。

生境 多为栽培，也有野生。分布于全国大部分地区，主产于江苏、浙江、福建、广东等地。

采收 4～11月花初开时采收，晒干或低温干燥。生用或姜汁、酒制用。

功用 平喘止咳，镇痛，解痉。用于哮喘咳嗽，脘腹冷痛，风湿痹痛，小儿慢惊；外科麻醉。0.3～0.6克，宜入丸、散；亦可作卷烟分次燃吸（一日量不超过1.5克）；外用适量。

验方 ①**实证哮喘：**洋金花、艾叶、甘草各等份。上药共研细末，哮喘发作时取适量药末，装入纸烟内，点燃吸纸烟，缓解即止。洋金花有毒，勿多用。②**小儿慢惊风：**洋金花7朵，全蝎（炒）10枚，丹砂、乳香、天南星（炮）、天麻各10.5克。为末，每次2.5克，薄荷汤调下。③**面上生疮：**洋金花适量。晒干研末，少许贴之。④**诸风痛及寒湿脚气：**洋金花、大蒜梗、茄梗、花椒叶各等份。煎水洗。

①
②
③
快速识别
①茎直立。
②叶片卵形、长卵形或心形，两面无毛，或被疏短毛。
③花单生于叶腋或上部分枝间。

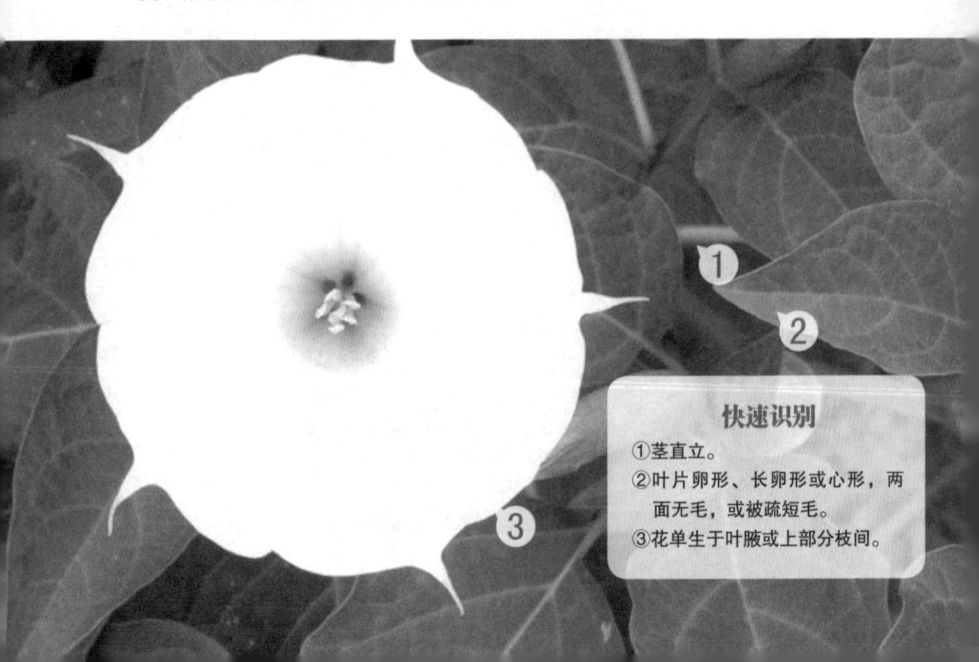

罗汉果

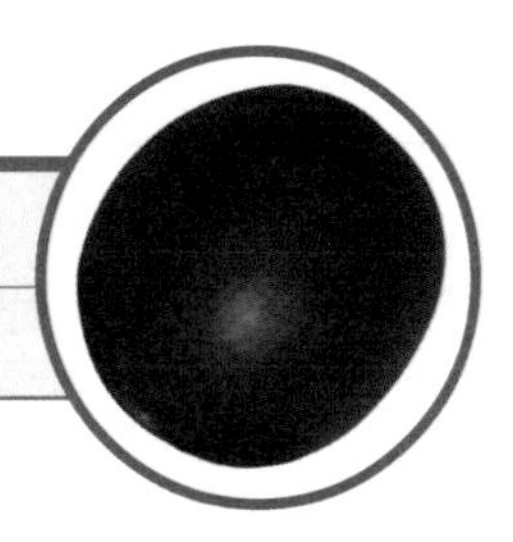

别名 拉汗果、金不换、假苦瓜、光果木鳖。

性味归经 甘，凉。归肺、大肠经。

来源 为葫芦科植物罗汉果 *Siraitia grosvenorii* (Swingle) C Jeffrey ex A. M. Lu et Z. Y. Zhang 的干燥果实。

生境 生长于海拔300~500米的山区。有栽培。主产于广西、江西、广东等地。

采收 秋季果实由嫩绿变深绿时采收，晾数天后，低温干燥，刷毛。生用。

功用 清热润肺，利咽开音，滑肠通便。用于肺火燥咳，咽痛失音，肠燥便秘。煎服，9~15克。

验方 ①**咽喉炎：**罗汉果1个，胖大海3枚。泡开水，徐徐咽下。②**百日咳：**罗汉果1个，柿饼15克。水煎服。③**颈部淋巴结炎、百日咳：**罗汉果1个，猪肺100克（切小块）。同煮汤食用。④**失眠阴虚火旺：**罗汉果、银耳、党参、山药、龙眼肉、莲子、大枣各10克，猪瘦肉50~100克。水煎，晚上临睡前顿服。⑤**喉痛失音：**罗汉果1个。切片，水煎，待冷后，频频饮服。

快速识别
①茎暗紫色，纤细。
②叶互生，两面均被白色柔毛，背面尚有红棕色腺毛。
③果实球形，初密被黄褐色茸毛；果皮较薄。
1
2
3

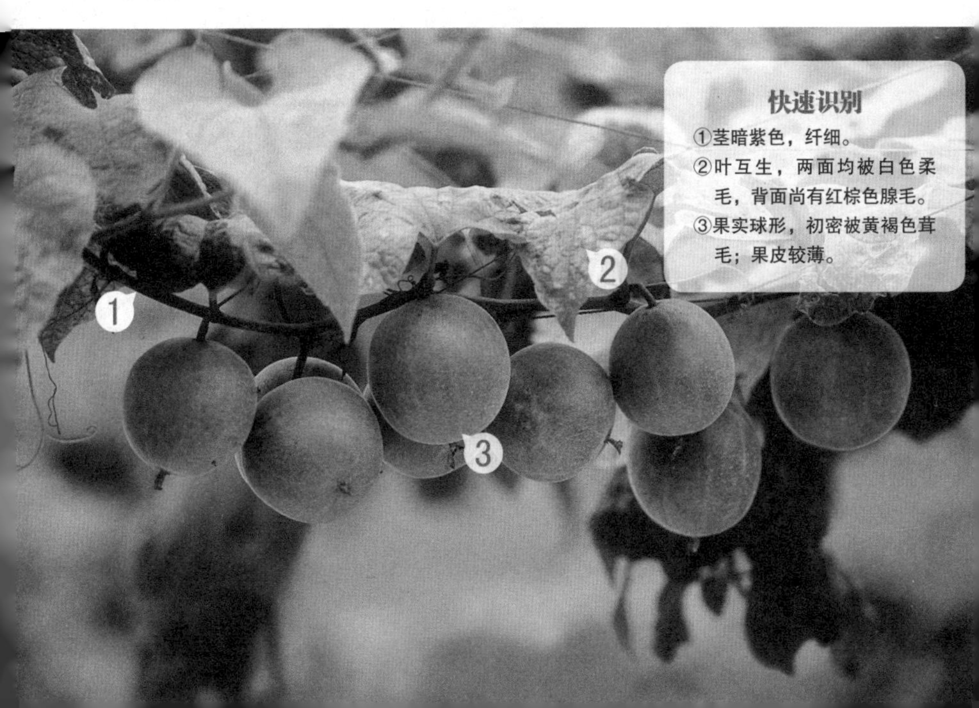

白屈菜

别名 地黄连、土黄连、断肠草、山黄连。

性味归经 苦，凉；有毒。归胃、肺经。

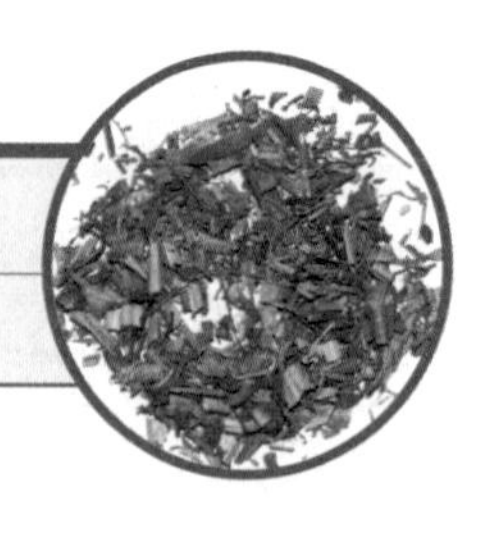

来源 为罂粟科植物白屈菜 *Chelidonium majus* L. 的带花全草。

生境 生长于山坡、水沟旁、林缘草地或草丛中。主产于东北、内蒙古、河北、河南、山东、山西、江苏、江西、浙江等地。

采收 5～7月开花时采收地上部分，置通风处干燥。生用。

功用 理气止痛，止咳，利水消肿，解疮毒。用于胃肠疼痛，黄疸，水肿，疥癣疮肿，虫蛇咬伤。煎汤，3～6克；外用捣汁涂。

验方 ①**胃炎，胃溃疡，腹痛：**白屈菜9克。水煎服。②**肠炎，痢疾：**白屈菜15克。水煎服。③**顽癣：**鲜白屈菜适量。用50％的乙醇浸泡，擦患处。④**疮肿：**鲜白屈菜适量。捣烂敷患处。⑤**百日咳：**白屈菜适量。水煎服。

3
1
2
快速识别
①茎直立。
②叶互生，1～2回奇数羽状全裂。
③花数朵，近伞状排列。

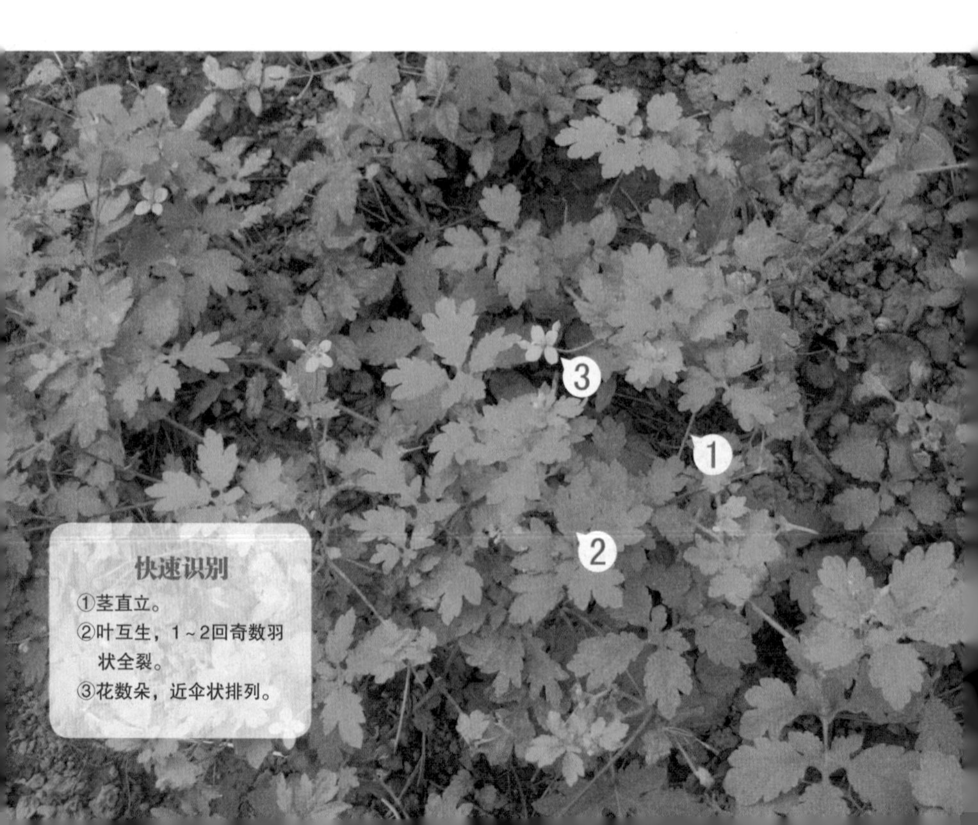

瓜子金

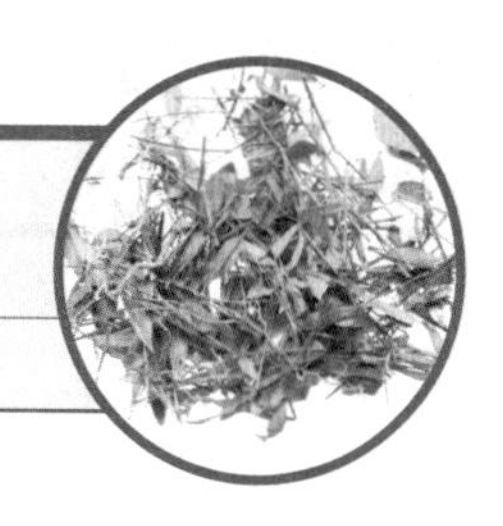

别名 辰砂草、金锁匙、瓜子草、挂米草、金牛草、竹叶地丁。

性味归经 辛、苦，平。归肺经。

来源 为远志科植物瓜子金 *Polygala japonica* Houtt. 的干燥全草。

生境 生长于山坡草丛中、路边。主产于安徽、浙江、江苏等地。

采收 春、夏、秋三季采挖，除去泥沙，晒干。生用。

功用 祛痰止咳，活血消肿，解毒止痛。用于咳嗽痰多，咽喉肿痛，喉痹；外治跌打损伤，疔疮疖肿，痈疽，蛇虫咬伤。15～30克，煎服，亦可捣汁或研末服；外用适量，捣敷。

验方 ①**骨髓炎，骨关节结核，多发性脓肿：**瓜子金干草250克。加酒2000毫升，蒸制成药酒，每日2次，每次15～30克；亦可服药片，每次5片，或流浸膏每次20毫升，每日3次（儿童及经期妇女酌减）。②**毒蛇咬伤：**新鲜瓜子金30克。捣烂，外敷于咬伤处，每日换药1次。③**失眠：**瓜子金全草干品50克或鲜品100克。用砂锅大火煎煮2次，药液过滤合并，小火浓缩再过滤，加单糖浆适量至60毫升，临睡前顿服。

快速识别
①茎丛生。
②叶互生，卵状披针形。
③总状花序腋生，花紫色。
2
3
1

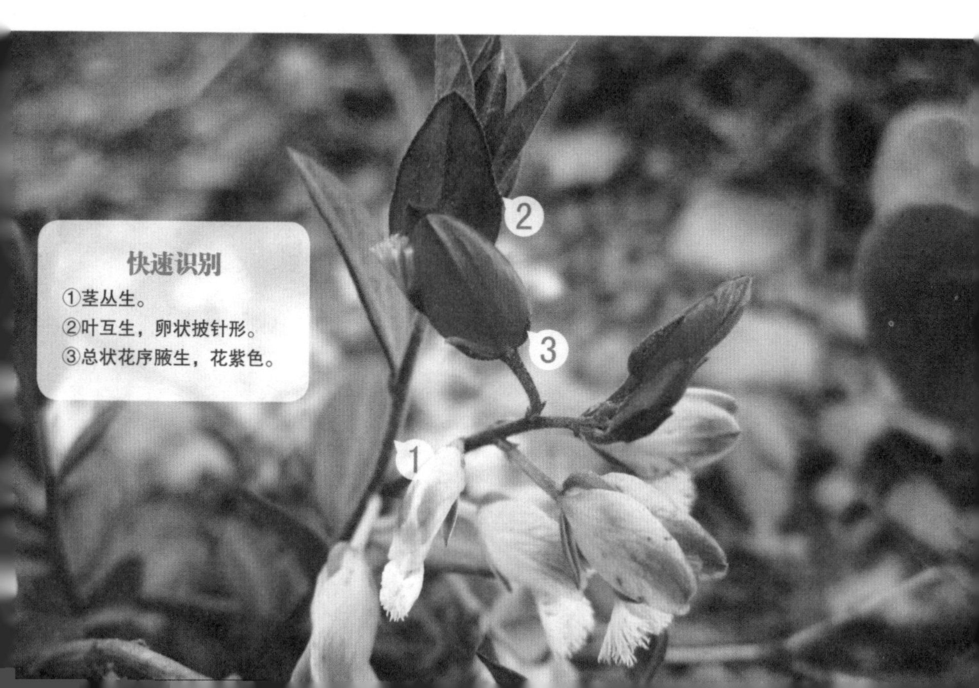

安神药
/ 重镇安神 /

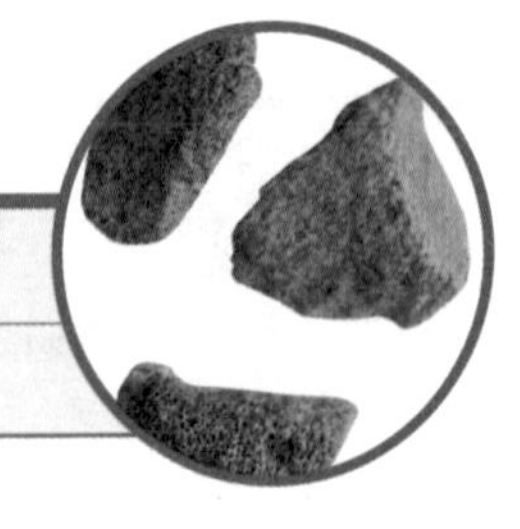

龙骨

别名 白龙骨、生龙骨、花龙骨、煅龙骨。

性味归经 甘、涩，平。归心、肝、肾经。

来源 为古代哺乳动物如象类、犀牛类、牛类、三趾马、鹿类、骆驼类、羚羊类等的骨骼化石，习称“龙骨”。而象类门齿的化石习称“五花龙骨”。

产地 主产于山西、内蒙古、河南、河北、陕西、甘肃等地。

采收 全年可采，挖出后，除去泥土及杂质，贮于干燥处，五花龙骨质酥脆，出土后，露置空气中极易破碎，所以常用毛边纸粘贴保护。生用或煅用。龙骨：取原药材，除去杂质，打碎。煅龙骨：取生品敲成小块，装入耐火容器中，武火煅至红透，取出放凉，碾碎。

功用 镇静安神，平肝潜阳，收敛固涩。用于神志不安，心悸失眠，烦躁易怒，头晕目眩，虚汗，遗精，带下，崩漏。煎服，15～30克；外用适量。

验方 ①**烧烫伤：**龙骨、大黄、生石膏、儿茶各等份。共研极细末，冷茶水调稀糊状敷患处，隔日换药1次。②**产后虚汗不止：**龙骨、麻黄根各50克。捣细罗为散，不拘时，以粥饮调下10克。③**健忘：**龙骨、远志、狗骨各等份。捣细过筛，每次2克，饭后服，每日2次。④**泄泻不止：**龙骨、白石脂各等份。为末，水丸如梧桐子大，紫苏木瓜汤下。⑤**大量鼻出血，眩晕欲死：**龙骨适量。研细，吹入鼻中。⑥**遗尿淋沥：**龙骨、桑螵蛸各等份。为末，每次盐汤服10克。

快速识别

①龙骨为不规则的块状。

②表面白色、灰白色或黄白色。

/ 养心安神 /

酸枣仁

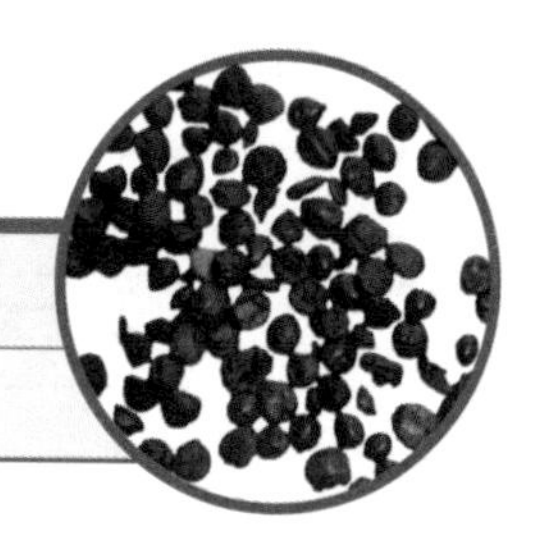

别名 山枣、刺枣、酸枣子、酸枣核。

性味归经 甘、酸，平。归肝、胆、心经。

来源 为鼠李科植物酸枣 *Ziziphus jujuba* Mill. var. *spinosa* (Bunge) Hu ex H. F. Chou 的干燥成熟种子。

生境 生长于阳坡或干燥瘠土处，常形成灌木丛。主产于辽宁、内蒙古、河北、河南、山东、山西、陕西、甘肃、安徽、江苏等地。

采收 秋末冬初采收成熟果实，除去果肉及核壳，收集种子，晒干。生用或炒用。用时捣碎。

功用 养心补肝，宁心安神，敛汗，生津。用于虚烦不眠，惊悸多梦，体虚多汗，津伤口渴。煎服，10～15克。

验方 ①**心悸不眠：**酸枣仁适量。研末，每次6克，每日服2次，竹叶煎汤送服，宜连服1个星期。②**气虚自汗：**酸枣仁、党参各15克，黄芪30克，白术12克，五味子9克，大枣4枚。水煎，分3次服。③**胆气不足所致惊悸、恐惧、虚烦不寐：**酸枣仁、川贝母、知母各9克，茯苓15克，甘草6克。水煎服，每日1剂。④**心气亏虚，神志不安：**酸枣仁、朱砂、人参、乳香各适量。共研细末，炼蜜为丸服，每次9克，每日2～3次。⑤**肝肾阴虚盗汗：**酸枣仁、五味子、山茱萸、糯稻根各等份，水煎服，每日1～2剂；或酸枣仁与人参、茯苓共为细末，米汤送服。

3
2
1
快速识别
①落叶灌木，稀为小乔木，枝上有两种刺。
②单叶互生，叶片长圆状卵形至卵状披针形。
③核果。

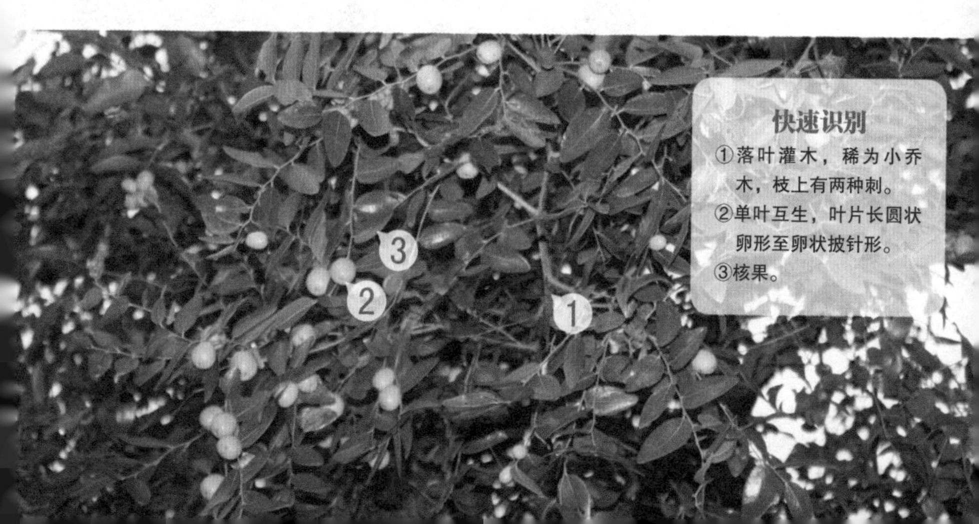

灵芝

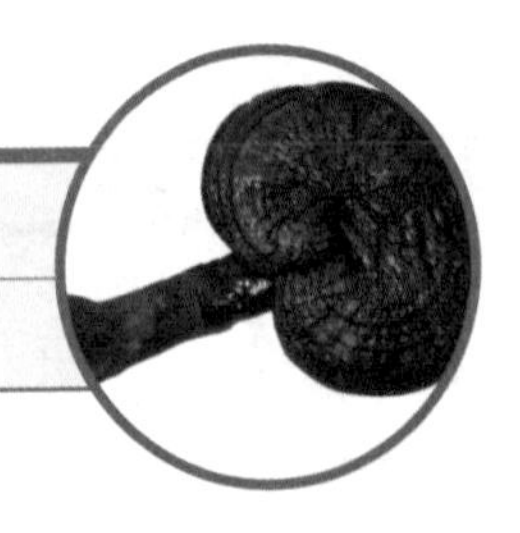

别名 木灵芝、菌灵芝、灵芝草。

性味归经 甘，平。归心、肺、肝、肾经。

来源 为多孔菌科真菌赤芝 *Ganoderma lucidum* (Leyss. ex Fr.) Karst. 等的干燥子实体。

生境 生长于栎树及其他阔叶树的枯干、腐朽的木桩旁，喜生于植被密度大，光照短、表土肥沃、潮湿疏松之处。主产于华东、西南及河北、山西、江西、广西、广东等地。

采收 全年采收，除去杂质，剪除附有朽木、泥沙或培养基质的下端菌柄，阴干或在40～50℃烘干。生用。

功用 补气安神，止咳平喘。用于心神不宁，眩晕不眠，心悸气短，虚劳咳喘。煎服，6～12克。

验方 ①**神经衰弱，心悸头晕，夜寐不宁：**灵芝1.5～3克。水煎服，每日2次。②**失眠：**灵芝15克，西洋参3克。水煎代茶饮。③**过敏性哮喘：**灵芝、紫苏叶各6克，半夏4.5克，厚朴3克，茯苓9克。水煎加冰糖服。④**慢性支气管炎：**灵芝300克。熬煮制成干膏30克，每日3克。⑤**功能性子宫出血：**赤灵芝25～30克。每日1剂，水煎服，留渣复煎2次，每日服3次。

快速识别
①菌盖半圆形或肾形，菌肉乳白色，近管处淡褐色。
②菌柄侧生，红棕色至紫褐色。
2
1

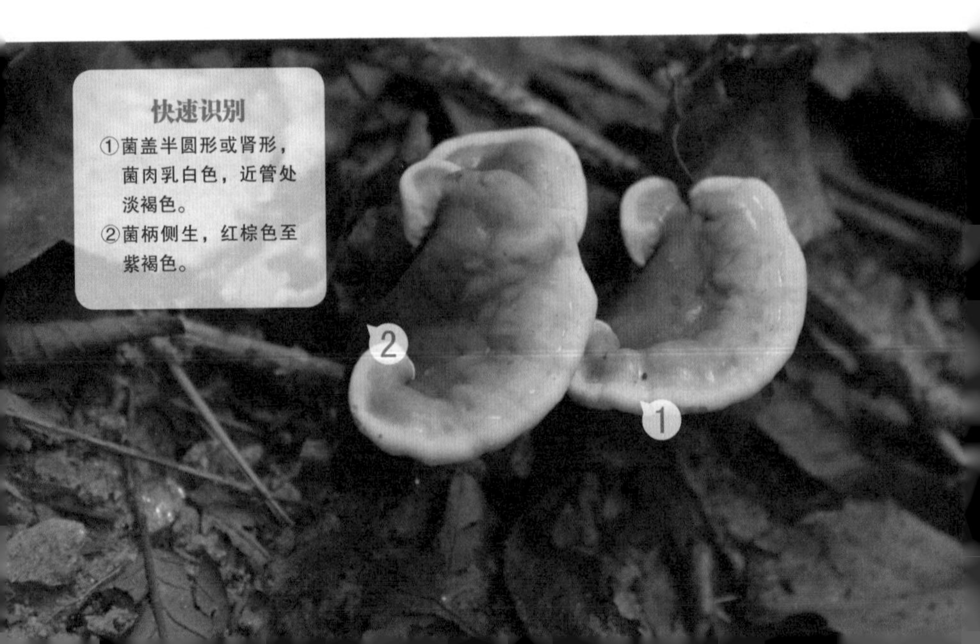

合欢皮

别名 合昏皮、马樱花、夜合皮、合欢木皮。

性味归经 甘，平。归心、肝、肺经。

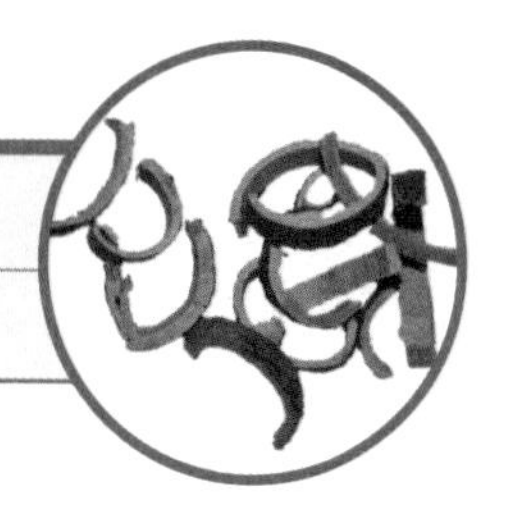

来源 为豆科植物合欢 *Albizia julibrissin* Durazz. 的干燥树皮。

生境 生长于林边、路旁及山坡上。全国大部分地区都有分布，主产于江苏、浙江、安徽等地。

采收 夏、秋间采收，剥下树皮，晒干。用清水浸泡洗净，捞出，闷润后再切块或切丝，干燥，切段。生用。

功用 解郁安神，活血消肿。用于心神不安，忧郁失眠，肺痈疮肿，跌打肿痛。煎服，6～12克；外用适量，研末调敷。

验方 ①**心烦失眠：**合欢皮9克，夜交藤15克。水煎服。②**夜盲：**合欢皮、千层塔各9克。水煎服。③**少年白发：**合欢皮、松树皮、熟地黄各30克。水煎服。④**疮痈肿痛：**合欢皮、紫花地丁、蒲公英各10克。水煎服。⑤**肺痈咳吐脓血：**合欢皮、芦根、鱼腥草各15克，桃仁、黄芩各10克。水煎服。⑥**神经衰弱，郁闷不乐，失眠健忘：**合欢皮或花、夜交藤各15克，酸枣仁10克，柴胡9克。水煎服。⑦**跌打损伤，瘀血肿痛：**合欢皮15克，川芎、当归各10克，没药、乳香各8克。水煎服。

①
②
快速识别
①2回羽状复叶互生，叶片4～12对。
②花序头状，伞房状排列，腋生或顶生。

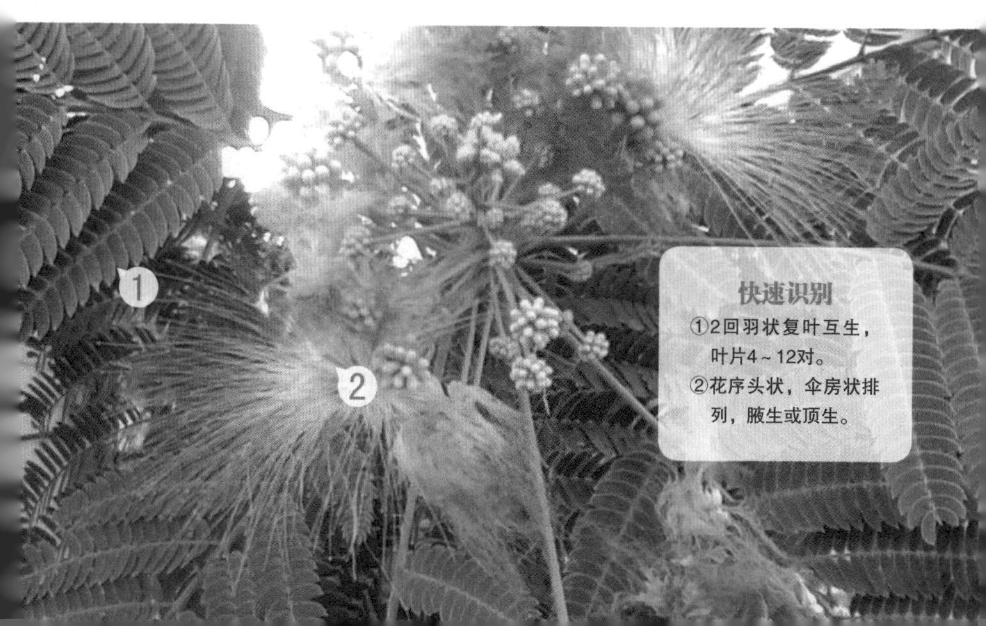

远志

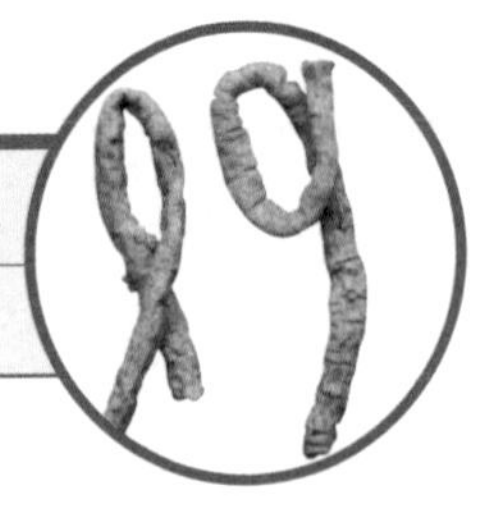

别名 细草、棘菀、苦远志、小草根、关远志。

性味归经 苦、辛，温。归心、肾、肺经。

来源 为远志科植物远志 *Polygala tenuifolia* Willd. 等的干燥根。

生境 生长于海拔400～1000米的路旁或山坡草地。主产于山西、陕西、吉林、河南等地。

采收 春、秋两季采挖，除去须根及泥沙，晒干，切段。生用或制用。

功用 安神益智，祛痰，消肿。用于心肾不交引起的失眠多梦、健忘惊悸、神志恍惚，咳痰不爽，疮疡肿毒，乳房肿痛。煎服，3～10克。

验方 ①**偏头痛：**制远志、川芎、白芷各50克，冰片7克。药共研极细末，贮瓶密封备用。用时以布一小块，包少许药末，塞入鼻孔，右侧头痛塞左鼻，左侧头痛塞右鼻。②**喉痹作痛：**远志末适量。吹喉，涎出为度。③**乳腺炎：**远志适量。焙干研细，酒冲服10克，药渣敷患处。④**健忘：**远志末适量。冲服。⑤**心悸失眠：**远志5克，珍珠母25克，酸枣仁15克，炙甘草1.25克。水煎服。

快速识别
①茎直立或斜生。
②单叶互生，叶片线形。
①
②

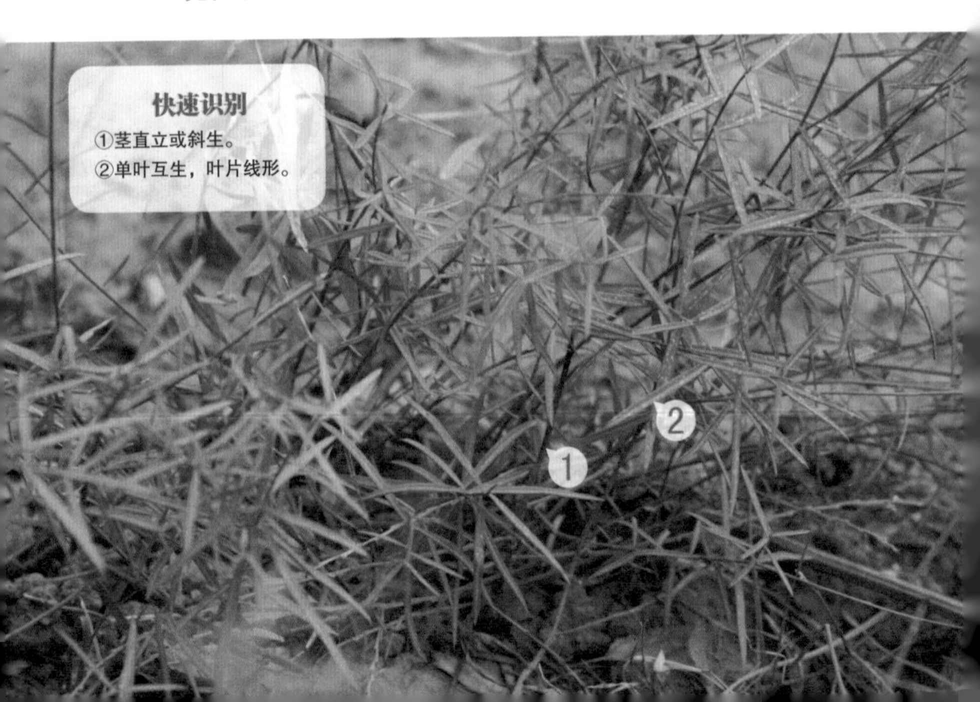

平肝息风药

/ 平抑肝阳 /

石决明

别名 鲍鱼壳、海决明、千里光、金蛤蜊皮。

性味归经 咸，寒。归肝经。

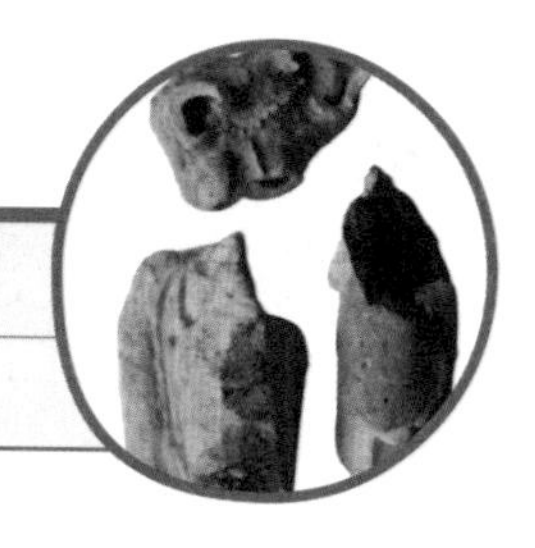

来源 为鲍科动物杂色鲍 *Haliotis diversicolor* Reeve 等的贝壳。

生境 主产于我国福建以南沿海地区。

采收 夏、秋两季捕捉，去肉，洗净，干燥。生用或煅用。用时打碎。

功用 平肝潜阳，清肝明目。用于头痛眩晕，目赤翳障，视物昏花，青盲雀目。煎服，6～20克，宜先煎。

验方 ①**畏光：**石决明、黄菊花、甘草各5克。水煎，冷后服。②**痘后目翳：**石决明火煅过，研为末，加谷精草等份，共研细，以猪肝蘸食。③**肝虚目翳：**石决明（烧成灰）、木贼（焙）各等份。为末，每次10克，与姜、枣同用水煎，连渣服下，每日3次。④**小便淋证：**石决明去粗皮，研为末，水飞过，每次10克，熟水送下，每日2次。⑤**阴虚阳亢所致的眩晕：**石决明、龙骨、牡蛎各30克，生地黄、熟地黄、夜交藤各15克，山茱萸、川牛膝各12克，牡丹皮10克。水煎服。

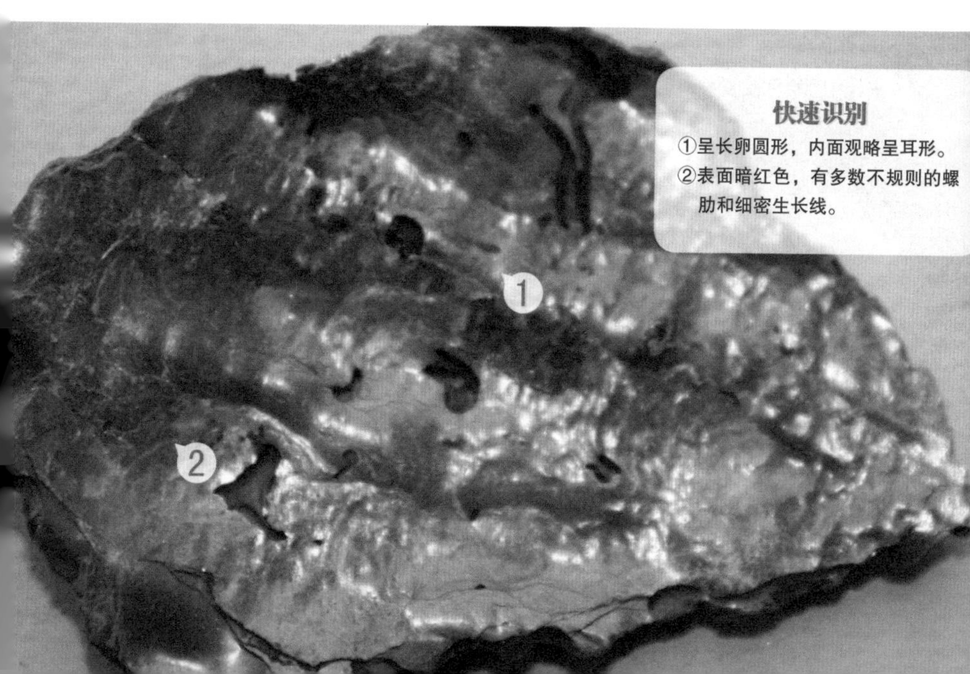

快速识别

①呈长卵圆形，内面观略呈耳形。

②表面暗红色，有多数不规则的螺肋和细密生长线。

牡蛎

别名 蛎蛤、牡蛤、蛎黄、生蚝、海蛎子皮。

性味归经 咸，微寒。归肝、胆、肾经。

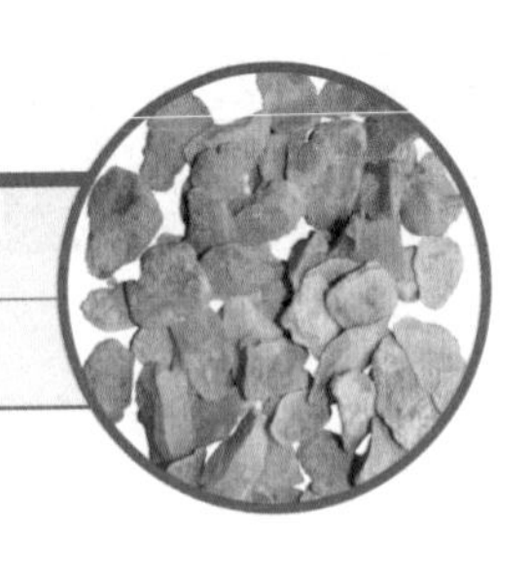

来源 为牡蛎科动物长牡蛎 *Ostrea gigas* Thunberg 等的贝壳。

生境 沿海一带均有分布。

采收 全年均可采收，去肉，洗净，晒干。生用或煅用。用时打碎。

功用 牡蛎重镇安神，潜阳补阴，软坚散结，用于惊悸失眠，眩晕耳鸣，瘰疬痰核，癥瘕痞块。煅牡蛎收敛固涩，制酸止痛，用于自汗盗汗，遗精滑精，崩漏带下，胃痛吞酸。煎服，9～30克，先煎。

验方 ①**眩晕（气实有痰者）**：牡蛎、龙骨各18克，菊花9克，枸杞子、何首乌各12克。水煎服。②**产后盗汗**：牡蛎粉、麦麸（炒黄）各等份。每次5克，用猪肉汁调下。③**百合病，渴不瘥者**：牡蛎（熬）、瓜蒌根各等份。为细末，饮服方寸匕，每日3服。④**金疮出血**：牡蛎粉适量。外敷。⑤**妊娠下肢抽筋疼痛**：牡蛎（先煎）30克，当归身、炙甘草各9克，白芍（炒）、鸡血藤各15克。水煎服，每日1剂，连服3～5剂。

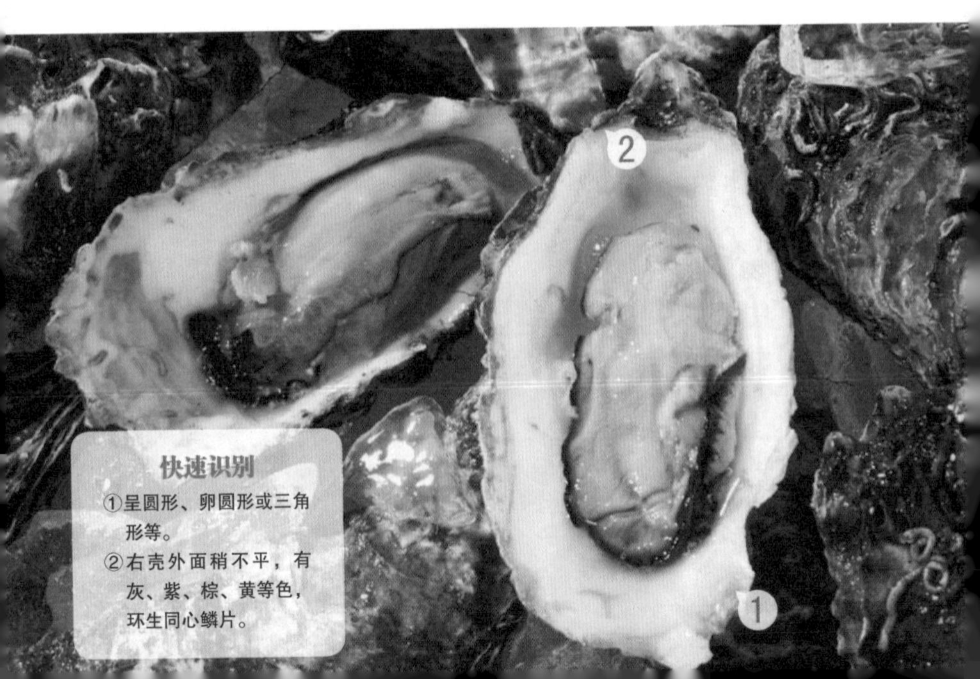

快速识别

①呈圆形、卵圆形或三角形等。

②右壳外面稍不平，有灰、紫、棕、黄等色，环生同心鳞片。

罗布麻叶

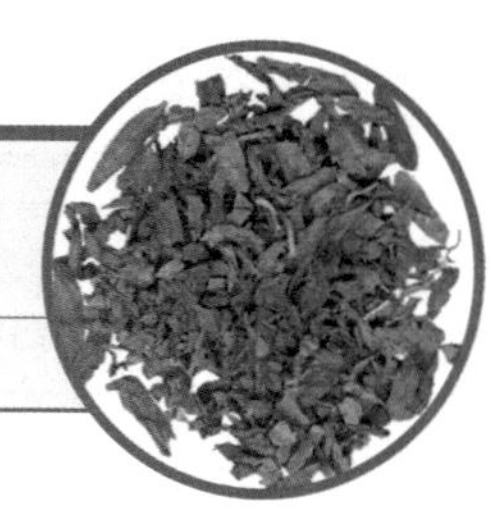

别名 红麻、野麻、吉吉麻、泽漆麻、红柳子、小花罗布麻。

性味归经 甘、苦，凉。归肝经。

来源 为夹竹桃科植物罗布麻 *Apocynum venetum* L. 的干燥叶。

生境 生长于河岸沙质地、山沟沙地、多石的山坡、盐碱地。主产于东北、华北、西北等地。

采收 夏季采收，除去杂质，干燥。生用。

功用 平肝安神，清热利水。用于肝阳眩晕，心悸失眠，浮肿尿少，高血压，神经衰弱，肾炎浮肿。煎服，6～12克。

验方 ①**高血压**：罗布麻叶20克。开水泡，当茶饮用。②**急性肾炎高血压**：罗布麻叶、菊花各10克。沸水浸泡，每日1剂，分3～4次服。③**防治感冒**：罗布麻叶500克。加水5000毫升煎至2500毫升，再加苯甲酸0.25克，每日100毫升，分2次服，每周连服2日。④**神经衰弱，眩晕，心悸，失眠**：罗布麻叶5～10克。开水冲泡当茶喝，不可煎煮。⑤**水肿**：罗布麻根20～25克。水煎服，每日2次。

快速识别
①枝条常对生，无毛，紫红色或淡红色，背阴部分绿色。
②叶对生，或在中上部分枝处互生。
③单歧聚伞花序。
②
①
③

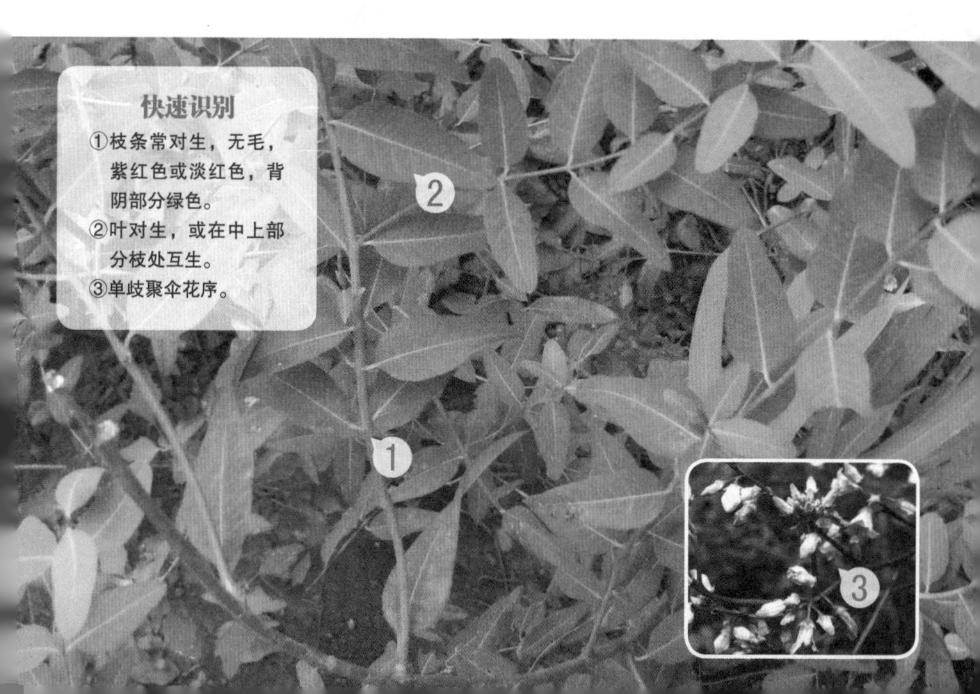

/ 息风止痉 /

珍珠

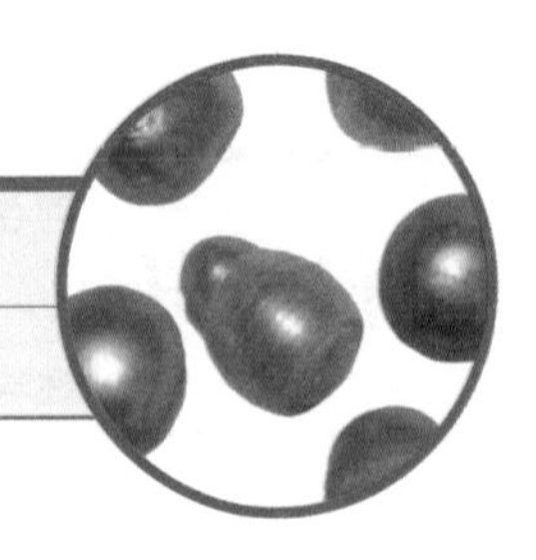

别名 真朱、真珠、蚌珠、珠子、药珠。

性味归经 甘、咸，寒。归心、肝经。

来源 为蚌科动物三角帆蚌 *Hyriopsis cumingii* (Lea) 等双壳类动物受刺激形成的珍珠。

生境 天然珍珠主产于广东、广西、台湾等地。淡水养殖珍珠主产于江苏、黑龙江、安徽及上海等地。

采收 自动物体内取出，洗净，干燥。水飞或研成极细粉用。

功用 安神定惊，明目消翳，解毒生肌，润肤祛斑。用于惊悸失眠，惊风癫痫，目生翳障，疮疡不敛，皮肤色斑。0.1～0.3克，多入丸、散用；外用适量。

验方 ①**镇惊安神或治疗老年性白内障：**珍珠粉适量。每次1克，每日3次。②**失眠：**珍珠7个。研碎，用新水调匀服之。

快速识别
①贝壳巨大，较坚厚，外形略似不等边三角形。
②壳顶部生长纹呈现出同心圆肋脉。壳表面黄绿色至黑褐色。
1
2

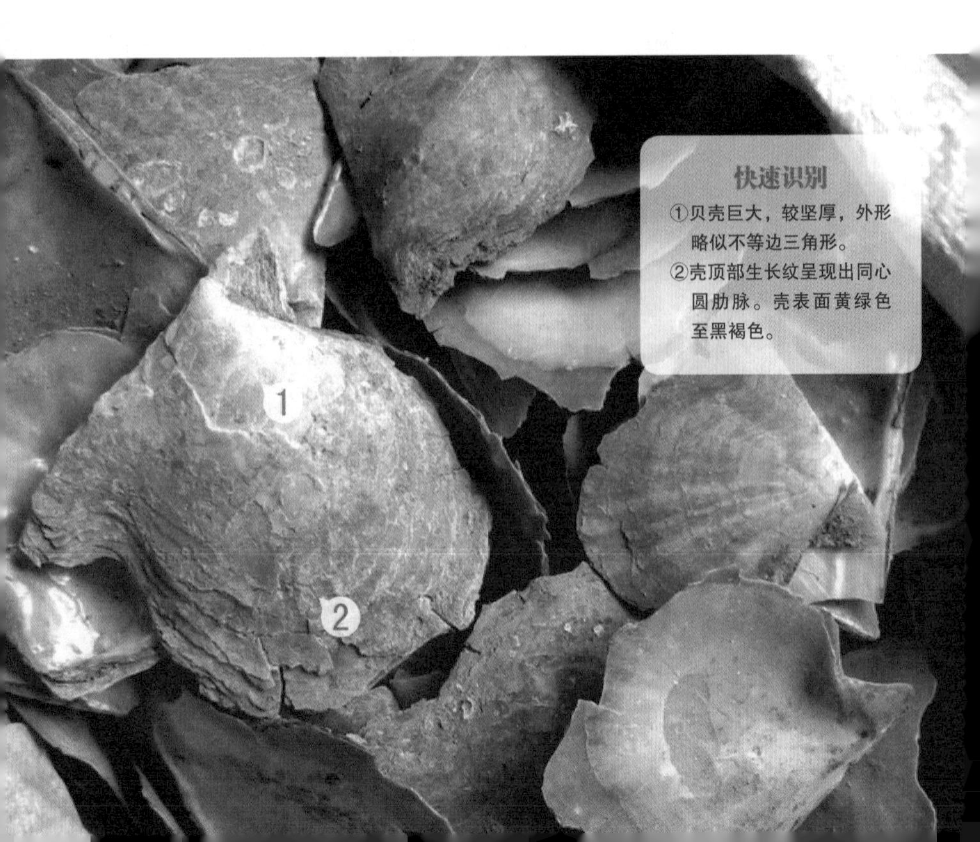

钩藤

别名 钓藤、钩丁、大钩丁、双钩藤。

性味归经 甘，凉。归肝、心包经。

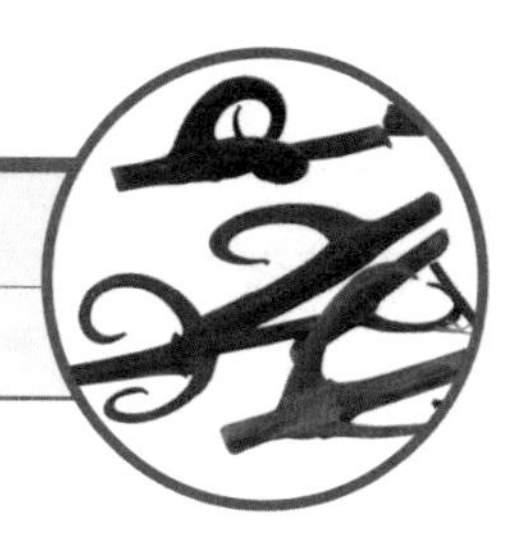

来源 为茜草科植物钩藤 *Uncaria rhynchophylla* (Miq.) Miq. ex Havil. 等的干燥带钩茎枝。

生境 生长于灌木林或杂木林中。主产于云南、广西、广东等地。

采收 秋、冬两季采收，去叶，切段，晒干。生用。

功用 清热平肝，息风定惊。用于头痛眩晕，感冒挟惊，惊风抽搐，妊娠子痫，高血压。煎服，3~12克，入煎剂宜后下。

验方 ①**风热感冒：**钩藤12克，地栗梗15克。水煎，分2次服。②**胎动不安：**钩藤、桔梗、人参、茯神、当归、桑寄生各5克。水煎服。③**高血压：**钩藤12克，菊花、桑叶、夏枯草各10克。水煎服。④**三叉神经痛：**钩藤、地龙各24克，白芷10克，秦艽、丹参各15克，川芎9克，僵蚕、木瓜、大枣各12克，全蝎6克，白芍20克。水煎服。

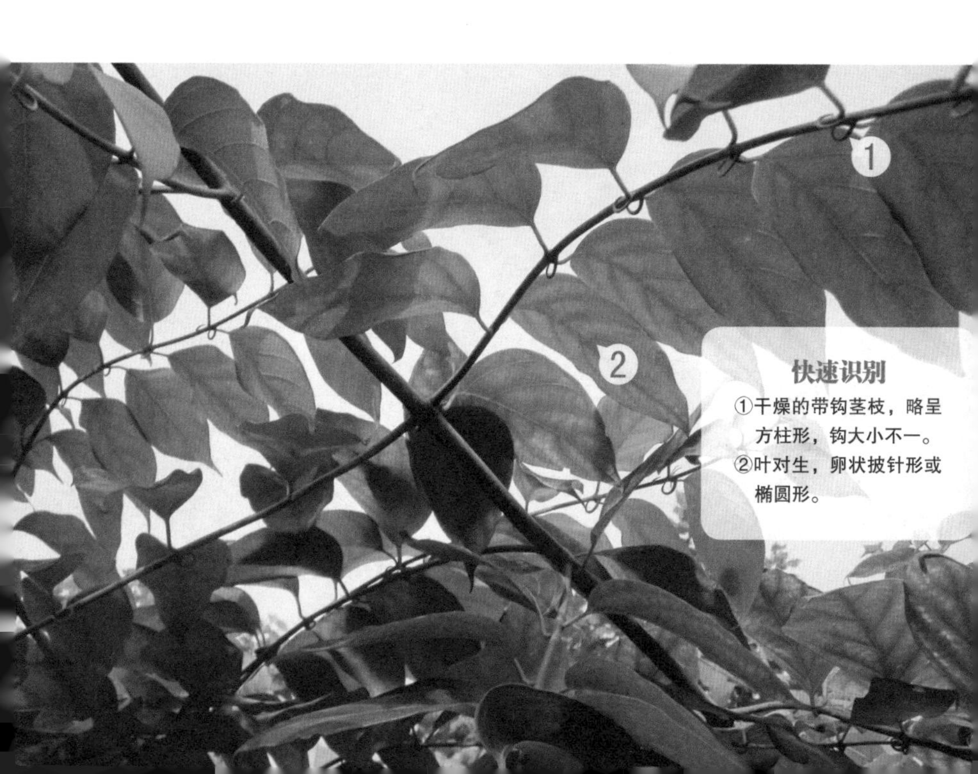

快速识别

①干燥的带钩茎枝，略呈方柱形，钩大小不一。

②叶对生，卵状披针形或椭圆形。

天麻

别名 赤箭、赤箭芝、明天麻、定风草根。

性味归经 甘，平。归肝经。

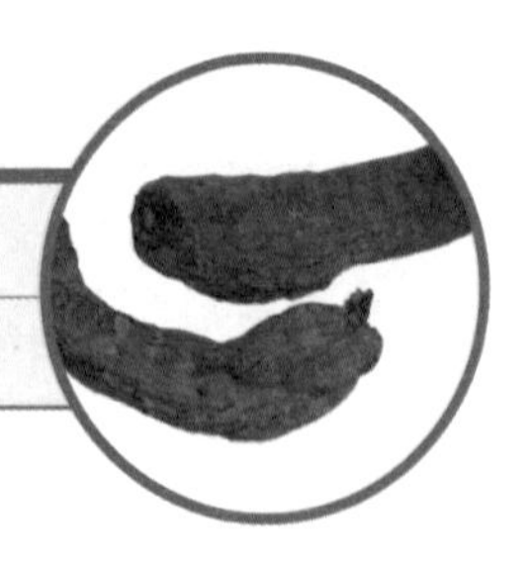

来源 为兰科植物天麻 *Gastrodia elata* Bl. 的干燥块茎。

生境 生长于腐殖质较多而湿润的林下，向阳灌木丛及草坡也有。主产于安徽、陕西、四川、云南、贵州等地。

采收 立冬后至翌年清明前采挖，立即洗净，蒸透，敞开低温干燥，用时润透或蒸软，切片。

功用 平抑肝阳，息风止痉，祛风通络。用于头痛眩晕，肢体麻木，小儿惊风，癫痫抽搐，破伤风，风湿痹痛。煎服，3～10克。

验方 ①**头晕，肢体疼痛，皮肤瘙痒，偏头痛等：**天麻9克，川芎6克。水煎2次，药液混合，早、晚服用，每日1次。②**高血压：**天麻茎50克。水煎服。③**半身不遂，风湿痹痛，坐骨神经痛，慢性腰腿痛：**天麻、杜仲、牛膝各30克，枸杞子50克，羌活20克。切片放入烧酒中，浸泡7日，每次服1小盅，每日2～3次。④**眩晕：**天麻30克。用酒泡透，切片焙干，碾压成细末，每日1次，每次服9克。

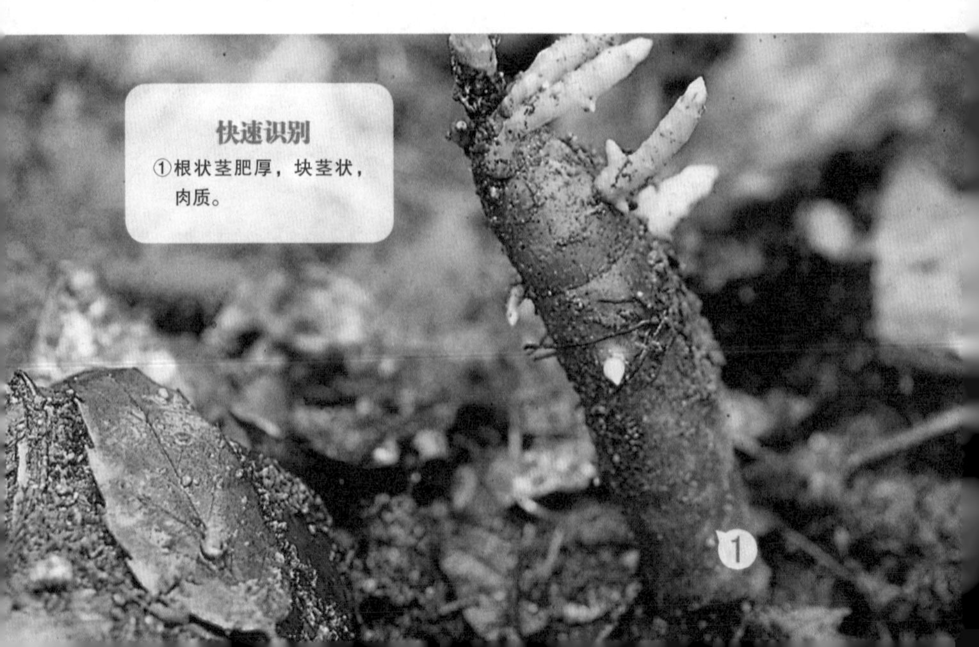

地龙

别名 蚯蚓、土龙、附蚓、寒蚓。

性味归经 咸，寒。归肝、脾、膀胱经。

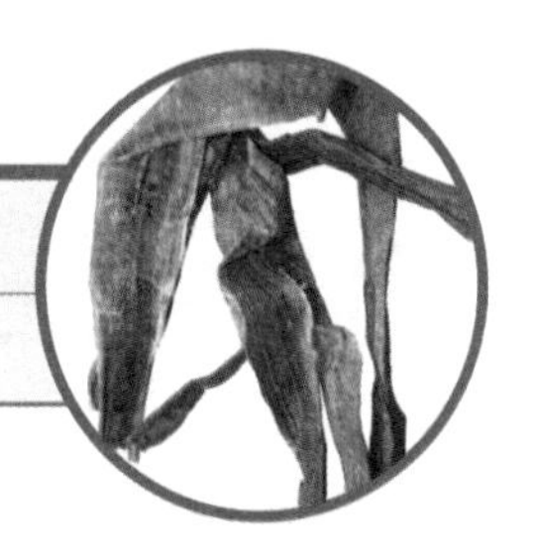

来源 为钜蚓科动物参环毛蚓 *Pheretima aspergillum* (E. Perrier) 等的干燥体。

生境 生长于潮湿、疏松的泥土中，行运迟缓。主产于广东、广西、福建等地。

采收 春季至秋季捕捉，沪地龙夏季捕捉，及时剖开腹部，除去内脏及泥沙，洗净，晒干或低温干燥，切段。生用或鲜用。

功用 清热定惊，通络，平喘，利尿。用于高热神昏，惊厥抽搐，癫痫，关节痹痛，肢体麻木，半身不遂，肺热喘咳，水肿尿少。煎服，干品5～10克，鲜品10～20克；研末吞服，每次1～2克；外用适量。

验方 ①**抽筋：**地龙1条，胡黄连3克。水煎服，每日3次。②**偏头痛：**地龙、羌活各12克，川芎30～40克，天麻、白芷、醋延胡索、白芍各15克，细辛9克，甘草10克。水煎，分3次温服。③**支气管哮喘：**地龙15克，海螵蛸、天竺黄各9克。研末，每服1.5克，每日3次，汤药送服。④**闭经：**地龙3条，黄酒适量。浸出味，早、晚饮用，连服数日。

快速识别
①全体具环节，背部棕褐色至紫灰色，腹部浅黄棕色。
①

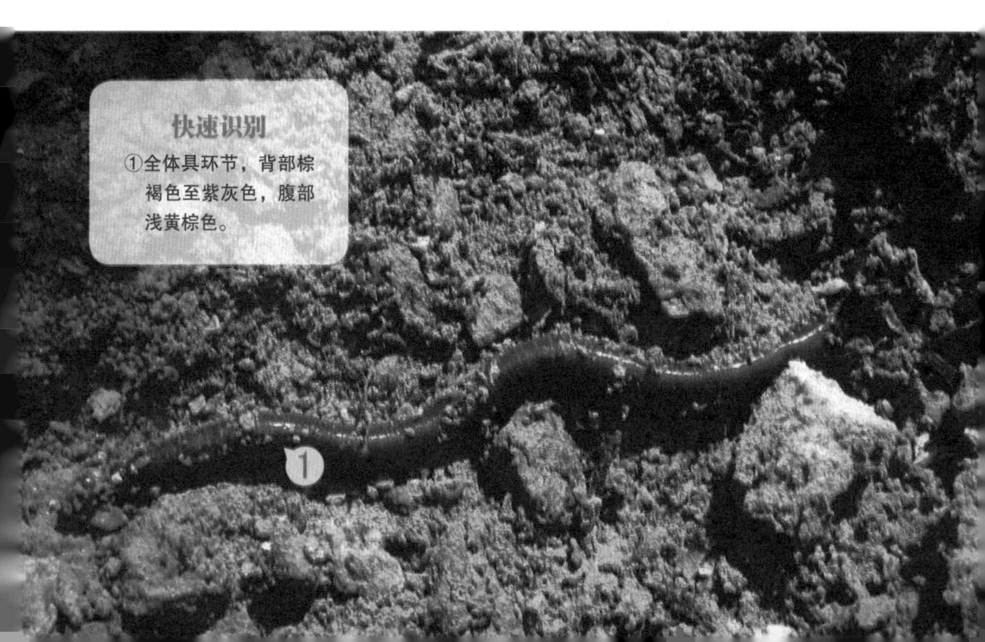

全蝎

别名 钳蝎、全虫、蝎子、山蝎。

性味归经 辛，平；有毒。归肝经。

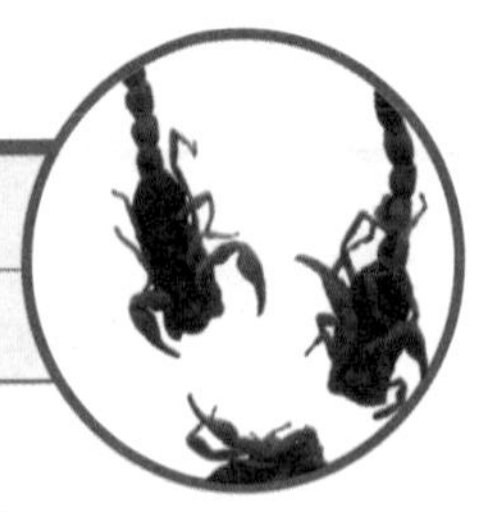

来源 为钳蝎科动物东亚钳蝎 *Buthus martensii* Karsch 的干燥体。

生境 生长于阴暗潮湿处。主产于河南、山东等地，河北、辽宁、安徽、湖北等地亦产。

采收 春末至秋初捕捉，除去泥沙，置沸水或沸盐水中，煮至全身僵硬，捞出，置通风处，阴干。生用。

功用 息风镇痉，攻毒散结，通络止痛。用于肝风内动，小儿惊风，抽搐痉挛，中风口歪，半身不遂，破伤风，风湿顽痹，偏正头痛，疮疡，瘰疬。煎服，3～6克；研末吞服，0.6～1克；外用适量。

验方 ①**风牙疼痛：**全蝎3个，蜂房10克。炒研，擦牙。②**关节疼痛，筋节挛疼：**全蝎（炒）7个，麝香0.2克。研匀，空腹，温酒调服。③**偏头痛：**全蝎、藿香、麻黄、细辛各等份。共研细末，每次3克，开水送服。④**乙型脑炎抽搐：**全蝎、天麻、蜈蚣各30克，僵蚕60克。共研细末，每服0.09～0.15克；严重的抽搐痉厥，可先服3克，以后每隔4～6小时，再服0.09～0.15克。⑤**阴囊湿疹成疮：**全蝎、延胡索、杜仲（炒）各15克。水煎服。

快速识别
①头胸部呈绿褐色，前面有1对短小的螯肢及1对较长而大的钳状脚须。
②后腹部棕黄色，6节，节上均有纵沟，末节有锐钩状毒刺。
1
2

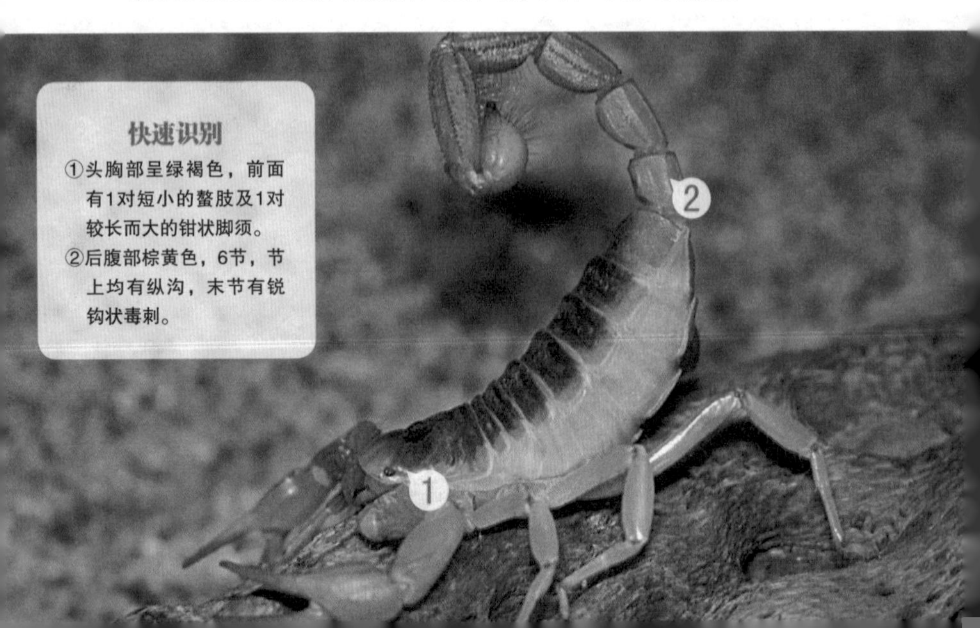

蜈蚣

别名 吴公、百脚、天龙、百足虫、千足虫。

性味归经 辛，温；有毒。归肝经。

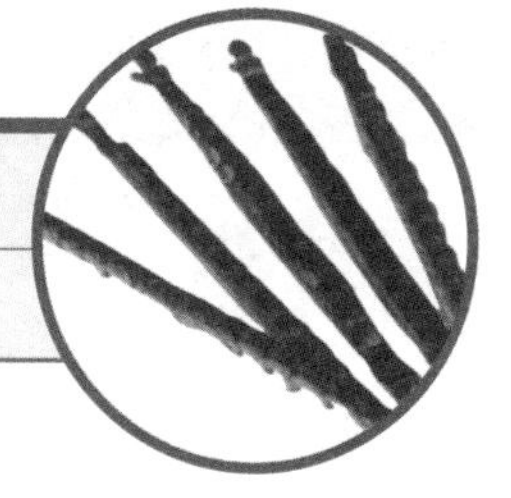

来源 为蜈蚣科动物少棘巨蜈蚣 *Scolopendra subspinipes mutilans* L. Koch 的干燥体。

生境 生长于山坡、田野、路边或杂草丛生的地方，或栖息在井沿、柴堆以及砖瓦缝隙间，特别喜欢阴湿、陈旧的地面。主产于湖北、浙江、江苏、安徽、河南、陕西等地。

采收 春、夏两季捕捉，用竹片插入头尾，绷直，干燥。生用。

功用 息风镇痉，攻毒散结，通络止痛。用于肝风内动，小儿惊风，抽搐痉挛，中风口歪，半身不遂，破伤风，风湿顽痹，疮疡，瘰疬，毒蛇咬伤。煎服，3～5克；研末冲服，每次0.6～1克；外用适量。

验方 ①**小儿秃疮：**大蜈蚣1条，盐0.3克。入油内浸7日，取油搽之。②**中风口眼歪斜：**蜈蚣1条。焙干研末，猪胆汁调敷患处。③**惊风：**蜈蚣、全蝎各等份。研细末，每次0.9～1.5克，每日服2次。

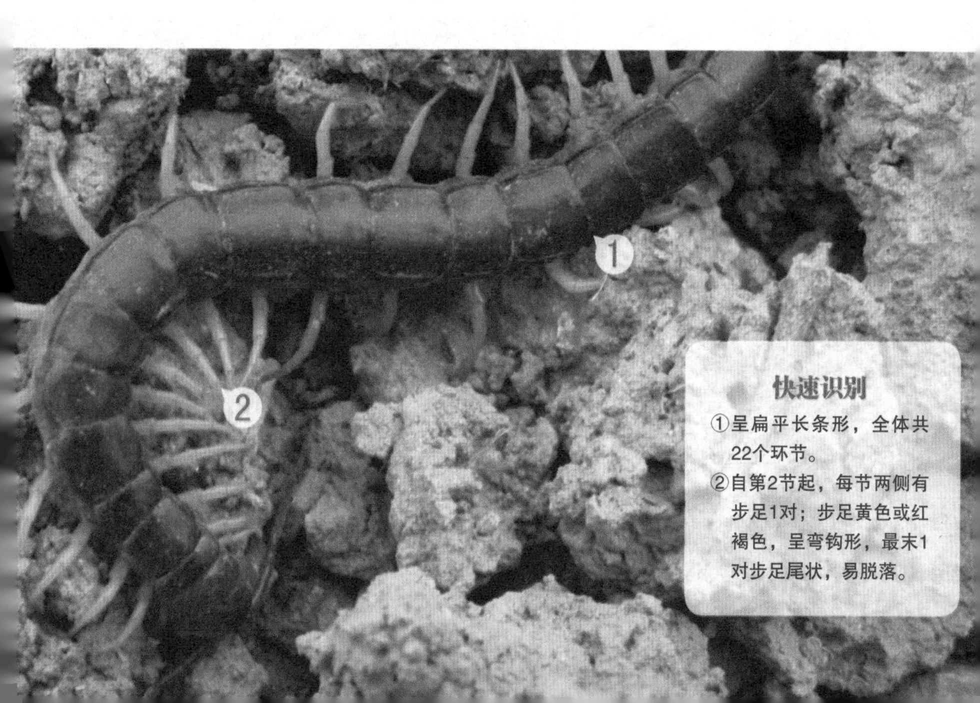

快速识别

①呈扁平长条形，全体共22个环节。

②自第2节起，每节两侧有步足1对；步足黄色或红褐色，呈弯钩形，最末1对步足尾状，易脱落。

开窍药

石菖蒲

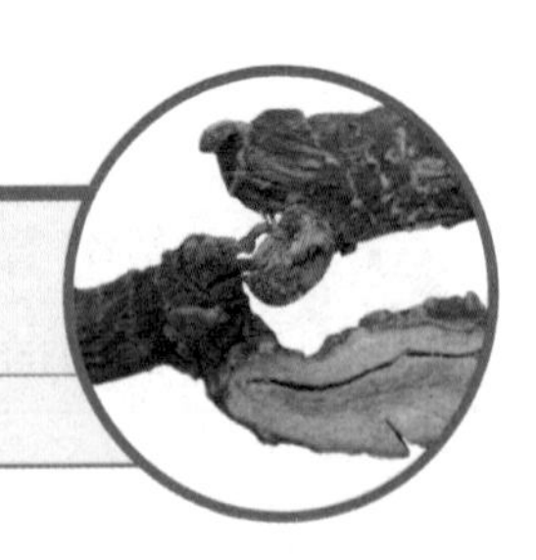

别名　菖蒲、山菖蒲、药菖蒲、菖蒲叶、水剑草、剑叶菖蒲。

性味归经　辛、苦，温。归心、胃经。

来源 为天南星科植物石菖蒲 *Acorus tatarinowii* Schott 的干燥根茎。

生境 生长于阴湿环境，在郁密度较大的树下也能生长。主产于黄河流域以南各地。

采收 秋、冬两季采挖，除去须根及泥沙，晒干。生用。

功用 化湿开胃，开窍豁痰，醒神益智。用于脘痞不饥，噤口下痢，神昏癫痫，健忘失眠，耳鸣耳聋。煎服，3～10克。

验方 ①**食巴豆中毒**：石菖蒲适量。捣成汁液，饮服。②**病后耳聋**：生石菖蒲汁适量。滴入耳中。③**阴汗湿痒**：石菖蒲、蛇床子各等份。为末，1日搽2～3次。④**心肾两虚型尿频或滑精证**：石菖蒲、远志各6克，桑螵蛸、当归、人参各9克，龟甲、龙骨各15克，茯神12克。研为细末，睡觉时人参汤调下6克。⑤**类风湿关节炎，风湿性关节炎**：石菖蒲15克。水煎服。

快速识别
①植株呈丛生状，分枝常被纤维状宿存叶基。
②叶基生，剑状线形。
②
①

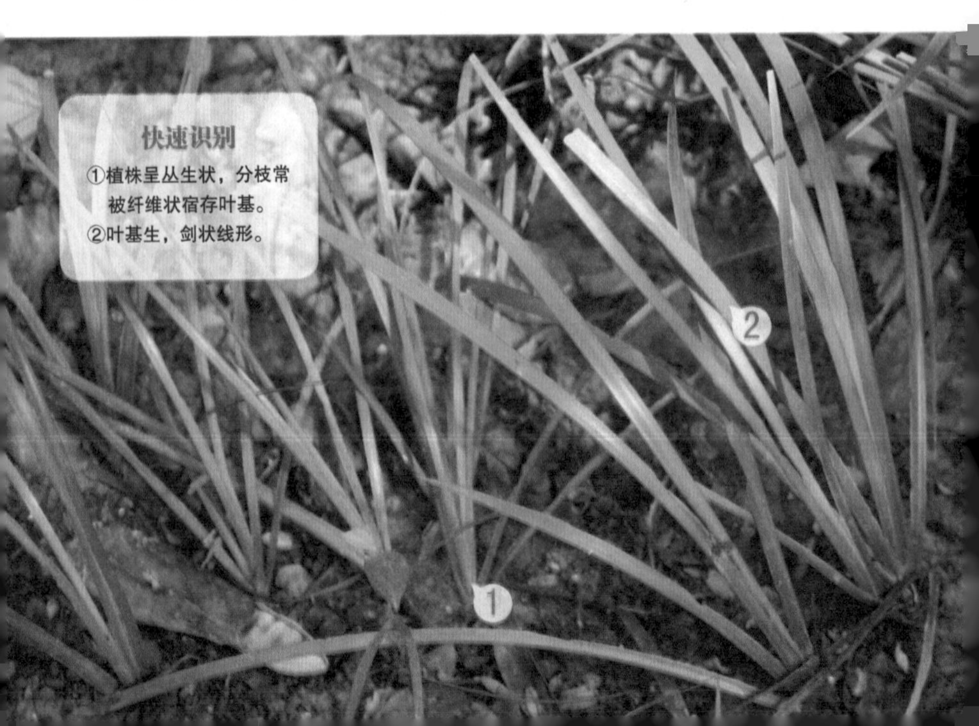

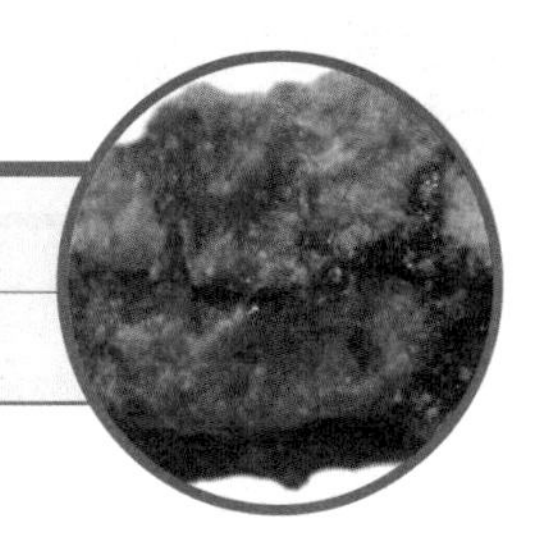

安息香

别名 拙贝罗香、野茉莉。

性味归经 辛、苦，平。归心、脾经。

来源 为安息香科植物白花树 *Styrax tonkinensis* (Pierre) Craib ex Hart. 的干燥树脂。

生境 生长于山谷、山坡、疏林或林缘。进口安息香分布于印度尼西亚的苏门答腊岛及爪哇岛。我国的安息香分布于江西、福建、湖南、广东、海南、广西、贵州、云南等地。

采收 树干经自然损伤或于夏、秋两季割裂树干，收集流出的树脂，阴干。生用。

功用 开窍醒神，行气活血，止痛。用于中风痰厥，气郁暴厥，中恶昏迷，心腹疼痛，产后血晕，小儿惊风。0.6～1.5克，多入丸、散用。

验方 ①**大人小儿卒中风、恶气**：安息香、石菖蒲、生姜各3克，鬼臼6克，犀角0.24克，牛黄0.15克，丹砂、乳香、雄黄各3.6克。研极细末，石菖蒲、生姜泡汤调服1.5克。②**产后血晕、血胀**：安息香5克，五灵脂（水飞净末）25克。共和匀，每次5克，炒姜汤调下。③**心绞痛**：安息香适量。研为细末，温水送服。

①
②
快速识别
①乔木，树枝棕色。
②叶纸质，卵形或长圆状卵形，具光泽。

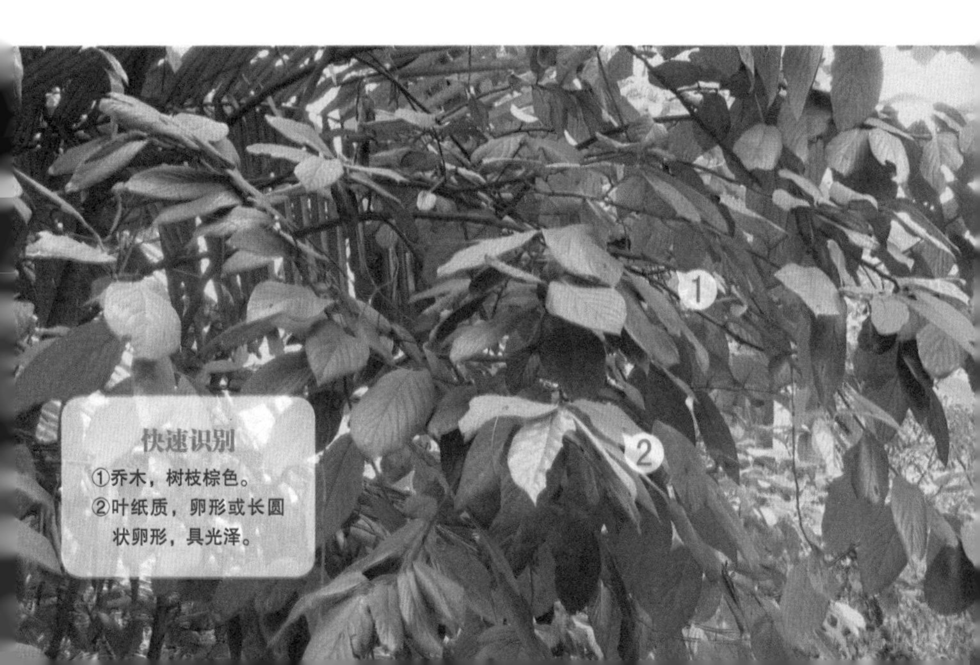

补虚药

/ 补气 /

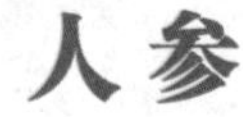

人参

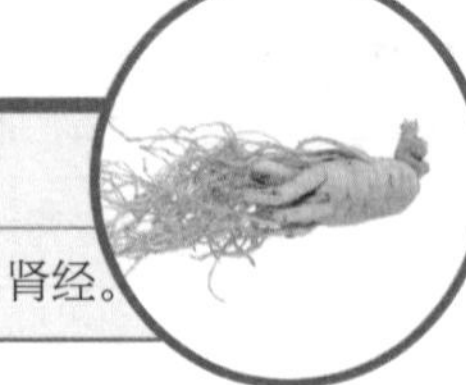

别名 地精、黄参、神草。

性味归经 甘、微苦，微温。归脾、肺、心、肾经。

来源 为五加科植物人参 *Panax ginseng* C. A. Mey. 的干燥根及根茎。

生境 生长于昼夜温差小的海拔500～1100米山地缓坡或斜坡地的针阔叶混交林或杂木林中。主产于吉林、辽宁、黑龙江、河北等地。多为栽培品，习称“园参”；野生品产量少，习称“野山参”。

采收 多于秋季采挖，洗净经晒干或烘干，切片或粉碎用。生用。

功用 大补元气，复脉固脱，补脾益肺，生津养血，安神益智。用于体虚欲脱，肢冷脉微，脾虚食少，肺虚喘咳，津伤口渴，内热消渴，久病虚羸，惊悸失眠，阳痿宫冷，心力衰竭，心源性休克。煎服，3～9克，另煎兑入汤剂服；也可研粉吞服，每次2克，每日2次。

验方 ①**脱肛**：人参芦头20枚。文火焙干研末，分20包，早、晚空腹米饮调服1包。②**心律失常**：人参3～5克（或党参15克），麦冬10克。水煎，饮汤食参，每日2剂。③**气虚呃逆**：人参15克。研为细末，分3次用温开水送服，每日1剂。

快速识别
①茎单生，直立。
②叶为掌状复叶，2～6枚轮生茎顶。
③伞形花序顶生，花小。
3
1
2

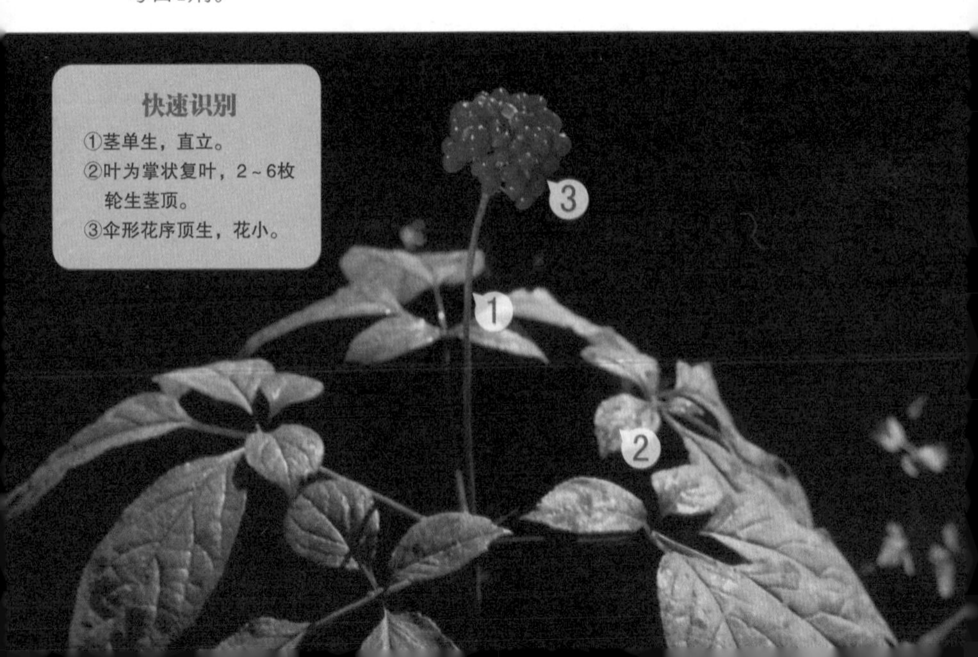

西洋参

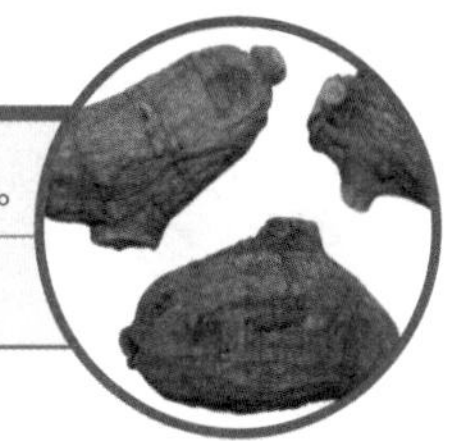

别名 洋参、西参、花旗参、西洋人参、广东人参。

性味归经 甘、微苦，凉。归心、肺、肾经。

来源 为五加科植物西洋参 *Panax quinquefolium* L. 的干燥根。

生境 均系栽培品，生长于土质疏松、土层较厚、肥沃、富含腐殖质的森林沙质壤土上。原产于加拿大和美国。我国东北、华北、西北等地有引种栽培。

采收 秋季采挖，洗净，晒干或低温干燥，切片。生用。

功用 补气养阴，清热生津。用于气虚阴亏，内热，咳喘痰血，虚热烦倦，消渴，口燥咽干。煎服，3～6克，另煎兑服。

验方 ①**失眠**：西洋参3克，灵芝15克。水煎代茶饮。②**便秘**：西洋参粉1小茶匙（粉干）。用开水在下午14时服下。③**冠心病（气阴两虚、瘀浊留滞型）**：西洋参、三七、鸡内金各等份。上药共研细末，贮瓶备用。每次服2克，口服3次，空腹温开水送下。

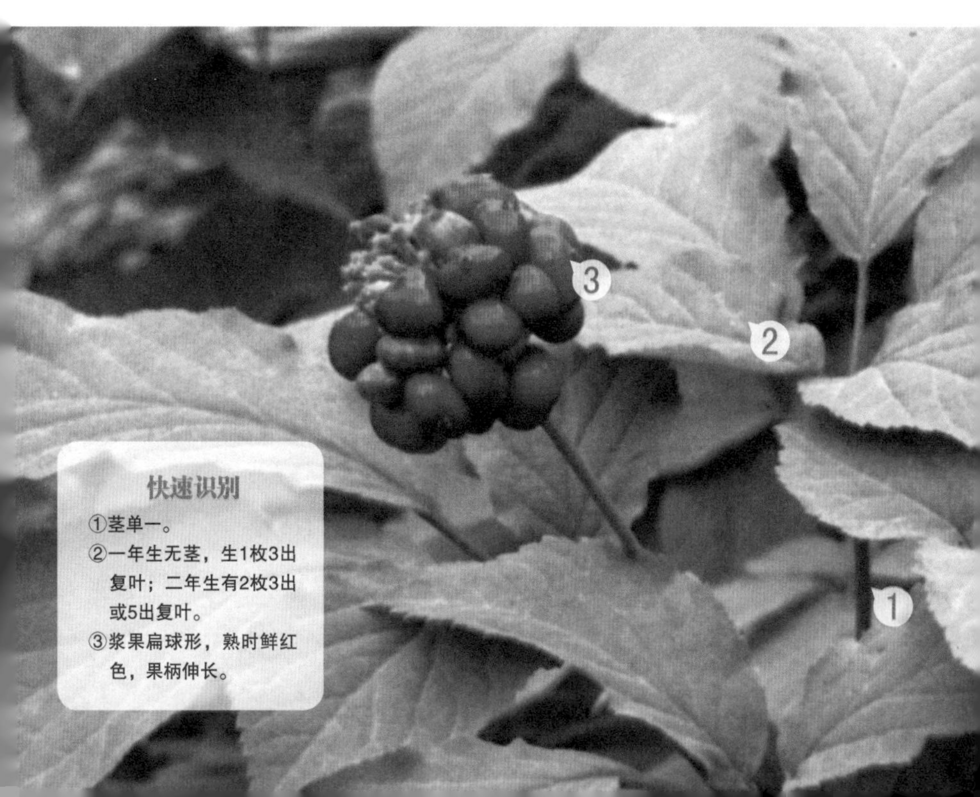

快速识别

①茎单一。

②一年生无茎，生1枚3出复叶；二年生有2枚3出或5出复叶。

③浆果扁球形，熟时鲜红色，果柄伸长。

党参

别名 潞党参、汶党参、上党参、仙草根、叶子菜、防风党参。

性味归经 甘，平。归脾、肺经。

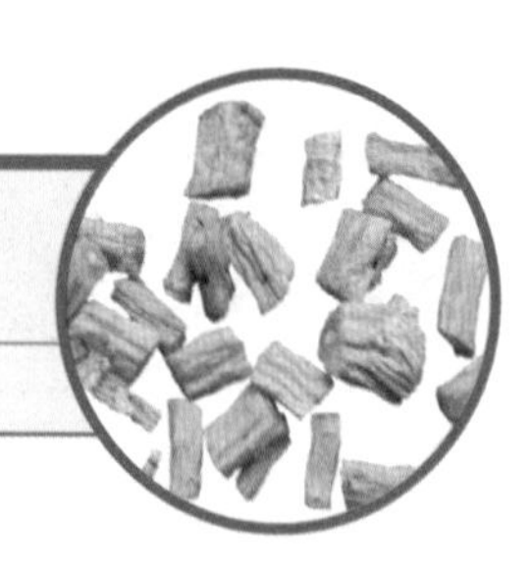

来源 为桔梗科植物党参 *Codonopsis pilosula* (Franch.) Nannf. 等的干燥根。

生境 生长于山地林边及灌丛中。主产于山西、陕西、甘肃、四川、云南、贵州、湖北、河南、内蒙古及东北等地。现大量栽培。

采收 秋季采挖，洗净，晒干，切厚片。生用或米炒用。

功用 养血生津，健脾益肺。用于脾肺虚弱，气短心悸，食少便溏，虚喘咳嗽，内热消渴。煎服，9～30克。

验方 ①**小儿口疮：**党参50克，黄柏25克。共为细末，吹撒患处。②**心律失常：**党参10克，麦冬8克，五味子3克。同研成细末，每日1剂，分2次服。③**低血压：**党参20克，麦冬10克，五味子3～5克。水煎，每日1剂，分2～3次服。④**心绞痛：**党参20克，麦冬、黄芪、生地黄各15克，茯苓12克，丹参18克，甘草6克，五味子9克。水煎服。

快速识别
①茎缠绕。
②叶对生、互生或假轮生，叶片卵形或广卵形。
②
①

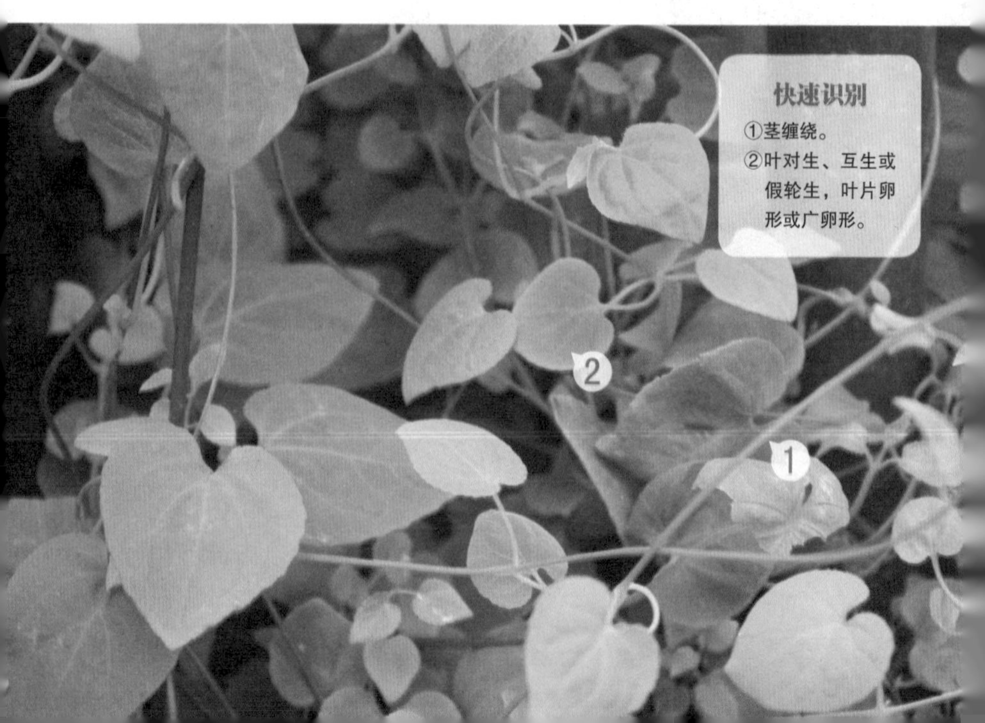

太子参

别名 童参、四叶参、四叶菜、孩儿参。

性味归经 甘、微苦，平。归脾、肺经。

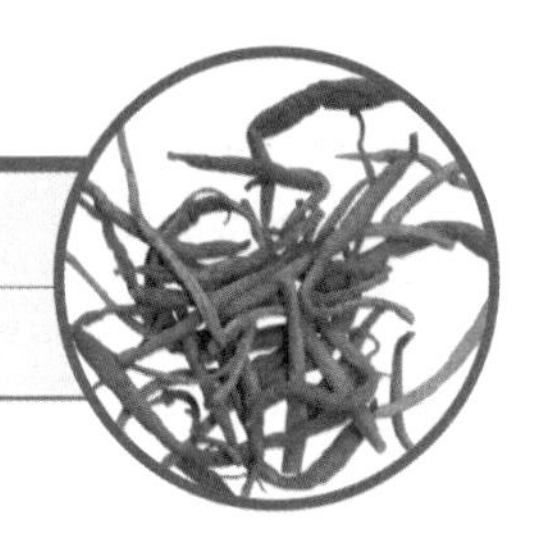

来源 为石竹科植物孩儿参 *Pseudostellaria heterophylla* (Miq.) Pax ex Pax et Hoffm. 的干燥块根。

生境 生长于林下富腐殖质的深厚土壤中。主产于贵州、四川、福建、江苏、山东、安徽。

采收 夏季茎叶大部分枯萎时采挖，洗净，除去须根，置沸水中略烫后晒干或直接晒干。生用。

功用 益气健脾，生津润肺。用于脾虚体倦，食欲不振，病后虚弱，气阴不足，自汗口渴，肺燥干咳。煎服，9~30克。

验方 ①**病后气血亏虚、神疲乏力：**太子参15克，黄芪12克，五味子3克，炒白扁豆9克，大枣4枚。水煎代茶饮。②**脾虚便溏，饮食减少：**太子参12克，白术、茯苓各9克，陈皮、甘草各6克。水煎服。③**神经衰弱，失眠：**太子参15克，当归、远志、酸枣仁、炙甘草各9克。水煎服。④**肺癌：**太子参15克，鱼腥草、白英各30克，北沙参、海藻、麦冬各12克，桔梗9克。水煎服，每日1剂。

①
②
③
快速识别
①茎多单生。
②叶对生，下部的叶片窄小，上部的叶片较大。
③花两型。

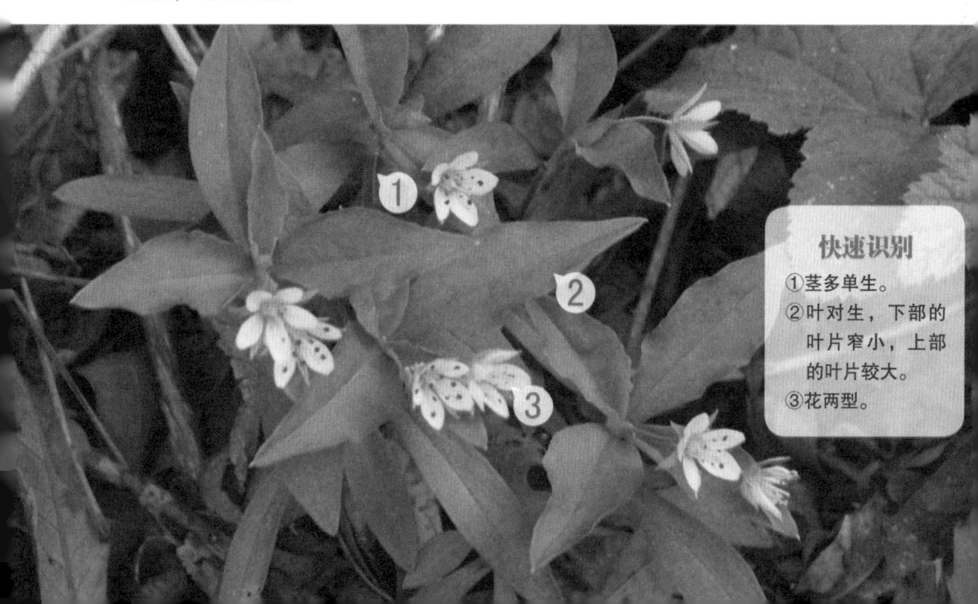

黄芪

别名 黄耆、箭芪、绵芪、绵黄芪。

性味归经 甘，微温。归肺、脾经。

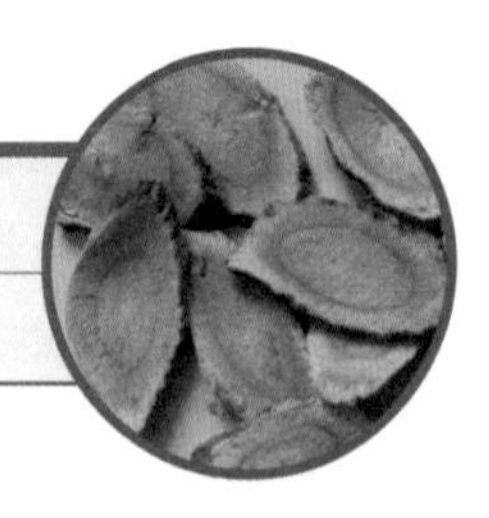

来源 为豆科植物蒙古黄芪 *Astragalus membranaceus* (Fisch.) Bge. var. *mongholicus* (Bge.) Hsiao 的干燥根。

生境 生长于土层深厚、土质疏松、肥沃、排水良好、向阳干燥的中性或微酸性沙质壤土，平地或向阳的山坡均可种植。主产于山西、黑龙江、辽宁、河北、四川、内蒙古等地。

采收 春、秋两季采挖，除去须根及根头，晒干，切片。生用或蜜炙用。

功用 补气升阳，固表止汗，利水消肿，生津养血，利尿托毒，排脓，敛疮生肌。用于气虚乏力，食少便溏，中气下陷，久泻脱肛，便血崩漏，表虚自汗，气虚水肿，痈疽难溃，久溃不敛，血虚萎黄。煎服，9~30克。蜜炙可增强补中益气作用。

验方 ①**气虚自汗：**黄芪120克，大枣5枚，浮小麦15克。水煎服。②**慢性溃疡久不收口者：**黄芪适量。研为极细粉，取适量外敷溃疡处。③**气虚发热盗汗：**黄芪60克，白术、五味子各15克，白芍、防风各9克。水煎服。④**牛皮癣：**黄芪、生地黄、当归、蒺藜各30克。水煎2次，早、晚分服。⑤**系统性红斑狼疮：**黄芪适量。每日取大剂量黄芪30~90克，水煎，口服，连服2~12个月。

③
②
①
快速识别
①茎直立。
②奇数羽状复叶互生。
③花冠黄色，长不及2厘米。

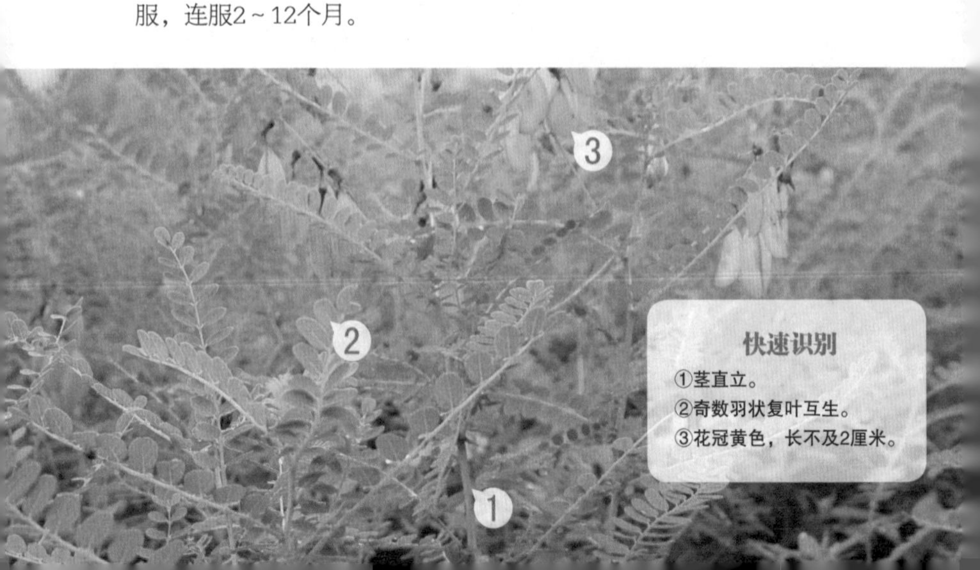

白术

别名 于术、浙术、天蓟、山姜、山连、冬白术。

性味归经 苦、甘，温。归脾、胃经。

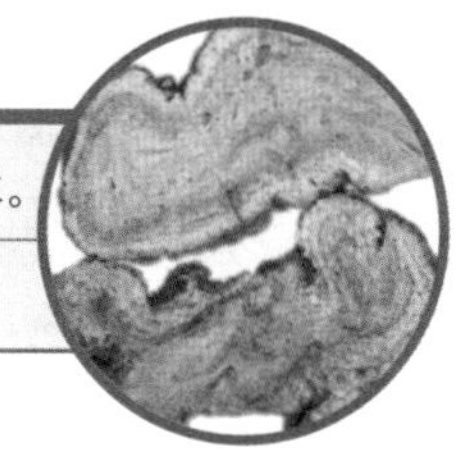

来源 为菊科植物白术 *Atractylodes macrocephala* Koidz. 的干燥根茎。

生境 多为栽培。主产于安徽、浙江、湖北、湖南、江西等地。

采收 冬季下部叶枯黄、上部叶变脆时采挖，除去泥沙，烘干或晒干，再除去须根，切厚片。生用或麸炒用。

功用 健脾益气，燥湿利水，止汗，安胎。用于脾虚食少，腹胀泄泻，痰饮眩悸，水肿，自汗，胎动不安。煎服，6～12克。炒用可增强补气健脾止泻作用。

验方 ①**久泻，久痢：**白术300克。水煎浓缩成膏，放一夜，倾出上面清水，每次1～2匙，蜜汤调服。②**小儿泄泻（消化不良型）：**白术粉（米汤制）、槟榔粉各等份。每日3餐饭后服用，每次9克，连服3日。③**妊娠呕吐：**白术10～15克。水煎，每日1剂，分2次服。④**耳鸣：**白术10～15克，白糖15～20克。水煎，每日1剂，分2次服。⑤**便秘：**白术60克，生地黄30克，升麻3克。将以上3味药先用冷水浸泡1小时，然后加水适量煎煮2次，早、晚各服1次，每日1剂。⑥**小儿夜间磨牙：**白术、柏子仁各等量。蒸食，每次6克，于每晚睡觉前服用，连服2个星期。

快速识别
①茎上部分枝。
②叶互生，叶片深裂或上部茎的叶片不分裂。
③头状花序顶生。
3
2
1

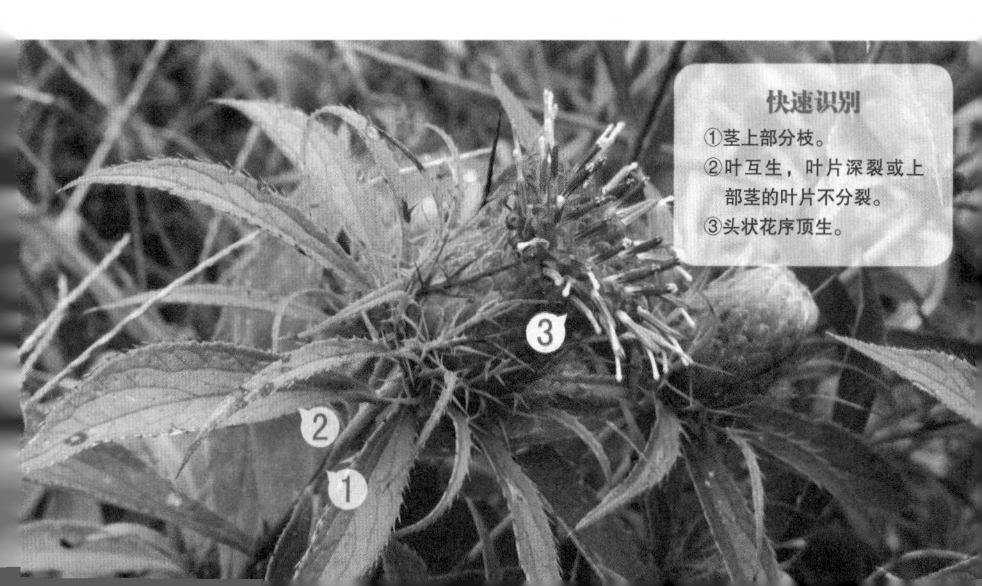

山药

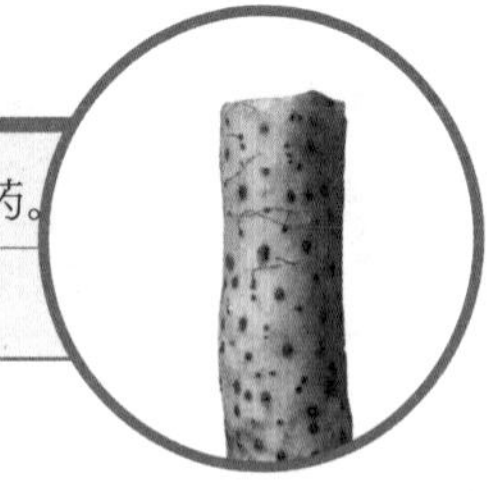

别名 土薯、薯药、薯蓣、山芋、玉延、怀山药。

性味归经 甘，平。归脾、肺、肾经。

来源 为薯蓣科植物薯蓣 *Dioscorea opposita* Thunb. 的干燥根茎。

生境 生长于排水良好、疏松肥沃的壤土中。主产于河南、山西等地，全国各地均有栽培。

采收 冬季茎叶枯萎后采挖，切去根头，洗净，除去外皮及须根，干燥，称为“毛山药片”；也有选择肥大顺直的干燥山药，置清水中，浸至无干心，闷透，切齐两端，用木板搓成圆柱状，晒干，打光，习称“光山药”；或除去外皮，趁鲜切厚片，干燥，称为“山药片”。切厚片。生用或麸炒用。

功用 补脾养胃，生津益肺，补肾涩精。用于脾虚食少，久泻不止，肺虚喘咳，肾虚遗精，带下，尿频，虚热消渴。麸炒山药补脾健胃，用于脾虚食少，泄泻便溏，白带过多。煎服，15～30克。

验方 ①**久病咳喘，痰少或无痰，咽干口燥：**鲜山药60克。切碎，捣烂，加甘蔗汁半碗和匀，火上炖熟服用。②**脾虚，肾虚，肺虚，咳喘：**山药50克，核桃仁20克，大枣10克，小米30～50克。加水适量，煮至米烂汤黏，代粥佐餐。③**遗尿：**山药适量。炒研末，每次10克，每日3次，开水冲服。④**更年期综合征：**山药30克，女贞子15克，五味子6克。水煎，每日1剂，分2～3次服。

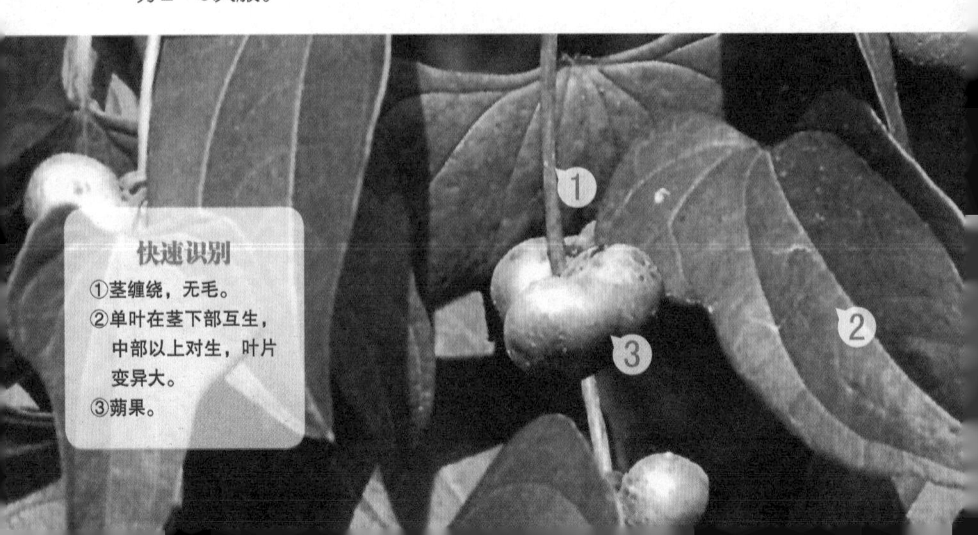

快速识别

①茎缠绕，无毛。

②单叶在茎下部互生，中部以上对生，叶片变异大。

③蒴果。

甘草

别名 粉草、甜草、密草、国老、甜草根、红甘草、粉甘草。

性味归经 甘，平。归心、肺、脾、胃经。

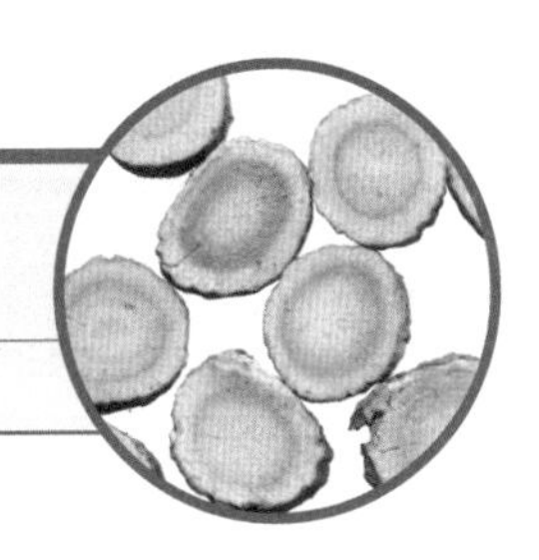

来源 为豆科植物甘草 *Glycyrrhiza uralensis* Fisch. 的干燥根及根茎。

生境 生长于干旱、半干旱的荒漠草原、沙漠边缘和黄土丘陵地带。主产于内蒙古、山西、甘肃、新疆等地。

采收 春、秋两季采挖，除去须根，晒干，切厚片。生用或蜜炙用。

功用 补脾益气，清热解毒，祛痰止咳，缓急止痛，调和诸药。用于脾胃虚弱，倦怠乏力，心悸气短，咳嗽痰多，脘腹、四肢挛急疼痛，痈肿疮毒，缓解药物毒性、烈性。煎服，2~10克。生用性微寒，可清热解毒；蜜炙药性微温，可增强补益心脾之气和润肺止咳作用。

验方 ①**便秘：**甘草2~3克。放入15~20毫升开水中冲泡，每日1次，一般连服7~15日。②**尿崩症：**甘草适量。洗净焙干，研为细粉，备用。每次5克，每日4次，口服。③**过敏性紫癜：**甘草30克。加水煎煮2次，分2次服，每日1剂。④**肺结核：**甘草50克。每日1剂，煎汁，分3次服用。

快速识别
①茎直立。
②奇数羽状复叶互生。
③总状花序叶腋抽出，花密集。
3
2
1

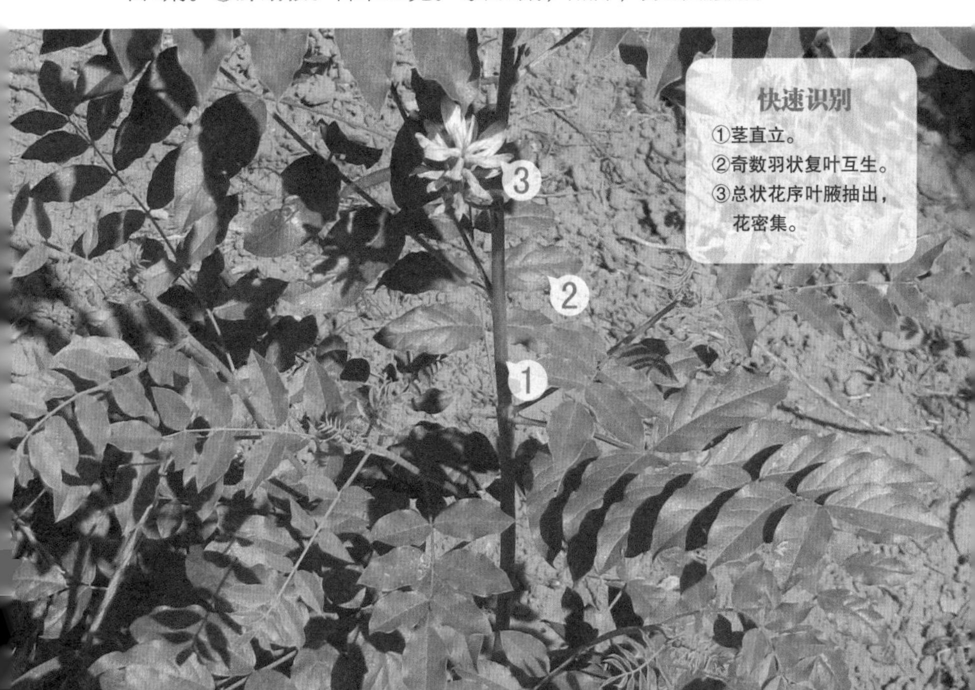

大枣

别名 红枣、干枣、小枣、美枣。

性味归经 甘，温。归脾、胃、心经。

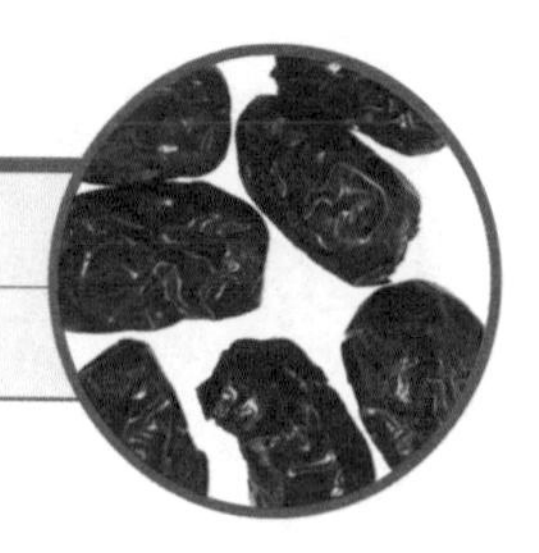

来源 为鼠李科植物枣 *Ziziphus jujuba* Mill. 的干燥成熟果实。

生境 全国各地均有栽培，主产于河南、河北、山东、山西、陕西、甘肃、内蒙古等地。

采收 秋季果实成熟时采收，晒干。生用。

功用 补中益气，养血安神。用于脾虚食少，乏力便溏，妇人脏躁。煎服，6～15克。

验方 ①**泄泻：**大枣10枚，薏苡仁20克，干姜3片，山药、糯米各30克，红糖15克。共煮粥服食。②**贫血：**大枣、绿豆各50克。同煮，加红糖适量服用，每日1次。③**血小板减少性紫癜：**大枣、丹参各30克，三七10克。水煎服，每日1剂，每日服2次。④**病后体虚：**大枣、花生各30克，羊肉100克。加调料少许炖汤，喝汤食肉。⑤**自汗，盗汗：**大枣、乌梅各10个，或加桑叶10克，浮小麦15克。水煎服。⑥**小儿过敏性紫癜：**每日煮大枣500克。分5次食完。

①
②
快速识别
①叶互生，椭圆状卵形或卵状披针形。
②核果，熟时红色。

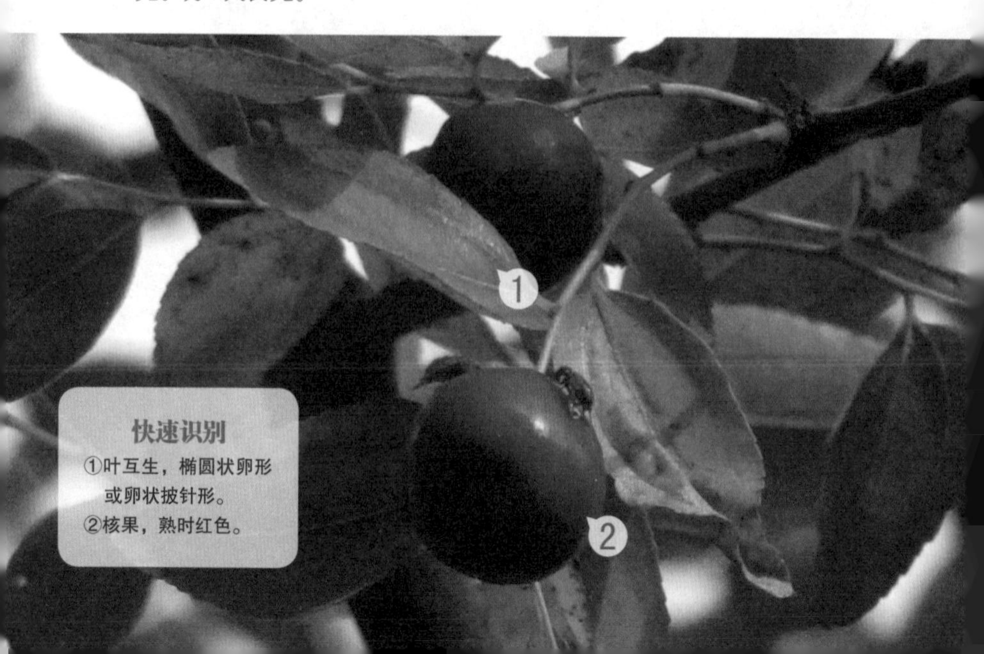

蜂蜜

别名 食蜜、白蜜、蜜糖、蜂糖、白沙蜜。

性味归经 甘，平。归肺、脾、大肠经。

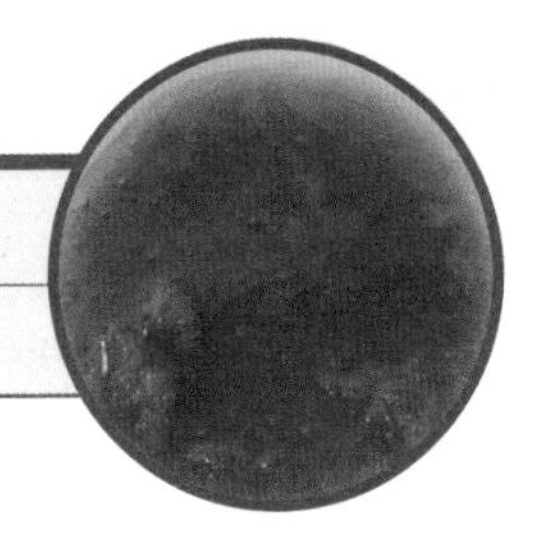

来源 为蜜蜂科昆虫中华蜜蜂 *Apis cerana* Fabricius 等所酿的蜜。

生境 我国大部分地区均有养殖。

采收 多为夏、秋两季自蜂箱中收集，除去杂质。

功用 补中，润燥，止痛，解毒；外用生肌敛疮。用于脘腹虚痛，肺燥干咳，肠燥便秘，解乌头类药毒；外治疮疡不敛，水火烫伤。煎服或冲服，15～30克。

验方 ①**产后口渴：**蜂蜜适量。温开水调服。②**支气管炎：**蜂蜜、麦芽糖、葱汁各适量。共熬后装入瓶内，每次服1汤匙，每日3次。③**咳嗽：**蜂蜜12毫升，桑白皮12克。水煎，每日1剂，分2次服。④**过度疲劳而突然引起的喉哑失声：**蜂蜜适量。饭后3小时用温开水调服1汤匙，每日3次，连服数日。

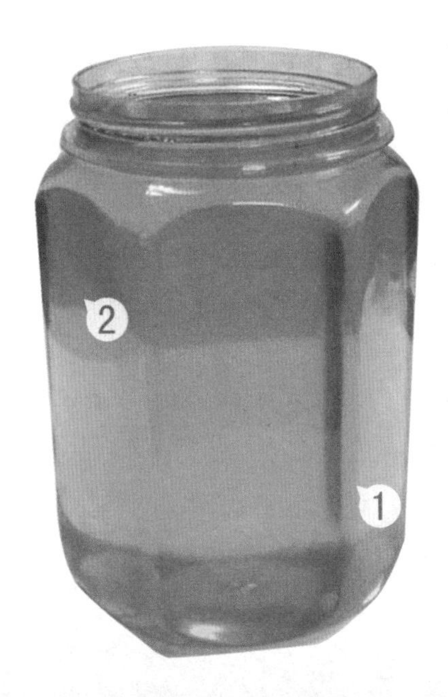

快速识别

①为半透明、带光泽、浓稠的液体，白色至淡黄色或橘黄色至黄褐色。

②久置或遇冷有白色颗粒状结晶析出。气芳香。

/ 补阳 /

鹿茸

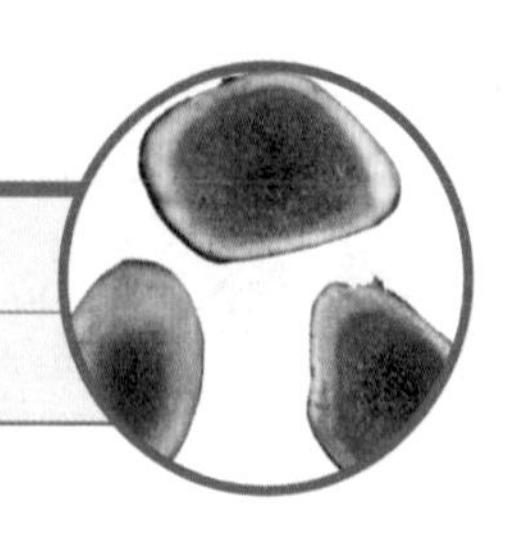

别名 斑龙珠。

性味归经 甘、咸，温。归肾、肝经。

来源 为鹿科动物梅花鹿 *Cervus nippon* Temminck 等的雄鹿未骨化密生茸毛的幼角。习称“花鹿茸”。

生境 主产于东北、华东、华西等地。

采收 夏、秋两季锯取鹿茸，经加工后，阴干或烘干，切片或研成细粉。生用。

功用 壮肾阳，益精血，强筋骨，调冲任，托疮毒。用于阳痿滑精，宫冷不孕，羸瘦，神疲，畏寒，眩晕，耳鸣耳聋，腰脊冷痛，筋骨痿软，崩漏带下，阴疽不敛。1～2克，研末冲服或入丸、散。

验方 ①**地中海贫血：**鹿茸3克，人参6克。炖服，每日1剂。②**体虚阳痿：**鹿茸9克。研末，每服1～1.5克，每日服3次。③**病久体虚：**鹿茸、人参各30克，续断、骨碎补各60克。研细冲服，每日2次，每次3～5克。④**腰腿痛：**鹿茸不限多少。涂酥炙紫色，为末，温酒调下5克。⑤**小儿齿迟：**鹿茸（炙）15克，生地黄、当归各9克，雄鼠骨（微火炒）3克。研为末，擦牙3～4次。

快速识别
①外皮灰黑色，茸毛灰褐色或灰黄色。
②锯口面外皮较厚，灰黑色，中部密布细孔。
1
2

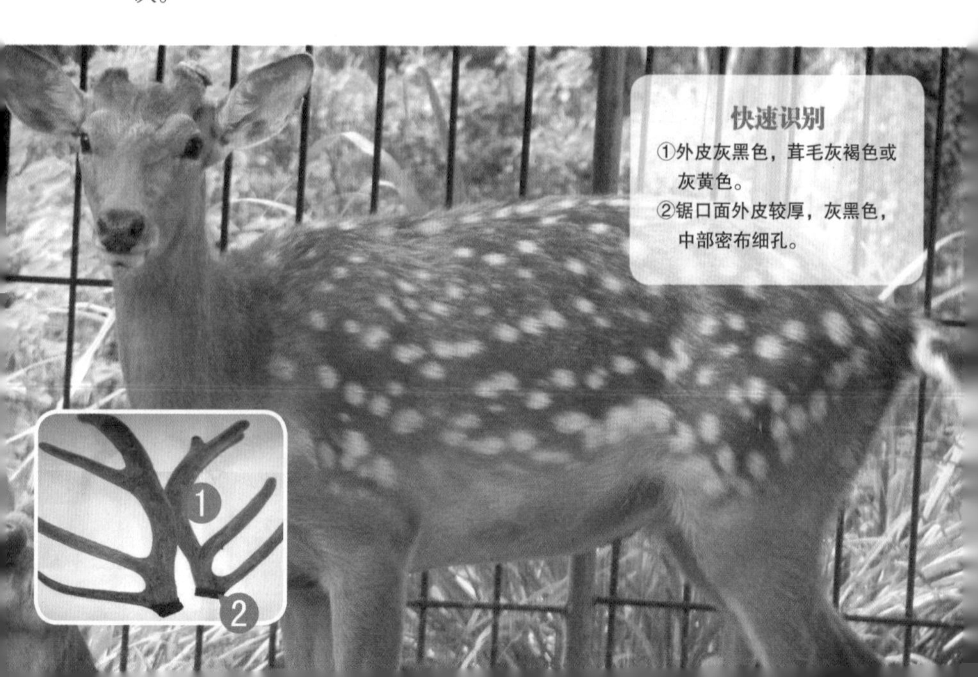

淫羊藿

别名 羊藿、仙灵脾、黄连祖、牛角花、羊藿叶、羊角风。

性味归经 辛、甘，温。归肝、肾经。

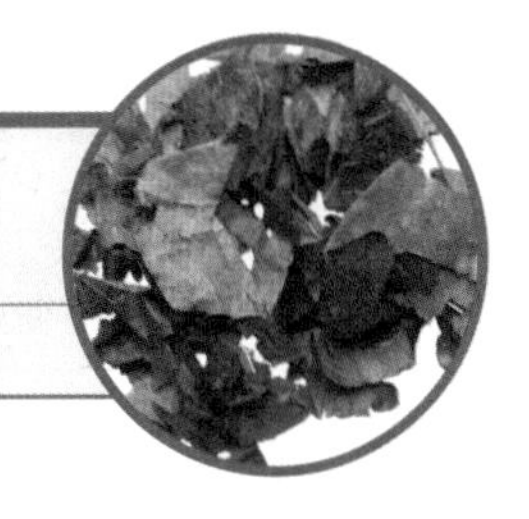

来源 为小檗科植物淫羊藿*Epimedium brevicomu* Maxim.等的干燥地上部分。

生境 生长于山坡阴湿处或山谷林下或沟岸。主产于山西、河南、安徽、湖南、广西及西北等地。

采收 夏、秋季茎叶茂盛时采割，除去粗梗及杂质，晒干或阴干，切丝。生用或以羊脂油炙用。

功用 补肾阳，强筋骨，祛风湿。用于阳痿遗精，筋骨痿软，风湿痹痛，麻木拘挛，更年期高血压。煎服，6～10克。

验方 ①**阳痿：**淫羊藿叶12克。水煎服。不可久用。②**牙齿虚痛：**淫羊藿为粗末，煎汤漱口。③**闭经：**淫羊藿、肉苁蓉各12克，鸡血藤30克，枸杞子20克。水煎服。④**肺肾两虚，喘咳短气：**淫羊藿15克，黄芪30克，五味子6克。水煎服。⑤**哮喘：**淫羊藿12克，紫苏子6克。水煎，每日1剂，分2～3次服。⑥**早泄：**淫羊藿30克。纳入500毫升酒中泡3～7天后，随时取少量饮用。

②
①
快速识别
①根茎长。
②2回3出复叶，小叶片卵圆形或近圆形。

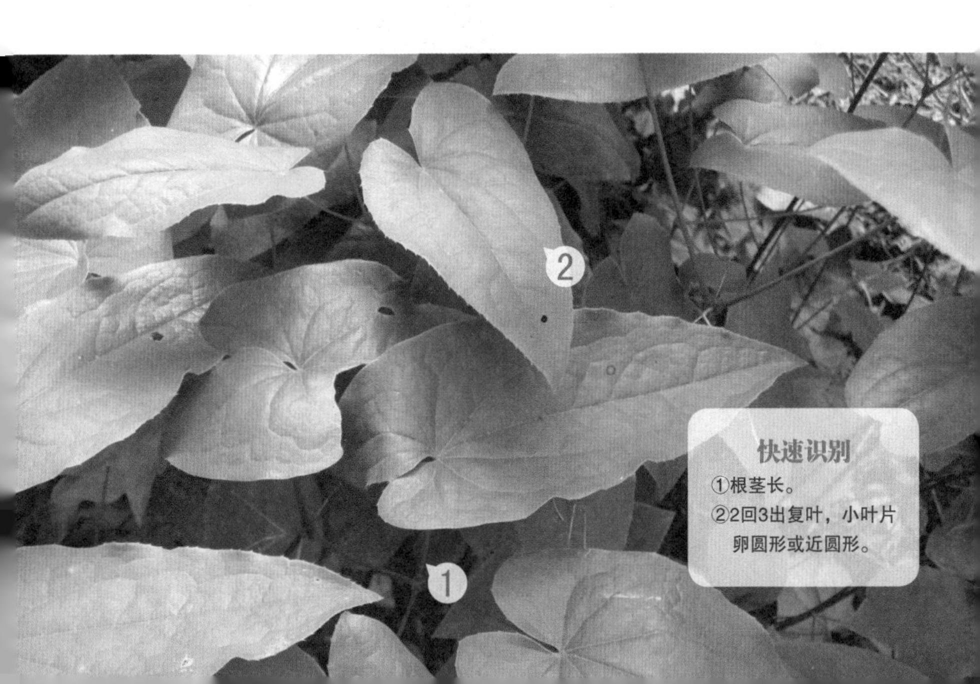

巴戟天

别名 巴戟、鸡肠风、鸡眼藤、兔儿肠、三角藤。

性味归经 甘、辛，微温。归肾、肝经。

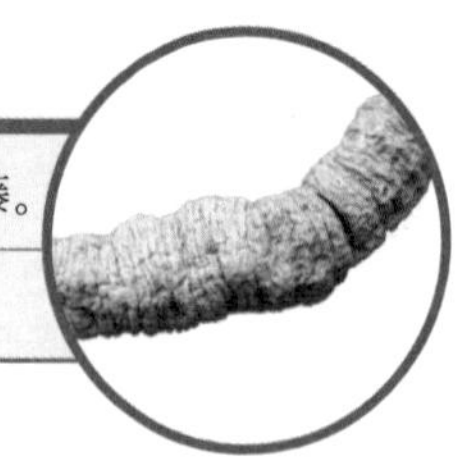

来源 为茜草科植物巴戟天 *Morinda officinalis* How 的干燥根。

生境 生长于山谷、溪边或林下。主产于广东、广西等地。

采收 全年均可采挖，洗净，除去须根，晒至六七成干，轻轻捶扁，晒干，用时润透或蒸过，除去木质心，切段。生用或盐水炒用。

功用 补肾阳，强筋骨，祛风湿。用于阳痿遗精，宫冷不孕，月经不调，少腹冷痛，风湿痹痛，筋骨痿软。煎服，3～10克。

验方 ①**不射精症：**巴戟天、淫羊藿各20克，山茱萸、枸杞子、菟丝子、桑椹、生地黄各12克，远志、炙甘草各10克。水煎服，每日1剂，每日服2～3次，20日为1个疗程。②**男子阳痿早泄，女子宫寒不孕：**巴戟天、覆盆子、党参、神曲、菟丝子各9克，山药18克。水煎服，每日1剂。③**遗尿，小便不禁：**巴戟天、覆盆子各12克，益智仁10克。水煎服，每日1剂。④**肾病综合征：**巴戟天、山茱萸各30克。水煎服，每日1剂。

快速识别
①藤状灌木，茎有纵棱。
②叶对生，叶片长椭圆形，全缘。
1
2

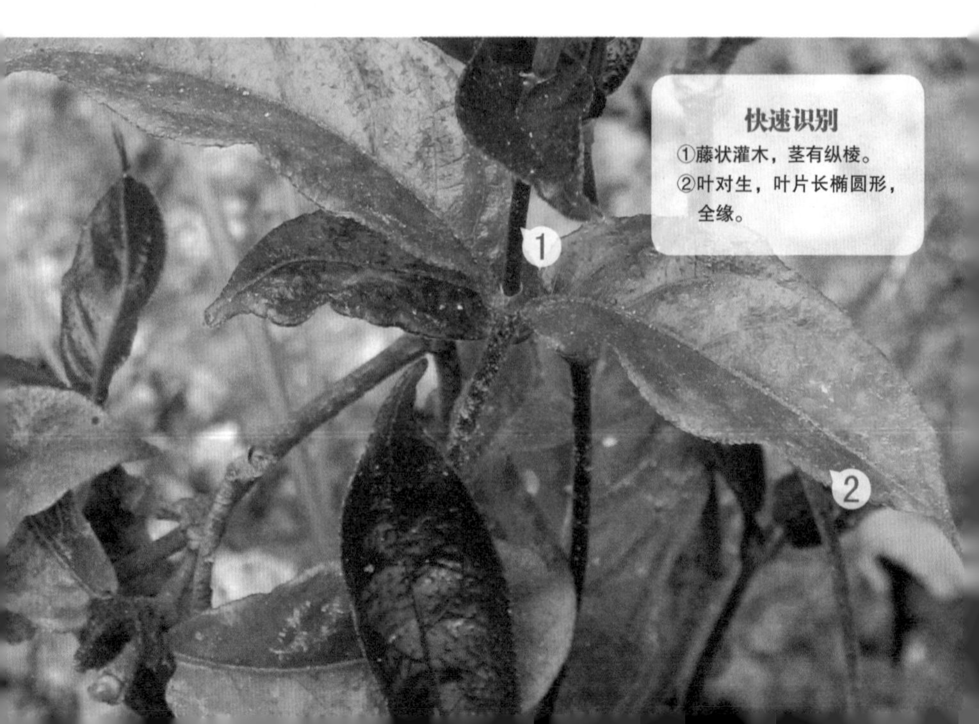

仙茅

别名 独茅、独茅根、番龙草、仙茅参、蟠龙草、独脚仙茅。

性味归经 辛，热；有毒。归肾、肝、脾经。

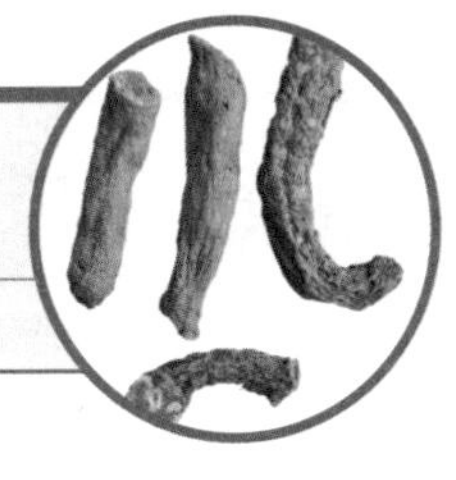

来源 为石蒜科植物仙茅 *Curculigo orchioides* Gaertn. 的干燥根茎。

生境 生长于平原荒草地向阳处或混生在山坡茅草及芒萁丛中。主产于四川，长江以南各地有分布。

采收 秋、冬两季采挖，除去根头和须根，洗净，干燥，切段。生用。

功用 补肾阳，强筋骨，祛寒湿。用于阳痿精冷，筋骨痿软，腰膝冷痹，阳虚冷泻。煎服，3～10克。

验方 ①**阳痿、耳鸣：**仙茅、金樱子根及果实各25克。炖肉吃。②**妇人红崩下血：**仙茅（为末）15克，全当归、蛇果草各等份。将后2味煎汤，点水酒将仙茅末送下。③**老年遗尿：**仙茅50克。泡酒服。④**蛇咬伤：**仙茅、半边莲各适量。捣烂贴患处。⑤**冲任失调型高血压：**仙茅、淫羊藿、巴戟天、知母、黄柏、当归各等份。煎成浓缩液，每日2次，每次25～50克。

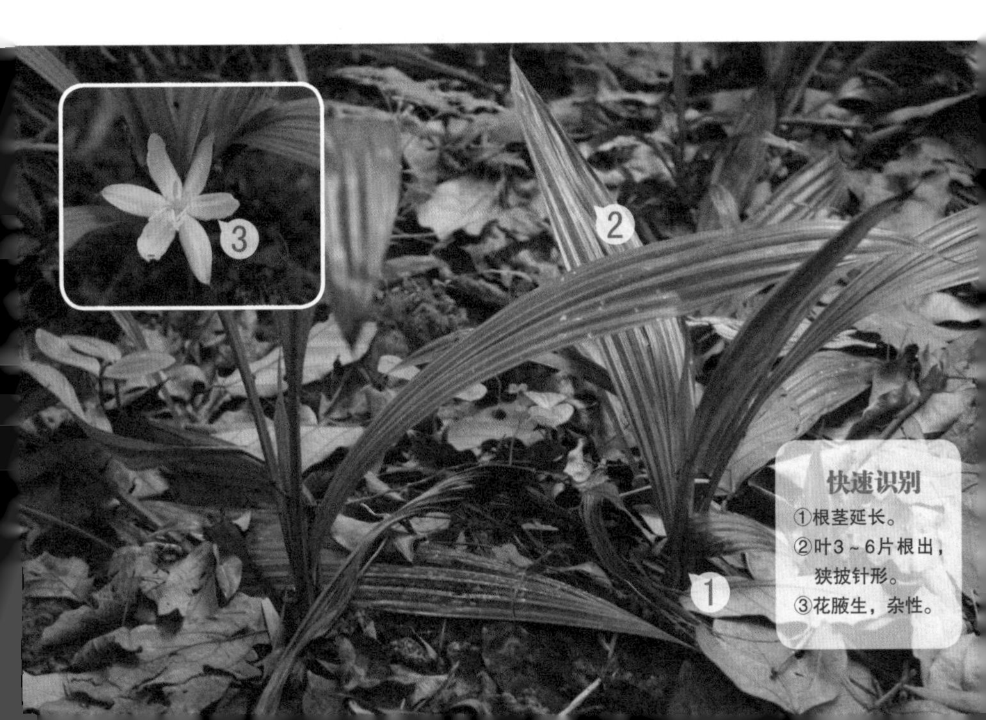

快速识别

①根茎延长。

②叶3～6片根出，狭披针形。

③花腋生，杂性。

杜仲

别名 思仙、木绵、思仲、丝连皮、扯丝片、丝楝树皮。

性味归经 甘，温。归肝、肾经。

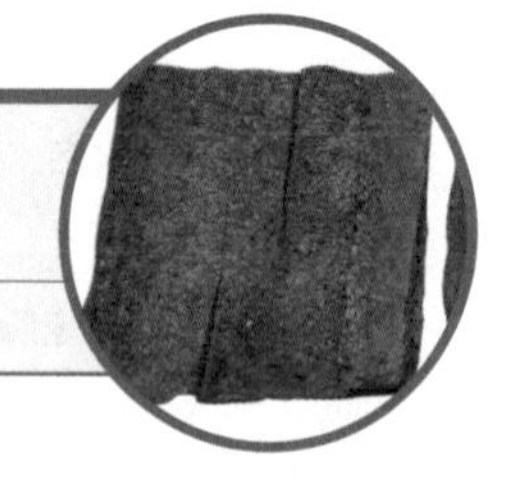

来源 为杜仲科植物杜仲 *Eucommia ulmoides* Oliv. 的干燥树皮。

生境 生长于山地林中或栽培。分布于长江中游及南部各省，河南、陕西、甘肃等地均有栽培。

采收 4～6月剥取，刮去粗皮，堆置“发汗”至内皮呈紫褐色，晒干，切块或丝。生用或盐水炒用。

功用 补肝肾，强筋骨，安胎。用于肾虚腰痛，筋骨无力，妊娠漏血，胎动不安，高血压。煎服，10～15克。

验方 ①**早期高血压：**杜仲20克，桑寄生25克，牡蛎30克，白菊花、枸杞子各15克。水煎服。②**睾丸炎：**杜仲15克，延胡索、淫羊藿各10克。水煎，每日1剂，分2次服。③**肾炎：**杜仲30克，盐肤木根二层皮30克。加猪肉酌量炖服。④**预防流产：**杜仲、当归各10克，白术8克，泽泻6克。加水煎至150毫升，每日1剂，分3次服。⑤**筋脉挛急，腰膝无力：**杜仲15克，川芎6克，炙附子3克。水煎服，每日1剂。⑥**胎动不安：**杜仲适量。焙干，研为细末，煮枣肉糊丸，每丸10克，早、晚各服1丸。

快速识别
①树皮和叶折断后均有银白色细丝。
②叶椭圆形或椭圆状卵形，边缘有锯齿。
1
2

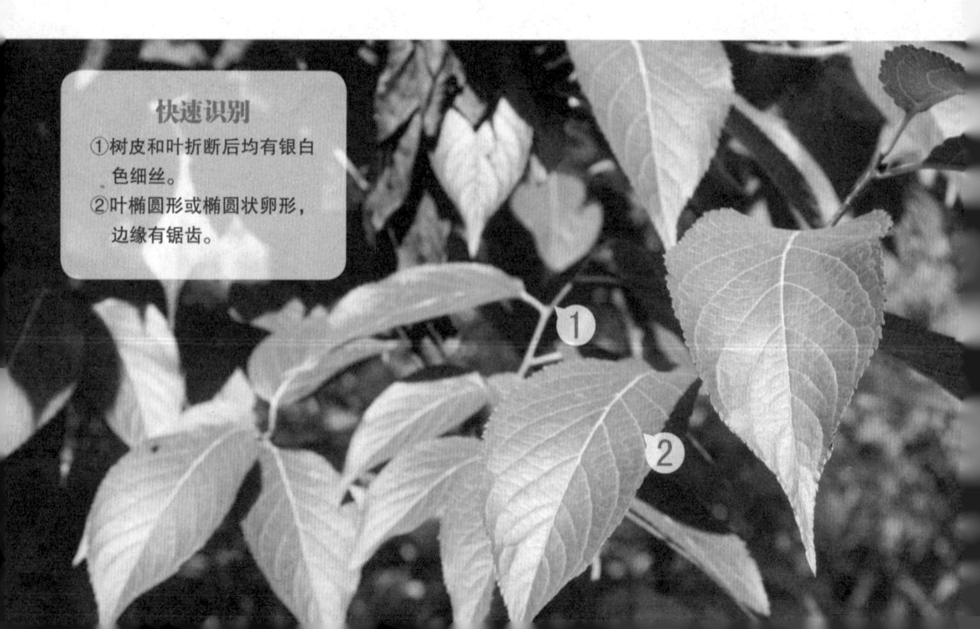

续断

别名 南草、川断、接骨草、续断藤、川萝卜根。

性味归经 苦、辛，微温。归肝、肾经。

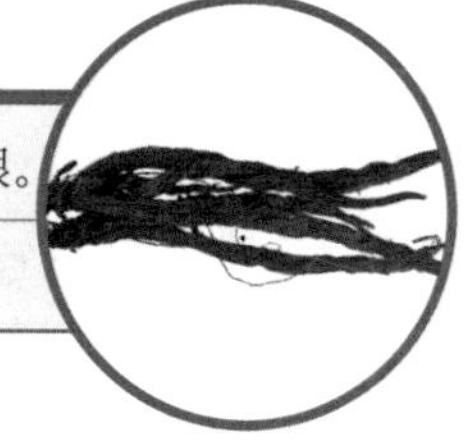

来源 为川续断科植物川续断 *Dipsacus asper* Wall. ex Henry 的干燥根。

生境 生长于土壤肥沃、潮湿的山坡、草地。主产于湖北、四川、重庆、湖南等地。

采收 秋季采挖，除去根头及须根，用微火烘至半干，堆置“发汗”至内部变绿色时再烘干，切片。生用、酒炙或盐炙用。

功用 补肝肾，强筋骨，续折伤，止崩漏。用于腰膝酸软，风湿痹痛，崩漏，胎漏，跌打损伤。酒续断多用于风湿痹痛，跌打损伤。盐续断多用于腰膝酸软。煎服，9～15克。

验方 ①**老人风冷，转筋骨痛：**续断、牛膝（去芦，酒浸）各等份。上为细末，温酒调下10克，饭前服。②**水肿：**续断适量。炖猪腰子食。③**腰痛并脚酸腿软：**续断60克，补骨脂、木瓜、萆薢、杜仲、牛膝各30克。上药为细末，炼蜜为丸如梧桐子大，空心无灰酒下50～60丸。④**跌打损伤：**续断草适量。捣烂外敷。⑤**产后血晕：**续断150克。粗捣筛，每次3克，水煎去滓温服。

快速识别
①茎直立。
②叶对生。基生叶叶片羽状深裂，茎生叶多为3裂。
③花小，成球形头状花序。
①
②
③

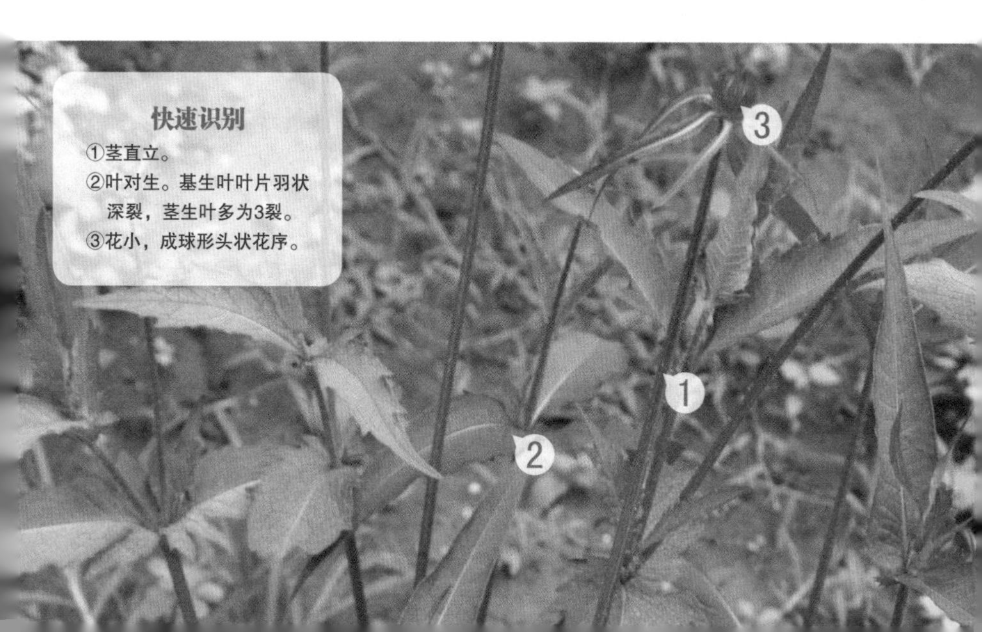

补骨脂

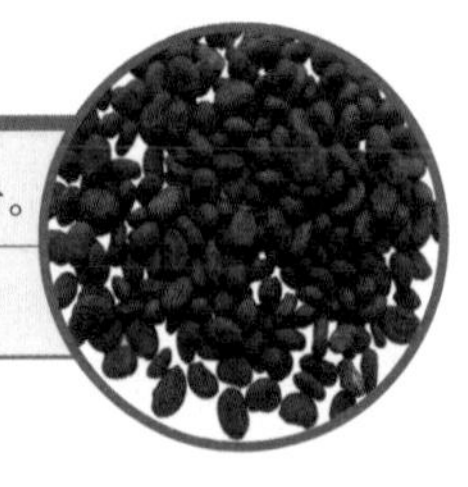

别名 故子、破故纸、黑胡纸、胡故子、胡韭子。

性味归经 辛、苦，温。归肾、脾经。

来源 为豆科植物补骨脂 *Psoralea corylifolia* L. 的干燥成熟果实。

生境 生长于山坡、溪边、田边。除东北、西北地区外，全国各地均产。

采收 秋季果实成熟时采收果序，晒干，搓出果实，除去杂质。生用、清炒或盐水炒用。

功用 温肾助阳，纳气平喘，温脾止泻。用于阳痿遗精，遗尿尿频，腰膝冷痛，肾虚作喘，五更泄泻；外用治白癜风，斑秃。煎服，6～10克；外用20%～30%酊剂涂患处。

验方 ①**肾虚遗精：**补骨脂、青盐各等份。研末，每次6克，每日2次。②**慢性泄泻：**补骨脂、神曲各15克，党参、白术各20克，炙甘草、炮姜各10克。水煎服。③**阳痿：**补骨脂50克，杜仲、核桃仁各30克。共研细末，每次9克，每日2次。④**白癜风：**补骨脂、白鲜皮、蒺藜、生地黄各15克，白芷、菟丝子、赤芍、防风各10克，僵蚕6克，红花6～10克，丹参15～20克。水煎服，每日或隔日1剂。

3
2
1
快速识别
①茎直立。
②叶互生，多为单叶，仅枝端的叶有时侧生1枚小叶。
③花多数，密集成近头状的总状花序。

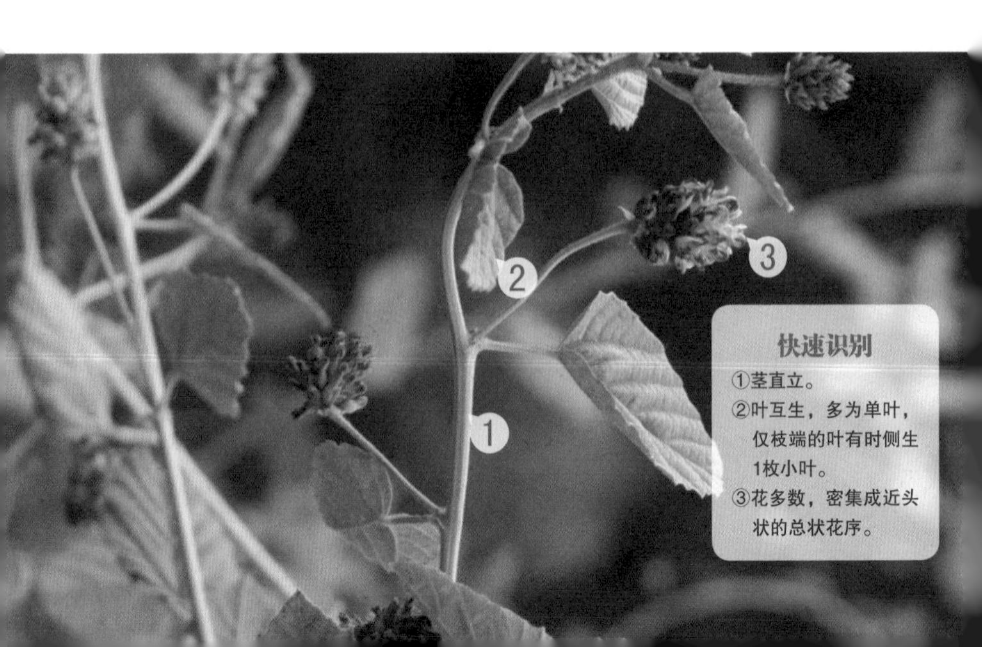

益智仁

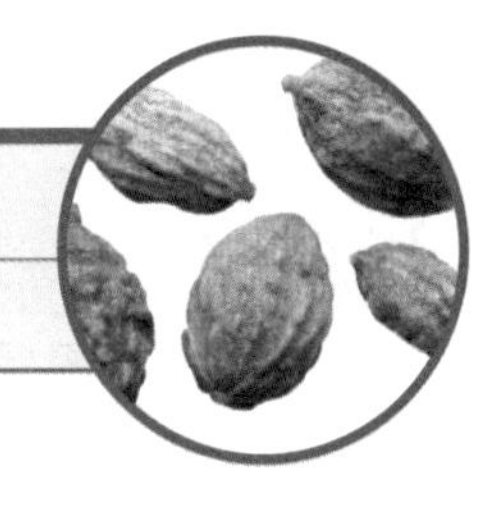

别名 益智、益智子。

性味归经 辛，温。归脾、肾经。

来源 为姜科植物益智 *Alpinia oxyphylla* Miq. 的干燥成熟果实。

生境 生长于林下阴湿处或栽培。主产于海南，广西、云南、福建等地有栽培。

采收 夏、秋间果实由绿变红时采收，晒干或低温干燥，砂炒后去壳取仁。生用或盐水微炒用。用时捣碎。

功用 温脾止泻，摄唾涎，暖肾，固精缩尿。用于脾寒泄泻，腹中冷痛，口多唾涎，肾虚遗尿，小便频数，遗精白浊。煎服，3～10克。

验方 ①**腹胀泄泻**：益智仁100克。浓煎饮用。②**低血压**：益智仁10～15克，大枣10克，红糖15～20克。水煎，每日1剂，分2～3次服。③**子宫脱垂**：益智仁20克，山药60克。水煎，每日1剂，分3次服。④**漏胎下血**：益智仁25克，缩砂仁50克。为末，每次15克，空腹白开水送服，每日2次。⑤**脾虚多涎，口水自流，质地清稀**：益智仁、党参、白术、茯苓各9克，陈皮6克。水煎服，每日1剂。⑥**肾虚遗尿，尿频**：益智仁、乌药各等份。研为细末，酒煎山药末为糊，制丸如梧桐子大，每服9克，用淡盐汤或米饮送下，每日3次。

③
②
①
快速识别
①茎丛生。
②叶2列，具短柄，叶片披针形。
③蒴果，种子多数。

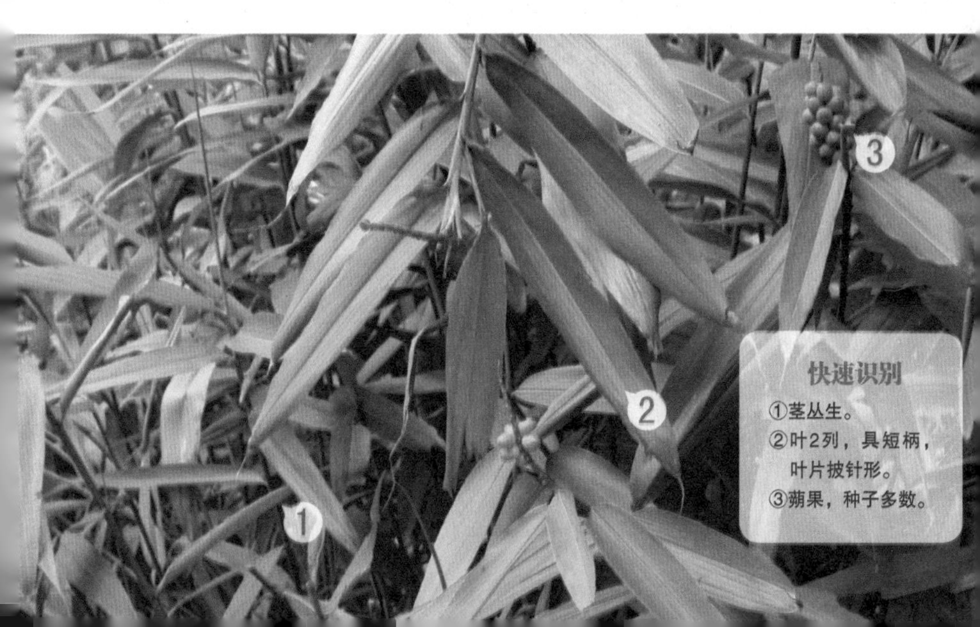

菟丝子

别名 萝丝子、豆寄生、豆须子、巴钱天、黄鳝藤、金黄丝子。

性味归经 辛、甘，平。归肝、肾、脾经。

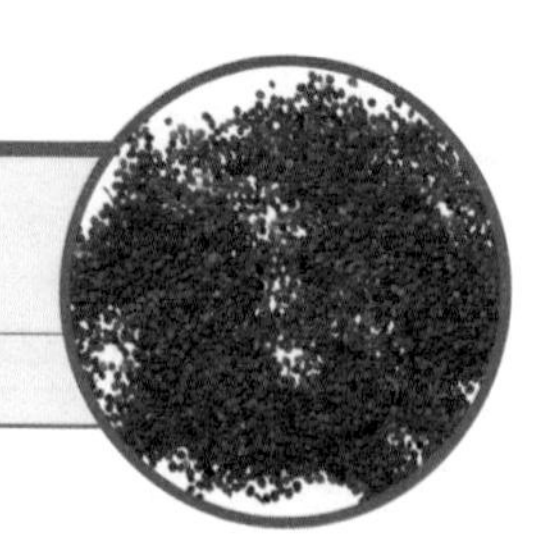

来源 为旋花科植物菟丝子 *Cuscuta chinensis* Lam. 的干燥成熟种子。

生境 生长于田边、荒地及灌木丛中，常寄生于豆科等植物上。主产于山东、河北、山西、陕西、江苏、黑龙江、吉林等地。

采收 秋季果实成熟时采收植株，晒干，打下种子，除去杂质。生用或盐炙用。

功用 滋补肝肾，固精缩尿，安胎，明目，止泻。用于阳痿遗精，尿有余沥，遗尿尿频，腰膝酸软，目昏耳鸣，肾虚胎漏，胎动不安，脾肾虚泻；外治白癜风。煎服，6～12克；外用适量。

验方 ①**肾虚阳痿，遗精，小便频数：**菟丝子、枸杞子、覆盆子、五味子、车前子各9克。水煎服。②**乳汁不通：**菟丝子15克。水煎服。③**脾虚泄泻：**菟丝子15克，白术10克。水煎服。④**老年性白内障：**菟丝子、楮实子、茯苓各12克，熟地黄、何首乌、枸杞子、黄精各15克，昆布、海藻各10克。水煎取汁服，每日1剂，分2次温服。

①
②
快速识别
①茎缠绕。
②花两性，多数簇生成小伞形或小团伞花序。

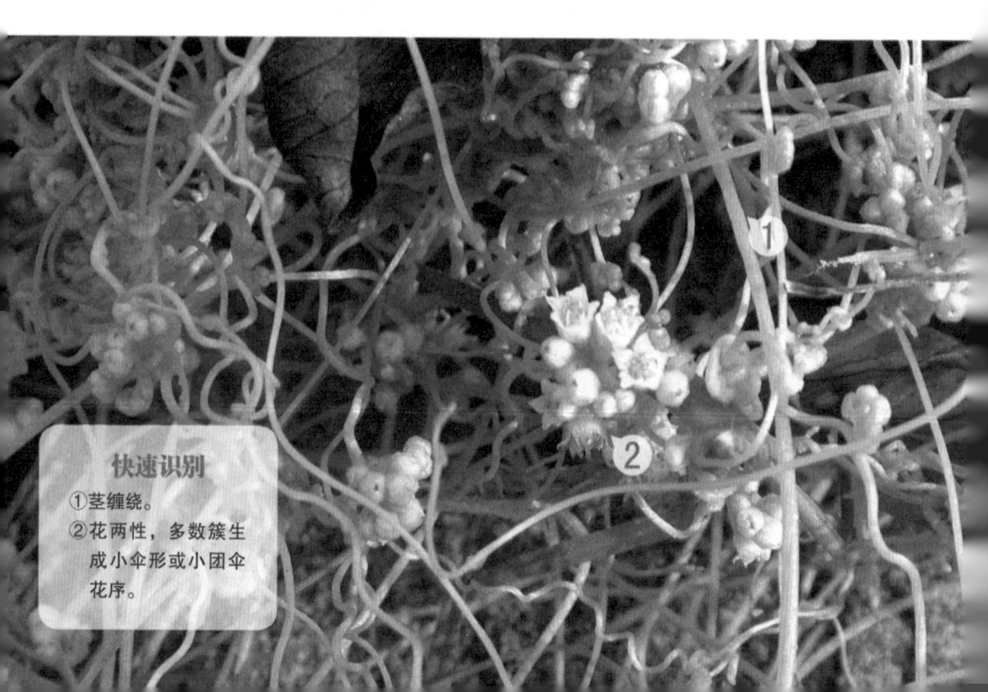

沙苑子

别名 潼蒺藜、白蒺藜、沙蒺藜、沙苑蒺藜。

性味归经 甘，温。归肝、肾经。

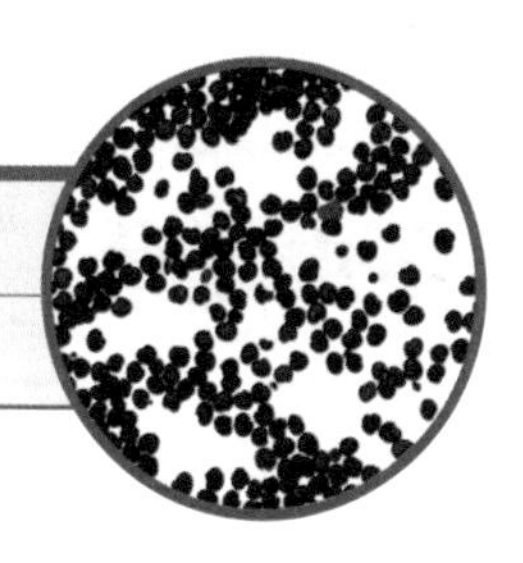

来源 为豆科植物扁茎黄芪 *Astragalus complanatus* R. Br. 的干燥成熟种子。

生境 生长于山野、路旁。多栽培。主产于陕西潼关，又名“潼蒺藜”，内蒙古、辽宁、河北、甘肃、吉林也有分布。

采收 秋末冬初果实成熟尚未开裂时采割植株，晒干，打下种子，除去杂质，晒干。生用或盐水炒用。

功用 补肾助阳，固精缩尿，养肝明目。用于肾虚腰痛，遗精早泄，遗尿尿浊，白浊带下，小便余沥，眩晕，目暗昏花。煎服，9～15克。

验方 ①**精滑不禁：**沙苑子（炒）、芡实（蒸）、莲须各100克，龙骨（酥炙）、牡蛎（盐水煮24小时，煅粉）各50克。共为末，莲子粉糊为丸，盐汤下。②**肾虚腰疼：**沙苑子50克。水煎，每日2次。③**阳痿：**沙苑子、淫羊藿、仙茅、枸杞子各12克，柴胡、白芍、枳壳、佛手、香橼各10克，玫瑰花、合欢花各6克，炙蜈蚣1克。水煎服，每日1剂。④**脾胃虚，饮食不消，湿热成臌胀者：**沙苑子（酒拌炒）60克，苍术（米泔水浸1日，晒干，炒）240克。共研为末。每服9克，米汤调服。

①
②
③
快速识别
①茎较细弱。
②羽状复叶互生。
③荚果纺锤形。

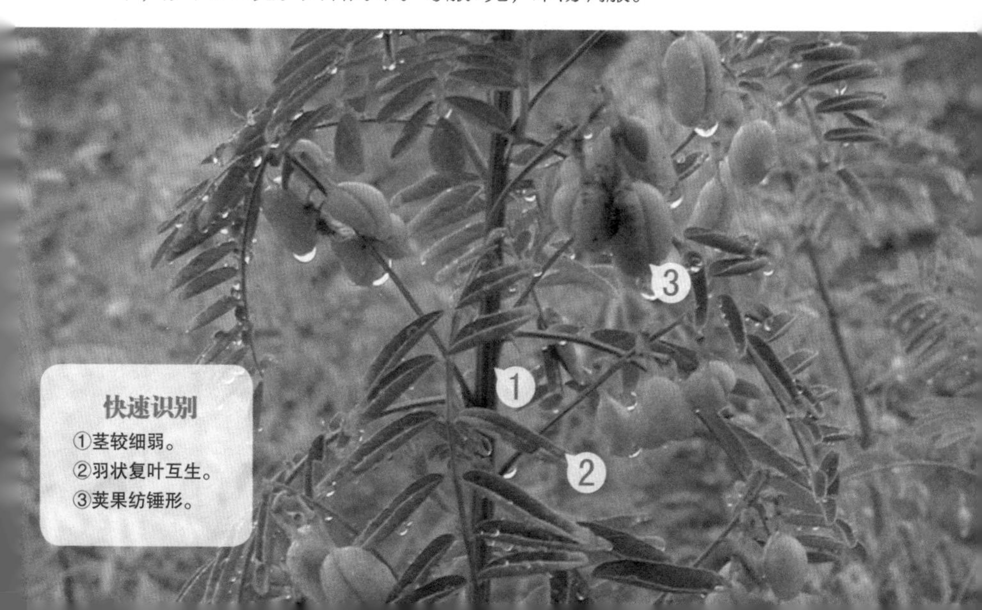

冬虫夏草

别名 虫草、冬虫草。

性味归经 甘，平。归肺、肾经。

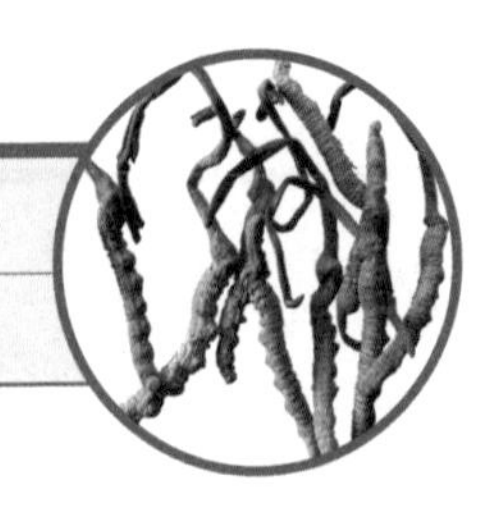

来源 为麦角菌科真菌冬虫夏草菌 *Cordyceps sinensis* (Berk.) Sacc. 寄生在蝙蝠蛾科昆虫幼虫上的子座及幼虫尸体的复合体。

生境 生长于海拔3000～4500米的高山草甸区。主产于四川、青海、西藏等地。

采收 夏初子座出土、孢子未发散时挖取，晒至六七成干，除去似纤维状的附着物及杂质，晒干或低温干燥。生用。

功用 补肺益肾，止血化痰。用于久咳虚喘，劳嗽咯血，阳痿遗精，腰膝酸痛，肾虚精亏。煎服，3～9克。

验方 ①**肺结核咳嗽，咯血，老年虚喘：**冬虫夏草30克，贝母15克，百合12克。水煎服。②**肾虚腰痛：**冬虫夏草、枸杞子各30克。黄酒600毫升，浸泡1个星期，每次1小盅，每日2次。③**阳痿，遗精：**冬虫夏草3～9克，枸杞子、山药、山茱萸各10克。水煎服，每日1剂。④**体虚感冒：**冬虫夏草6～9克。水煎代茶饮，并可将煎剩的渣攒起来焙干，压碾成细末，每次送服5～6克。

快速识别
①子座出自寄主幼虫的头部，单生，细长如棒球棍状。
②上部为子座头部，稍膨大。
③子囊壳大部分陷入子座中，每一子囊壳内有多数子囊。
②
③
①

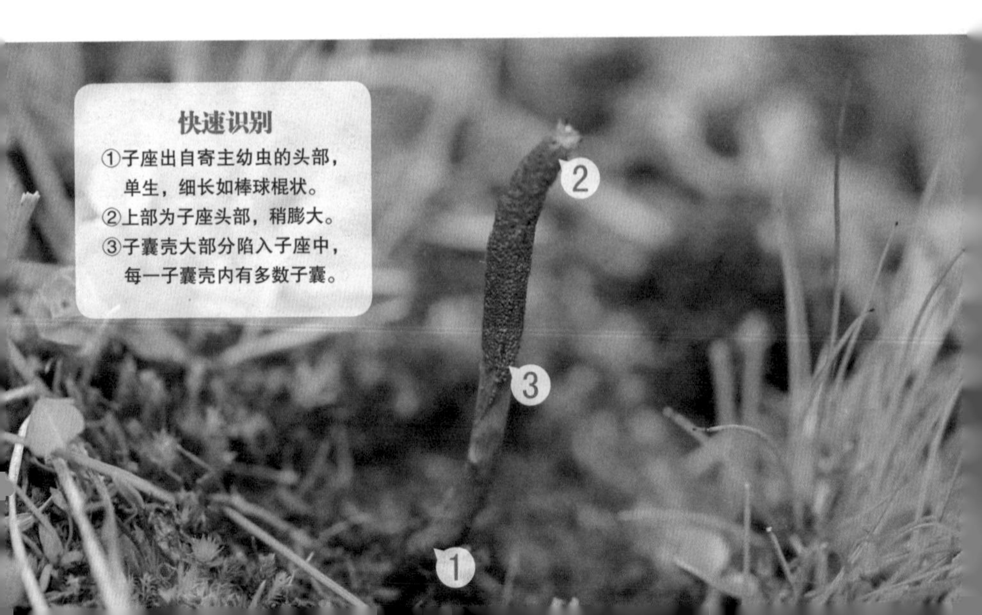

/ 补血 /

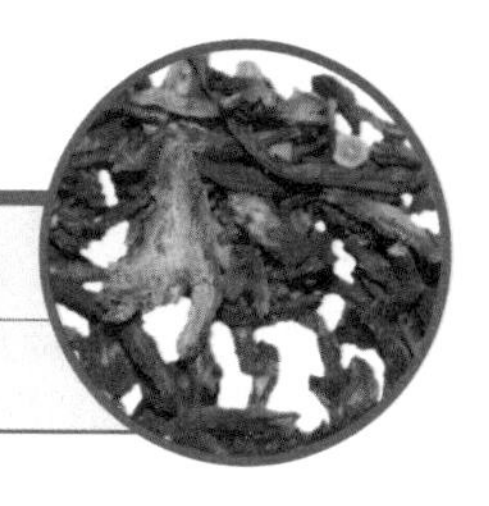

当归

别名 秦归、云归、西当归、岷当归、马尾归。

性味归经 甘、辛，温。归肝、心、脾经。

来源 为伞形科植物当归 *Angelica sinensis* (Oliv.) Diels 的干燥根。

生境 生长于高寒多雨的山区。多栽培。主产于甘肃、云南、四川等地。

采收 秋末采挖，除去须根及泥沙，待水分稍蒸发后，捆成小把，上棚，用烟火慢慢熏干，切片。生用，或经酒拌、酒炒用。

功用 补血活血，调经止痛，润肠通便。用于血虚萎黄，眩晕心悸，月经不调，经闭痛经，虚寒腹痛，肠燥便秘，风湿痹痛，跌打损伤，痈疽疮疡。酒当归活血通经，用于经闭痛经，风湿痹痛，跌打损伤。煎服，6～12克。

验方 ①**痛经：**当归（米醋微炒）、延胡索、红花、没药各等份。为末，每次10克，温酒调下。②**带状疱疹：**当归适量。烘干，研为细粉，备用。按年龄大小每次服0.5～1克，每隔4～6小时1次，吞服。③**大便不通：**当归、白芷各等份。为末，每次10克，米汤下。④**月经前后眩晕头痛：**当归头12克，丹参15克，土茯苓20克。水煎服。⑤**经前小腹胀，月经量少：**当归尾、丹参各15克，益母草20克。水煎服。⑥**孕妇虚燥，心烦腰倦：**当归身、白莲须各10克，川杜仲12克。水煎服。

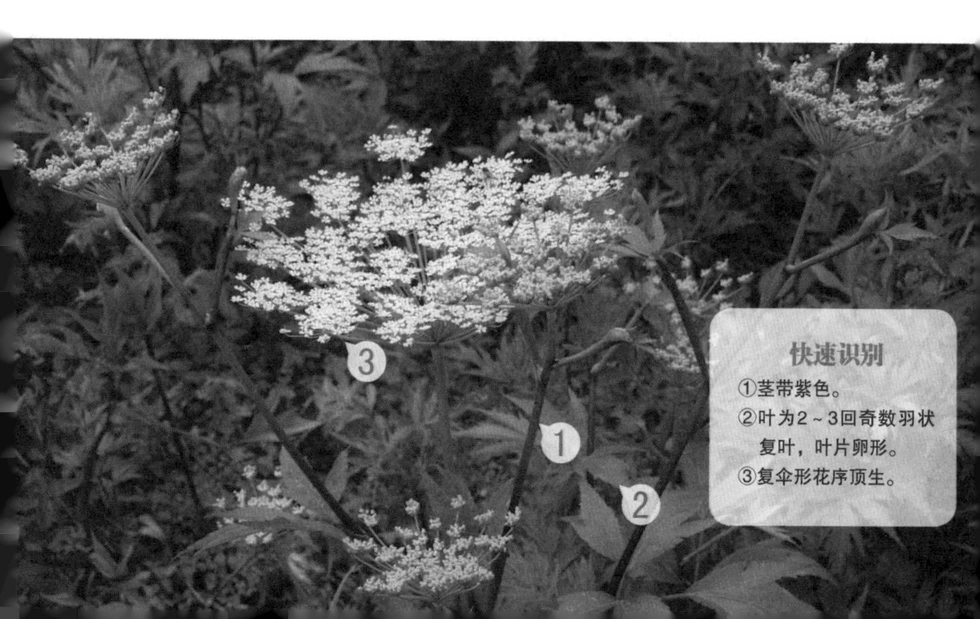

快速识别

①茎带紫色。
②叶为2～3回奇数羽状复叶，叶片卵形。
③复伞形花序顶生。

白芍

别名 金芍药、白芍药。

性味归经 苦、酸，微寒。归肝、脾经。

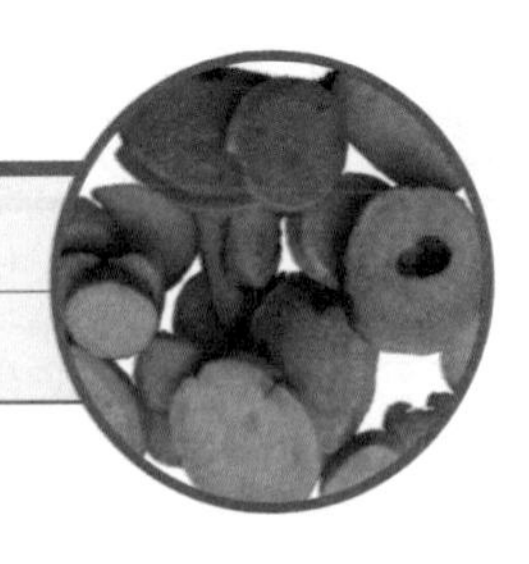

来源 为毛茛科植物芍药 *Paeonia lactiflora* Pall. 的干燥根。

生境 生长于山坡、山谷的灌木丛或草丛中。全国各地均有栽培。

采收 夏、秋两季采挖，洗净，除去头尾及细根，置沸水中煮后除去外皮或去皮后再煮，晒干，切片。一般生用、酒炙或清炒用。

功用 平肝止痛，养血调经，敛阴止汗。用于头痛眩晕，胁痛，腹痛，四肢挛痛，血虚萎黄，月经不调，自汗，盗汗。煎服，6～15克。

验方 ①**支气管哮喘：**白芍、甘草2∶1剂量。混合，共为细末，每以30克细末加开水100～150毫升，煮沸3～5分钟，澄清后温服，每日1～2次，一般服药后30～120分钟即可显效。②**胃脘痛：**白芍15克，甘草3～5克。每日1剂，水煎，分2次服。③**十二指肠溃疡：**白芍、地榆各30克，甘草15克，黄连6克。水煎服（宜久煎），每日1剂，每日服2次。④**不宁腿综合征：**白芍、炙甘草各15克。加水3杯，煎成1杯，分2次服，日暮时服1次，2小时后再服1次。⑤**肝硬化腹水：**白芍、山药各100克，甘草50克。水煎服，每日1剂，每日服2次。

①
②
快速识别
①叶互生。下部叶为2回3出复叶，上部叶为3出复叶。
②花大，花瓣白、粉红或红等色。

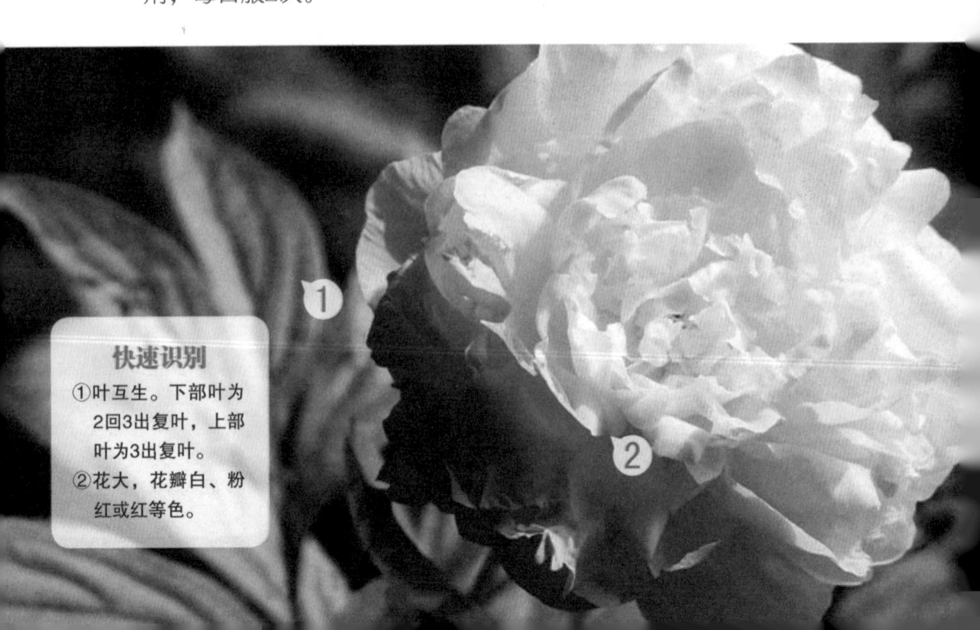

阿胶

别名 驴皮胶。

性味归经 甘，平。归肺、肝、肾经。

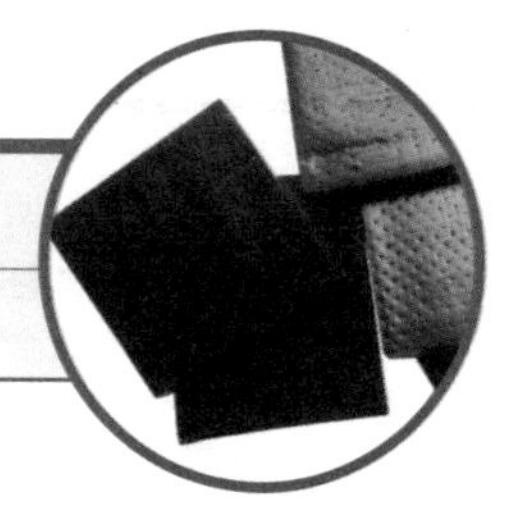

来源 为马科动物驴 *Equus asinus* L. 的干燥皮或鲜皮经煎煮、浓缩制成的固体胶。

生境 主产于山东、河南、浙江、河北、江苏等地。

采收 将驴皮浸泡去毛，切块洗净，分次水煎，滤过，合并滤液，浓缩（可分别加入适量的黄酒、冰糖和豆油）至稠膏状，冷凝，切块，晾干，即得。以原胶块用，或将胶块打碎，用蛤粉炒或蒲黄炒成阿胶珠用。

功用 补血滋阴，润燥，止血。用于血虚萎黄，眩晕心悸，肌痿无力，心烦不眠，虚风内动，肺燥咳嗽，肺结核咯血，吐血尿血，便血崩漏，妊娠胎漏。3～9克，入汤剂宜烊化兑服。

验方 ①**月经不调：**阿胶5克，蛤粉（炒成珠）适量。共研为末，热酒送服。②**贫血：**阿胶3～5克。用滚水冲化，搅匀服下。③**安胎：**阿胶、当归、人参、川芎、艾叶各6克，大枣4枚。后5味加入酒和水各300毫升，加热煮至药量减半，滤去药渣，兑入阿胶溶化，分2次服用。

快速识别
①呈长方形块，方形块或丁块。棕色至黑褐色，有光泽。
②质硬而脆，断面光亮。碎片对光照视呈棕色半透明状。
1
2

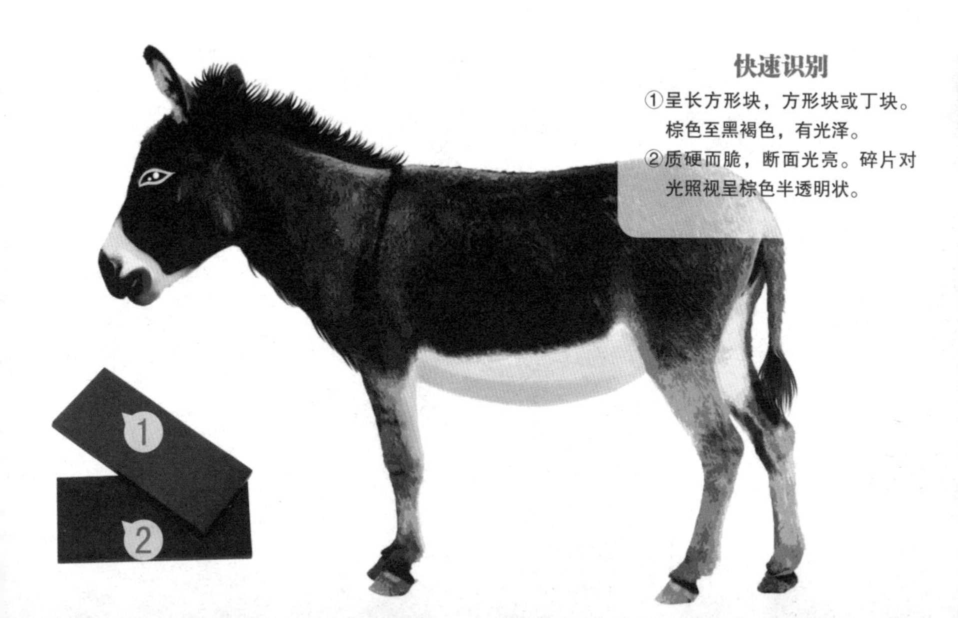

何首乌

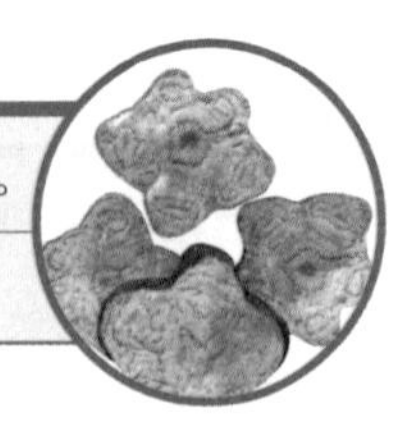

别名 首乌、夜合、地精、赤葛、赤首乌、首乌藤。

性味归经 苦、甘、涩，微温。归肝、心、肾经。

来源 为蓼科植物何首乌 *Polygonum multiflorum* Thunb. 的干燥块根。

生境 生长于墙垣、叠石之旁。主产于河南、湖北、安徽、四川等地。

采收 秋、冬两季叶枯萎时采挖，削去两端，洗净，个大的切成块，干燥，切片。生用；或以黑豆汁拌蒸，晒后变为黑色，称“制何首乌”。

功用 生何首乌解毒，消痈，润肠通便。用于瘰疬疮痈，风疹瘙痒，肠燥便秘，高脂血症。煎服，3～6克。制何首乌补肝肾，益精血，乌须发，强筋骨，化浊降脂。用于血虚萎黄，眩晕耳鸣，须发早白，腰膝酸软，肢体麻木，崩漏带下，高脂血症。煎服，6～12克。

验方 ①**肝肾精血不足，眩晕耳鸣，须发早白：**制何首乌、熟地黄各25克。沸水浸泡，代茶饮或煎汤饮。②**自汗不止：**何首乌末适量。调水封脐中。③**疟疾：**何首乌20克，甘草2克（小儿酌减）。浓煎2小时，分3次饭前服用，连用2日。④**白发：**制何首乌、熟地黄各30克，当归15克。浸于1000毫升的烧酒中，10～15日后开始饮用，每日15～30毫升。

①
②
快速识别
①叶互生，叶片狭卵形或心形。
②花密聚成大型圆锥花序。

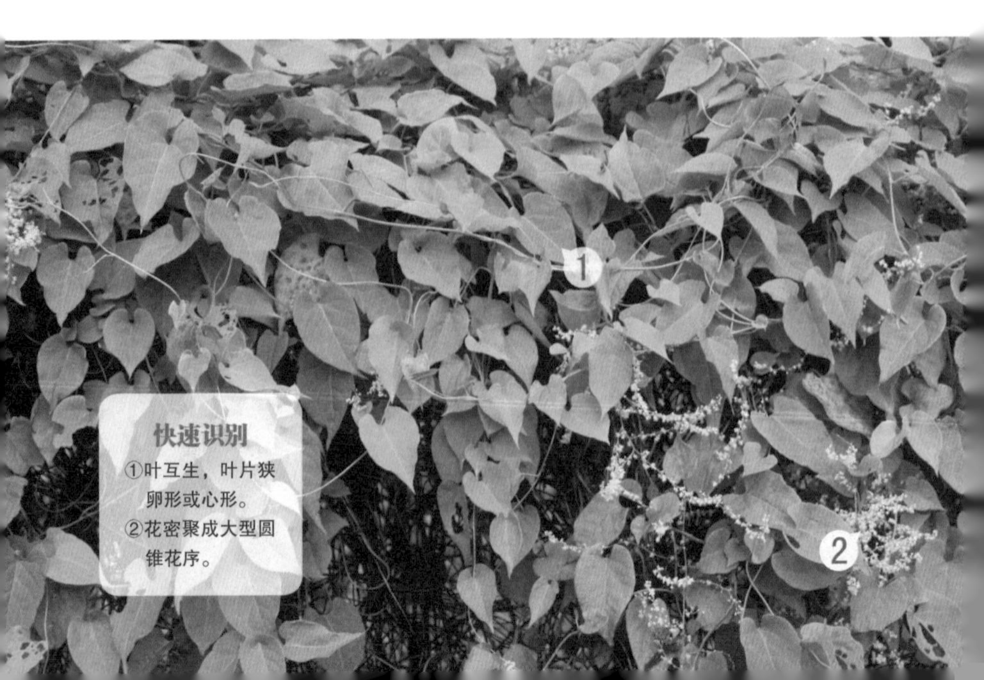

龙眼肉

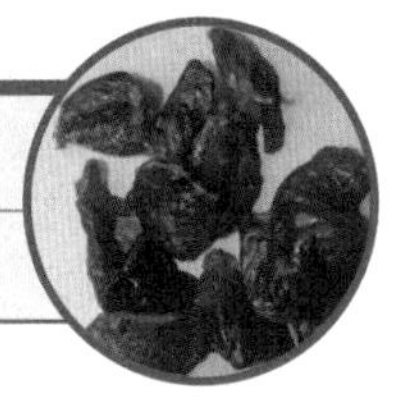

别名 蜜脾、龙眼、益智、比目、桂圆肉、龙眼干。

性味归经 甘，温。归心、脾经。

来源 为无患子科植物龙眼 *Dimocarpus longan* Lour. 的假种皮。

生境 生长于低山丘陵台地半常绿季雨林。主产于广西、福建、广东、四川及台湾等地。

采收 夏、秋两季采收成熟果实，干燥，除去壳、核，晒至干爽不黏。贮存备用。

功用 补益心脾，养血安神。用于气血不足，心悸怔忡，健忘失眠，血虚萎黄。煎服，9～15克。

验方 ①**产后浮肿**：龙眼肉、大枣、生姜各等份。煎汤服。②**失眠，健忘**：龙眼肉15克，枸杞子10克，大枣4枚，粳米100克。先将上4味洗净，加水煮成粥，每日服2次（晨起空腹和晚睡前各服1次），常服效果更佳。③**贫血，神经衰弱，心悸怔忡，自汗盗汗**：龙眼肉4～6枚，莲子、芡实各适量。加水炖汤于睡前服。④**脾虚泄泻**：龙眼干14粒，生姜3片。煎汤服。⑤**思虑过度，劳伤心脾，虚烦不眠**：龙眼干、芡实各15克，粳米60克，莲子10克。加水煮粥，并加白糖少许煮食。

快速识别
①树皮粗糙，枝条密被褐色毛。
②偶数羽状复叶，互生。
③核果球形。
3
2
1

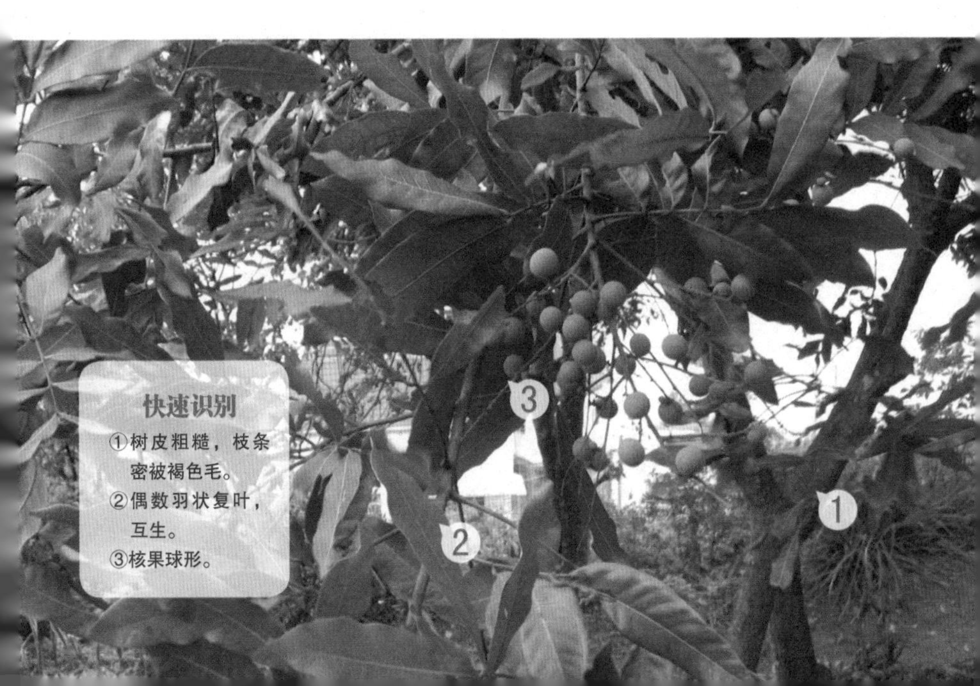

楮实子

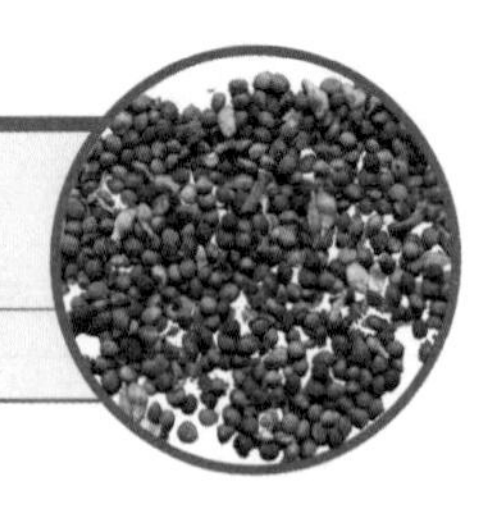

别名 楮实、谷实、柘树子、楮实米、野杨梅子、构树子。

性味归经 甘，寒。归肝、肾经。

来源 为桑科植物构树 *Broussonetia papyrifera* (L.) Vent. 的干燥成熟果实。

生境 生长于山谷、山坡或平地村舍旁，有栽培。分布于全国大部分地区。

采收 秋季果实成熟时采收，洗净，晒干，除去灰白色膜状宿萼及杂质。生用。

功用 补肾清肝，明目，利尿。用于肝肾不足，腰膝酸软，虚劳骨蒸，头晕目昏，目生翳膜，水肿胀满。6~12克，煎汤；或入丸、散。

验方 ①**男性不育，精子过少：**楮实子、熟地黄、山药、菟丝子、枸杞子各15克，淫羊藿、泽泻各12克，牡丹皮、山茱萸、茯苓各10克。水煎取药汁，口服，每日1剂。②**老年性白内障：**楮实子、茯苓、菟丝子各12克，熟地黄、制何首乌、枸杞子、黄精各15克，昆布、海藻各10克。水煎取汁服，每日1剂，分2次温服。③**肾虚不孕：**楮实子、肉苁蓉、熟地黄、鹿衔草、枸杞子、杜仲各15克，菟丝子30克，巴戟天、蛇床子、红花各10克，牛膝6克。水煎服。

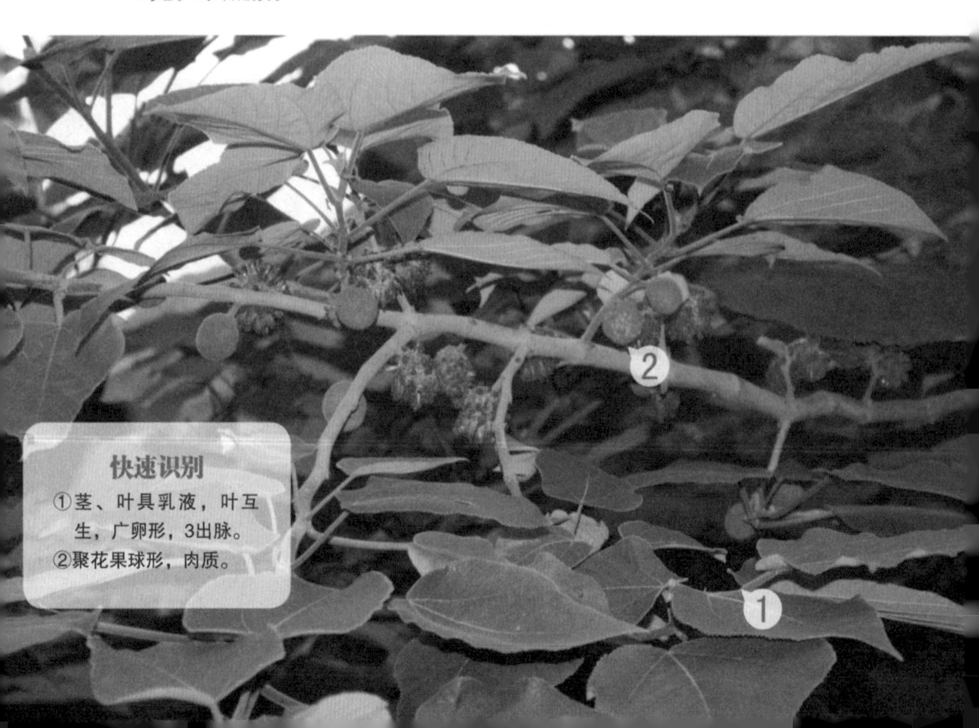

快速识别

①茎、叶具乳液，叶互生，广卵形，3出脉。
②聚花果球形，肉质。

/ 补阴 /

百合

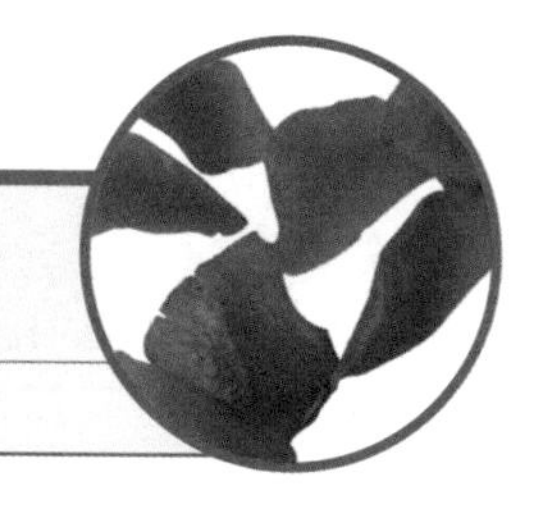

别名 山丹、卷丹、中庭、白百合、夜合花、蒜脑薯、白花百合。

性味归经 甘，寒。归心、肺经。

来源 为百合科植物百合 *Lilium brownii* F. E. Brown var. *viridulum* Baker 等的干燥肉质鳞叶。

生境 生长于山野林内及草丛中。主产于湖南、浙江、江苏、陕西、四川、安徽、河南等地。

采收 秋季采挖，洗净，剥取鳞叶，置沸水中略烫，干燥。生用或蜜炙用。

功用 养阴润肺，清心安神。用于阴虚久咳，痰中带血，虚烦惊悸，失眠多梦，精神恍惚。煎服，6～12克。蜜炙可增强润肺作用。

验方 ①**神经衰弱，心烦失眠：**百合25克，石菖蒲6克，酸枣仁12克。水煎，每日1剂。②**天疱疮：**鲜百合适量。捣烂，敷于患处，每日1～2次。③**更年期综合征：**百合7枚，知母6克。水煎，每日1剂，分2～3次服。④**粉刺：**百合、绿豆各30克。每日1剂，共煮熟服食。

①
②
③
快速识别
①茎圆柱形。
②叶4～5列互生，叶片线状披针形至长椭圆状披针形。
③花单生于茎顶。

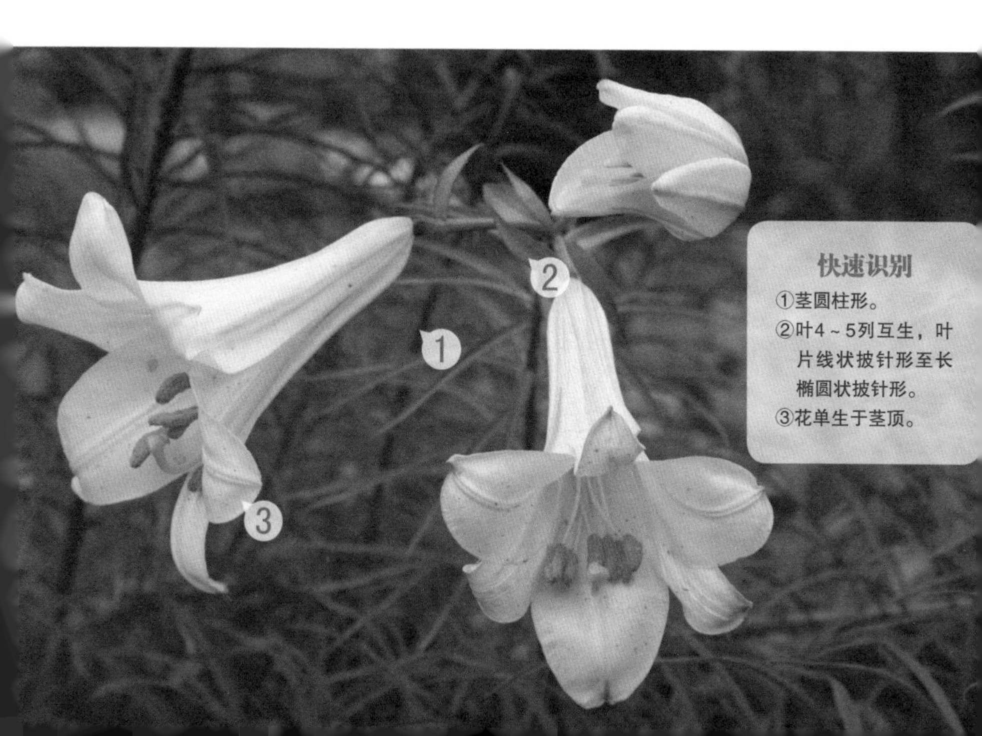

麦冬

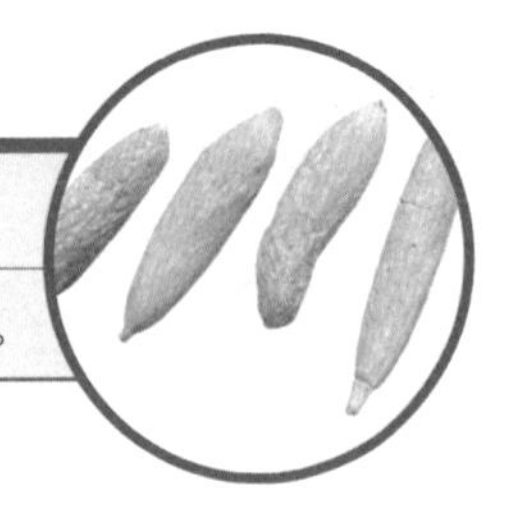

别名 寸冬、麦门冬、韭叶麦冬。

性味归经 甘、微苦，微寒。归心、肺、胃经。

来源 为百合科植物麦冬*Ophiopogon japonicus* (L.f.) Ker-Gawl.的干燥块根。

生境 生长于土质疏松、肥沃、排水良好的壤土和沙质土壤。主产于浙江、江苏、四川等地。

采收 夏季采挖，洗净，反复曝晒、堆置，至七八成干，除去须根，干燥。生用。

功用 养阴生津，润肺清心。用于肺燥干咳，虚劳咳嗽，津伤口渴，心烦失眠，内热消渴，肠燥便秘，白喉。煎服，6～12克。

验方 **①冠心病（气阴两虚型）：**麦冬15克，五味子12克，制附片6克，人参5克。水煎2次，每日1剂，早、晚分服。**②百日咳：**麦冬、天冬各20克，百合15克，鲜竹叶10克。水煎服。**③阴虚燥咳，咯血：**麦冬、川贝母、天冬各9克，沙参、生地黄各15克。水煎服。**④萎缩性胃炎：**麦冬、党参、玉竹、沙参、天花粉各9克，知母、乌梅、甘草各6克。水煎服。

快速识别
①叶丛生，狭线形，革质。
②总状花序。
②
①

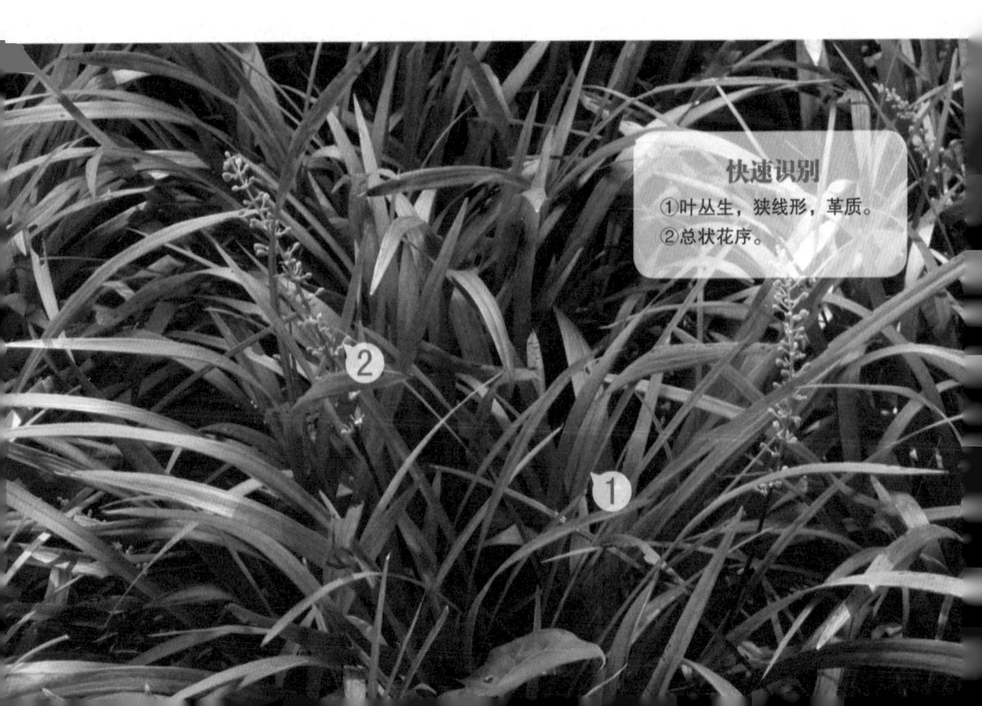

天冬

别名 丝冬、天棘、武竹、天门冬。

性味归经 甘、苦，寒。归肺、肾经。

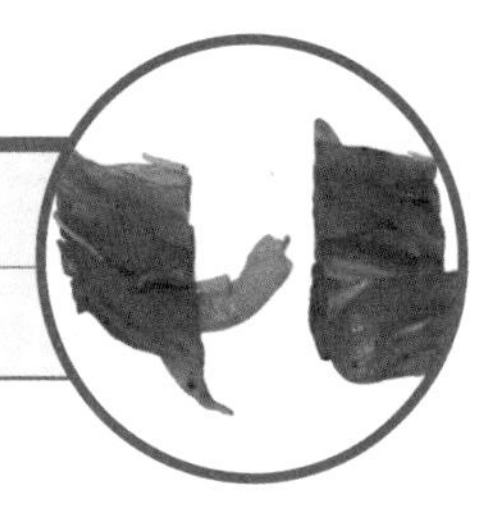

来源 为百合科植物天冬 *Asparagus cochinchinensis* (Lour.) Merr. 的干燥块根。

生境 生长于阴湿的山野林边、山坡草丛或丘陵地带灌木丛中。主产于四川、贵州、广西、河南、山东等地。

采收 秋、冬两季采挖，洗净，除去茎基和须根，置沸水中煮或蒸至透心，趁热除去外皮，洗净，干燥，切片或段。生用。

功用 养阴润燥，清肺生津。用于肺燥干咳，顿咳痰黏，腰膝酸痛，内热消渴，热病津伤，咽干口渴，肠燥便秘。煎服，6～12克。

验方 ①**疝气：**鲜天冬25～50克（去皮）。水煎服，酒为引。②**乳少：**天冬100克。炖肉服。③**甲状腺功能亢进症：**天冬、麦冬、沙参各15克，荷叶30克，甘草10克。水煎2次，每日1剂，早、晚分服。④**心烦：**天冬、麦冬各15克，扯根菜9克。水煎服。⑤**扁桃体炎，咽喉肿痛：**天冬、山豆根、麦冬、桔梗、板蓝根各9克，甘草6克。水煎服。

③
②
①
快速识别
①茎细。
②叶基部伸长为2.5～3厘米的硬刺。
③浆果。

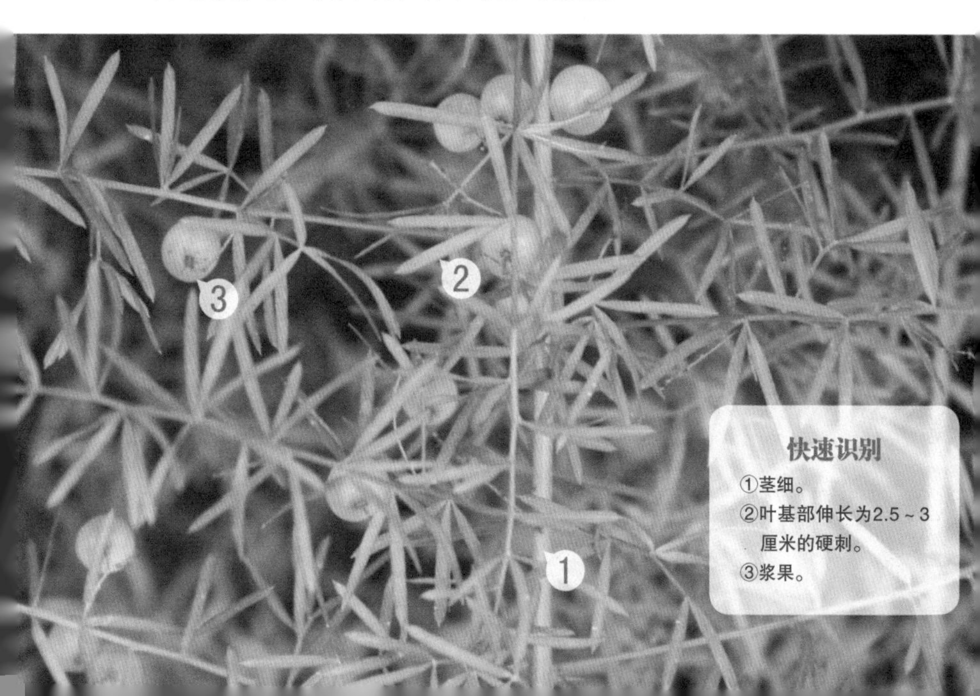

石斛

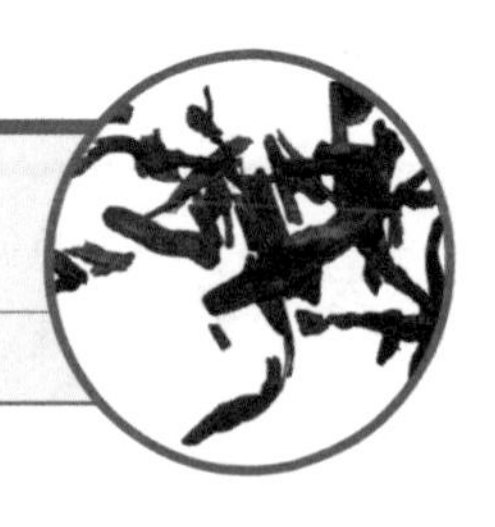

别名 林兰、杜兰、石兰、吊兰花、千年竹、金钗石斛。

性味归经 甘，微寒。归胃、肾经。

来源 为兰科植物金钗石斛 *Dendrobium nobile* Lindl. 等的新鲜或干燥茎。

生境 生长于海拔100～3000米高度之间，常附生于树上或岩石上。主产于四川、贵州、云南等地。

采收 全年均可采收，鲜用者除去根及泥沙；干用者采收后，除去杂质，用开水略烫或烘软，再边搓边烘晒，干燥，切段。生用。

功用 益胃生津，滋阴清热。用于阴伤津亏，口干烦渴，食少干呕，病后虚热，目暗不明。煎服，干品6～12克，鲜品15～30克。

验方 ①**胃酸缺乏：**石斛、玄参各15克，白芍9克，麦冬、山楂各12克。水煎服，每日1剂。②**阴虚目暗，视物昏花：**石斛、熟地黄各15克，枸杞子、山药各12克，山茱萸9克，白菊花6克。水煎服，每日1剂。③**慢性胃炎：**石斛、谷芽各25克，南沙参15克，白蜜30克。水煎，每日1剂，分3次服。④**老年性口干：**石斛、黄精、玉竹各15克，山药20克。水煎，每日1剂，分3次服。⑤**胃热痛：**石斛9克，玉竹6克。水煎，每日1剂，分2次服，连服3～5日。

快速识别
①茎丛生。
②叶近革质，叶片长圆形或长圆状披针形。
③蒴果。
1
2
3

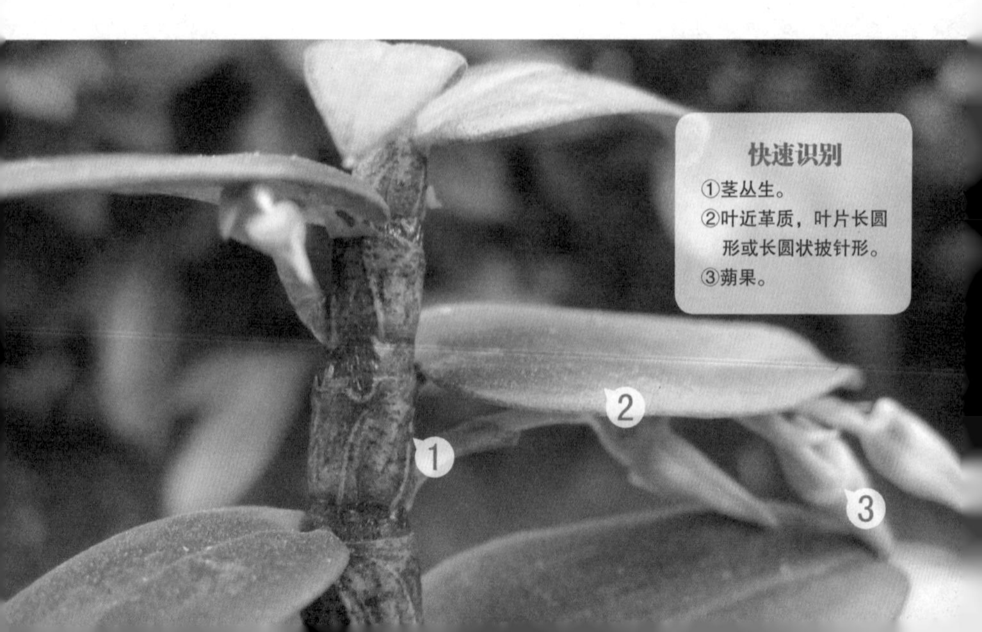

玉竹

别名 地节、委萎、萎蕤、女萎、玉竹参、竹根七。

性味归经 甘，微寒。归肺、胃经。

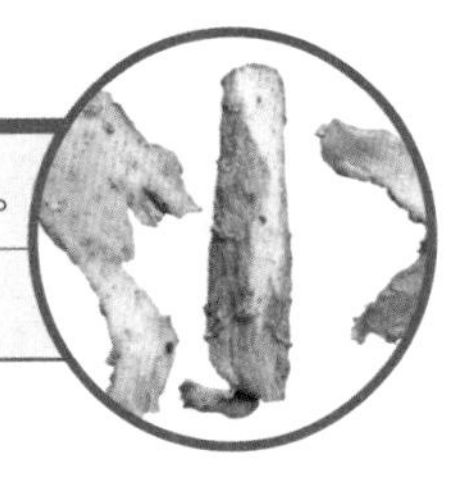

来源 为百合科植物玉竹 *Polygonatum odoratum* (Mill.) Druce 的干燥根茎。

生境 生长于山野林下或石隙间，喜阴湿处。主产于湖南、河南、江苏、浙江等地。

采收 秋季采挖，除去须根，洗净，晒至柔软后，反复揉搓、晾晒至无硬心，晒干；或蒸透后，揉至半透明，晒干。切厚片或段。生用。

功用 养阴润燥，生津止渴。用于肺胃阴伤，燥热咳嗽，咽干口渴，内热消渴。煎服，6～12克。

验方 ①**虚咳：**玉竹25～50克。与猪肉同煮服。②**发热口干，小便涩：**玉竹250克。煮汁饮之。③**久咳，痰少，咽干，乏力：**玉竹、北沙参各15克，北五味子、麦冬各10克，川贝母5克。水煎服，每日1剂。④**小便不畅，小便疼痛：**玉竹30克，芭蕉120克。水煎取汁，冲入滑石粉10克，分3次于饭前服。⑤**肢体酸软，自汗，盗汗：**玉竹25克，丹参13克。水煎服。⑥**神经衰弱：**玉竹适量。洗净蒸熟，每次3～5克，每日1次，嚼碎服下。

①
②
快速识别
①茎单一，具棱。
②叶互生于茎的中部以上，叶片略带革质。

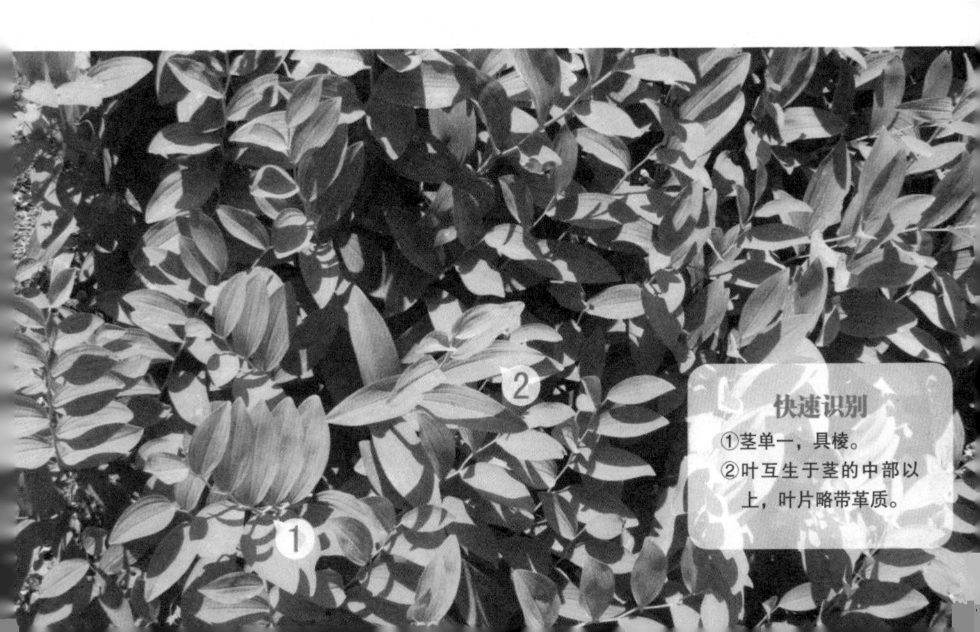

黄精

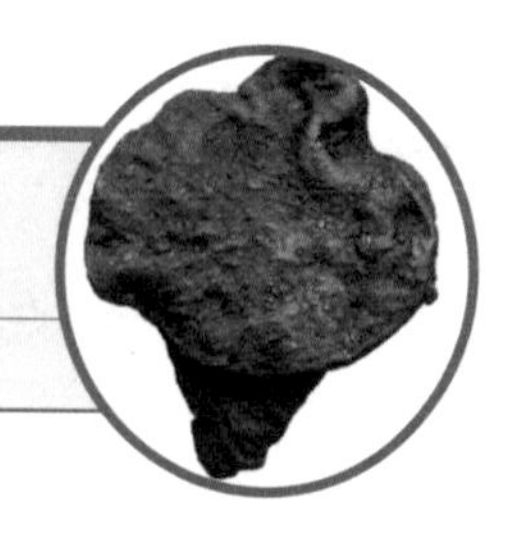

别名 菀竹、鹿竹、鸡头参、白及黄精、玉竹黄精。

性味归经 甘，平。归脾、肺、肾经。

来源 为百合科植物黄精 *Polygonatum sibiricum* Red. 等的干燥根茎。

生境 生长于土层较深厚、疏松肥沃、排水和保水性能较好的壤土中。主产于河北、陕西、内蒙古等地。

采收 春、秋两季采挖，除去须根，洗净，置沸水中略烫或蒸至透心，干燥，切厚片。生用、酒炖或酒蒸用。

功用 补气养阴，健脾，润肺，益肾。用于脾胃虚弱，体倦乏力，口干食少，肺虚燥咳，精血不足，内热消渴。煎服，9～15克。

验方 ①**肺结核病后体虚：**黄精25～50克。水煎服或炖猪肉食。②**脾胃虚弱，体倦无力：**黄精、山药、党参各50克。蒸鸡食。③**胃热口渴：**黄精30克，山药、熟地黄各25克，麦冬、天花粉各20克。水煎服。④**肺结核咯血，白带异常：**鲜黄精根头100克，冰糖50克。开水炖服。⑤**蛲虫病：**黄精40克，冰糖50克。水炖服。⑥**小儿下肢痿软：**黄精、冬蜜各50克。开水炖服。

2
1
快速识别
①茎直立，圆柱形。
②叶无柄，叶片线状披针形至线形。

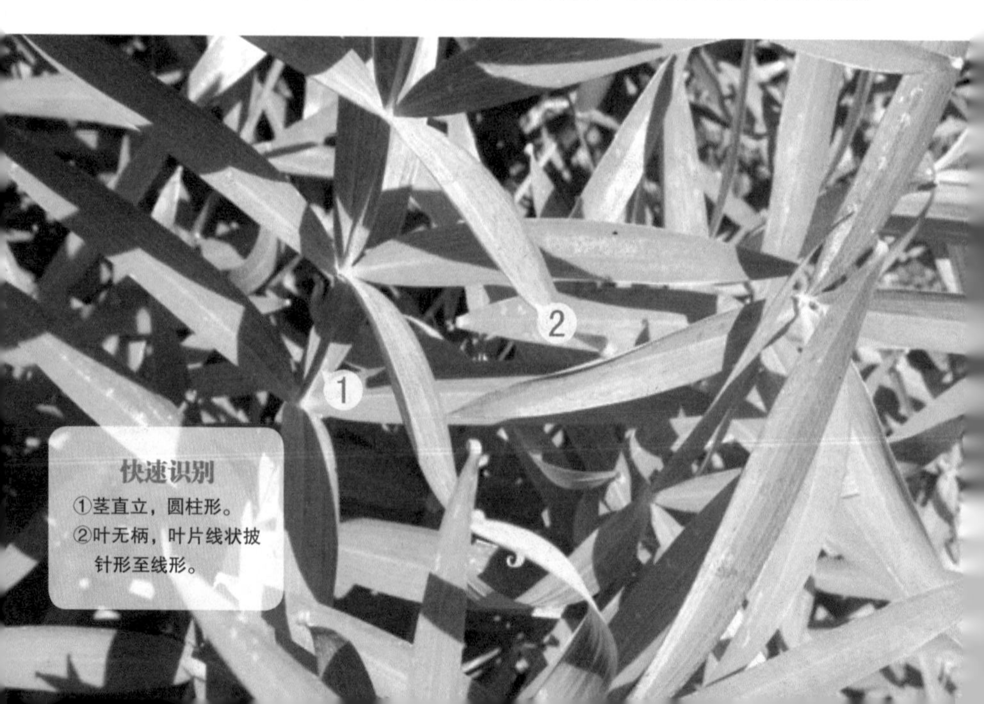

枸杞子

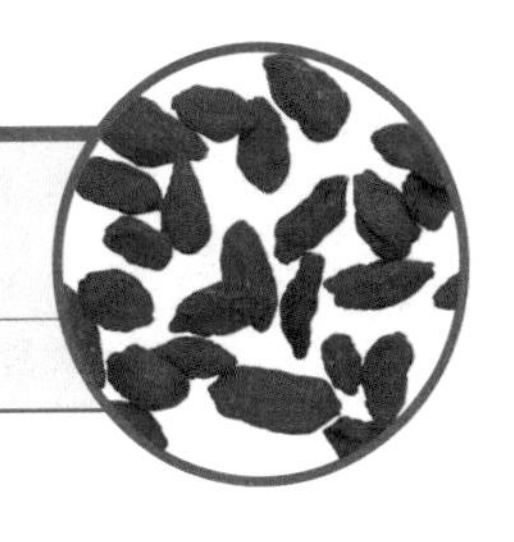

别名 西枸杞、枸杞豆、枸杞果、山枸杞、枸杞红实。

性味归经 甘，平。归肝、肾经。

来源 为茄科植物宁夏枸杞 *Lycium barbarum* L. 的干燥成熟果实。

生境 生长于山坡、田野向阳干燥处。主产于宁夏、甘肃、青海、内蒙古、新疆等地。

采收 夏、秋两季果实呈红色时采收，热风烘干，除去果梗，或晾至皮皱后，晒干，除去果梗。生用。

功用 滋补肝肾，益精明目。用于虚劳精亏，腰膝酸痛，眩晕耳鸣，内热消渴，血虚萎黄，目昏不明。煎服，6～12克。

验方 ①**肾虚腰痛：**枸杞子、金毛狗脊各20克。水煎服。②**血脂异常症：**枸杞子、女贞子、红糖各适量。制成冲剂，每日2次，每次6克，4～6周为1个疗程。③**男性不育症：**枸杞子15克。每晚嚼服，连服1个月为1个疗程，待精液常规检查正常后再服1个疗程。服药期间应戒房事。④**肥胖症：**枸杞子15克。用沸水冲泡当茶饮服，早、晚各1次。⑤**老人夜间口干：**枸杞子30克。每晚嚼服，10个月为1个疗程。

快速识别
①主茎数条。
②叶互生，或数片丛生于短枝上。
③浆果。
②
①
③

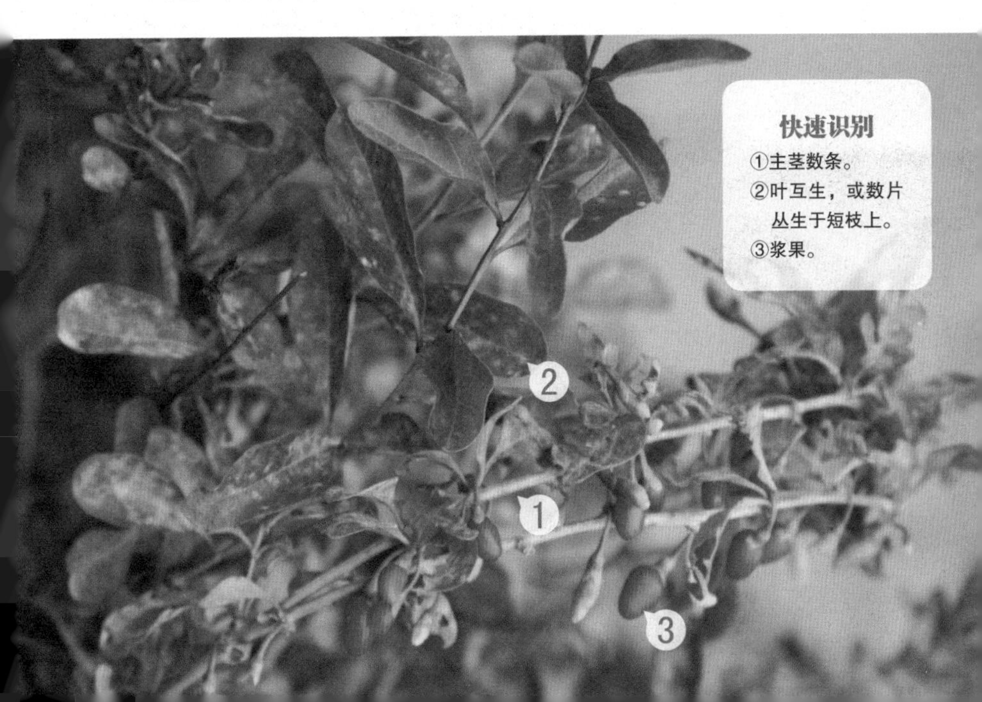

墨旱莲

别名 鳢肠、墨草、旱莲草、水旱莲、墨水草、乌心草。

性味归经 甘、酸，寒。归肾、肝经。

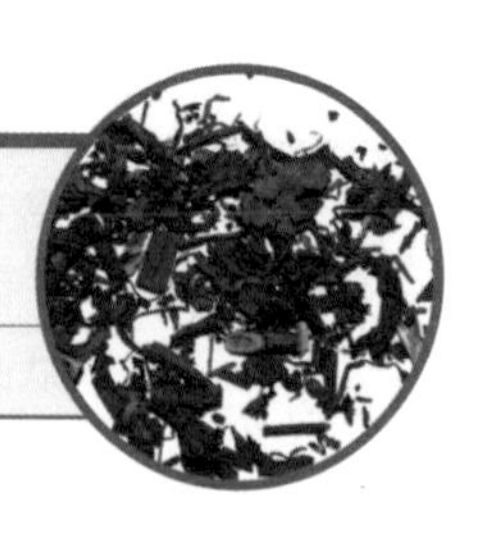

来源 为菊科植物鳢肠 *Eclipta prostrata* L. 的干燥地上部分。

生境 生长于路边草丛、沟边、湿地或田间。主产于江苏、浙江、江西、湖北、广东等地。

采收 花开时采割，晒干，切段。生用。

功用 滋补肝肾，凉血止血。用于牙齿松动，须发早白，眩晕耳鸣，腰膝酸软，阴虚血热，吐血，衄血，尿血，血痢，崩漏下血，外伤出血。煎服，6～12克；外用鲜品适量。

验方 ①**贫血：**墨旱莲30～40克。水煎服，每日1剂。②**脱发：**墨旱莲18克，白菊花、生地黄各30克。加水煎汤，去渣取汁，代茶饮，每日2次。

快速识别
①茎直立或倾状。
②叶互生，椭圆状披针形或线状披针形。
③头状花序。
1
2
3

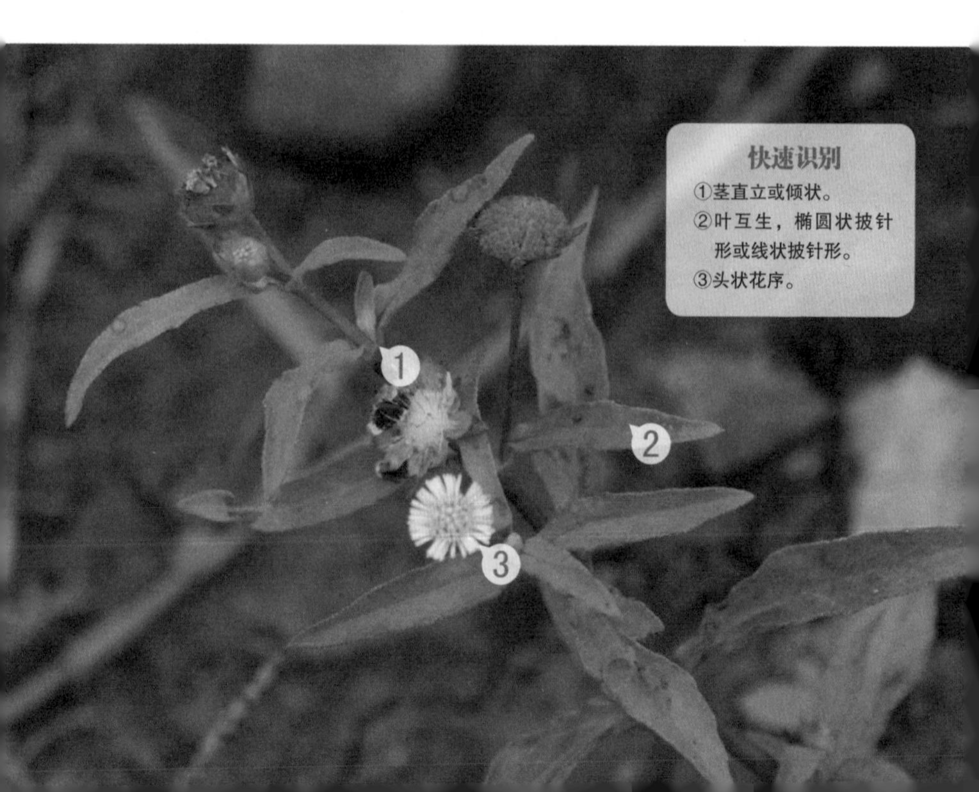

女贞子

别名 女贞实、冬青子、鼠梓子、白蜡树子。

性味归经 甘、苦，凉。归肝、肾经。

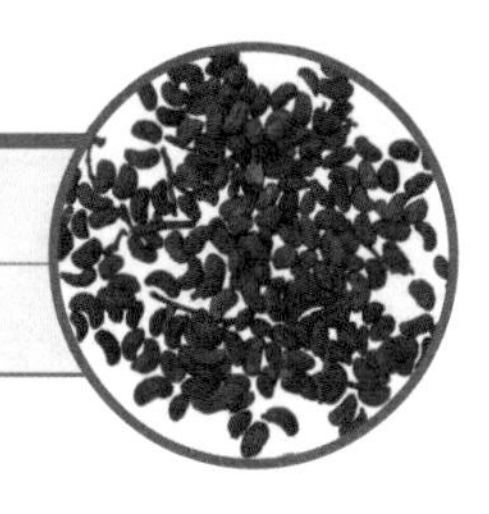

来源 为木犀科植物女贞 *Ligustrum lucidum* Ait. 的干燥成熟果实。

生境 生长于湿润、背风、向阳的地方，尤其适合在深厚、肥沃、腐殖质含量高的土壤中生长。主产于江苏、浙江、湖南、福建、广西等地。

采收 冬季果实成熟时采收，除去枝叶，稍蒸或置沸水中略烫后，干燥；或直接干燥。生用或酒制用。

功用 滋补肝肾，明目乌发。用于眩晕耳鸣，腰膝酸软，须发早白，目暗不明，内热消渴，骨蒸潮热。6～12克，煎服；或入丸、散。

验方 ①**身体虚弱，腰膝酸软：**女贞子15克，旱莲草、桑椹、枸杞子各20克。水煎服。②**慢性苯中毒：**女贞子、旱莲草、桃金娘根各等量。共研细粉，炼蜜为丸，每丸10～15克，每服1～2丸，每日3次，10日为1个疗程。③**慢性支气管炎：**女贞树皮100克，或枝叶150克（鲜品加倍）。水煎，加糖适量，分3次服，10日为1个疗程，连服2个疗程。④**先兆流产：**女贞子、川续断、桑寄生各20克。水煎服。

3
2
1
快速识别
①枝条光滑具皮孔。
②叶对生，叶片卵圆形或长卵状披针形，革质。
③圆锥花序，花白色。

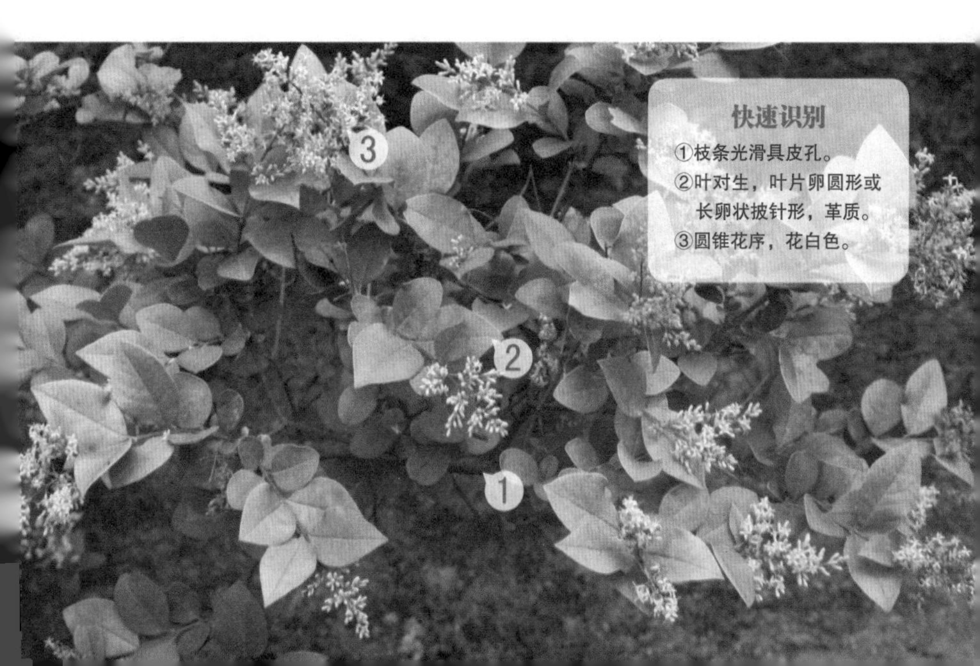

黑芝麻

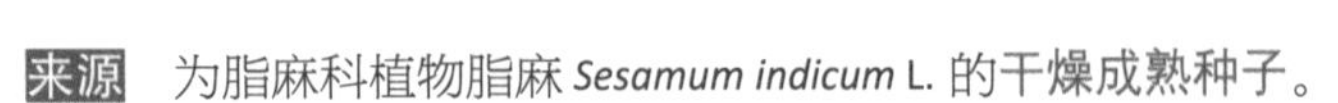

别名 芝麻、油麻、乌麻子、乌芝麻、黑脂麻。

性味归经 甘，平。归肝、肾、大肠经。

来源 为脂麻科植物脂麻 *Sesamum indicum* L. 的干燥成熟种子。

生境 生长于地势高、排水好的地方。我国各地均有栽培。

采收 秋季果实成熟时采割植株，晒干，打下种子，除去杂质，再晒干。生用或炒用。

功用 补肝肾，益精血，润肠燥。用于头晕眼花，精血亏损，耳鸣耳聋，须发早白，病后脱发，肠燥便秘。煎服，9～15克。

验方 ①**头发枯脱，早年白发：**黑芝麻、制何首乌各200克。共研细末，每日早、晚各服15克。②**干咳少痰：**黑芝麻250克，冰糖100克。共捣烂，每次以开水冲服20克，早、晚各1次。③**乳少：**黑芝麻500克。炒熟，研成细末，每次取20克，用猪蹄汤冲服，每日早、晚各1次。④**风湿性关节炎：**鲜芝麻叶60克。水煎服，每日2次。⑤**支气管哮喘：**黑芝麻500克（炒香研末），甜杏仁100克，白糖125克，蜂蜜125毫升。捣烂成泥，与白糖、蜂蜜共置瓷盆内，上锅隔水蒸2个小时，离火，冷却，每日2次，每次2～4匙，温开水配服。

快速识别
①茎四棱形。
②叶对生。
③花单生，或2～3朵生于叶腋。
3
2
1

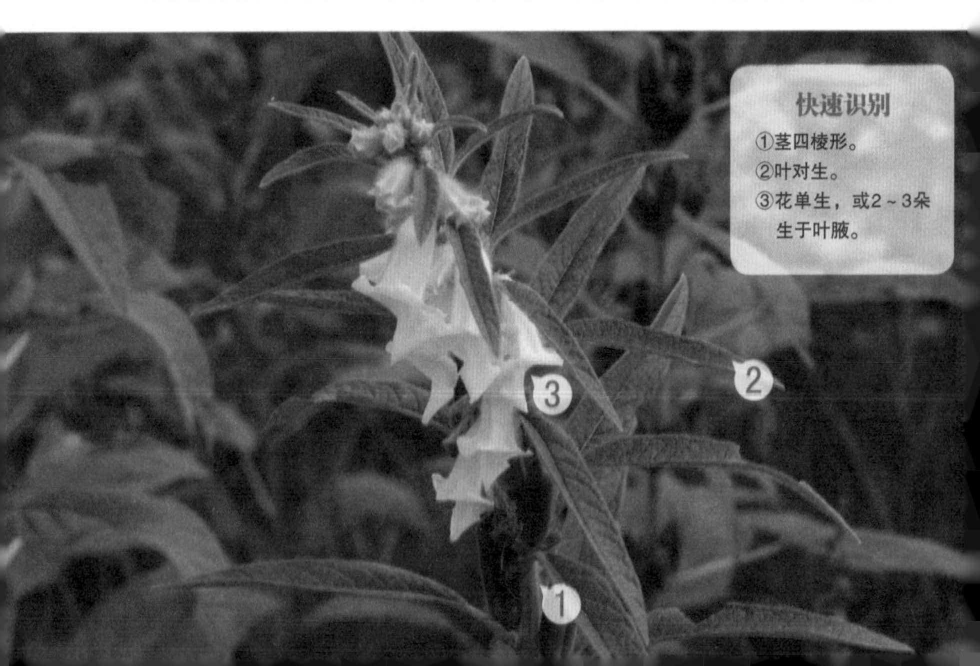

龟甲

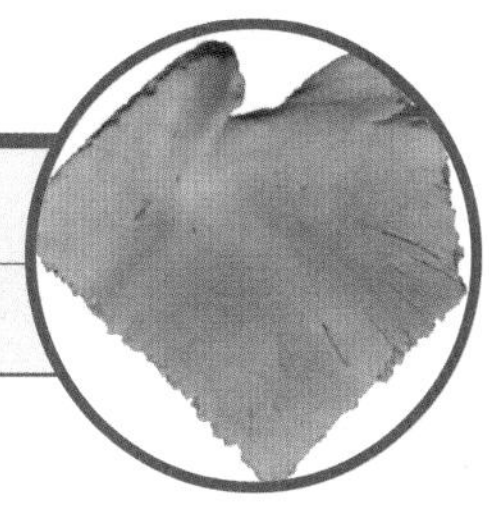

别名 龟板、乌龟壳、龟下甲。

性味归经 咸、甘，微寒。归肝、肾、心经。

来源 为龟科动物乌龟 *Chinemys reevesii* (Gray) 的背甲及腹甲。

生境 生长于江河、水库、池塘、湖泊及其他水域。分布于河北、河南、江苏、山东、安徽、广东、广西、湖北、四川、陕西、云南等地。

采收 全年均可捕捉，以秋、冬两季为多，捕捉后杀死，或用沸水烫死，剥取背甲及腹甲，除去残肉，晒干。生用或醋淬用。

功用 滋阴潜阳，益肾强骨，养血补心，固经止崩。用于阴虚潮热，骨蒸盗汗，头晕目眩，虚风内动，筋骨痿软，心虚健忘，崩漏经多。煎服，9～24克，先煎。

验方 ①**五痔结硬，焮痛不止：**龟甲（涂醋炙令黄）60克，蛇蜕（烧灰）、猪后悬蹄甲（炙令微黄）各30克，露蜂房（微炒）15克，麝香（研入）0.3克。上为细散，每服3克，饭前以温粥饮调下。②**健忘：**龟甲（炙）、木通（锉）、远志（去心）、石菖蒲各15克。上4味，捣罗为细散，空腹时用酒调服1.5克，渐加至3克。③**崩中漏下，赤白不止，气虚竭：**龟甲、牡蛎各90克。上药治下筛，每服方寸匕，以酒送下，每日3次。

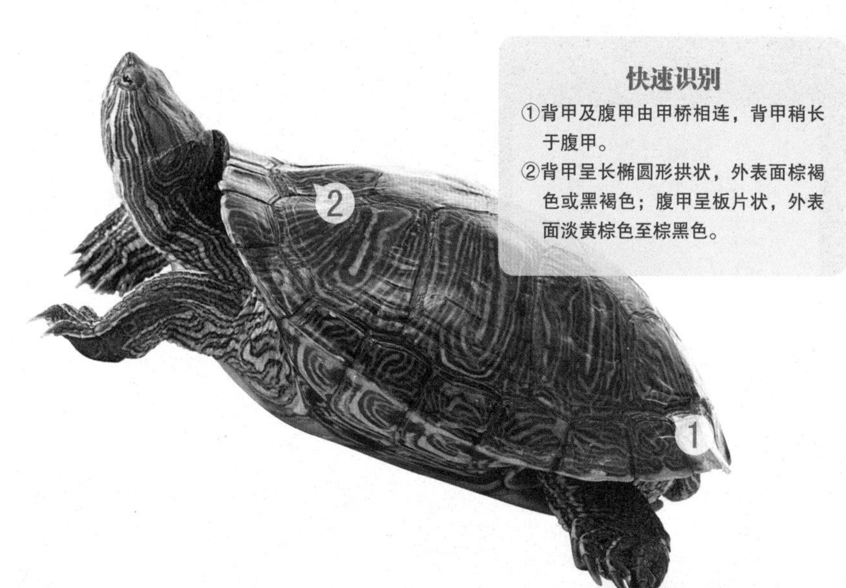

快速识别

①背甲及腹甲由甲桥相连，背甲稍长于腹甲。

②背甲呈长椭圆形拱状，外表面棕褐色或黑褐色；腹甲呈板片状，外表面淡黄棕色至棕黑色。

鳖甲

别名 上甲、鳖壳、甲鱼壳、团鱼壳。

性味归经 咸，微寒。归肝、肾经。

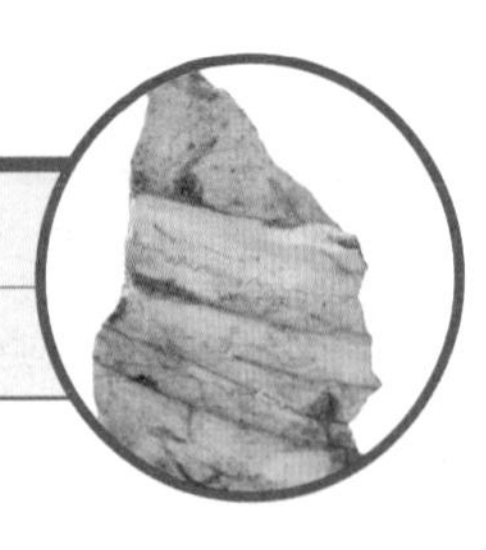

来源 为鳖科动物鳖 *Trionyx sinensis* Wiegmann 的背甲。

生境 生长于江河、湖泊、池塘、水库中。全国大部分地区有产。

采收 全年均可捕捉，以秋、冬两季为多，捕捉后杀死，置沸水中烫至背甲上的硬皮能剥落时，取出，剥取背甲，除去残肉，晒干。以沙炒后醋淬用。

功用 滋阴潜阳，软坚散结，退热除蒸。用于阴虚发热，劳热骨蒸，虚风内动，经闭，癥瘕，久疟疟母。煎服，9~24克，捣碎，先煎。

验方 ①**高血压：**鳖甲、牛膝各25克，白芍20克。水煎服。②**痈疽久不敛口：**鳖甲适量。研末，鸡蛋白调敷患处。③**骨蒸劳热：**鳖甲1个。以醋炙黄，胡黄连6克。共研末，每次2克，入青蒿汤煎服。

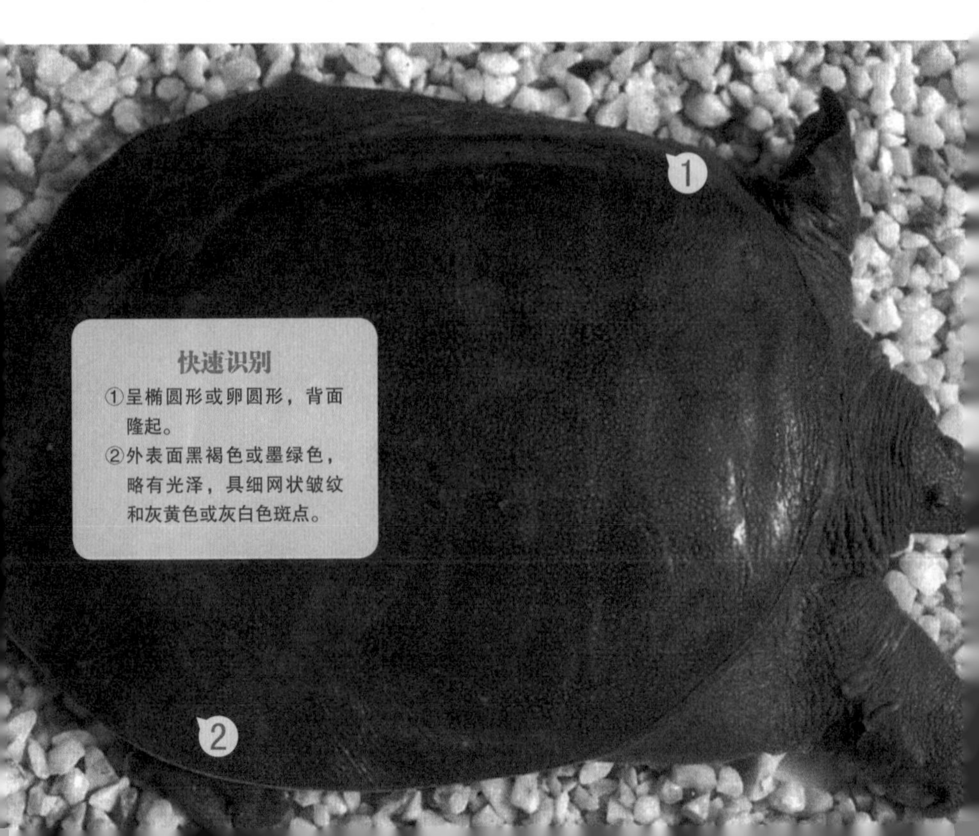

快速识别

①呈椭圆形或卵圆形，背面隆起。

②外表面黑褐色或墨绿色，略有光泽，具细网状皱纹和灰黄色或灰白色斑点。

收涩药

/ 敛肺涩肠 /

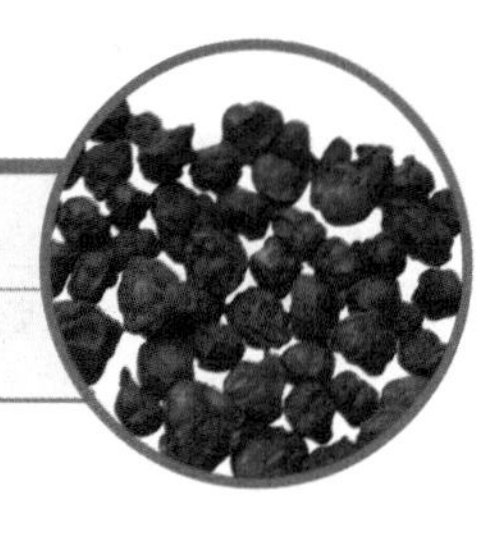

五味子

别名 玄及、会及、山花椒、乌梅子、软枣子。

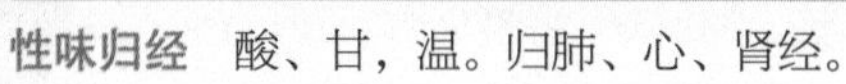

性味归经 酸、甘，温。归肺、心、肾经。

来源 为木兰科植物南五味子 *Schisandra chinensis* (Turcz.) Baill. 等的干燥成熟果实。

生境 生长于半阴湿的山沟、灌木丛中。主产于辽宁、黑龙江、吉林等地。

采收 秋季果实成熟时采摘，晒干或蒸后晒干，除去果梗及杂质。生用或经醋、蜜拌蒸晒干用。

功用 收敛固涩，益气生津，补肾宁心。用于久嗽虚喘，梦遗滑精，遗尿尿频，心悸失眠，自汗盗汗。煎服，2～6克。

验方 ①**神经衰弱：**五味子15～25克，水煎服；或五味子50克，300毫升白酒浸泡7日，每次饮酒1盅。②**失眠：**五味子6克，丹参15克，远志3克。水煎服，午休及晚上睡前各服1次。③**耳源性眩晕：**五味子、山药、当归、酸枣仁各10克，龙眼肉15克。水煎2次，取汁40毫升，分早、晚2次服。④**声音嘶哑：**五味子、丝瓜花各3克。水煎，每日1剂，分2次服。⑤**虚喘：**五味子9～15克。水煎，每日1剂，分2次服。

快速识别
①茎皮灰褐色。
②叶互生，叶片薄而带膜质。
③浆果。
②
①
③

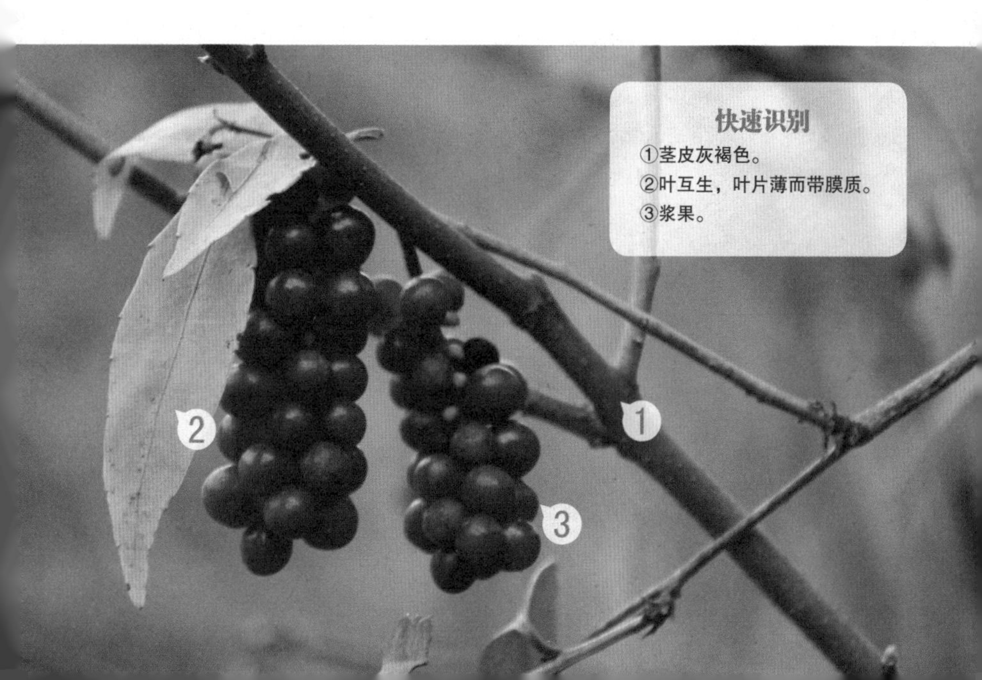

乌梅

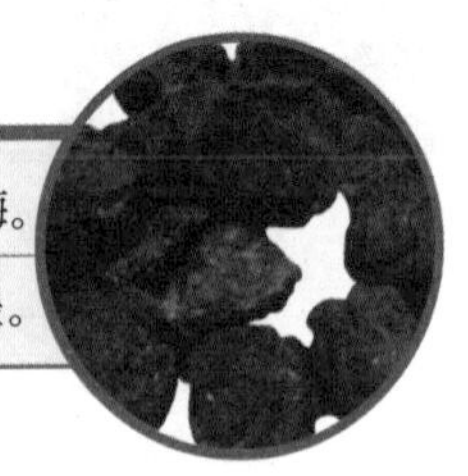

别名 梅实、酸梅、杏梅、熏梅、合汉梅、干枝梅。

性味归经 酸、涩，平。归肝、脾、肺、大肠经。

来源 为蔷薇科植物梅 *Prunus mume* (Sieb.) Sieb. et Zucc. 的干燥近成熟果实。

生境 以栽培为主。主产于四川、浙江、福建、广东、湖南、贵州等地。

采收 夏季果实近成熟时采收，低温烘干后闷至色变黑。去核生用或炒炭用。

功用 敛肺涩肠，生津安蛔。用于肺虚久咳，久痢滑肠，虚热消渴，蛔厥呕吐腹痛，胆道蛔虫病。煎服，6～12克。

验方 ①**蛔虫病：**乌梅若干。去核捣烂，每次6～9克，每日2次。②**久咳不已：**乌梅肉（微炒）、罂粟壳（去筋膜，蜜炒）各等份。为末，每服6克，睡时蜜汤调下。③**久泻久痢：**乌梅15～20克，粳米100克，冰糖适量。将乌梅煎取浓汁去渣，入粳米煮粥，粥熟后加冰糖适量，稍煮即可，每日2次，温热食用。④**硫黄中毒：**乌梅肉20～30克（焙干），砂糖10～15克。加水煎汤服。⑤**虚泻：**乌梅适量。干净纱布包，塞肛门。

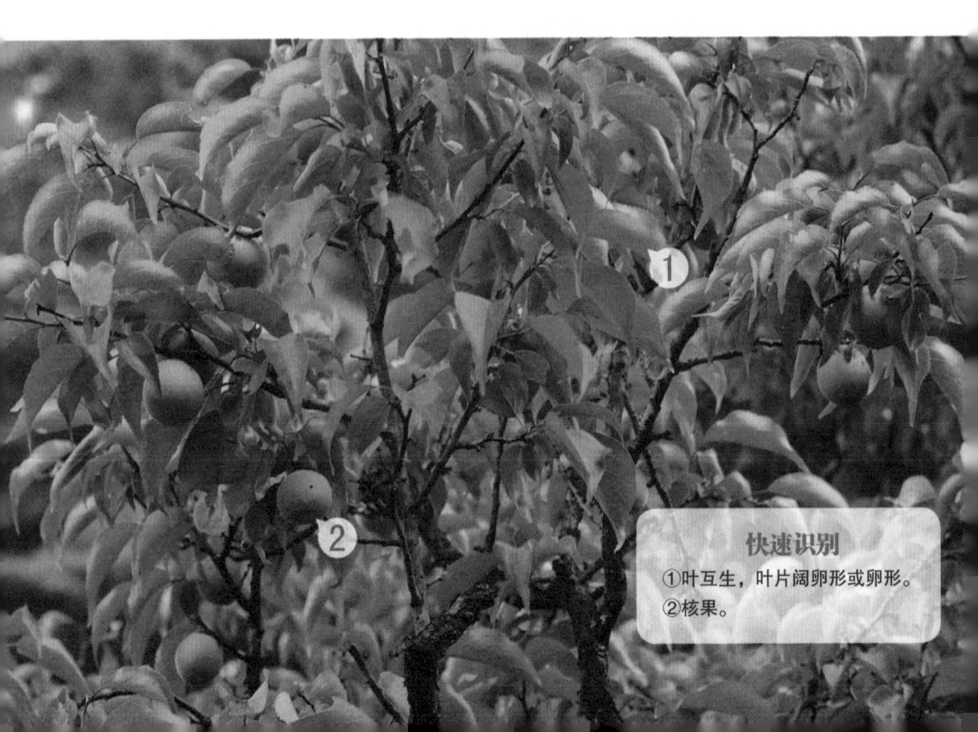

快速识别

①叶互生，叶片阔卵形或卵形。
②核果。

五倍子

别名 百仓虫、木附子、漆倍子、旱倍子。

性味归经 酸、涩，寒。归肺、大肠、肾经。

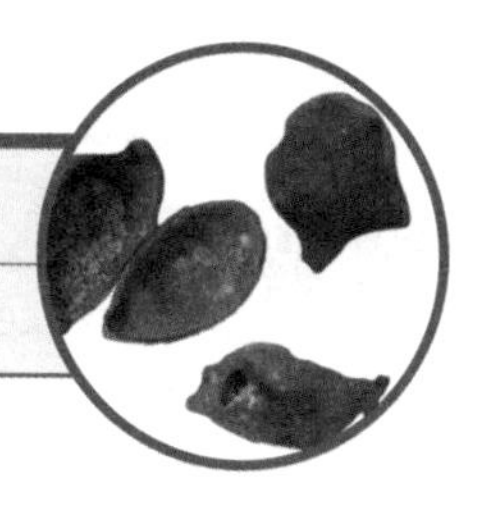

来源 为漆树科植物盐肤木 *Rhus chinensis* Mill. 叶上的虫瘿，主要由五倍子蚜 *Melaphis chinensis* (Bell) Baker 寄生而形成。

生境 生长于向阳的山坡。主产于四川、贵州、云南、陕西、湖北、福建等地。

采收 秋季采摘，置沸水中略煮或蒸至表面呈灰色，杀死蚜虫，取出，干燥。生用。

功用 敛肺降火，涩肠止泻，敛汗，止血，收湿敛疮。用于肺虚久咳，肺热痰嗽，久泻久痢，盗汗，消渴，便血痔血，外伤出血，痈肿疮毒，皮肤湿烂。煎服，3~6克；外用适量。

验方 ①**癣疮：**五倍子（去虫）、白矾（烧过）各等份。为末，搽之，干则油调。②**行经流涎：**五倍子12克，麦芽10克。水煎服。③**盗汗：**五倍子、荞面各适量。共研为末，水和作饼，煨熟，晚上当点心吃2~3个。④**白发：**五倍子100~150克。捣烂，加水调和，将毛巾或干净棉布放进药液里浸湿透，包于头上，每日1次，每次包30~60分钟。⑤**外痔：**五倍子适量。加水煎汤，熏洗患处。

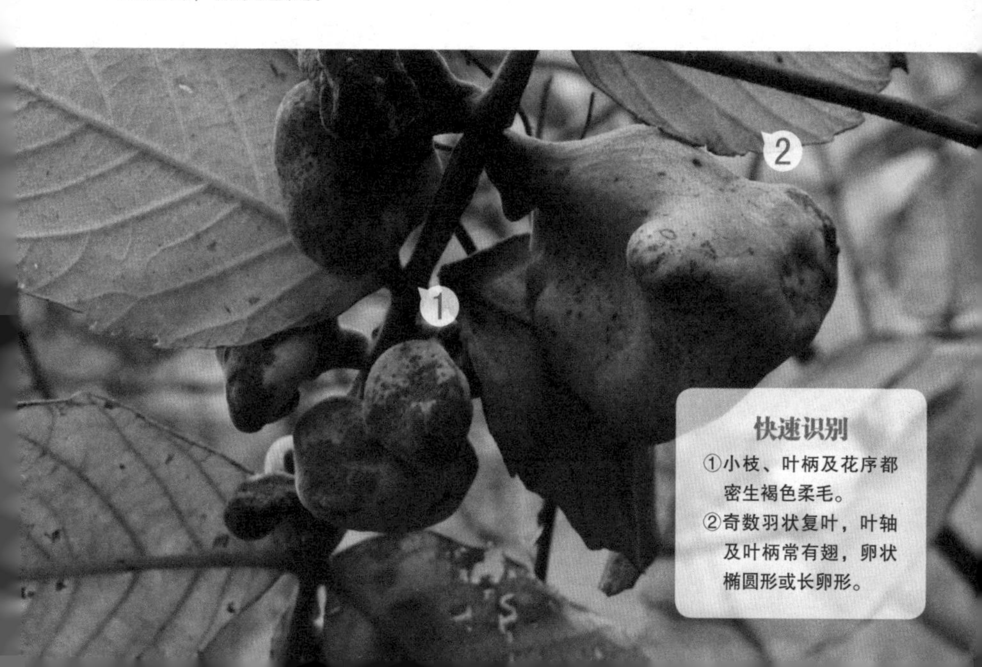

快速识别

①小枝、叶柄及花序都密生褐色柔毛。

②奇数羽状复叶，叶轴及叶柄常有翅，卵状椭圆形或长卵形。

罂粟壳

别名 粟壳、御米壳、烟斗斗、罂子粟壳。

性味归经 酸、涩，平；有毒。归肺、大肠、肾经。

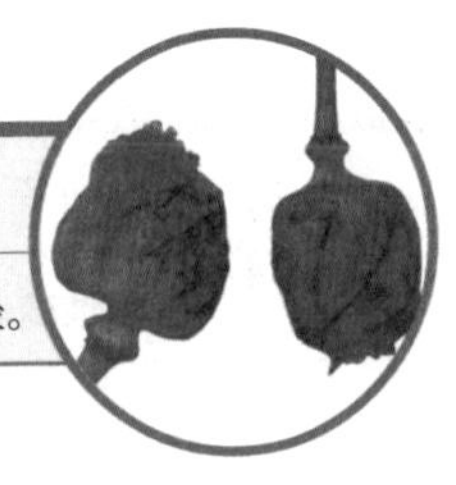

来源 为罂粟科植物罂粟 *Papaver somniferum* L. 的干燥成熟果壳。

生境 原产于国外，我国部分地区的药物种植场有少量栽培。

采收 秋季将已割取浆汁后的成熟果实摘下，破开，除去种子及枝梗，干燥。蜜炙或醋炒用。

功用 敛肺，涩肠，止痛。用于久咳，久泻，脱肛，脘腹疼痛。煎服，3～6克。

验方 ①**久咳不止：**罂粟壳适量。研粉，每次3克，每日2次。②**水泄不止：**罂粟壳（去蒂膜）1枚，乌梅肉、大枣肉各10枚。水煎服。③**肺虚久咳，自汗：**罂粟壳6克，乌梅10克。将罂粟壳研粉，用乌梅水煎，分2次服。④**慢性胃肠炎，结肠炎，消化不良：**罂粟壳5克，水煎，山药、金银花各15克，炒焙研粉混匀，入罂粟壳水煎液，1日内分4次服。

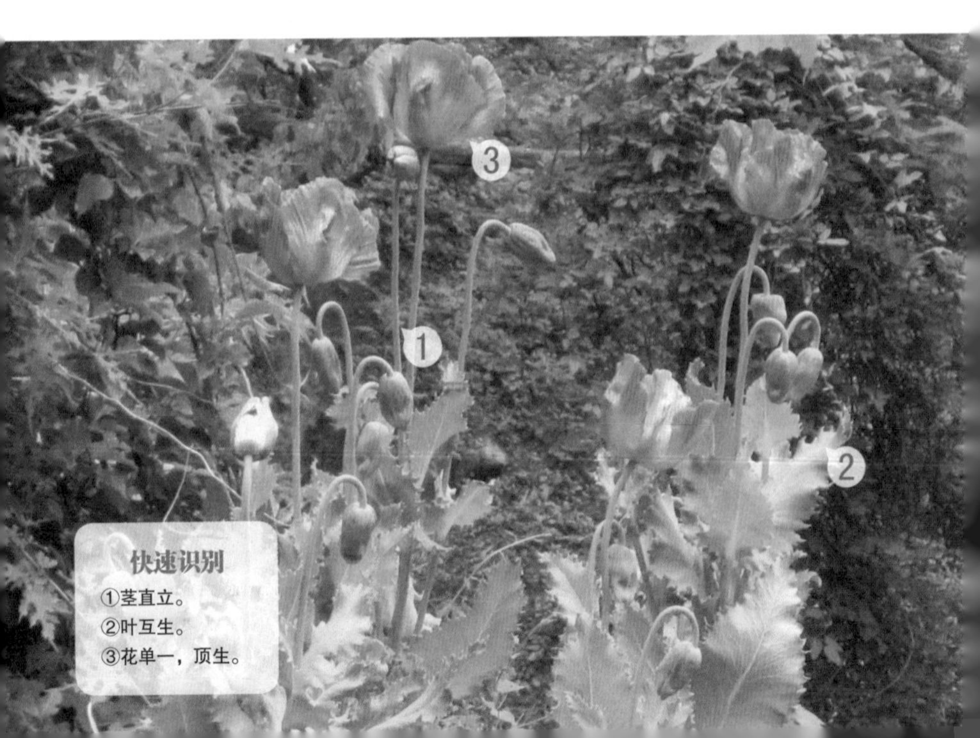

快速识别

①茎直立。
②叶互生。
③花单一，顶生。

诃子

别名 诃黎、诃梨、诃黎勒、随风子。

性味归经 苦、酸、涩，平。归肺、大肠经。

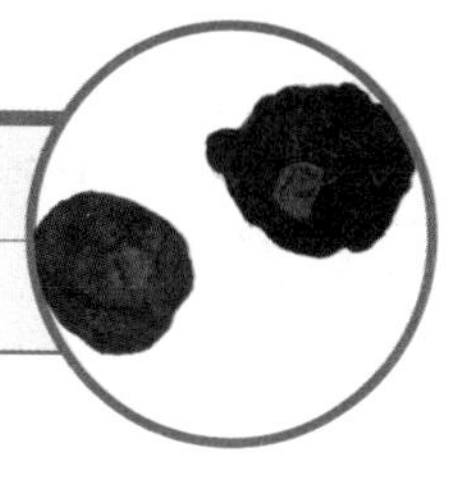

来源 为使君子科植物诃子 *Terminalia chebula* Retz. 等的干燥成熟果实。

生境 生长于疏林中或阳坡林缘。主产于广东、云南、广西等地。

采收 秋、冬两季果实成熟时采收，除去杂质，晒干。生用或煨用。

功用 涩肠敛肺，敛肺止咳，降火利咽。用于久泻久痢，便血脱肛，肺虚喘咳，久嗽不止，咽痛音哑。煎服，3～10克。涩肠止泻宜煨用，敛肺清热、利咽开音宜生用。

验方 ①**大叶性肺炎：**诃子肉、瓜蒌各15克，百部9克。为1日量，水煎分2次服。②**急、慢性湿疹：**诃子10克。捣烂，加水1500毫升，小火煎至500毫升，再加米醋500毫升，煮沸即可；也可取药液浸渍或湿敷患处，每次30分钟，每日3次，每日1剂。③**失音：**诃子肉12克，桔梗15克，甘草5克，射干10克。前3味各一半炒一半生用，合射干共水煎服。

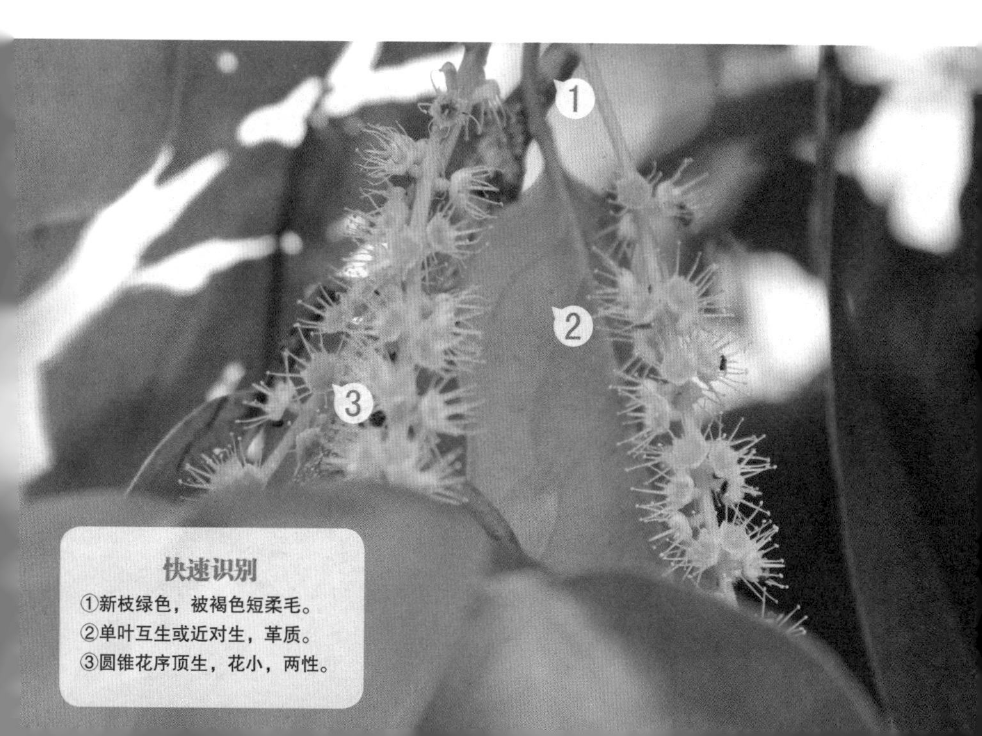

快速识别

①新枝绿色，被褐色短柔毛。
②单叶互生或近对生，革质。
③圆锥花序顶生，花小，两性。

石榴皮

别名 安石榴、石榴壳、酸榴皮、西榴皮、酸石榴皮。

性味归经 酸、涩，温。归大肠经。

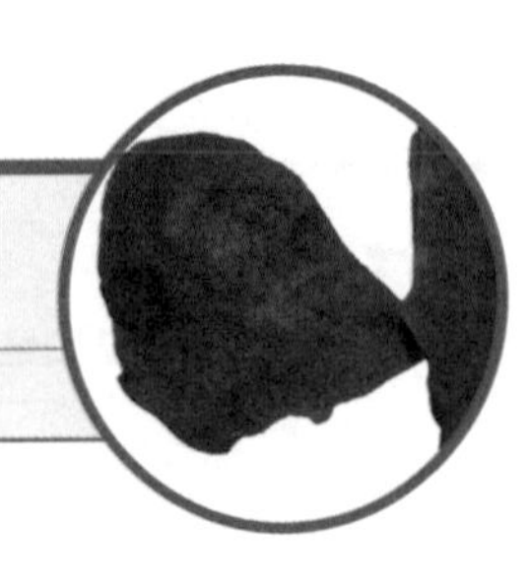

来源 为石榴科植物石榴 *Punica granatum* L. 的干燥果皮。

生境 生长于高原山地、乡村的房舍前后。主产于江苏、湖南、山东、四川、重庆、湖北、云南等地。

采收 秋季果实成熟后收集果皮，晒干，切小块。生用或炒炭用。

功用 涩肠止泻，止血，驱虫。用于久泻，久痢，便血，脱肛，崩漏，白带，虫积腹痛。煎服，3~9克。入汤剂宜生用，入丸、散多炒用，止血多炒炭用。

验方 ①**水火烫伤：**石榴皮适量。研末，麻油调搽患处。②**驱绦虫、蛔虫：**石榴皮、槟榔各等份。研细末，每次服10克（小儿酌减），每日2次。③**泄泻：**石榴皮15克。水煎后加红糖或白糖饮服，每日2次，餐前服用。④**鼻出血：**石榴皮30克。水煎服。⑤**便血：**石榴皮适量。炒干研末，每次服9克，每日3次，开水送服。⑥**外伤出血：**石榴皮20克，龙眼核10克，冰片0.3克。和匀，敷患处。

①
③
②
快速识别
①树皮青灰色，枝头通常呈刺状。
②叶对生或簇生，叶片倒卵形至长椭圆形，无毛。
③浆果。

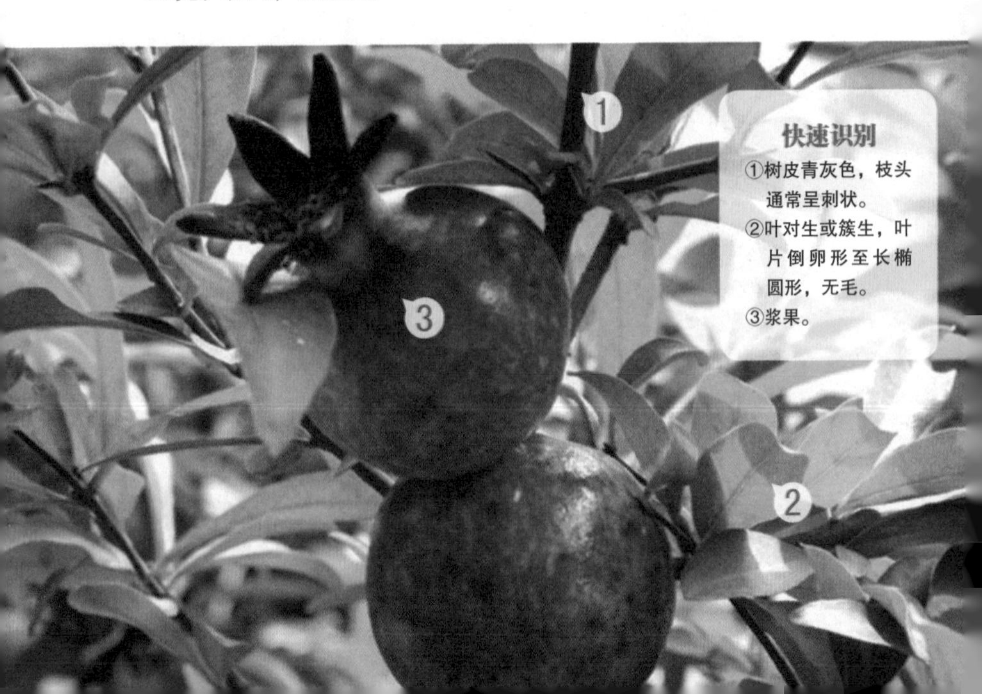

肉豆蔻

别名 玉果、肉果、豆蔻、迦拘勒。

性味归经 辛，温。归脾、胃、大肠经。

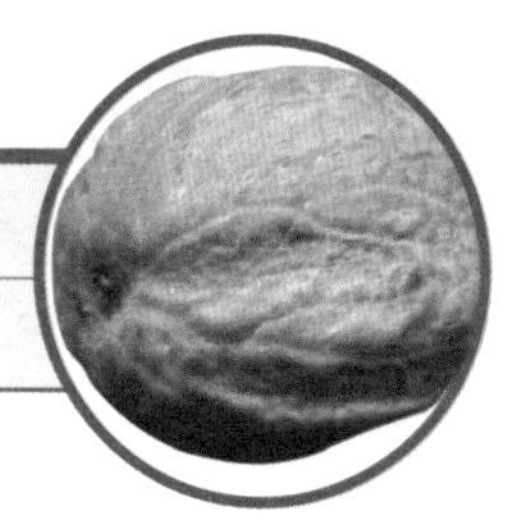

来源 为肉豆蔻科植物肉豆蔻 *Myristica fragrans* Houtt. 的干燥种仁。

生境 主产于马来西亚、印度尼西亚、斯里兰卡等国。

采收 栽培后约7年开始结果。每年在11～12月及4～6月采收成熟果实，将肉质果皮纵剖开，有红色网状的假种皮包围着种子，将假种皮剥干，再击破壳状种皮，取出种仁，浸于石灰水中1日以防虫蛀，取出低温烘干。煨制去油用。

功用 温中行气，涩肠止泻。用于脾胃虚寒，久泻不止，脘腹胀痛，食少呕吐。煎服，3～10克。

验方 **①噎嗝反胃：**肉豆蔻、石莲肉各少许。共碾压成细末，用米汤调服。**②五更泄泻：**肉豆蔻10克，吴茱萸、五味子各6克，补骨脂8克。水煎服。**③脾肾俱虚所致的虚泻、冷痢：**煨肉豆蔻、罂粟壳（蜜炙）、煨诃子肉各4.5克，白术、白芍、当归各15克，党参、炙甘草各8克，肉桂、木香各3克。研为粗末，每服6克，加生姜2片，大枣1枚，水煎服。

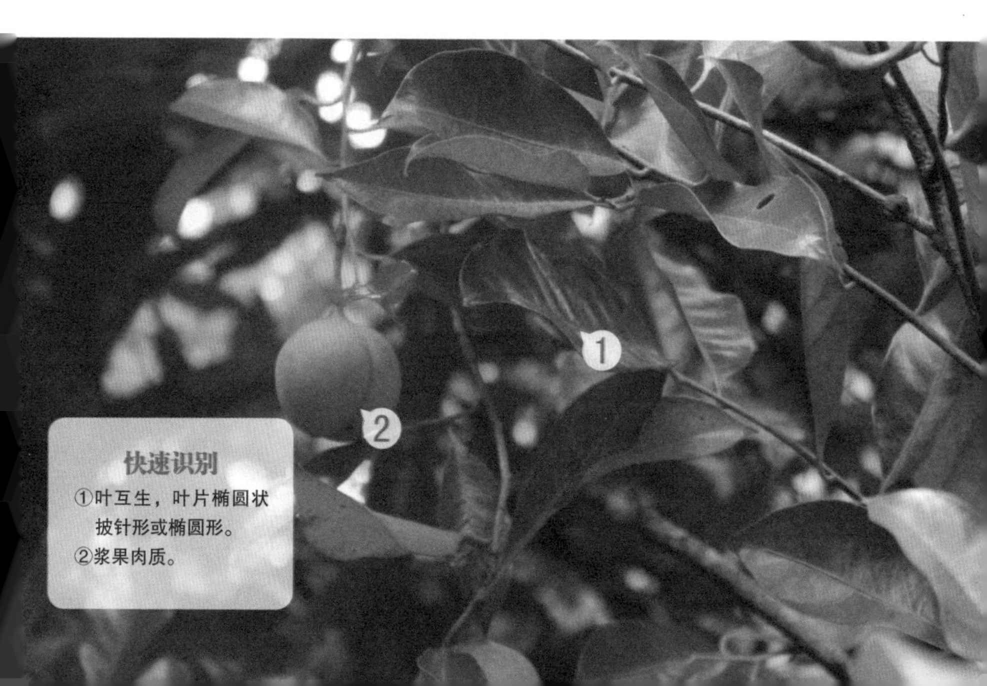

快速识别

①叶互生，叶片椭圆状披针形或椭圆形。

②浆果肉质。

/ 固精缩尿止带 /

山茱萸

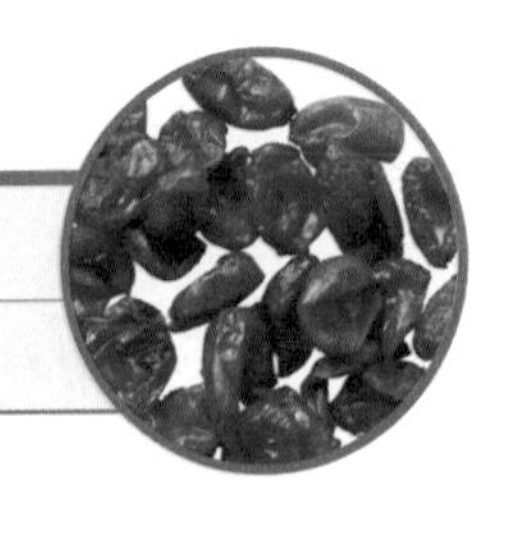

别名　药枣、茱萸肉、实枣儿。

性味归经　酸、涩，微温。归肝、肾经。

来源　为山茱萸科植物山茱萸 *Cornus officinalis* Sieb. et Zucc. 的干燥成熟果肉。

生境　生长于山沟、溪旁或较湿润的山坡。主产于浙江、河南、安徽、陕西、山东、四川、山西等地。

采收　秋末冬初果皮变红时采收果实，用文火烘或置沸水中略烫后，及时除去果核，干燥。生用、酒炖或酒蒸用。

功用　补益肝肾，涩精固脱。用于眩晕耳鸣，腰膝酸痛，阳痿遗精，遗尿尿频，崩漏带下，大汗虚脱，内热消渴。煎服，6～12克。

验方　①**自汗，盗汗**：山茱萸、黄芪、防风各9克。水煎服。②**大汗不止，四肢发冷，脉搏微弱，体虚欲脱**：山茱萸50～100克。水煎服。③**肩周炎**：山茱萸35克。水煎分2次服，每日1剂。病情好转后，剂量减为10～15克，煎汤或代茶泡服。④**遗尿**：山茱萸、茯苓、覆盆子各10克，附子3克，熟地黄12克。水煎服。⑤**阳痿**：山茱萸、巴戟天各15克，菟丝子、熟地黄各30克。水煎取药汁，每日1剂，分次服用。

2
1
快速识别
①单叶对生，叶片卵形至椭圆形，稀卵状披针形。
②核果。

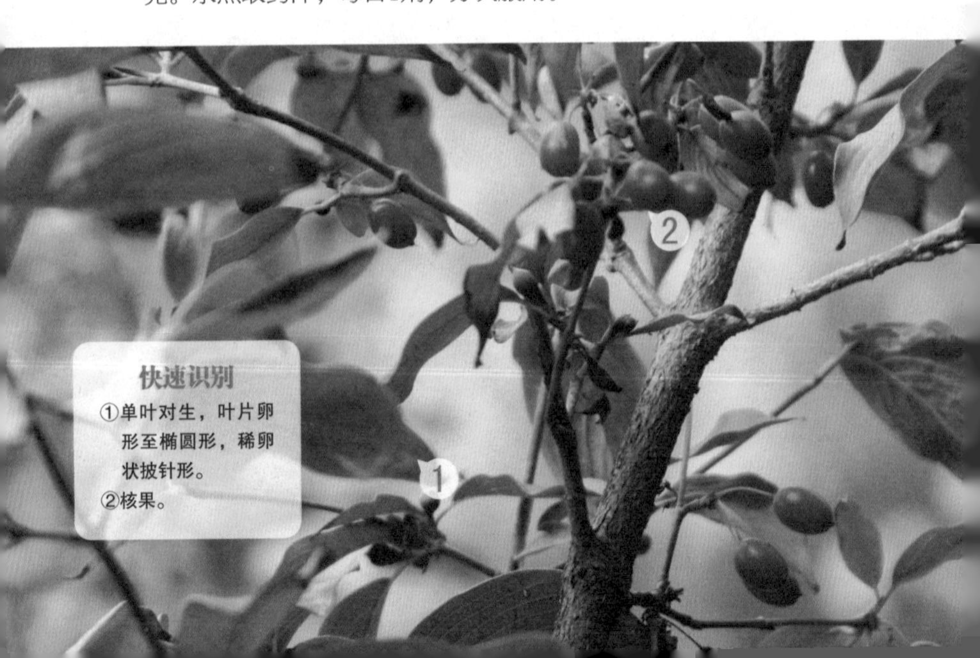

覆盆子

别名　覆盆、翁扭、小托盘、种田泡、牛奶母。

性味归经　甘、酸，温。归肝、肾、膀胱经。

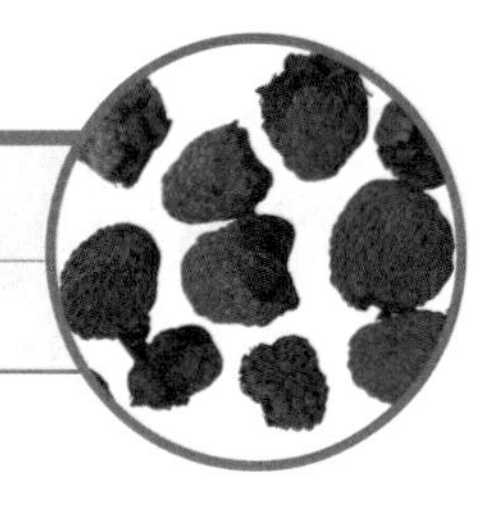

来源　为蔷薇科植物华东覆盆子 *Rubus chingii* Hu 的干燥果实。

生境　生长于向阳山坡、路边、林边及灌木丛中。主产于浙江、福建等地。

采收　夏初果实由绿变绿黄时采收，除去梗、叶，置沸水中略烫或略蒸，取出，干燥。生用。

功用　益肾，固精，缩尿，养肝明目。用于遗尿尿频，小便频数，阳痿早泄，遗精滑精，目暗昏花。煎服，6～12克。

验方　①**阳痿：**覆盆子适量。酒浸，焙研为末，每日早晨用酒送服15克。②**遗精：**覆盆子15克，绿茶适量。泡茶饮用。③**缺铁性贫血：**覆盆子15克，菠菜60克，红枣12克。每日1剂，水煎分2～3次服。④**前列腺增生：**覆盆子15克，白茅根30克，蒲黄6克。每日1剂，水煎分2次服。⑤**尿频，遗尿：**覆盆子、沙苑子、补骨脂各10克，山药15克。水煎服。

②
①
③
快速识别
①枝细圆，红棕色，幼枝有少数倒刺。
②叶互生，近圆形，掌状5裂，偶7裂。
③聚合果。

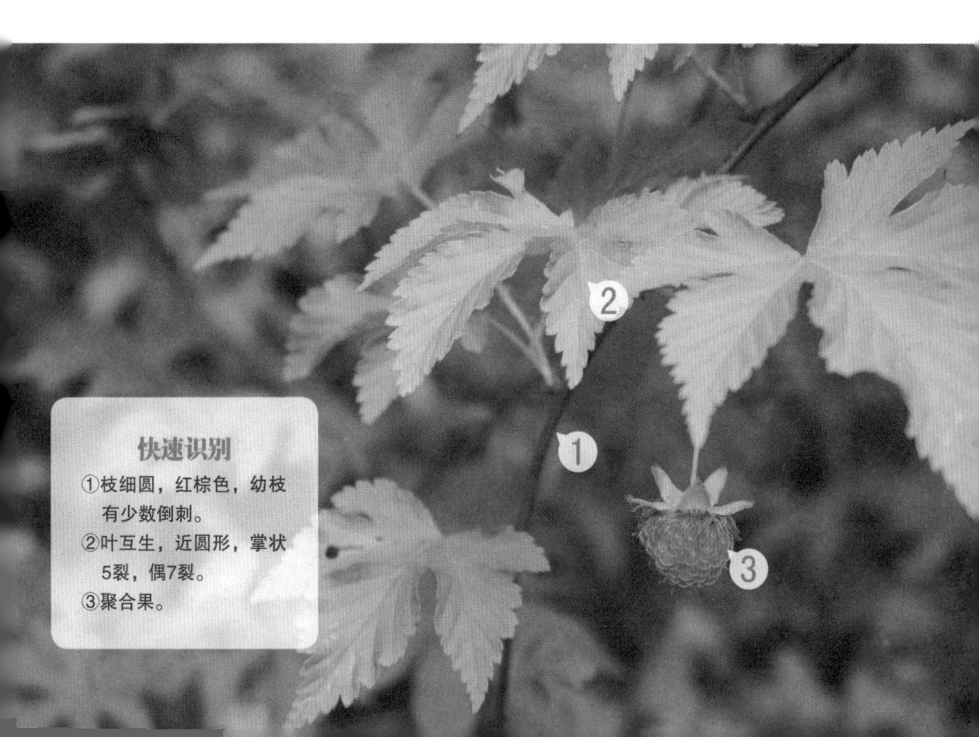

桑螵蛸

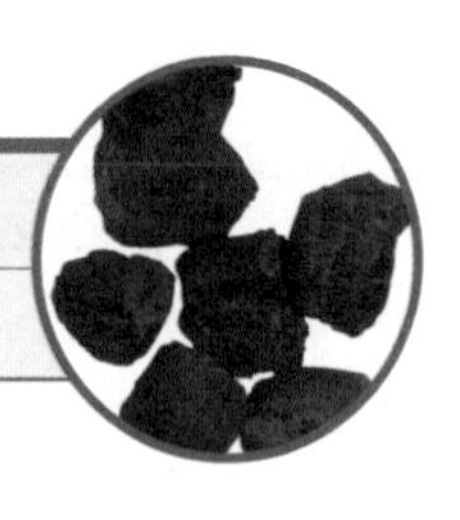

别名 螵蛸、螳螂蛋、螳蜘壳、螳螂子、刀螂子。

性味归经 甘、咸，平。归肝、肾经。

来源 为螳螂科昆虫大刀螂 *Tenodera sinensis* Saussure 等的干燥卵鞘。

生境 全国大部分地区均有分布。

采收 深秋至翌年春季采收，除去杂质，蒸至虫卵死后，干燥。生用。

功用 益肾固精，缩尿，止浊。用于遗精滑精，遗尿尿频，小便白浊。煎服，5～10克。

验方 ①**遗精白浊（盗汗虚劳）：**桑螵蛸（炙）、龙骨各等份。研为细末，每次10克，空心用盐汤送下。②**小便不通：**桑螵蛸（炙黄）30枚，黄芩10克。水煎，每日2次。③**妇人遗尿：**桑螵蛸适量。酒炒为末，姜汤服10克。④**虚劳梦泄：**桑螵蛸（微炒）30克，韭子（微炒）60克。为末，每服6克，空心温酒调下。⑤**带状疱疹：**桑螵蛸适量。用文火焙焦，研为细末，加香油适量调匀，用羽毛涂于患处，每日3～4次。⑥**小儿遗尿：**桑螵蛸、益智仁各45克（5～12岁儿童用30克）。水煎服，每日1剂。

快速识别
①略呈平行四边形。
②表面灰褐色，上面带状隆起明显，两侧有斜向纹理，近尾端微向上翘。
1
2

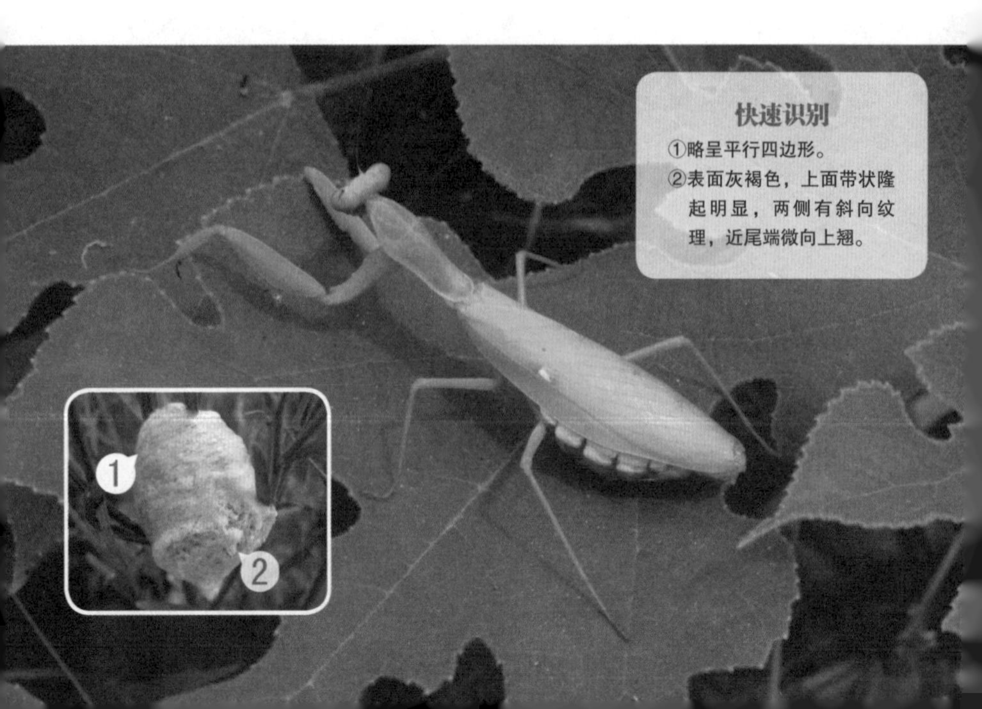

金樱子

别名 刺榆子、野石榴、山石榴、刺梨子。

性味归经 酸、甘、涩，平。归肾、膀胱、大肠经。

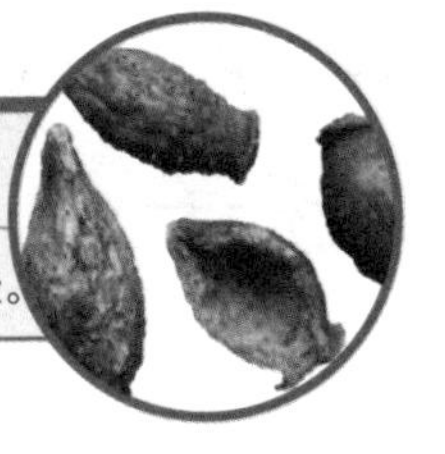

来源 为蔷薇科植物金樱子 *Rosa laevigata* Michx. 的干燥成熟果实。

生境 生长于向阳多石山坡灌木丛中。主产于江苏、安徽、浙江、江西、福建、湖南、广东、广西等地。

采收 10～11月果实成熟变红时采收，干燥，除去毛刺。生用。

功用 固精缩尿，涩肠止泻。用于遗精滑精，遗尿尿频，崩漏带下，久泻久痢。煎服，6～12克。

验方 ①**刀伤出血：**金樱子叶、兰麻叶各等量。晒干研细末，用瓶密贮，外敷止血。②**失眠：**金樱子15克，芡实、小金梅草各25克。水煎服。③**盗汗：**金樱子根干品30克，猪瘦肉100克。放入砂锅内文火炖30分钟，待肉烂饮汤吃肉，每晚睡前1小时服1次，连服3～4日。④**早泄腰痛：**金樱子、锁阳、党参、山药各20克，五味子15克，小公鸡1只。将公鸡开膛去杂后纳入诸药炖4小时，食肉喝汤。⑤**子宫脱垂：**金樱子根60克。水煎服，每日2次。

③
②
①
快速识别
①茎红褐色。
②3出复叶互生。
③蔷薇果。

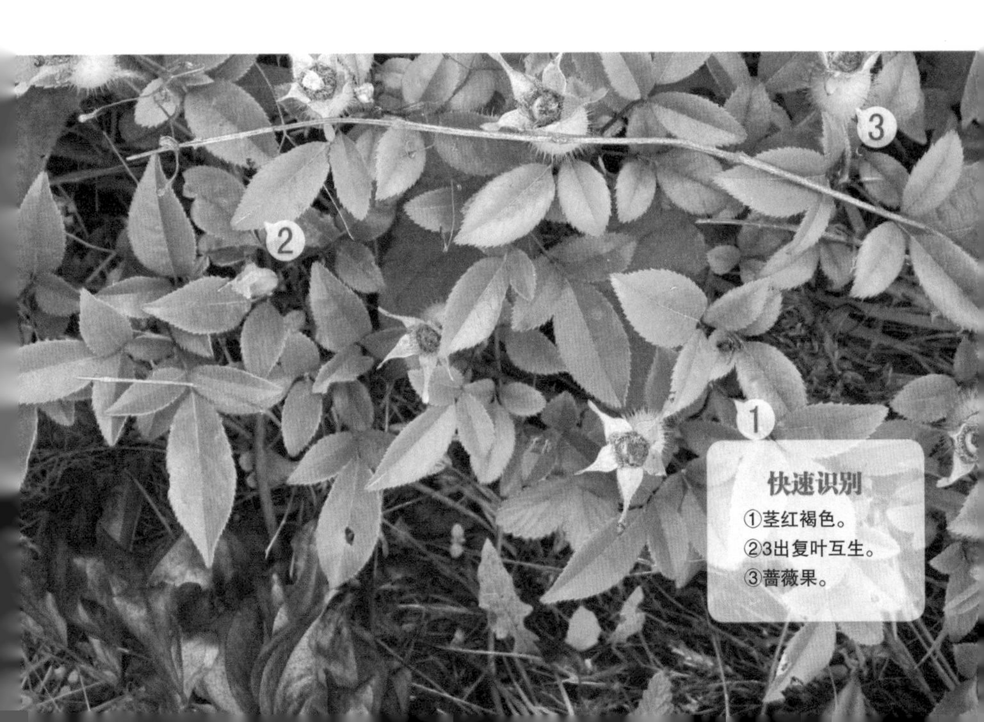

莲子

别名 莲肉、莲实、藕实、莲米、泽芝、莲蓬子、水芝丹。

性味归经 甘、涩，平。归脾、肾、心经。

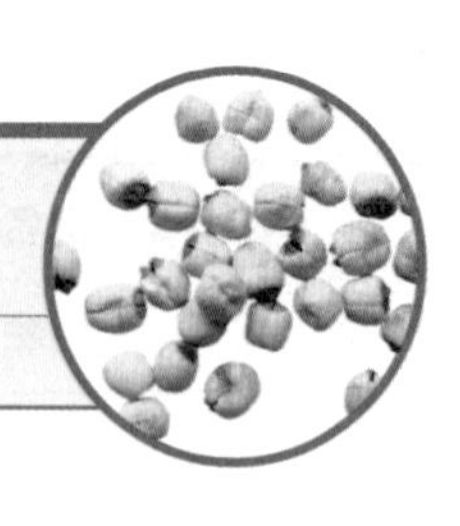

来源 为睡莲科植物莲 *Nelumbo nucifera* Gaertn. 的干燥成熟种子。

生境 生长于池塘、湿润的田野中。主产于湖南、湖北、福建、江苏、浙江、江西等地。多为栽培。

采收 秋季果实成熟时采割莲房，取出果实，除去果皮，干燥。生用。

功用 补脾止泻，益肾涩精，养心安神。用于脾虚久泻，遗精，带下，心悸失眠。煎服，6～15克。

验方 ①**反胃**：莲子适量。为末，入少许豆蔻末，用米汤趁热调服。②**产后胃寒咳逆，呕吐不食**：莲子、茯苓各50克，丁香25克。研为末，每次10克，不拘时，用姜汤或米饮调下，每日3次。③**口舌生疮**：莲子心3～5克，灯心草1～2克。水煎，每日1剂，分2次服。④**失眠**：莲子心20～30个，盐少许。水煎，每日1剂，睡前服。⑤**神经衰弱头痛**：莲子60克，生鱼1条，鸡蛋3个。煎煮食用，每日1剂，3次分服。

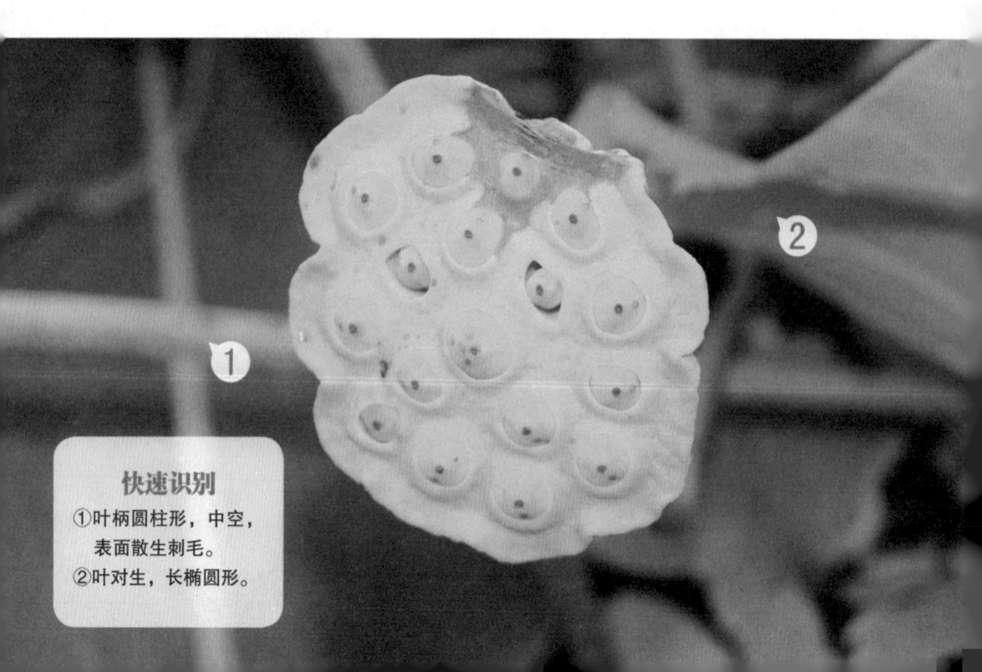

鸡冠花

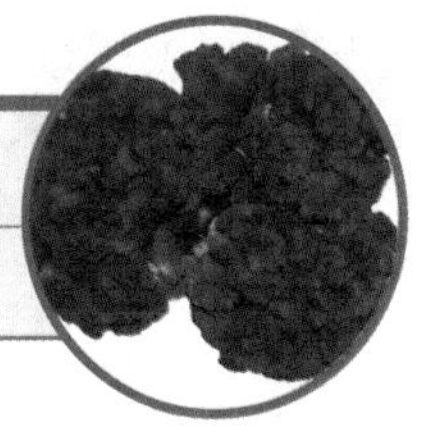

别名 鸡冠、鸡髻花、鸡角枪、鸡公花、鸡冠头。

性味归经 甘、涩，凉。归肝、大肠经。

来源 为苋科植物鸡冠花 *Celosia cristata* L. 的干燥花序。

生境 生长于一般土壤，喜温暖干燥气候，怕干旱，喜阳光，不耐涝。主产于天津、北京、河北、山东、江苏、上海、湖北、河南、辽宁等地。多为栽培，也有野生。

采收 秋季花盛开时采收，晒干。生用。

功用 收敛止血，止带，止痢。用于吐血，崩漏，便血，痔血，赤白带下，久痢不止。煎服，6～12克。

验方 ①**荨麻疹：**鸡冠花全草适量。水煎，内服外洗。②**便血，痔血，痢疾：**鸡冠花9～15克。水煎服（配生槐米、生地榆效果更好）。③**咯血，吐血：**鲜白鸡冠花15～24克，猪肺1只（不可灌水）。冲开水炖约1小时，饭后分2～3次服。④**细菌性痢疾：**鸡冠花9克，马齿苋30克，白头翁15克。水煎服。⑤**功能性子宫出血：**鸡冠花（炒）30克，红糖30克。水煎当茶饮，每日1剂，一般服3剂即可见效，重者加大用量，连服10剂。

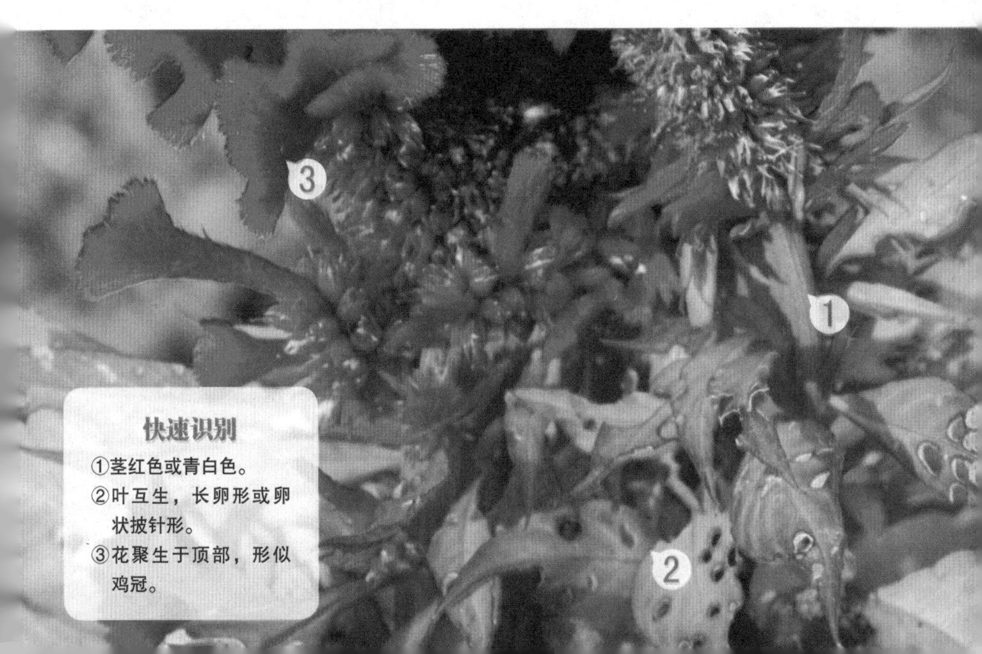

快速识别

①茎红色或青白色。

②叶互生，长卵形或卵状披针形。

③花聚生于顶部，形似鸡冠。

涌吐药

常山

别名 恒山、黄常山、鸡骨风、翻胃木、鸡骨常山。

性味归经 苦、辛，寒；有毒。归肺、肝、心经。

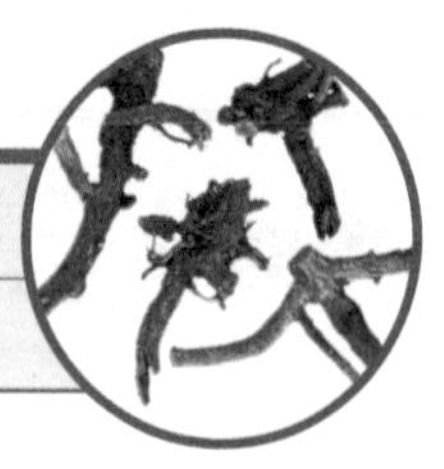

来源 为虎耳草科植物常山 *Dichroa febrifuga* Lour. 的干燥根。

生境 生长于林荫湿润山地，或栽培于林下。主产于四川、贵州等地。

采收 秋季采挖，除去须根，洗净，晒干，切片。生用或酒炙、醋炙用。

功用 截疟，涌吐痰涎。用于痰饮停聚，疟疾。煎服，5～9克。涌吐可生用，截疟宜酒炙用。

验方 ①**疟疾寒热往来：**常山（锉），厚朴（去粗皮，生姜汁炙熟）各50克，草豆蔻（去皮）、肉豆蔻（去壳）各2枚，乌梅（和核）7枚，槟榔（锉）、甘草（炙）各25克。上7味，粗捣筛，每次6克，水煎，去滓，候冷，未发前服。②**贾第虫病：**常山10克。煎服，每日1次，连服7日。③**疟疾：**常山5～6克，甘草2～3克。于发作前2～3小时水煎服。

①
②
快速识别
①茎枝圆形。
②叶对生，叶形变化大。

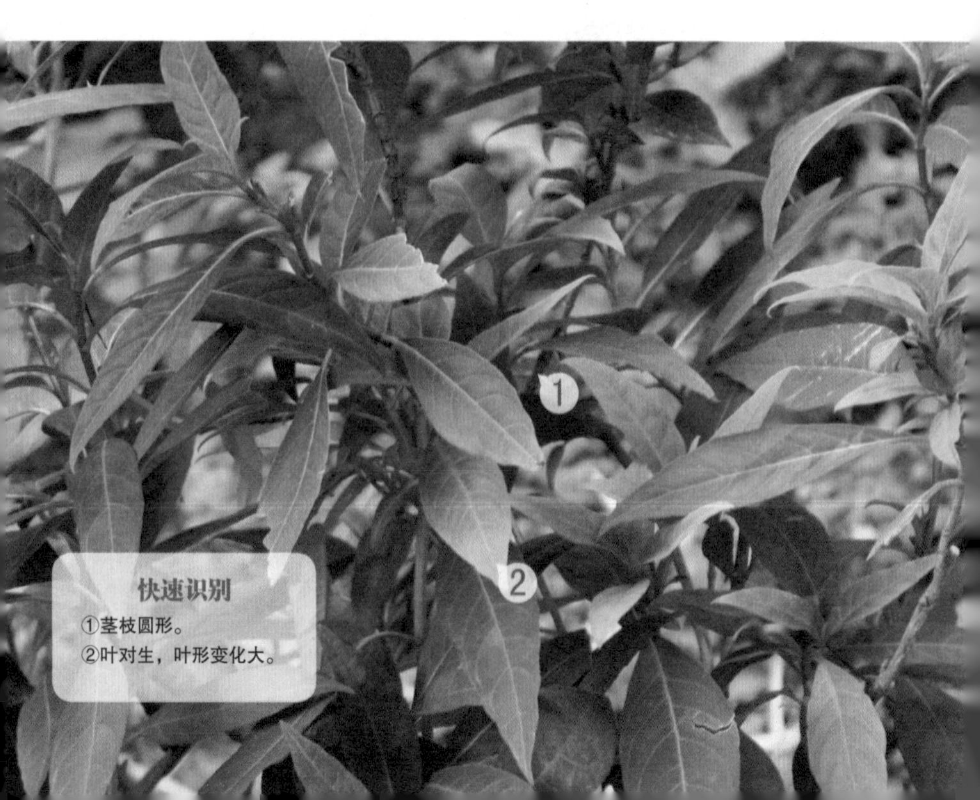

攻毒杀虫止痒药

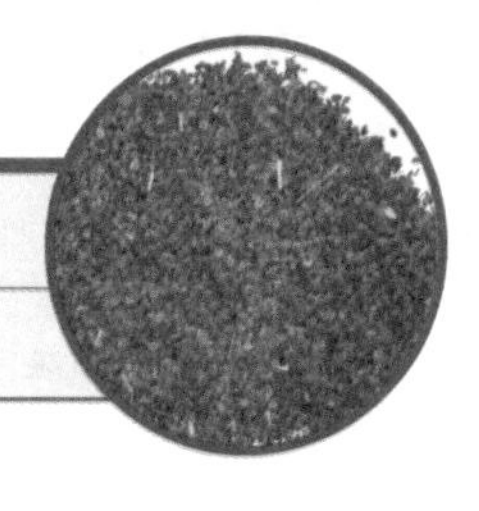

蛇床子

别名　蛇米、蛇粟、蛇床仁、双肾子、蛇床实。

性味归经　辛、苦，温；有小毒。归肾经。

来源　为伞形科植物蛇床 *Cnidium monnieri* (L.) Cuss 的干燥成熟果实。

生境　生长于弱碱性稍湿草甸子、河沟旁、碱性草原、田间路旁。主产于河北、山东、浙江、江苏、四川等地。

采收　夏、秋两季果实成熟时采收，除去杂质，晒干。生用。

功用　温肾壮阳，燥湿祛风，杀虫止痒。用于阳痿，宫冷不孕，寒湿带下，湿痹腰痛；外治外阴湿疹，妇人阴痒，滴虫阴道炎。煎服，3～10克；外用适量，多煎汤熏洗，或研末调敷。

验方　①**阴囊湿疹：**蛇床子25克。煎水洗阴部。②**滴虫阴道炎：**蛇床子25克。水煎，灌洗阴道。③**妇人阴痒：**蛇床子50克，白矾10克。煎汤频洗。

快速识别
①茎直立。
②叶片轮廓卵形至卵状披针形。
③复伞形花序顶生或侧生。
①
②
③

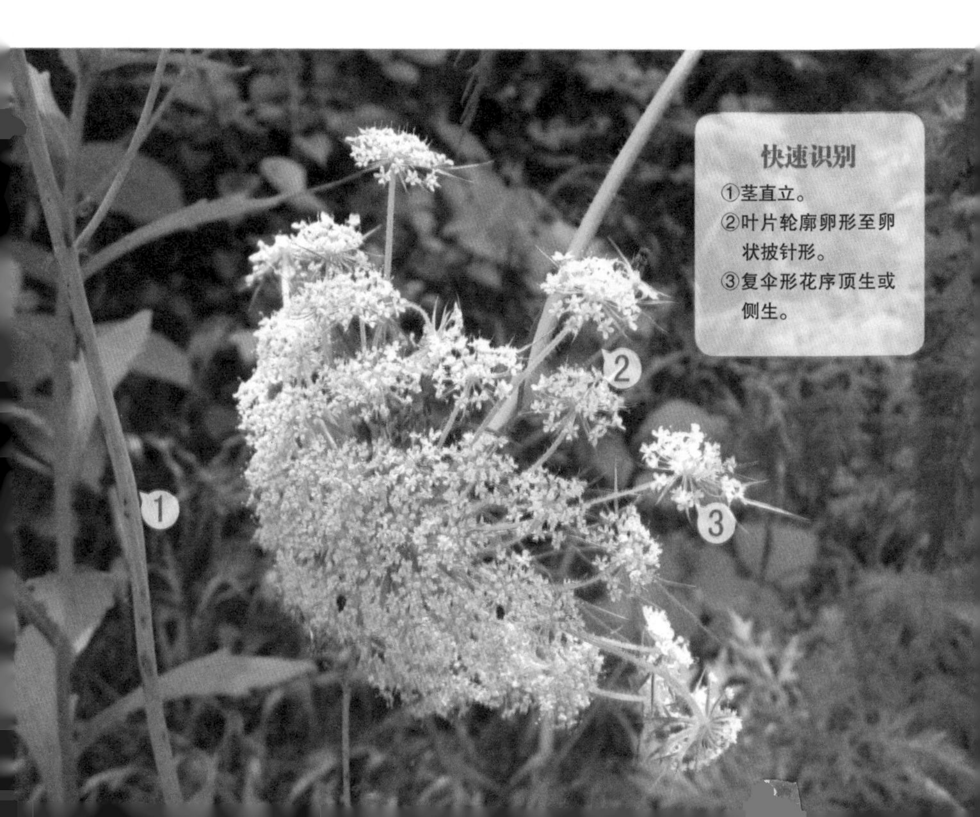

木鳖子

别名 木蟹、木鳖瓜、土木鳖、藤桐子、漏苓子、鸭屎瓜子。

性味归经 苦、微甘，凉；有毒。归肝、脾、胃经。

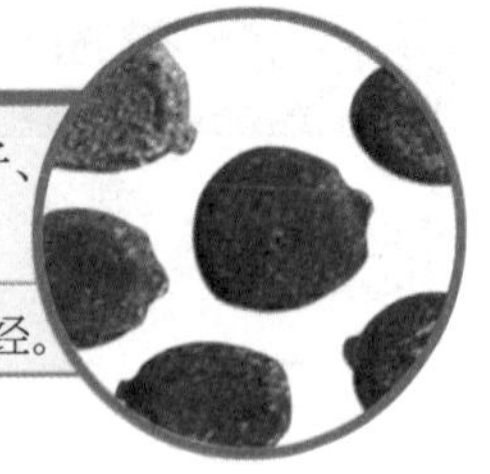

来源 为葫芦科植物木鳖 *Momordica cochinchinensis* (Lour.) Spreng. 的干燥成熟种子。

生境 生长于林缘、山坡、土层较深厚的地方，多为野生，也有栽培。主产于广西、四川等地。

采收 冬季采收成熟果实，剖开，晒至半干，除去果肉，取出种子，干燥。用时去壳取仁，捣碎。生用或制霜用。

功用 散结消肿，攻毒疗疮。用于疮疡肿毒，乳痈，瘰疬，痔瘘，干癣，秃疮。0.9～1.2克，煎服；外用适量，研末，用油或醋调涂患处。

验方 ①**疥疮：**炙木鳖子、大黄各30克，鲜鱼胆1个。前2味研末，用鱼胆调成糊状，外涂患处。②**头癣，体癣，经久不愈的顽癣：**木鳖子、大风子各30克，五倍子15克，枯矾5克。上药置入香油或茶油内煎焦，去药渣，加入枯矾和匀备用。用时，令患者将头部毛发剃光，洗净涂患处，每日1～2次。③**骨关节结核：**木鳖子1个，红娘子30克，全蝎、僵蚕、土鳖虫各15克。红娘子去足翅，诸药共炒焦为细末，装入鸡蛋内，每个鸡蛋装药3克，外用白面包住，煨焦黄为度，带面食用，每日早、晚各吃1个。小儿酌减。

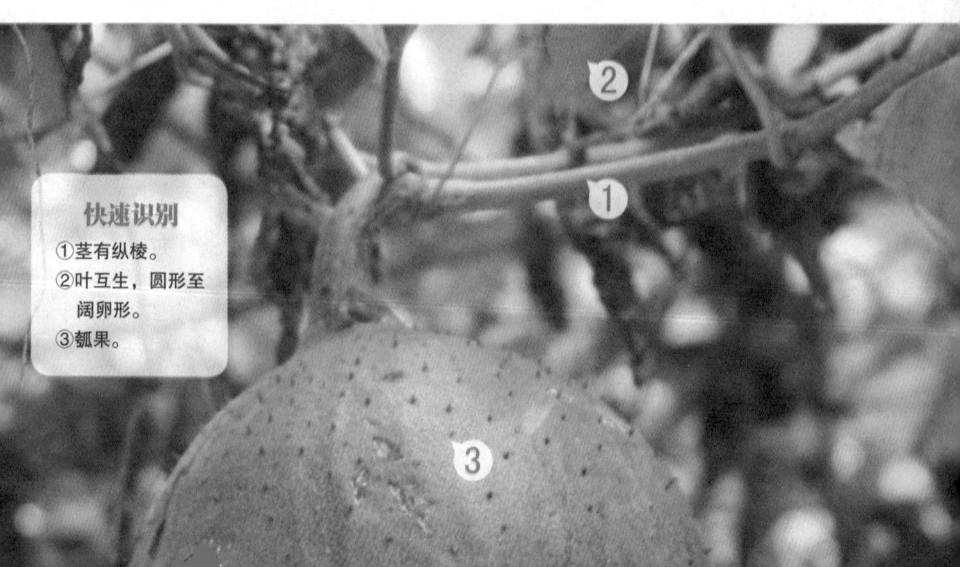

快速识别

①茎有纵棱。
②叶互生，圆形至阔卵形。
③瓠果。

蜂房

别名 蜂巢、野蜂房、露蜂房、马蜂窝、草蜂子窝、长脚蜂窝。

性味归经 甘，平。归胃经。

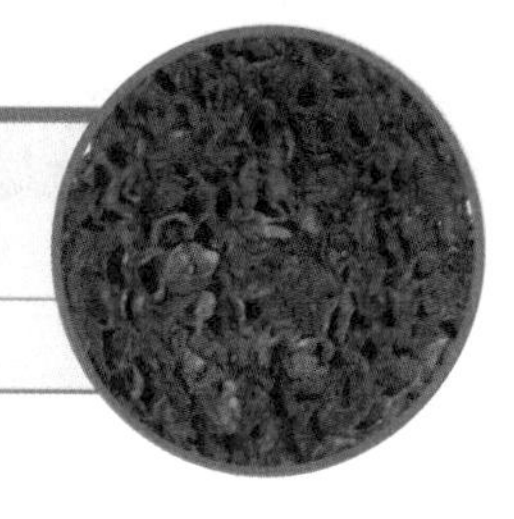

来源 为胡蜂科昆虫果马蜂 *Polistes olivaceous* (De Geer) 等的巢。

生境 全国大部分地区均产。均为野生。

采收 秋、冬两季采收，晒干，或略蒸，除去死蜂死蛹，晒干，剪块。生用或炒用。

功用 祛风攻毒，杀虫止痛。用于龋齿牙痛，疮疡肿毒，乳痈，瘰疬，皮肤顽癣，鹅掌风。内服，3～5克；外用适量，研末油调敷患处，或煎水漱或洗患处。

验方 ①**蜂螫伤**：蜂房适量。研末，猪油和敷之。②**赤白痢，少腹痛不可忍，里急后重**：蜂房、阿胶各9克。同溶化，入黄连末15克，搅匀，分3次热服。③**头癣**：蜂房1个，蜈蚣2条，明矾适量。将明矾研末，入蜂房孔中，连同蜈蚣置瓦片上文火烤焦，共研细末，麻油调涂外擦。④**呃逆不止**：蜂房适量。烧烟熏二三次。

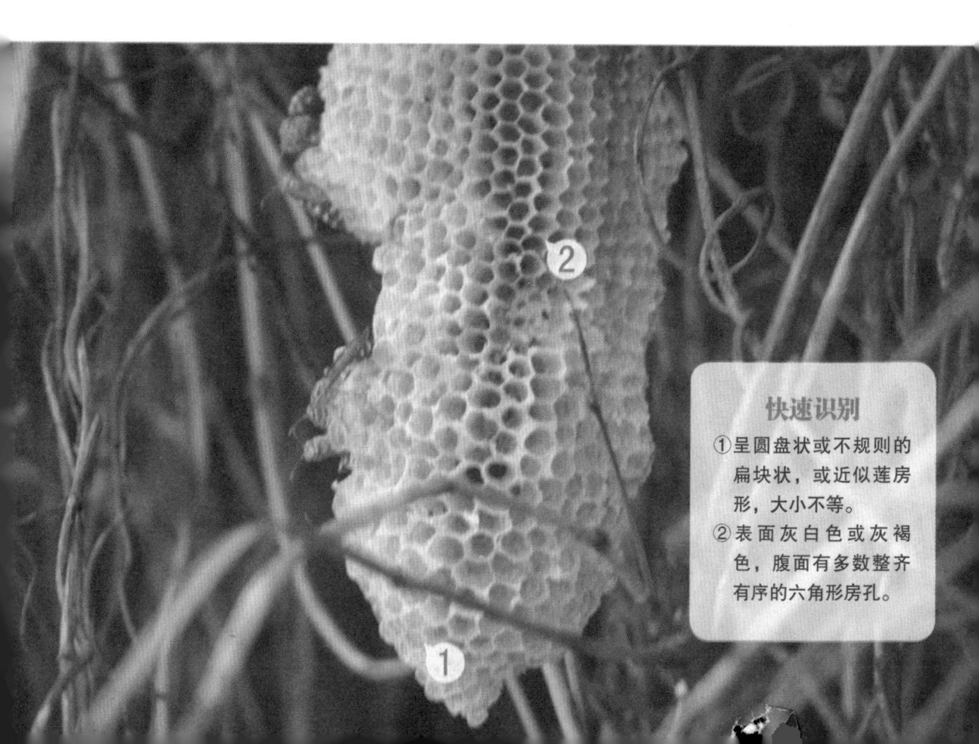

快速识别

①呈圆盘状或不规则的扁块状，或近似莲房形，大小不等。

②表面灰白色或灰褐色，腹面有多数整齐有序的六角形房孔。

拔毒化腐生肌药

炉甘石

别名 甘石、羊肝石、炉眼石、浮水甘石。

性味归经 甘，平。归肝、脾经。

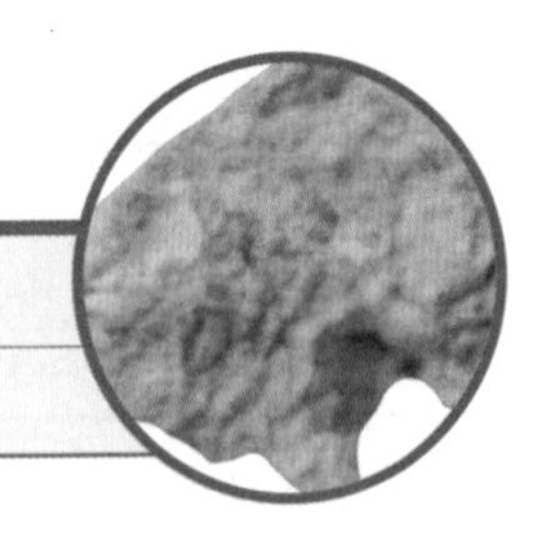

来源 为碳酸盐类矿物方解石族菱锌矿，主含碳酸锌（$ZnCO_3$）。

生境 主产于广西、四川、湖南等地。

采收 采挖后，洗净，晒干，除去杂石。有火煅、醋淬及火煅后用三黄汤淬等制法。水飞用。

功用 解毒明目退翳，收湿止痒敛疮。用于目赤肿痛，睑弦赤烂，翳膜胬肉，溃疡不敛，脓水淋漓，湿疮，皮肤瘙痒。外用适量，研末调敷或水飞点眼、吹喉。

验方 ①**手癣：**炉甘石、滑石各60克，白蜜、鱼肝油各150毫升，硫黄90克。共调研如膏，涂抹患处。②**小腿溃疡：**煅炉甘石6克，没药、乳香各18克，当归30克，轻粉15克，樟脑12克，黄蜡150克，白蜡180克，猪油2000克。制成药膏，贴患处。③**眼睛突然红肿：**炉甘石（火煅，尿淬）、风火消各等份。为末，每次取少许，加清水化匀点眼。④**下疳阴疮：**炉甘石（火煅、醋淬5次）30克，孩儿茶9克。共研为末，调麻油，敷患处。⑤**牙齿稀疏：**炉甘石（煅过）、石膏各等份。为末，每次用少许擦牙，忌用牙刷，日久，牙渐密。

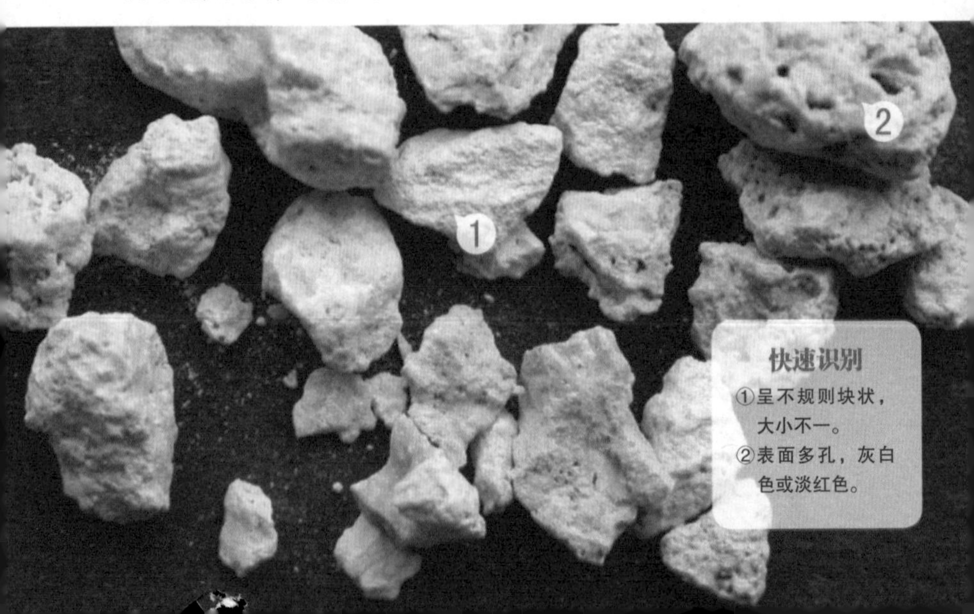

快速识别

①呈不规则块状，大小不一。
②表面多孔，灰白色或淡红色。

附录1 常见病症选药指南

一、常见急症

高热 石膏 知母 柴胡 鲜芦根 大黄 栀子 金银花
心绞痛 丹参 三七 红花 川芎 赤芍 银杏叶 瓜蒌 桂枝 人参
休克 人参 附子 干姜 枳实
昏迷 石菖蒲 郁金
中暑 青蒿 荷叶 藿香 佩兰 香薷 芦根 滑石 白茅根
呕血(吐血) 大黄 白及 三七 海螵蛸 侧柏叶
咯血(咳血) 阿胶 白及 生藕汁 三七 功劳木
便血 大黄 白及 三七 炮姜 地榆 槐花 海螵蛸
尿血 白茅根 石韦 小蓟 藕节 栀子 蒲黄 仙鹤草
鼻出血 马勃 海螵蛸 藕节 青黛
崩漏 艾叶 阿胶 贯众炭 荆芥炭
外伤出血 白及 三七 马勃 儿茶 海螵蛸 煅石膏
急性喉梗阻 乌梅肉 络石藤
烧烫伤 鲜蒲公英 鲜大蓟叶 地榆 大黄 白及 女贞叶 甘草 石榴皮 紫草 煅石膏 贯众 白蔹 鲜地龙 侧柏叶 青黛 黄连 野木瓜
诸骨鲠喉 威灵仙 淫羊藿
急性阑尾炎 大黄 牡丹皮 薏苡仁 赤芍
急性扁桃体炎 山豆根 射干 马勃 玄参 青果 薄荷 胖大海 板蓝根 桔梗 牛蒡子 大黄 金银花 连翘 丹参
急性结膜炎 青葙子 决明子 夏枯草 黄连 木贼 菊花 龙胆草 蒺藜 蒲公英 紫花地丁 栀子 车前子
鱼蟹中毒 紫苏 生姜 橘皮汁 鲜芦根汁
毒蕈中毒 生甘草 金钱草 忍冬藤
酒精中毒 葛根 葛花 鲜萝卜汁
砒霜中毒 土茯苓 白芷 防风
汞中毒 土茯苓 金钱草
铅中毒 金钱草 大青叶 贯众 党参 鸡血藤 菊花 甘草 木贼
有机磷杀虫剂中毒 生甘草 滑石粉 洋金花
乌头、附子中毒 黄连 甘草 柿蒂 金银花
半夏、天南星中毒 生姜
巴豆中毒 黄连 大黄 板蓝根
马钱子中毒 乌梅 肉桂 甘草 鸡蛋清
毒蛇咬伤 鲜半边莲 禹白附 鸭跖草 紫花地丁 穿心莲 白花蛇舌草 垂盆草 青木香 金钱草 虎杖 瓜子金
蜂蜇伤 紫花地丁 蒲公英 生半夏
蝎蜇伤 蒲黄 海螵蛸
家犬咬伤 生甘草 地龙 益母草 野菊花 青黛 细辛

二、感染病与寄生虫病

流行性感冒 大青叶 板蓝根 蒲公英 连翘 贯众 野菊花 桑叶 苍术 鲜藿香

鲜佩兰 薄荷 金银花 半边莲 葛根 虎杖 鱼腥草 鸭跖草 艾叶 柴胡 麻黄 桂枝

流行性腮腺炎 大青叶 板蓝根 青黛 金银花 鸭跖草 野菊花 蒲公英 鱼腥草 侧柏叶 地龙 大黄 天南星 苍耳子

肝炎 茵陈蒿 金钱草 鸭跖草 垂盆草 虎杖 栀子 大黄 大青叶 柴胡 秦艽 郁金 五味子 龙胆草 黄连 黄芩 大蓟 三七 矮地茶 山豆根 三棱

百日咳 百部 白及 侧柏叶 鱼腥草 穿心莲 黄连 地龙 墨旱莲 厚朴

麻疹 紫草 荆芥 穿心莲 苍耳子 薄荷 牛蒡子 升麻 葛根 金银花 贯众

白喉 黄芩 土牛膝 生地黄 玄参 白芍 牡丹皮 金银花 连翘 鱼腥草

虎杖 野菊花 甘草 仙鹤草 诃子

肺结核 百部 白及 丹参 大蓟 夏枯草 侧柏叶 黄连 黄柏 艾叶 甘草 仙鹤草 金银花 紫菀 地骨皮 远志 黄精 玉竹 冬虫夏草 艾叶 全蝎 蜈蚣 升麻 枳实 地榆 莱菔子 紫草 矮地茶 筋骨草

淋巴结结核 白头翁 半夏 白附子 槐花 玄参 鳖甲 牡蛎 威灵仙 蜈蚣 禹白附 川贝母 浙贝母 海藻 昆布 生何首乌

疟疾 青蒿 柴胡 草果 鸦胆子 豨莶草 常山 槟榔 艾叶 乌梅 鳖甲 仙鹤草 地骨皮 苍耳子 黄芩 黄连 黄柏 龙胆草 苍术 生何首乌

流行性脑脊髓膜炎 贯众 鸭跖草 黄芩 黄柏 金银花 板蓝根 紫花地丁

流行性乙型脑炎 大青叶 板蓝根 虎杖 大蓟 金银花 连翘 穿心莲 蒲公英 紫花地丁 知母 栀子 龙胆草 山豆根 黄连 黄芩 黄柏 夏枯草

猩红热 黄芩 黄连

麻风病 小蓟 苍耳草 穿心莲 郁金 大黄 朴硝

痢疾 黄连 马齿苋 鸦胆子 秦皮 白头翁 苦参 鱼腥草 仙鹤草 地榆 穿心莲 虎杖 黄柏 木香 山楂 乌梅 栀子 金银花 黄芩 龙胆草 紫花地丁 蒲公英 白芍 青木香 诃子 大青叶 墨旱莲 大黄 老鹳草 筋骨草 三颗针 白屈菜

钩端螺旋体病 大青叶 鱼腥草 板蓝根 穿心莲 土茯苓 栀子 黄连 黄芩 黄柏 连翘 地榆 虎杖 金樱子 青蒿

血吸虫病 南瓜子 大戟 丹参 小茴香 苦参 商陆 栀子 花椒 瞿麦

蛔虫病 使君子 苦楝根皮 槟榔 贯众 乌梅 芜荑 榧子 花椒 吴茱萸 薏苡根 石榴皮

丝虫病 威灵仙 桑叶 青蒿 五加皮

蛲虫病 百部 苦楝根皮 使君子 贯众 鹤虱 榧子 花椒 牵牛子 槟榔 大蒜

绦虫病 石榴皮 仙鹤草 槟榔 鹤草芽 贯众 榧子 鹤虱

钩虫病 槟榔 榧子 苦楝根皮 石榴皮 马齿苋 乌梅 贯众

三、内科病症

感冒(以下伤风感冒) 生姜 葱白 紫苏叶 荆芥 防风 薄荷 淡豆豉

(以下风寒感冒) 麻黄 桂枝 紫苏 荆芥 防风 羌活 独活 白芷 细辛 藁本 辛夷 苍耳子 荜澄茄 艾叶

(以下风热感冒) 薄荷 牛蒡子 桑叶 菊花 金银花 前胡 蔓荆子 葛根 升麻 柴胡 大青叶 野菊花

(以下暑热感冒) 藿香 香薷 佩兰 紫苏 扁豆花 厚朴 荷叶 冬凌草 功劳木

咳喘(以下寒性咳喘) 麻黄 干姜 细辛 桂枝 白前 半夏 天南星 紫苏子 白芥子 厚朴 苦杏仁 紫菀 款冬花 陈皮 远志 莱菔子 旋覆花 五味子

(以下热性咳喘) 浙贝母 瓜蒌 桑白皮 地骨皮 石韦 车前子 鱼腥草 黄芩 胆南星 竹茹 马兜铃 桑白皮 葶苈子 射干 知母 地龙干 芦根 天花粉 青黛 前胡

(以下虚性咳喘) 川贝母 百合 北沙参 南沙参 玉竹 紫菀 款冬花 百部 阿胶 五味子 诃子 乌梅 冬虫夏草 罂粟壳 洋金花 人参 黄芪 党参 山茱萸肉 天葵子

大叶性肺炎 生石膏 知母 黄芩 鱼腥草 麻黄 芦根 金银花 连翘 大青叶 山豆根 蒲公英 紫花地丁 青黛 穿心莲 大蒜

肺脓肿 鱼腥草 桔梗 芦根 薏苡仁 蒲公英 金银花 浙贝母 合欢皮 黄芩 青黛 三七 白及 甘草 黄连 连翘

渗出性胸膜炎 白芥子 葶苈子 桑白皮 甘遂 大戟 夏枯草 黄连

心律失常 苦参 黄连 冬虫夏草 青皮 延胡索 葛根 人参 丹参 甘草 党参 当归 麦冬 附子 桑寄生 仙鹤草 郁金

肺源性心脏病 赤芍 人参 川芎

病毒性心肌炎 丹参 淫羊藿 半夏 太子参 西洋参

高血压 葛根 菊花 天麻 钩藤 银杏叶 蒺藜 罗布麻叶 汉防己 青木香 大蓟 小蓟 槐花 马兜铃 豨莶草 夏枯草 生石决明 地龙 决明子 车前子 地骨皮 丹参 川芎 牡丹皮 益母草 炒杜仲 桑寄生 野菊花 山楂 大黄 吴茱萸 泽泻 黄芩 玉竹 王不留行 栀子 黄精 全蝎 桑白皮 地龙

高脂血症 山楂 荷叶 决明子 大黄 三七 生首乌 泽泻 虎杖 野菊花 茵陈 罗布麻叶 枸杞子 葛根 丹参 郁金 穿心莲 益母草 姜黄 蒲黄

冠心病 山楂 丹参 川芎 赤芍 瓜蒌 三七 葛根 红花 补骨脂 银杏叶 附子 仙茅 汉防己 桑寄生 菟丝子 益智仁 月季花 蒲黄 益母草 淫羊藿 人参 茵陈 金银花

低血压 麻黄 枳实 鹿茸 人参 五加皮 黄芪 艾叶 补骨脂 红花 细辛

血栓闭塞性脉管炎 丹参 金银花

呃逆 丁香 柿蒂 刀豆 沉香 荜茇 荜澄茄 威灵仙 山楂 砂仁

呕吐(以下寒呕) 半夏 生姜 吴茱萸 砂仁 木香 丁香 橘皮 柿蒂 刀豆 旋覆花 藿香 佩兰 白豆蔻 草豆蔻 紫苏 沉香

(以下热呕) 黄连 竹茹 芦根 石膏 栀子

胃及十二指肠溃疡，胃酸过多 海螵蛸 甘草 白及 生姜 红花 煅牡蛎 青木香 地龙 蒲公英 大黄

萎缩性胃炎 枸杞子 麦芽 鸡内金 白屈菜

胃下垂 黄芪 升麻 葛根 枳实 石菖蒲

消化不良 山楂 麦芽 谷芽 鸡内金 莱菔子 槟榔 木瓜 神曲 枳实 大黄 青皮

胃脘痛(以下寒痛) 高良姜 生姜 干姜 吴茱萸 荜茇 荜澄茄 丁香 小茴香 花椒 胡椒 白芷 桂枝 肉桂 附子 益智仁 威灵仙 青木香

(以下热痛) 黄连 生石膏 白芍 川楝子 枳实 栀子 芦根 郁金

(以下气滞痛) 川楝子 佛手 延胡索 香附 木香 砂仁 陈皮 枳壳 乌药 青木香 厚朴

急性胰腺炎 大黄
肝硬化 丹参 鳖甲 莪术 泽兰 王不留行 鸡内金 地龙
胆囊炎 大黄 虎杖 王不留行 金钱草 茵陈 郁金 乌梅 姜黄 枳实 栀子 柴胡 玫瑰花 木香 黄连 黄芩 黄柏 香附
便秘 瓜蒌仁 郁李仁 火麻仁 柏子仁 苦杏仁 决明子 黑芝麻 紫苏子 当归 生何首乌 玄参 麦冬 天冬 大黄 芦荟 牵牛子 甘遂 大戟 商陆 千金子 枳实 槟榔 白术 虎杖
急性胃肠炎 紫苏 藿香 黄连 黄芩 黄柏 葛根 白头翁 马齿苋 苍术 车前子 鱼腥草 仙鹤草 厚朴 陈皮 焦山楂
慢性泄泻 黄芪 党参 白术 茯苓 山药 炒扁豆 炒薏苡仁 芡实 木香 砂仁 益智仁 煨肉豆蔻 附子 肉桂 补骨脂 五味子 吴茱萸 乌梅 五倍子 石榴皮 干姜 炮姜 金樱子 菟丝子 煨诃子 罂粟壳
肠粘连 三七
慢性结肠炎 黄连 苦参 鸦胆子
脱肛 黄芪 升麻 葛根 五倍子 石榴皮 诃子
急性肾小球肾炎 麻黄 猪苓 茯苓 泽泻 车前子(草) 半边莲 萹蓄 瞿麦 石韦 滑石 白茅根 芦根 香薷 鸭跖草 茵陈 益母草 大腹皮 防己 五加皮 桑白皮 生姜皮 淡竹叶 木通 白花蛇舌草
慢性肾炎 黄芪 白术 茯苓 山药 人参 附子 桂枝 菟丝子 菥蓂
尿毒症 大黄 丹参 冬虫夏草
肾病综合征 丹参 雷公藤 鱼腥草
肾性腹水 甘遂 大戟
尿路感染(肾盂肾炎，膀胱炎，尿道炎) 车前子(草) 鸭跖草 木防己 半边莲 地耳草 蒲公英 小蓟 石韦 萹蓄 穿心莲 野菊花 白茅根 黄柏 黄连 关木通 虎杖 垂盆草 土茯苓 滑石 薏苡仁 龙胆草 苦参 大黄 广金钱草
尿潴留 地龙 生姜
遗尿，尿频 益智仁 鸡内金 乌药 覆盆子 补骨脂 海螵蛸 威灵仙 人参 洋金花 沙苑子 菟丝子 淫羊藿 桑螵蛸 山茱萸 莲子 狗脊
乳糜尿 瞿麦 萹蓄 槟榔 射干 桑叶 玄参 黄芪
贫血 鹿茸 当归 熟地黄 阿胶 枸杞子 龙眼肉 制何首乌 夜交藤 鸡血藤 人参 白术 茯苓 党参 大枣 巴戟天 补骨脂 丹参 白芍
血小板减少性紫癜 王不留行 甘草 连翘 商陆 冬虫夏草 当归 白芍 生地黄 熟地黄 山茱萸 龙眼肉 赤小豆 花生衣 大黄 三七 白及 仙鹤草 黄柏
白细胞减少 鸡血藤 虎杖 黄芪 太子参 白术 当归 阿胶 鹿茸 丹参 生地黄 熟地黄 冬虫夏草 枸杞子 五味子 补骨脂 蛇床子 石韦 石斛 玄参 益智仁 女贞子 墨旱莲
过敏性紫癜 雷公藤
阳痿，不育 枸杞 鹿茸 杜仲 淫羊藿 制附子 仙茅 蛇床子 杜仲 巴戟天 人参 黄芪 菟丝子 五加皮 细辛
甲状腺肿大 海藻 昆布 玄参 牡蛎 浙贝母 半夏
糖尿病 山茱萸 五倍子 山药 麦冬 知母 天花粉 玉竹 五味子 葛根 枸杞子 人参 黄芪 白术 苍术 茯苓 黄精 生地黄 熟地黄 玄参 制首乌 淫羊藿 泽泻 地骨皮 虎杖 仙鹤草 鸡内金 天冬 南瓜 白芍 乌梅
肥胖症 大黄 决明子 山楂 泽泻 白芥子 枸杞子 荷叶 生何首乌

尿崩症 甘草
痛风 忍冬藤 秦艽 防己 豨莶草 制川乌 制草乌 石膏 知母 络石藤
风湿性关节炎，类风湿关节炎 独活 威灵仙 川乌 草乌 防己 秦艽 五加皮 雷公藤 木瓜 伸筋草 老鹳草 桑枝 豨莶草 桑寄生 狗脊 巴戟天 千年健 细辛 牛膝 羌活 防风 苍耳子 藁本 白芷 苍术 天麻 三七 附子 络石藤 虎杖 凌霄花 肉桂 桂枝 薏苡仁 忍冬藤 地龙 全蝎 蜈蚣 生地黄 姜黄 仙茅 川芎 石菖蒲 淫羊藿 马钱子 鸡血藤 夜交藤 大蒜 冬凌草 三白草 野木瓜
头痛，头晕 白芷 川芎 蔓荆子 藁本 葛根 天麻 细辛 羌活 薄荷 枳实 钩藤 救必应
偏头痛 全蝎 蜈蚣 天麻 地龙
癫狂，癫痫，惊风 石菖蒲 地龙 全蝎 牵牛子 地龙 胆南星 天南星 禹白附 远志 天麻 蜈蚣 生姜汁
失眠 茯神 酸枣仁 柏子仁 远志 五味子 夜交藤 合欢皮 何首乌 党参
黄芪 白术 黄连 阿胶 麦冬 丹参 百合 莲子心 生栀子 淡竹叶 生地 玄参 半夏 淡豆豉 王不留行 苦参 朱砂 龟甲 龙眼肉 瓜子金
面瘫 禹白附 地龙 全蝎 蜈蚣 天南星 生姜 马钱子 白芥子
脑血栓，中风后遗症 丹参 川芎 赤芍 当归 地龙 全蝎 蜈蚣 葛根 银杏叶 黄芪 桂枝 肉桂 红花
重症肌无力 马钱子 黄芪 白芷 梅核气 紫苏 半夏 马兜铃 厚朴 茯苓 柴胡 郁金 旋覆花 全瓜蒌
自汗 麻黄根 五味子 山茱萸 酸枣仁 人参 黄芪 白术 煅牡蛎
盗汗 知母 黄柏 生地黄 熟地黄 白芍 龟甲 鳖甲 天冬 酸枣仁 牡丹皮 地骨皮 煅牡蛎 山茱萸 麻黄根

四、骨伤、外科病症

跌打损伤，骨折 三七 儿茶 川乌 草乌 虎杖 洋金花 石菖蒲 细辛 续断 月季花 凌霄花 牛膝 泽兰 益母草 红花 姜黄 莪术 川芎 延胡索 茜草 地耳草 合欢皮 生栀子 救必应 天葵子 九里香 野木瓜
急慢性肌肉劳损 仙鹤草 红花 苍耳子
骨髓炎 地榆 虎杖 黄连 蜈蚣 雷公藤 蒲公英 瓜子金
胆结石 金钱草 郁金 鸡内金 大黄 木香
泌尿系统结石 金钱草 石韦 萹蓄 瞿麦 虎杖 鸡内金 王不留行
疝气疼痛 小茴香 乌药 木香 吴茱萸 荜澄茄 香附 青皮 延胡索 高良姜 橘核 山楂 川乌头 附子 肉桂
痈，疽，疔，疖 金银花 忍冬藤 连翘 蒲公英 紫花地丁 野菊花 穿心莲 大青叶 板蓝根 青黛 贯众 鱼腥草 黄连 黄芩 黄柏 栀子 拳参 半边莲 白花蛇舌草 甘草 大黄 马齿苋 垂盆草 白及 全蝎 蜈蚣 土茯苓 鸭跖草 生半夏 天南星 仙鹤草 益母草 川贝母 浙贝母 远志 合欢皮 生何首乌
痔疮 地榆 槐花 马兜铃 筋骨草 没药
乳腺炎 蒲公英 瓜蒌 麦芽 浙贝母 鱼腥草 远志 广金钱草
乳腺小叶增生 天冬
血栓闭塞性脉管炎 丹参 当归 麻黄 地龙 红花 五加皮

五、妇科病症

月经失调，痛经，闭经 丹参 川芎 当归 白芍 红花 益母草 泽兰 牛膝 鸡血藤 王不留行 月季花 凌霄花 香附 玫瑰花 肉桂 赤芍 牡丹皮 虎杖 苏木 莪术 矮地茶 茜草 山楂 三白草
崩漏，月经过多 荆芥炭 贯众炭 阿胶 大蓟 小蓟 地榆 侧柏叶 三七 茜草 蒲黄 仙鹤草 棕榈炭 藕节 炮姜 艾叶 山茱萸 海螵蛸 五倍子 乌梅炭 龟甲 墨旱莲 鹿角胶
子宫脱垂 升麻 葛根 黄芪 五倍子 金樱子 三七
宫颈糜烂，宫颈炎 山豆根 半夏 鱼腥草 马钱子 紫草 益母草 黄柏 金银花 莪术
白带 芡实 莲子 海螵蛸 金樱子 石榴皮 山药 白蔹 功劳木 三白草
念珠菌阴道炎 虎杖 鸦胆子 益母草 黄柏
滴虫阴道炎 百部 苦参 仙鹤草 蛇床子 贯众 鸦胆子 吴茱萸 苦楝根皮 鹤草芽 白头翁
乳汁不通 木通 通草 丝瓜络 续断 王不留行 三白草
回乳 麦芽 花椒
妊娠呕吐 砂仁 紫苏梗 半夏
胎动不安 紫苏梗 砂仁 黄芩 杜仲 续断 桑寄生 阿胶
子宫肌瘤 莪术
乳头皲裂 白及
产后尿潴留 地龙
产后腹痛 川芎 山楂 当归 红花 益母草 丹参 荔枝核 菥蓂
不孕症 鹿茸 菟丝子 杜仲 巴戟天 附子 仙茅 淫羊藿 人参 黄芪

六、儿科病症

小儿惊风 钩藤 白芍 地龙 制南星 天麻 柴胡 石菖蒲 天葵子
百日咳 百部 黄连 地龙 马齿苋 侧柏叶 白屈菜
小儿夏季热 青蒿 地骨皮 银柴胡 胡黄连 荷叶 香薷
小儿疳积 使君子 鸡内金 地骨皮 银柴胡 广金钱草
胎毒 黄连 甘草

七、五官科病症

牙痛 细辛 拳参 半夏 茜草 苍耳子 丁香 白头翁 石膏 知母 黄连 荜茇 牛膝 功劳木
口腔溃疡 白及 五倍子 灯心草 山药 细辛 吴茱萸 朱砂 仙鹤草 板蓝根
急慢性鼻炎 苍耳子 白芷 辛夷 细辛 丹参 当归
急慢性咽喉炎 桔梗 诃子 薄荷 牛蒡子 山豆根 玄参 麦冬 玉竹 胖大海 半夏 黄连 甘草 板蓝根 丹参 人参叶 石菖蒲 马勃 射干
中耳炎 紫草 半夏 荷叶
耳鸣，耳聋 当归 丹参 红花 葛根 山茱萸 石菖蒲 何首乌
急性结膜炎 黄连 车前子 密蒙花 青葙子 决明子 夏枯草 谷精草 栀子 槐花 秦皮 蒲公英 牡蛎 珍珠母 桑叶 菊花 蔓荆子 木贼

睑腺炎 大黄 鸭跖草 淡竹叶 紫花地丁
视物昏花，白内障 沙苑子 枸杞子 女贞子 菟丝子 石斛 黑芝麻 石决明
夜盲 苍术

八、皮肤科病症

湿疹，湿疮 苦参 土茯苓 虎杖 白鲜皮 地肤子 蛇床子 蒺藜 黄连 黄柏 龙胆草 野菊花 穿心莲 地榆 艾叶 煅紫草 豨莶草 苍术 益母草 滑石 萹蓄 茵陈 花椒 青木香 苦楝皮 九里香 白屈菜
风疹 荆芥 防风 苍耳子 蒺藜 薄荷 升麻 凌霄花
疥癣 川楝子 苦楝皮 芜荑 凌霄花 百部 石菖蒲 白屈菜
神经性皮炎 生地黄 红花 吴茱萸 苦参 救必应
牛皮癣 乌梅 全蝎 商陆 紫草 槐花 雷公藤 洋金花
寻常疣 乌梅 艾叶 三七 半夏 鸡内金 野菊花 蒺藜 蒲公英
扁平疣 地骨皮 板蓝根 香附 鸦胆子 柴胡 紫草 蒺藜
鸡眼 半夏 芦荟 鸦胆子 蜈蚣
手足皲裂 白及 甘草
带状疱疹 马齿苋 半边莲 升麻 王不留行 当归 板蓝根 菟丝子 地龙 海螵蛸
稻田性皮炎 川椒 墨旱莲
头虱，体虱 百部
白癜风 马齿苋 乌梅 生姜 蒺藜 补骨脂 菟丝子
斑秃 侧柏叶 墨旱莲
脱发 侧柏叶

九、肿瘤

恶性肿瘤 白花蛇舌草 莪术 天花粉 薏苡仁 茯苓 猪苓 瓜蒌 山豆根 射干 汉防己 夏枯草 全蝎 蜈蚣 半边莲 蒲公英 鱼腥草 丹参 赤芍 三七 大蓟 小蓟 鸦胆子 石菖蒲 儿茶 紫草 天南星 威灵仙 补骨脂 女贞子 山茱萸 淫羊藿 半夏 海带 海藻 昆布 瞿麦
食管癌 蜈蚣
肺癌 鸦胆子 蜈蚣 蒲公英 山豆根
胃癌 大黄 蜈蚣 白花蛇舌草
肝癌 莪术 虎杖
白血病 鸡血藤 青黛 莪术
乳腺癌 蜈蚣 夏枯草 蒲公英
宫颈癌 天南星 蜈蚣 莪术 鸦胆子
绒毛膜癌 天花粉
膀胱癌 山豆根
癌症疼痛 罂粟壳

附录2 药名拼音索引